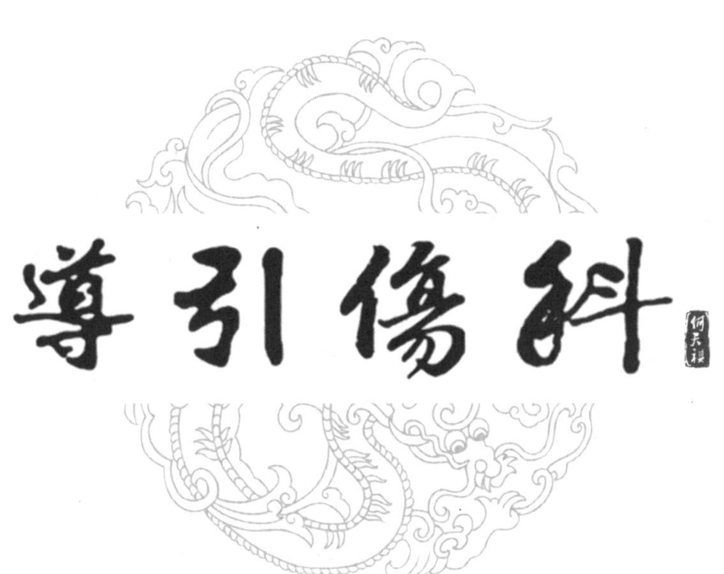
導引傷科

U0345875

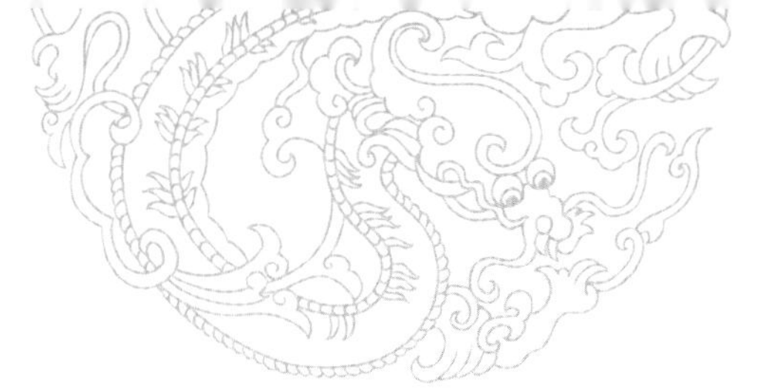

国家古籍整理出版专项经费资助项目

古代中医伤科图书集成

导引伤科

主　　编　丁继华

副主编　余瀛鳌　施　杞

特约编委（以姓氏笔画为序）

王和鸣　王咪咪　石仰山　石关桐　邬扬清

刘柏龄　苏玉新　李同生　何天佐　秦克枫

郭维淮　萧劲夫　董福慧

编　　委（以姓氏笔画为序）

丁怀宇　王　宏　王　勇　王宏川　朱淑芬

刘　茜　刘白羽　刘福英　苏　静　苏继承

杜　宁　李　智　李飞跃　李金学　李家红

连智华　吴子明　邱德华　张世明　陈　晶

范少云　范婵娟　赵宏普　奚小冰　郭艳幸

程爱华　蔡静怡

中国中医药出版社

·北　京·

图书在版编目（CIP）数据

导引伤科 / 丁继华主编 .—北京：中国中医药出版社，2021.1

（古代中医伤科图书集成）

ISBN 978-7-5132-3973-8

Ⅰ . ①导…　Ⅱ . ①丁…　Ⅲ . ①中医伤科学—古籍—汇编　Ⅳ . ① R274

中国版本图书馆 CIP 数据核字（2017）第 006647 号

中国中医药出版社出版

北京经济技术开发区科创十三街 31 号院二区 8 号楼

邮政编码　100176

传真　010-64405721

山东临沂新华印刷物流集团有限责任公司印刷

各地新华书店经销

开本 787×1092　1/16　印张 23　彩插 1.25　字数 474 千字

2021 年 1 月第 1 版　2021 年 1 月第 1 次印刷

书号　ISBN 978-7-5132-3973-8

定价　128.00 元

网址　www.cptcm.com

社 长 热 线　010-64405720

购 书 热 线　010-89535836

维 权 打 假　010-64405753

微信服务号　zgzyycbs

微商城网址　https://kdt.im/LIdUGr

官 方 微 博　http://e.weibo.com/cptcm

天猫旗舰店网址　https://zgzyycbs.tmall.com

如有印装质量问题请与本社出版部联系（010-64405510）

《古代中医伤科图书集成》
编委会

专家简介

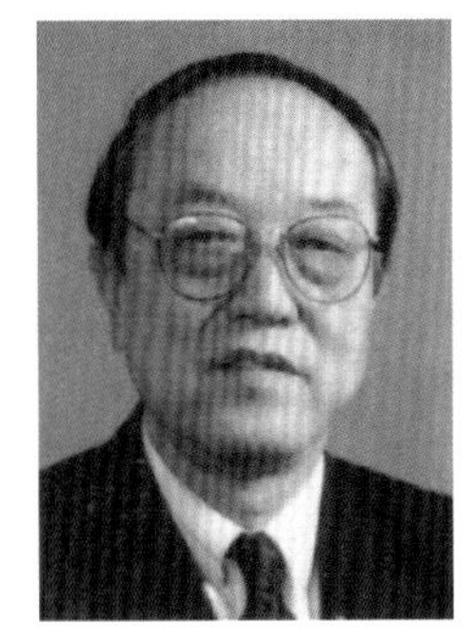

丁继华（1932—2016），浙江奉化人氏。1954年毕业于哈尔滨医科大学，曾任中国中医研究院骨伤科研究所所长、研究员、主任医师，硕士研究生导师，中国中医骨伤科学会顾问。丁氏擅长创伤外科和中医内伤的临床医疗工作，多年潜心研究伤科理论和伤科文献，先后编撰了十余部伤科专著，并发表了数十篇学术论文。1986年，丁继华被英国剑桥传记中心录入《国际知识分子名人录》，1992年获国务院政府特殊津贴。

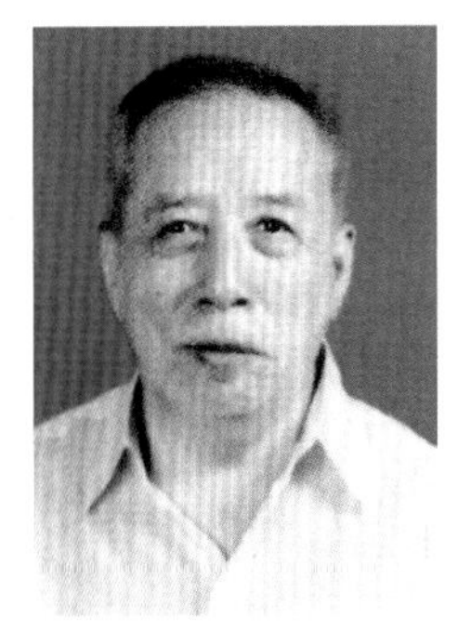

余瀛鳌，1933年生，江苏阜宁人氏。1955年毕业于上海第二医学院，曾任中国中医研究院医史文献研究所所长、研究员、主任医师，博士研究生导师，现为国务院古籍整理规划小组成员。余氏擅长中医临床工作，潜心研究中医临床文献，系我国中医医史文献学科带头人之一。余氏编撰出版了众多著作，发表学术论文170余篇。被英国剑桥国际传记中心收录入《国际知识分子名人录》，1992年获国务院政府特殊津贴。

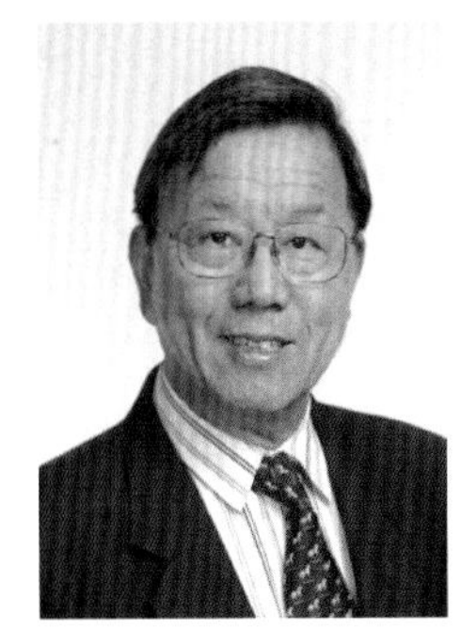

施杞，1937年生，江苏东台人氏。1963年毕业于上海中医学院，曾任上海市卫生局副局长、上海中医药大学校长，主任医师、教授，博士研究生导师，兼任中华全国中医药学会副主任委员、中医骨伤科专业委员会理事长。施氏擅长伤科临床医疗工作，主持参加了许多伤科的临床和实验研究，主编出版伤科专著60余部，发表学术论文数百篇。1993年获国务院政府特殊津贴。

余种医籍、文献，由我国现代的伤科权威专家书写各书按语（含书法），突出了学术中继承与弘扬的编撰风格；②本套丛书始终以“学术与临床并重”作为编写的主旋律。现今存传于世的骨伤科专著颇多，但大多详于临证施治，而在学术方面论析不足。本丛书重视学理的论析，具有丰富的骨伤科病证学术内涵和丰富多彩的治法、方药。在“传其学验，阐其蕴旨”方面下了一番功夫，如此丰盈的集成之作，堪称骨伤科前所未有的宏编；③本套丛书在治法上“去粗存精，去伪存真”，作者重视反映不同学术流派的治法和方药，均足以体现其“方、术并重”的施治特色；④作者阐论诸章节，又能适当注意融贯中西医学，在某种程度上反映了当前骨伤科在治法上的改良与创新，使中西医结合治疗的综合疗效能明显提高，并将使中医骨伤科在“步出国门，面向世界”方面加快步伐，促进中医药学为世界各国人民的医疗保健做出新的贡献。我在访问日本国时，オリエント出版社社长野濑真先生对我国医学界在挖掘和整理古代文献资料方面所做的工作亦予高度赞赏。

编撰、刊行《古代中医伤科图书集成》这套伤科传世之作，是中医学术临床界的盛举。我在欣忭之余，不顾识谫学陋，引笔以为序言。

余瀛鳌

二〇一五年十二月

体损伤部位，分之为七门，药用平稳，立法精审。而少林寺伤科，清代有多种编著传世。其中如《少林寺跌打损伤奇验全方》《少林真传伤科秘方》等书，列述骨折、金疮、夹打、跌损、坠压、闪挫等多种病证，其中《少林寺跌打奇验全方》载方多达500余首，或“以方列病”，或“以证论方”，使读者易于学用，而该书选方之多，在清以前于骨伤科专著之类亦享有盛誉。军事家如元、明之际刘基（伯温）等，曾撰著《金疮秘传禁方》等书；拳术家如清·王瑞伯，撰著《秘授伤科集验良方》等书，再如《中国医学大成》所收编之《伤科要方》（作者佚名）等书，在内容方面均各有侧重。前者详于内伤脏腑之方药治疗；后者着重指出人体108穴中有36个大穴最易伤损，如打中某穴，可见何项外证，用何方加减施治，服药后见何证可治、何证不可治等，均予备载，可谓辨证详明，切于实用。又如《沈元善先生伤科》，沈氏在清乾隆年间曾任镖师，书中介绍接骨上骱、取箭破弹、气血流行之生理病理，辨析腧穴明堂和受伤轻重，均能突出重点，并附经验效方……

在我国自春秋战国至明清，骨伤科专著不足200种（包括一些散在于民间、有较高学术和临床价值的古抄本），但综合医著及其他临床医学古籍文献中，抑或有伤科章节及散在性的伤科论述。

丁继华教授寝馈于中医骨伤科领域不下数十年，在学术临床方面多有建树，论著丰富。在担任中国中医研究院骨伤科研究所所长期间，广泛收集有关古代伤科的专著、章节、其他名医名著中有关骨伤科病证的载述，与国内众多的伤科专家一起，首次将伤科分成经典、儒家、道家、佛家、兵家、民族、汇通、流派、导引、杂家十类伤科，予以分别列述、阐析，明示各个学派的学术临床特点及其同中之异，突出其诊疗（治法包括手法及方药等）诸法。难能可贵的是，丁继华教授又组织全国骨伤科专家合作，将此十类伤科分别编成十册本的丛书，在“十三五”规划的感召下，由中国中医药出版社组织出版。

敝见认为：本套丛书具有以下学术特色：①这是一套划时代的骨伤科宏编，编著体现了继承与弘扬相结合的高水平的学术风貌。共参阅了300

余　序

在人类繁衍迄今的漫长岁月中，骨伤科疾病素以常见、多发著称于世。从文献记述而言，早在《周礼·天官》中已有医学分科的载述。当时所分“食、疾、疡、兽”四科，其中的“疡科”包括了外科和骨伤科。特别是“折疡”和“金疡”，几乎可以涵盖骨伤科的所有病证，亦可视作骨伤科疾病早期分科的渊薮。

现存最早的骨伤科专著，则系唐·蔺道人的《仙授理伤续断秘方》(简称《理伤续断方》)。须予指出的是，《理伤续断方》虽为较早期的骨伤科专著，但其学术奠基的“深广”与“高水平”为历代医家所重视。该书载述了骨折、脱臼、跌仆损伤、出血等病症，实施牵引、手术复位、扩创、填塞、止血、缝合诸治法，并有若干经验效方；难能可贵的是，书中载述了较为成熟、切于临床实用的整骨手法及其施术步骤。从诊疗学发展的角度而言，当时我国骨伤科在世界各国处于领先地位，是毋庸置疑的。嗣后，历代不断有骨伤科著作问世，尤以明、清更为丰富多彩。举其要者，如明·薛己《正体类要》，该书重视整体施治，强调手法须与脉理和人体虚实互参以决定治法。清·钱秀昌《伤科补要》，则详审经穴，明辨骨度之长短与断裂情况，以测其预后。邵勤俊之《跌打新书》，在手法上详于擒拿、运手、点穴。另如清·吴谦《医宗金鉴·正骨心法要旨》、赵竹泉《伤科大成》、胡廷光《伤科汇纂》、江考卿《江氏伤科学》等书亦各具特色，并有较大的学术影响。

释、道中的骨伤科名著，如明·异远真人之《跌损妙方》，该书根据人

前　言

1983年，卫生部责成中国中医研究院骨伤科研究所召开伤科发展座谈会，由卫生部下文给全国各省市卫生部门，分别推荐1～3位伤科专家来京，时任卫生部中医司田景福司长主持会议，卫生部钱信忠老部长亲临会场指导。会议达成三项共识：①尽快成立伤科学会；②尽快组办伤科杂志；③尽快开始发掘伤科古籍。

历经近三十年伤科古籍的收集，1999年，经众多伤科专家努力，达成伤科十大分类的共识：①经典伤科：历代伤科医家公认并常引用的伤科医籍；②儒家伤科：儒医撰写的伤科论述及医籍；③道家伤科：崇尚道学的医家撰写的伤科论述及医籍；④佛家伤科：崇尚佛学的医家撰写的伤科论述及医籍；⑤兵家伤科：历代带兵的医家及军医撰写的伤科论述及医籍；⑥汇通伤科：西方医学与中医伤科相结合的伤科论述及医籍；⑦民族伤科：少数民族医家撰写的伤科论述及医籍；⑧流派伤科：流派创始人及后继掌门人撰写的伤科医籍；⑨导引伤科：从事导引的医家撰写的伤科论述及医籍；⑩杂家伤科：上述九类之外的医家撰写的伤科论述及医籍。

在国家中医药管理局第十三个五年规划感召下，中国中医药出版社按伤科十大分类编制了十册本的《古代中医伤科图书集成》丛书，它们既是医书，亦是史书。本套丛书收载了自春秋至明清的有关伤科论述、章节和专著，同时书中还载有19—20世纪对伤科发展有贡献、有作为的专家们的学术思想和观点、治伤经验、崇高医德和珍贵墨迹。

本套丛书共计十册，分别由名家题写书名。原卫生部部长钱信忠先生题写《经典伤科》书名、著名儒医施杞教授题写《儒家伤科》书名、道学专家李同生教授题写《道家伤科》书名、著名医家余瀛鳌教授题写《佛家伤科》书名、原八一骨科医院院长何天佐先生题写《兵家伤科》书名、我国当前汇通派掌门人唐由之教授题写《汇通伤科》书名、原伤科学会副会长李国衡先生题写《民族伤科》书名、当前补肾学派掌门人刘柏龄教授题写《流派伤科》书名、体育运动系专家何天祺教授题写《导引伤科》书名；伤科权威专家郭维淮教授题写《杂家伤科》书名。众多大家名医助阵本套丛书的出版工作，以飨读者。

丛书中不同的专辑可能出现书目的重名，如《仙授理伤续断秘方》是经典专辑，故于《经典伤科》中全文录载，但有学者因其著者名为“蔺道人”而误将其列入道家伤科。其实隋唐时期称“道人”者系指有道之人、有学问之人，而非一定是道家的道士。另如，《秘方》系头陀所传，为正视听，《秘方》在《佛家伤科》一辑中仅挂名而略文；又如《跌损妙方》系道家异远真人所撰，但又系经典著作，故其文归入《道家伤科》一辑，名挂《经典伤科》一辑等。

本套丛书内容翔实，图文并茂，对从事伤科专业的同道及骨伤科爱好者来说，不失为一套实用的工具书及参考书。

丁继华　识

丙申年三月十六日

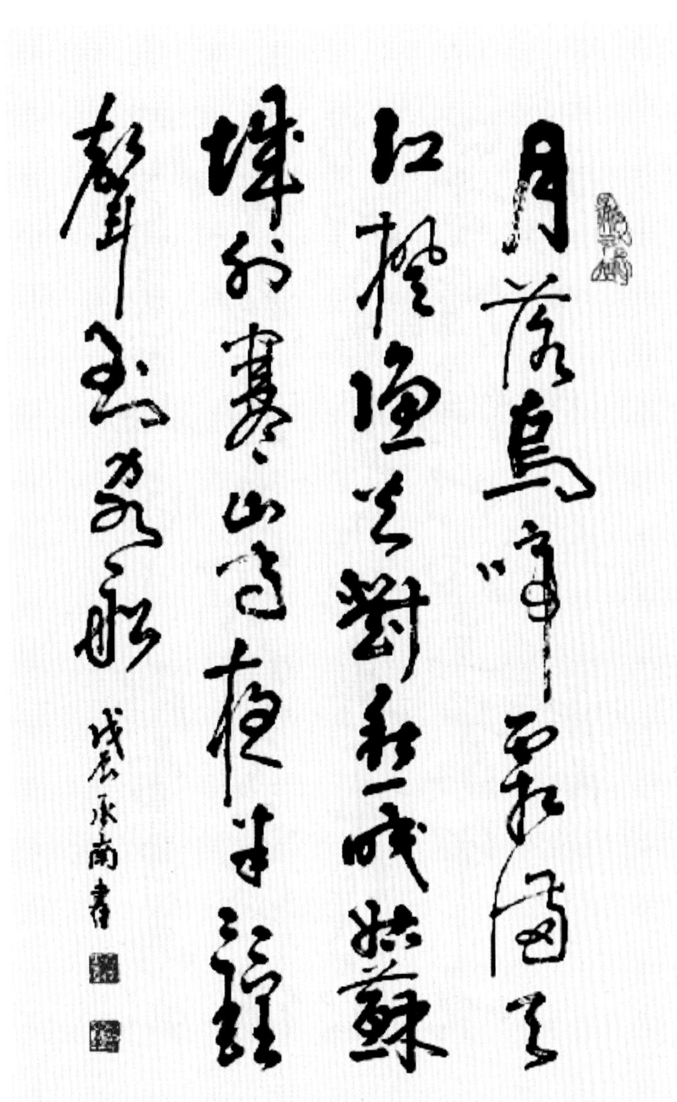

“月落乌啼霜满天，江枫渔火对愁眠。姑苏城外寒山寺，夜半钟声到客船。”

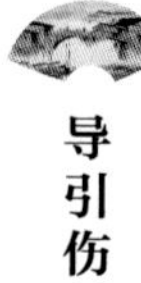

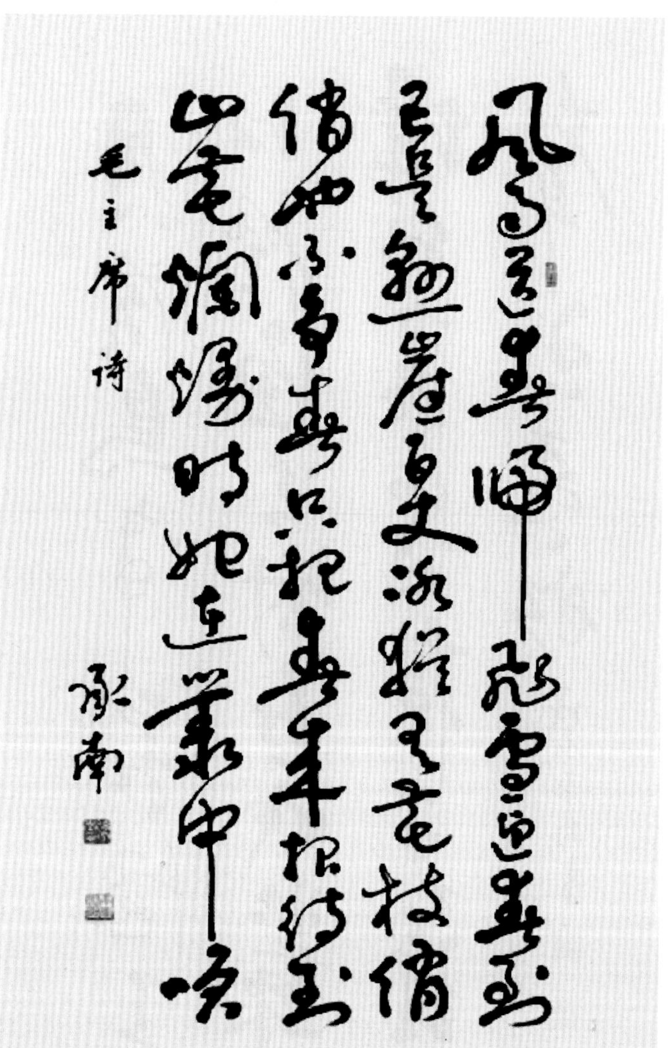

“风雨送春归，飞雪迎春到，已是悬崖百丈冰，犹有花枝俏，俏也不争春，只把春来报，待到山花烂漫时，她在丛中笑。”

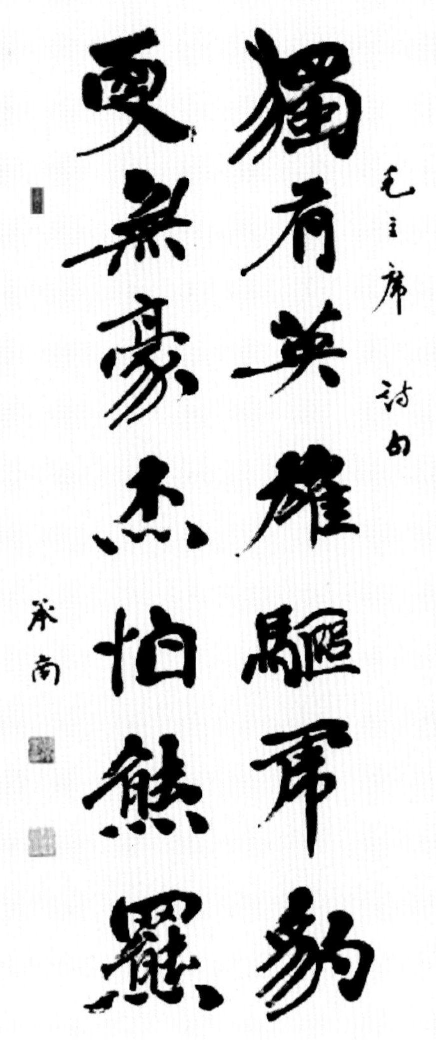

著名导引专家孙承南先生题词

“独有英雄驱虎豹，更无豪杰怕熊罴。”

孙承南（1925 — 1991），男，山东省福山县黄务乡人。山东中医药大学教授。孙氏除潜心医学外，还爱好书画，其作品“仕女图”“百蝶图”为人们所欣赏。

丁继华按

丁继华（1932—2016），浙江奉化人氏。1954 年毕业于哈尔滨医科大学，曾任中国中医研究院骨伤科研究所所长、研究员、主任医师，硕士研究生导师，中国中医骨伤科学会顾问。丁氏擅长创伤外科和中医内伤的临床医疗工作，多年潜心研究伤科理论和伤科文献，先后编撰了十余部伤科专著，并发表了数十篇学术论文。1986 年，丁继华被英国剑桥传记中心录入《国际知识分子名人录》，1992 年获国务院政府特殊津贴。

我国古代将运动锻炼称作“导引”，导引一词最早见于《庄子》（约公元前 369 ~ 前 286）：“导引神气，以寿形魄。”《一切经音义》给“导引”下了一个定义：“凡人自摩自捏，伸缩手脚，除劳去烦，名为导引。”这里“导引”一词泛指锻炼形体的所有运动形式，包括模仿各种飞禽走兽的动作。后来慢慢发展，“导引”也包含了意念活动的锻炼。1973 年在长沙马王堆三号汉墓中挖掘出来的帛简医书中，有一部画有各种运动动作的《导引图》，距今已有两千多年了，可谓是现存最早的有关导引的图书。战国末期的吕不韦（？~ 公元前 235）就积极主张运动，他说：“流水不腐，户枢不蠹，动也，行气亦然。形不动则精不流，精不流则气郁，郁处头则为肿为风，郁处足则为痿为厥。”他认为长流不息的河水就是因为流动而不腐臭，门窗就是因为经常开关而不蛀朽。头要是不运动，则会臃肿或中风；脚要是经常不活动，就会萎缩无力。所以他积极提倡运动，认为运动可以预防疾病。他在《吕氏春秋・古乐》中说道：“筋骨瑟缩不达，故作舞以宣导之。”“人既郁于内，腠理滞著而多重腿，得所以利其关节者，乃制为之舞，教人行舞以利导之。”说明两千多年以前就已经认识到，做一些舞蹈动作可以滑利关节，放松肌肉。《庄子・刻意》篇中就有：“吹响呼吸，吐故纳新，熊经鸟伸，为寿而已矣。”意思是经常做一些深呼吸运动，换换新鲜空气，像熊那样活动

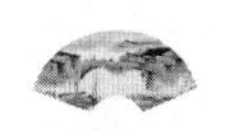

活动，如鸟那样伸展颈项，则可以长寿。东汉华佗（约公元 110—208）就提倡运动，他认为运动可以帮助人体消化食物，可以促进人体血脉流通，增强体质，持之以恒，坚持经常运动，则可以健康长寿。

把导引用于医疗的记载，可以在长沙马王堆三号汉墓出土的《祛谷食气篇》和《导引图》中找到，前者用气功导引来治疗消化系统疾病，后者用导引功法来治疗各种疾病：如“烦”（躁）、“痛明”（眼疾）、“引聋”（耳病）、“覆中”（腹病）、“引漆痛”（膝痛）、“引胠责”（去积）、“引项”（颈项疾病）、“引温病”（内科病）、“坐引八维”“引痹痛”等，不少是用来治疗脊柱、四肢关节的痹痛等。特别是《导引图》，是载述导引功法的专著。又如，两千多年前的《黄帝内经》中也有关于用导引来治病的报道。《素问·异法方宜论》曰：“病多痿厥寒热，其治宜导引按蹻……”又《灵枢·病传》曰：“或有导引行气、乔摩、灸、熨、刺、焫、饮药之一者。”说明在秦汉以前，“导引行气”已受到医家们的重视，被广泛地用来治疗各种疾病。被誉为医圣的张仲景（东汉时期）同样主张用导引、吐纳等法以健身。他在《金匮要略》中写道：“四肢才觉重滞，即导引、吐纳、针灸、膏摩，勿令九窍闭塞。”积极推荐用导引方法来治痹证，以开通九窍的闭塞。

晋代的葛洪在《神仙传》、梁代的陶弘景在《养性延命录》中均有关于导引方面的很多论述。葛洪的《抱朴子》曾描述“龙虎导引、熊经、龟咽、莺飞、蛇屈、鸟伸、天俯、地仰”等各种导引功法。同时还指出：“导引疗未患之疾，通不和之气，动之则百病气畅，闭之则三宫血凝。”意思是运动可以防病，通和全身的气血。反之，就会气滞血凝。同时期的许逊编著的《灵剑子导引子午记》和《灵剑子服气经》都是阐述导引的专著，阐述导引不仅具有治病的作用，还有防病的功能。

到了隋唐时期，导引在医疗上得到了广泛的应用，并且被官方确定为正式的医疗手段和法定的教学内容，用以培养教育医学生。隋唐两朝的太医院中均设有按摩博士和按摩师，“掌教导引之法以除疾，损伤折跌者正之”。《隋书·经籍志》的“医方”中就列有“《行气图》一卷”和“《导引图》三卷”，原书注有“立，坐，卧”三种体位的练功姿势，其中卧式练功则属首次描述。隋朝太医院博士巢元方等编撰的医书《诸病源候论》中，就收集记载了大量的导引之术。在 1720 个证候中，不但载有治法，而且还附有导引之法，该书可称得上是我国古代第一部记载了医疗体育导引术对一些疾病进行康复治疗的专著。

唐代孙思邈在《孙真人摄生论》《保生铭》和《摄养枕中方》中都载有论述导引养

生的理论和方法，其中不仅选辑有道家导引术，如老子按摩法 49 势，而且包括了天竺婆罗门按摩法 18 势，认为通过导引锻炼，可以求得“百病除，行及奔马，补益延年，能食，眼明轻健，不复疲劳”。

宋元时期在医疗导引上也有新的发展，比较突出的是发展了坐功，简化了导引术，出现了八段锦和小劳术。如陈抟创编的《陈希夷坐功图》，共 36 势，图文并茂，每势除了阐明练功的方法外，还列出了“治病”的适应证。元代的《大清导引养生经》关于导引也有不少专门的论述。

“生命在于运动”这是古今中外医学家和哲学家们的共识。起初，人类为了活动活动关节，舒坦舒坦身体，做一些简单的运动。后来总结出，坚持做运动可以延年益寿。同时有些医家在其治病的生涯中，发现运动不仅能保健养生，还可以起到治疗和康复的作用。

到了明清两代时，整理出版了不少关于有关导引的著作，其中影响较大的有明代瑞南道人高濂编撰的《遵生八笺》，收集了不少历代著名的导引方法和摄生要术。清代潘霨撰著的《内功图说》是一部关于导引的专著。清代沈金鳌《杂病源流犀烛》，以及《古今图书集成·脏腑身形卧诸疾门》等，在叙述每病方药治法后，大都附有导引方法。

新中国成立后，导引疗法有了更大的发展。就目前人们所说的气功来说，它就属于古人所说的“导引”范畴，可以和神、调息和行气，从而达到防病、治病、益智、延年的目的。气功分动功和静功两种：“内养功”“吐纳法”“洗髓经”属于静功，内练“精、气、神”；“五禽戏”“八段锦”“十二段锦”和“易筋经”等属于动功，外练“筋、骨、皮”。现代较为普及的“祛病延年二十势”，就是以动功为主的导引术，此术是继承了八段锦、易筋经、太极拳、少林内功等优点而创编成的一套练功法。实践证明，活动伤肢关节与全身锻炼能起到推动气血流通和加速祛瘀生新的过程，改善血液与淋巴循环，促进血肿、水肿的吸收和消散，促进骨折的愈合，使关节筋肉能得到濡养，防止肌肉萎缩、关节僵硬、骨质疏松，有利于人体正常功能的恢复。

对传统导引功法加以学习和整理，在现代科学的基础上进一步深入研究，使之更好地发展和完善，可以为人类的健康事业发挥更大的作用。

目 录

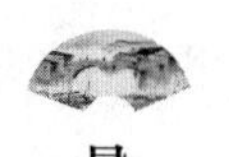

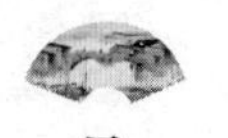

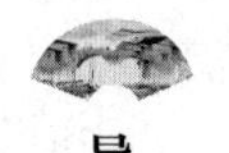

《卸骨法》

清·雍正年间　孙季宽

（其传人整理总结）

序　言

中国武术，有若干派别，许多门户，而卸骨法亦属武术功夫之一，盖即医学中十三科之一也。惜其法皆不传世，即偶有得其传者，又类皆自私自秘，故步自封，不肯流传于世，致有志者欲得而无从，是亦可叹甚也。当清雍正年间，鲁人孙通者，字季宽，初精猊猔艺术及大奇枪，别号万能手，又名铁腿，后入少林寺学艺十二年，遂擅少林七十二艺铁扫帚功，又名铁腿功，及点穴术、卸骨法、擒拿术、按导法等术。归而迁居直隶沧州，传孙家庄陈善，即沧州所谓赛胜英陈善大师是也。陈善传卸骨匠陈广智、姜庭举、杨鸿宝等，于是北五省卸骨法乃得传授，至今沧州名拳师姜太和、佟忠义、姜容樵等，尚能承卸骨法衣钵云。

夫卸骨之法，自非易言，全在习者手法之精纯与经验丰富，然后始能收着手成擒之效。究其手法之种类，亦并不繁复，不外捏、卸、推、揉等法，其有效与否，则全在施术之熟能生巧耳。一为捏骨，即用拇指及中、食二指，捏握欲卸之关节，用手上之巧劲，使其骨骼衔接之处斜歪或脱臼，则其骨骼不能吻合，于是失其灵活之效，是为捏法。卸法，则用掌、指、拳（虎爪拳、鸡心拳）攒打骨缝与衔接之处，使关节骨骱受攒打之震动力而至斜歪脱臼，失其效用，则敌必于瞬息间发生剧烈之疼痛，而至服输者是也；推法，人身各骨衔接之处皆有关节互相吻合，骨缝紧凑，故能长短伸缩，若此关节之处被捏卸后，稍有外斜或脱臼，则其骨虽未破碎打断，亦必疼痛难忍，不能转动，是则学者宜察其应推之骨，用两手或一手扶住，然后视其关节之方向而定其推法，或从下向上推，或自外向内推，或斜推，务使其已经离位之骨送入臼中而无斜歪，则应手可复原状。揉法，即俗所谓按摩、推拿二法。凡被卸之人，以及受伤者，骨未折断，仅损其皮肉而肿硬麻木，手抵伤处，下抑为按，徐徐揉转为摩，使其活血，骨骱关节等处被卸后，即现错落，不能合缝，则以手推之拿之，使还就位，有用两手或一手捏患处，缓缓使复旧位，或因筋络急难转摇，以手推之拿之，藉通其气。

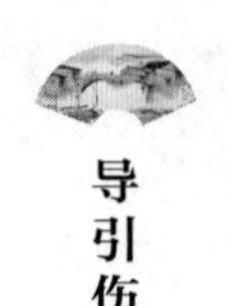

将以上四法熟习之后，始可言卸骨法也。

第一章

一、卸骨法歌诀

推揉捏卸法精奇，一捏一卸痛在地，扶臼捏骱出者易，攒打猝弹错骨迭，左右逢原熟能巧，顺手牵拿随我意，出于左者随之左，右者来时侧身躯，脱臼迭骱骨歪倚，瞬时成擒把敌摧，活手正之斯为贵，方称全能文武艺。

二、骨骼解

人身有三百六十五骨节，按周天三百六十五度，骨皆红润，惟男子者微带白色，妇人微带黑色。骷髅骨，又名髑髅骨，男子自项及耳并脑后共八片，脑后横一缝，当正直下及发际，别有一直缝；妇人只六片，脑后横一缝，当正直下无缝。牙有二十四，或二十八，或三十六，是为骨之梢，又谓骨之余也。胸前骨一条，心骨一片，状如钱大。项与脊骨合二十四节，自项至腰共二十四椎骨，上有一大椎骨，人身项骨五节，脊骨十九节，合之得二十四，是项之大椎，即二十四骨之内，椎者垂也。肩井及左右饭匙骨各一片。左右肋骨，男子各十二条，八条长，四条短；妇人各十四条。男女腰间各有一骨，大如掌，有八孔，作四行样。手足骨各一段，男子左右手腕及左右臁筋骨边皆有髀骨，妇人则无。两足膝头各有软骨隐在其间，如拇指大。手足板各五缝，手足拇指并足第五指，各二节，余四指各三节。尾蛆骨若猪腰子，仰在骨节下。男子者，其缀脊处凹，两边皆有尖瓣，如棱角，周布九窍；妇人者，其缀脊处平直，周布六窍，大小便处各一窍。

三、骨骼图解

正面图解

1. 前头骨，2. 颅顶骨，3. 颞颥，4. 上腭骨，5. 下腭骨，6. 胸骨，7. 肋骨，8. 脊骨，9. 盂盆骨，10. 肩胛骨，11. 上臂骨，12. 肘骨，13. 桡骨，14. 尺骨，15. 腕骨，16. 手骨，17. 指骨，18. 股骨，19. 大腿骨，20. 膝骨，21. 胫骨，22. 腓骨，23. 足骨，24. 跗骨，25. 趾骨。

背面图解

1. 后头骨，2. 肩骨，3. 脊骨，4. 上臂骨，5. 桡骨，6. 尺骨，7. 盂盆骨，8. 大腿骨，9. 膝骨，10. 胫骨，11. 腓骨，12. 跗骨，13. 趾骨。

（以上图均略）

四、卸骨法中十二骨骼主

总论

人身之有骨骱，亦犹屋宇之有梁柱也，乃用以支柱全身柔软之肌肉，而使之营种种之动作也。骨之外面，坚硬平滑，而内部则粗松，色苍白，形状至为不一，方圆长短，无所不有，盖以所居部位之不同，形能亦随之而异，所以各适其用也。

盖其位置固定，不能转动者，如大盖筋骨等是也。可动之骨，大概在四肢骨一类中为多。统计全身之骨，多至三百余枚，彼此连络而成人形，其种类之复杂、名称之繁多，实非片言之所尽。就大部分言之，可以区分为两类，即躯干骨与四肢骨是也。凡头部各骨及脊梁、胸肋骨等，曰躯干骨；而手足臂腿各部骨，则统称曰四肢骨。卸骨法，则注重四肢骨。在此两类之中，又可能分为若干小部分，每一部之骨数，亦多少不等，有两成对者，有独无二者，有形似而因部位之不同而异名者，种种不一，今且不论。在此二百余枚骨殖之中，又可分为固定骨与可动骨二种。卸骨法，则注重可动骨。固定之骨，大概在躯干骨一类中为多，盖其位置虽亦有一定，而可营种种动作，任意屈伸，如肘、肩、腕、膝、踝等骨是也。进一步言之，凡固定之骨，其功用实为保护内脏之主要部器官而生，且不能卸移；可动之骨，则专司外部转能之事，惟究其骨可动之理，全在筋肉之伸缩为动作，而两骨衔接处之关节，实为骨骼转动之主要关键也。故关节者，为连络二骨而兼司其转动者，即骨骱，俗谓骨环是也，大概分为左右关节、蝶番关节、车轴关节等数大类。而肩胛、臂肘、膝臼头各关节分属之。故卸法，以卸法、捏法，将可动之骨关节斜歪或脱臼，使于瞬间发生剧痛，而施以上骨法，以柔法、推法，将斜歪、脱臼之骨上之，则不至受伤。肩胛臂肘等，实为人身最大之关节，其骨端之形状及转动之情形亦各各不同，惟二骨之相接，必分阴阳两种情态，阳为骨端，凸出其外，阴为骨臼，凹入于内，尚有两阴中隔骨者，其臼之形状，虽各部不同，要皆与互相衔接之骨端形状完全相同。而骨端之入臼，如重凿柄之故，而得活动随意，不致有抵触之虞。关节如受捏卸，则骨端离臼，必使被卸之一部，失其转动之能力。如两臼中接以骱者，骱稍有斜歪，则其一部，亦必失其活动之效力，此卸骨法之所以重于关节也。在骨端与骨臼之间，必有软骨为之连络，此软骨之效用。一可以连缀二骨，使之切合；一以防骨端与骨臼之相磨而受损伤。此等软骨，其质地极

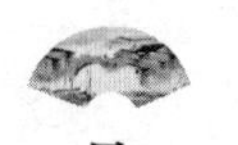

为柔软，且富有伸缩之力，又足以助骨之活动也。此骨颇类乎筋，包缠于骨端臼外面，而使两相切合。吾人于食酱肘后，试取其肘骨，一观其状，即可了然矣。

今附卸骨法中十二主骨之形态及关节之部位，述之于下。

（一）项骨

此骨在头骨之前面下端，即俗谓下巴是也，与头骨衔接，其关节转动极其灵敏。最合于卸骨之法，更适于救急之术也。

（二）锁骨

此骨之位置，在胸廓之上端，与胸骨及肩胛相衔接，因其细长弯曲而如锁形故名。此骨于运动及一切操作功效极大，而足以辅助肩臂之各骨也。此可以用卸法。

（三）肩胛骨

此骨之位置，在胸廓后部之上方，左右各一，俗名饭匙骨，又名哈拉把骨。其形为扁平，三面有角而角度不等，与锁骨及上膊骨相接合，至前面而成肩胛窝，亦称肩井。此骨又似蝶翅形，前后皆可卸。

（四）肘骨

此骨居大臂骨与小臂骨之间，盖即臂间接合之关节处也。而司转动者，实为大小臂间之重要关节，其部位在上臂骨下面之一端，与下臂上面之一端接合之中间，肘屈之时，骨即外突，臂直之时，则其处有小陷窝。最合于卸骨法也。

（五）腕骨

此骨又名手根骨，其位置在臂骨与掌之中间，共有舟状、半月、三角、豆状、大小多棱、有头、有钩状等八骨组合而成，其形甚短，皆互相连接，不能单独活动，一块动则其余七块亦必随之俱动也。亦为卸骨法中之大关键也。

（六）手骨

此骨合掌骨、指骨二部，而统称之曰手骨。掌骨位于腕骨与指骨之中间，共为五枚，称为第一掌骨、第二掌骨，以数目为序。第一掌最短，而粗大异常，第二掌骨则最长，惟较第一掌骨为细，其余五指微有参差。至于指骨，位居于掌骨之前端，亦以数目为序，而称第一指骨、第二指骨也，共为十四小骨所组合而成。其中惟第一指为二骨，其余四指皆有三骨，合如上数，各骨相衔处，具有关节司转动。亦左右可卸。

（七）髀臼

此为骨之为凹陷，关节相连处。髋骨之位置，本居于骨盆之两侧，而以髀臼，即在髋骨之外侧，俗名胯骨，其陷甚深，而成圆臼形，即留大腿骨上端之处也。髀臼与大腿骨上端相接合，连缀以软骨，而成为大腿关节。此一关节，亦为人身量重要部分，与上部之肩胛骨同一功效，惟外部筋肉较厚，以司全腿之动作。此部可用卸骨制之。

（八）大腿骨

此骨之位置，在髋外侧之下部，上端衔接于髀臼，而下端在连接膝盖骨及胫骨者。此骨在人身之管状骨及四肢骨中最为巨大，最要关要。上端与髋骨相接之处，其状如球，其中部则略作三棱形，其在下之一端，则有出之固形，盖一以连接于膝盖骨，其一则与胫骨相衔接也。此骨之关节处，在卸骨法中极占重要也。

（九）膝盖骨

此骨之位置，适当大腿骨之正中，即与其靠前面突出之圆形相衔接，膝盖骨之下面则与胫骨相连属，故实介于大腿骨及胫骨之中间，惟位居前方，不啻为两骨前面接合处之掩盖也，故名曰膝盖。此一关节，专司腿胫两部分之活动，在卸骨法中，最关重要。

（十）腓胫骨

腓骨在下腿之外侧，与胫骨并行，惟在上之一端，不直接于大腿骨及膝盖骨，而靠于胫骨上端与大腿骨相连之外髁下侧，而在下之一端，则突出于胫骨之外髁之下。此骨为辅助胫骨以支柱下腿之一部而做种种活动者，在卸骨法亦甚重要。胫骨在下腿内侧，与腓骨并行，其在上之一端，紧接大腿骨之下端，前面与膝盖骨相连。于卸骨法，亦甚重要，使其斜歪，而发生剧痛之法也。

（十一）跗骨

此骨亦称足根骨，其位置在胫骨与腓骨之下方，为跟骨、舟状骨、楔状骨、骰子骨等七块小骨互相连缀，接合而成，而与下腿骨之下端各部相衔接，下面则接跗骨。故此骨实介于下腿及足骨之中间，与上部之腕骨相似，惟衔接之形状稍异耳。此骨之关节最脆弱，稍受震激，即易损害或脱臼，其所占地位又小，故最合卸骨法。

（十二）足骨

此骨合足跖骨、趾骨二部，统称之曰足骨。其后端接连于跗骨，前端为趾骨，数

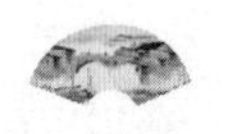

共五枚。亦有数目为次序，称第一跖骨、第二跖骨，此骨为圆柱型，第一跖骨最短，第二跖骨最长。趾骨亦冠数目为名，共十四，惟一趾，即大趾骨为二节，其余四趾，则各为三节。此足骨中之最小部分，亦可施以卸骨法。

第二章

一、寻骱相骨

卸骨法之制人，既重在骨之关节，即骱之连系，是则对于骨骼各部之位置必先完全明了，毫不错误，始能实用，亦正如点穴术、三层功夫、九步练法中之寻经认穴也。如不明于此，决难望其应手奏效也。寻骱相骨之事，在卸骨法中，其重要有如此，然吾人欲能寻骱骨而无误，亦非易事，若不有相当之练习，亦不能熟习，且练习之法，虽不甚复杂，但欲完全了解，丝毫不爽，亦非旦夕间，最少亦须一年苦功勤练习，始能达其目的。

练习此项寻骱骨相之法，亦可分为数步。

起始之时，不妨于读本中求之，先将各骱各骨之名称熟读而谨记之，更于图画中而寻求各骱各骨之部位，按此书籍，医学、伤科中皆可参考，而近来之生理学中尤为详明，附图亦显明易见，较诸旧本木版医书为佳。某骨与某骨相接，某骱与某部相连，以及骱所附深浅、骨所居之反正，皆须熟知。此一步功夫完全后，更进一步，而与识者讨论。或我举一骱一骨之名称为问，命人答其位置及状态，或命人举一骱一骨之名称为问，而我答其位及状态，互相盘诘。遇有疑惑，则可于书本中对证之，此一步功夫，较诸死读硬记，易于进步，亦正如学生之默书，较背诵为佳矣。名称部位，既熟读而谨记，与人互相盘诘，亦可完全无误。然此犹为死法，而非实应用之道，未必能合于实际也，故又须进一步而使之实验。

练习实验之法，宜取死人骨骼一副，即俗所谓骷髅骨，务使各骨齐全，不可稍有缺损，乃将各骨杂乱，使练习者依据其所知之部位，一一凑合之而成为人形，毫无错误而后已。在入手之始，难免有误，习之既久，自能无误。然此种凑合，虽用手法，犹藉目力之辨别。骨骱之为何名，而属于何部也，更须进一步于暗中练习之。亦将骨骱杂乱练习之，信手取一骨，用手抚摩而断定其为何骨骱，当属何部位，乃依其位置而安于地上。如此逐一摸去，将全身各骨骱完全凑合，一无错误而后已。在初时必不能如愿以偿。盖以手抚摩，虽能知其名称部位，然终不若以目力辨之为易也。练习至此，最速亦须一年以上之苦功。凡练至于暗中凑合全部骨骱而无误者，其炼熟可知也。

寻骱相骨之第二步功夫，即捏握自身骨骱。如捏左臂，用右手行之，右臂则用左手行之，久之，自能确切无误，要在习者之心领神会矣。

二、卸骨（擒拿）与伤科

卸骨（擒拿）虽为与人争斗，用以出奇制胜之法，然并非死手，于制敌之外，亦可用以治伤也。夫武术一事，本与伤科有密切之关系，凡精技击者，对于治伤一事，从不能并精，然亦必略知门径。盖俗语所谓能杀人者，必能生人也。若但知武事，不言伤科，是即谓之死手，其技虽精，实无足取也。习武者固宜兼治伤科，而为伤科者亦必兼治武术。因伤科一道，并非如寻常内科之仅持方案汤药而治病者，接骨上骱固有赖于武力，而涤伤打箭，亦全持乎手法。为不言武术之人，遇寻内伤，固可依照成法，施以药石，对症无误，即可见效；为遇筋断骨折等伤，必须用手法者，力量既感不足，而于一筋一骨之构造亦不了了，必且束手无策矣。即强作能人而勉施手术，亦必不能得良好之结果，甚且反因此而发生意外之危险。故凡世之以伤科著名者，类皆武术名家，此非无因也。

余谓习武事者，须知伤科，习伤科者必知武事，互相为用，始免殊误。伤科对于其武术如此，而对于卸骨（擒拿）二术，尤当特加注意。因卸骨（擒拿）二法，其最主要者，即人身内部之构造，必先详知，然后可以出手制胜。其对一筋一骨之部位构造必深知之，纵极小者，亦不稍有遗漏，尤注意于关节。凡人身之骨，最易受伤者，厥惟关节之处。因两骨相骱，藉筋肉之连系而相合，凡受到外面重大之震击，可使骨立即脱臼而出，即不能完全脱离，但使其衔接之处，稍有参差，即瘦痛麻木，以至全部不能运动。若遇此等伤势，非用手法送至归臼，即成残废。大概须先用一手，擒住其脱臼之下部，向外提拔，使两骨完全脱离，然后用另一手拿住其关节，摸正骨骱，而送之入臼。此种手法，非卸骨之推揉（擒拿术之擒拿）而何。即此一端，已可见卸骨法（擒拿术）与伤科实有极大之关系，非可以忽视者矣。夫能杀人者必能生人，此卸骨（擒拿术）之法用以临敌，固足以出奇制胜，使强敌折服；用以伤治，则可以使折臂脱胫之人，在一推一揉（一擒一拿）之时，立刻消除痛苦而恢复原状，其术之佳，固非寻常拳术功夫所能冀其万一也。更有进者，为生计丰裕之人，习得此法，凡遇因跌打而受损伤者，为之医治，拯人危急，亦阴功积德之事；为生计窘迫之人，习得此法，亦可以悬壶问世，藉此自活，亦为一种生计。

作者常谓，学得卸骨（擒拿）以后，进而学伤科，自属容易，若为伤科者，则不可不学此技以自助，二者固有不可相离者在也。作者往年从南征北，每见有落马跌伤者，或习体操、练武术，跌伤摔伤等，除乱敷以金创散外，凡臂、腿、腕等部大多施以手术。作者对于卸骨擒拿虽不精，然骨骱衔接情形及部分尚知大概，恒借此以治伤，每有效验。后因随关景春因落马跌伤，将左大腿脱臼，作者趋前为之推揉，彼因疼痛

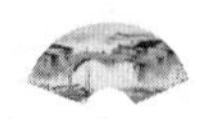

之故，出口不逊。作者不计，仍进行手术，其友不明就里，以为发生危险，当拒绝医治。作者诉明原委，彼不但不以为然，反亦出口不逊，作者只好罢手。未三日，彼已跛矣。一般人不明底细，咸以治法不良，故至今日，已不谈伤科矣。

三、擒拿与指功

卸骨与擒拿本为二种手法，以掌捉人而统握之，谓之擒。此等手法，极为平常，不知武术者，类皆能之。其擒拿之轻重，则视其人之实力大小而定，且亦不必过分力大，盖仅以助拿之势，并非主要手法也，故此擒手，亦无所用其练习。至于拿手，既为此术中主要手法，先敌致果，皆在于是，且其主力完全在于拇、食、中三个指头之上。我细试一思之，指头实为人身最小之一部分，其运力全在指节，尤不若拳掌劈击，可借腕臂之力而贯之也。既以贯力强大之人而论，三个指头之劲能有几许，力弱者更无论矣。欲以临敌，纵其善使巧劲，熟知成法，恐亦不能应手奏效也。故练卸骨法者，即擒拿手也。卸骨法注重拇、食、中三指，而擒拿亦先将拇、食、中三指练出一种劲功，可以透入人身，方足以应用。练此功夫宜两手并习，若单习一手三指，即不能左右随意。因卸骨（擒拿）固两手并行者，如左手擒人，则以右手卸人（拿人），若右手卸人（拿人），势必用左手擒人。“擒人”也，究竟用何手擒（擒）、何手卸（拿），固非如拳法之有一定，要在临机应变，视敌人位置，及我欲卸（拿）彼何处，应用何手擒之（擒之），何手卸之（拿之），始能得势，使敌人易于受制，不必刻舟求剑，要视其便利而已。

若单练一手卸劲（拿劲），而敌人所点之地位适与我相反，是则势既不顺，我必感掣肘，而无所施其技矣。比如我右手卸劲（拿劲），只能左擒（左擒）右卸（右拿），练习左手卸劲（拿劲），只能右擒（右擒）左卸（左拿）。敌人居我身前位置，与我所练者合，其势即顺擒（擒）而卸（拿）之，固不愁反应。若敌人之位置不合我之手法，其势已逆，而欲以此法以制之，恐不易得手也。

今以卸腕为喻。敌人与我对立，我若欲卸其左腕，必用左手三指擒其左手腕关节，而以右手上托其臂，使其关节脱臼，以卸其腕（请以拿鼠蹊筋为喻，敌人与我对立，我若拿其左臂鼠蹊筋，必用左手擒其右臂之下部，而以右手三指拿其筋），其势方顺；若反是而欲卸其右腕（拿其右鼠蹊筋），其势既逆，自难望其手到成功也。此独为右手平行之法，已可见学卸骨法（卸骨术）之人对于指功，不能单练一手矣。其余如双手并用也。如敌人在前，而我欲从后卸其肩胛骨，手拿其肩井穴，势必双卸（势必双拿），始克有效。若单手卸（单拿一面），彼一转侧间即可脱去，始尤非双手之力所能及也。故无论练习何种功夫，宁习而不用，却不可不学习完全。如不完全，日后应用之时，难免有掣肘之患也。点穴术者然，如仅知三十六主穴，而奇经八脉之穴道多不知，临时亦感掣肘也。

四、指功

卸点法：打手（擒拿术擒手）。卸骨法：攒手。卸骨法：卸手（擒拿术：拿手）。卸骨法：捏手（擒拿术拿手）。卸骨法：柔手。卸骨法：弹手。擒拿术：擒手。卸骨法：推手。

第三章

卸骨法

总论

卸骨法，言浅意深，盖人身各部位骨骼皆有一定的位置，其连络衔接之式样，亦各各不同。习卸骨者，对于全身骨络之总数固须深知，而于各骨之部位，以及各处关节之式样，与如何衔接之状，亦须完全明了，然后依其势而定卸法，始不致有误。此外应知上骨法，即技术家所谓“能卸能上称活手”是也。上骨亦非有相当之经验不为功。盖上骨法尤为重要，此法练成，可以救人于危急，非如卸骨法之仅利于制人也。而施用卸骨法，对于所属之部，固须熟悉其情形，临时又须有敏捷之手腕，盖如临敌之际，非手疾眼快不为功也。故卸骨法尤贵乎寻骱相骨之正确，施用手法之敏捷也。练习之法，于寻骱相骨之法精熟后，然后进一步练习上骨法，注意骨端骨臼之反正及其形状而衔接之，即拼合之意。先就一部分着手，如腿部，则将大腿骨、膝骨、跖骨等，按其部位，将关节接合，由此而肩部、臂部等逐渐拼凑，以至于能将全付骨殖完全拼合，丝毫无误，则上骨法第一步功夫成矣。乃更进一步，在夜间行之，将全付骨殖推置一处，随手拾取一枚，用手摸着，依其尺寸之长短、周围之大小，以及两端关节处之形状，四面相证，而定其骨属于何部，然后亦依前述拼凑之法，在夜间逐部练习之，至能于黑夜中完全将全付骨殖拼凑成人形，丝毫不紊，则上骨法第二步功夫成矣。如此练习最少亦非三年不可。费时虽多，但练习成功之后，对于人体全部之骨骼关节部位，以及其接合之情形，了如指掌，知之甚深，再练习折卸骨之法，与敌交手之际，按骨节之反正，敏捷卸之，自较便利，必能依其骨骱处之部位关节而定其卸法，必能收手到敌擒之功。盖捏法卸法，全在“敏捷确切”四字，熟极巧生也。

（一）卸法

1. 卸腭法

腭分上下，下腭易卸，且此骨如被卸下，则必牵动人身，不能运动。盖语言、呼吸皆感不便，虽疼痛不甚剧烈，然亦可以瞬间制敌也。其法至简，用右手握鸡心拳，猛从敌右耳根下，向上攒打，于攒打之际，腕力一弹，下腭关节受攒打之震荡，必脱臼而下。亦分左右卸及全卸，左卸则反是，全卸在双拳并用也。

2. 卸肩法

肩部为肩胛骨、锁骨、大臂骨三骨衔接之处，骨缝参差，司臂部屈伸转动之总枢也，此部如被卸，则全臂完全失去活动之能力，且发生剧烈之痛苦。惟此关键，密接吻合，构造巧妙，无以复加，但机关愈巧妙，损坏愈容易，此一定不易之理也。故肩臂之关节，一受捏卸，恒易脱臼而出。卸骨法对于此等所在，而特别注重，即利用此弱点也。此部可用卸法，有时亦可以捏法辅之。不论敌人之对立、背立皆可用之。如为对立，我卸其左肩宜用左手，以拇指及中、食二指捏其肩头前后之骨缝中，用力捏之，右手托起（卸）腋窝，咭然一声，其肩臂卸矣。如卸其右肩则反之。

3. 卸肘法

肘骨乃连络大小臂，使之衔接，而司其转动也，实为大小臂间之重要关键。其部位在上臂骨下面一端，与小臂之尺骨、桡骨之上面一端接合之中间，肘屈之时，骨即外突，臂直之时，则其处有小陷窝。捏法、卸法并用皆可，又合于正面、侧面之敌，亦有左右卸之分。如系左卸，敌人臂屈之时，则用捏卸法，敌人伸臂时，则用攒卸法。如敌与我对立屈臂时，我欲卸其左肘，即用右手三指作捏状，而捏其肘节之两侧，拇指在外，中、食二指据内，指捏准骨缝，用力向下拉之，左手握其小臂，向上一托（卸），则其左肘卸矣。如卸右肘则反是，敌人臂直时向我对立，我欲其卸右肘，先用右手握住其右腕或小臂，向前猛托（卸），而用左手之三指作捏状，捏其肘节，拇指居内面肘弯之中央陷凹，而中、食二指则按于肘节正面之骨缝中，用力捏之，则右手卸矣。如卸左肘则反之。

4. 卸腕法

手腕之位置，居于小臂骨及掌骨之中间，又称手根骨，共为八块小骨合组而成。亦分左右卸，如敌人与我对立，或侧立，卸其左腕，即用右手之指，捏住其腕，拇指在内侧，中食指在外侧，皆捏其骨缝中用力捏之，左手握其小臂，向下一压（卸），咭然一声，则左腕卸矣，卸右腕则反是。但有时亦可以右手捏其右腕，左手向下托（卸）之，左手捏左腕，右手向下压（卸）之，要在习者之自便耳。且捏此处，能使敌臂部酸软无力，而失其抵抗能力，稍重则晕倒，过重则有性命之危也。

5. 卸大腿法

大腿卸法，亦分左右卸。如卸左腿，左手张开虎口，捏住左股上部，拇指捏住其内侧，中、食二指捏住外侧，用力捏住，右手用虎爪拳，又名弹千拳，攒击其大腿骨骱，使其骨骱脱臼而歪斜，卸右腿则反是。此法虽繁难，然手法苟能灵敏，亦能应手奏效，要在学者之心领神会之。

6. 卸膝法

膝盖卸法，亦分左右。如卸右膝，左手擒拿其颈或小腿，拽之使直，同时右手握鸡心拳或弹子拳，就其膝盖外侧骨缝中用力攒打，须于攒打之际暗用弹力，使膝盖骨与大腿骨之关节脱臼或歪倚，则敌瞬间必至极感痛苦而服输也，卸左腿则反是。此法虽为卸骨，然亦须知擒拿手之手，方可任所欲为也。

7. 卸跗法

跗骨亦分左右卸法。卸左腿则右手拿，拿住敌人足背，右手捏卸敌人跗骨，须于捏卸中暗用错劲，使敌人跗骨关节脱臼或歪斜，则敌人无不应手跌倒者，卸右腿则仅是此法。亦须知擒拿手之手，方能运用自如，且须出其不意也。

（二）上法

1. 上腭法

腭骨上法，亦分左右上、全上二种。用手心在伤处按摩，使其气血流动，揉大约百下之后，如系右腭脱者，以左手中、食二指伸入其口内，用指面掀住下面脱离之骨，然后更以左手中、食二指于外面相等之处按之（推），内外挟持之，对准骨骱之后，先故意向下一拉，使其筋络挺直，手即向上一推，送入臼中，有声咭然，则已接牢矣。若系左腭脱者则反是。如系全脱者，则令受伤者坐于椅上，身向后靠，用两手拇指放于受伤者最后之臼齿上，其余四指牵引其两腮，先向下一压，再向上一推，便可将下腭送入臼中。

2. 上肩法

肩即大臂骨上端，为臼形，臂为杵形，臼杵相接，合为紧凑之关节，被卸脱位，

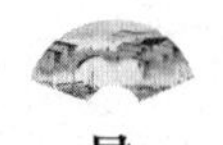

则完全失去活动能力，即俗谓膀子卸了是也。分左右，如系左肩脱者，令受伤者坐其左膝之侧面，与受伤者对面坐，屈其左足，踏受伤者左肋，将伤者之手提上，其肘正对坐者之腰间，用布带两系之，坐者以手扶平伤者之肘，将身缓缓向前俯下，如打躬形，其人上身既向前俯，腰股必向后缓缓伸出，受伤者之臂因受拉引而渐渐伸长，使离臼少许，即可摸正其骱而送（推）入臼矣。如右肩脱者，则反是。

3. 上肘法

肘骨卸者，可令伤者仰卧于地，坐其侧，用布带缚其伤处之末而系于腰间，伸足抵其腋，捉住其股，将上身徐徐向前俯下，而腰则缓缓向后展开，使骨向外拉下，揣令按其原位，以拇指着力张按其腕之中部，余四指分四处托住肘骨，后又用两指托其骨内，随时拉试之，咭然一声，则已归原位矣。

4. 上腕法

腕骨卸者，令伤者坐于椅上，如系左腕脱者，可右手捏住伤者之手，左手握住伤者之肘，右手牵引其手，并向下一拉，使其骨骼挺直，顺手即向上一送（推）送入臼中。右腕脱者，则反是。

5. 上大腿法

大腿卸者，亦分左右。如系左腿脱者，右手握住其膝，左手扶住其肩，上下擒住，将左膝屈转，抵住其臀，向内一送（推），骱内格格有声，即已合拢，如系右腿脱者，则反是。

6. 上膝法

膝骨卸者，亦分左右。如系左膝卸者，使伤者仰卧，左手捏住其膝，右手捏住其足，先稍舒展，使臼就位，左手扶膝下按，左手端正向上一送（推），骱内格格有声，即已合拢。如系右膝脱，则反是。

7. 上举法

踋骨卸者，亦分左右。如系左足卸者，使伤者仰卧，左手捏住其足蹠，右手捏住其足踝，用力缓缓舒展，使臼就位，左手扶蹠下按，右手端正向上一送（推），但闻格格有声，即已合拢。如系右腿卸者，则反是。

上法不过举其大略，学者如欲深究，可参阅《伤科篇》中接骨及手术自详，故技击家有云“学会卸骨法，即精正骨科”，诚非虚语也。

第四章

卸骨救治法

凡被人卸骨（擒拿）而落手过重者，除主骨（死穴）以外，亦必不能立刻回复原状，因所卸（拿）之处，皆在骨节筋络上用功夫也，此等所在，被卸（拿）过重，势必肿胀青紫，减少其活动之能力，亦非用药物洗涤之不易速愈，惟在骨处，轻则骨栓离位，重则脱臼而出。如遇此等情形，势必先用手法将骨安定之后，更用药物洗之，方可见效，更有因被拿而伤及内部者，非用内服药以托出之不可。兹将紧要应用秘法，摘录数则于后，以备此中人自医、医人之用也，其他方案，可参阅第五篇伤科。

舒筋活络汤：荆芥二钱　防风二钱　透骨草五钱　羌活一钱　独活二钱　桔梗二钱　祁艾二钱　川椒二钱　赤芍五钱　一枝蒿五钱　以上十味煎浓汤，趁热浸洗，每洗日三次，轻剂三日可愈，重伤九日可愈。专治被卸被拿或其他跌打损伤，而皮肤发现青紫肿胀，隐隐皮痛者，皆治之，惟皮破血流者忌用此方。

壮筋续骨丹：当归二两　川芎一两　白芍一两　炒熟地四两　杜仲一两　川断二两　五加皮二两　骨碎补三两　桂枝一两　三七一两　黄芪一两　虎骨一两　破故纸二两　菟丝二两　党参二两　木瓜一两　刘寄奴二两　地鳖虫三两　以上十八味，共晒脆，研为细末，砂糖水调和，制成细丸，每服四钱，用滴花烧酒送下，凡被卸被拿，筋骨受伤，而非洗药方所可治者，服此必能见效，即筋蜷骨折，所伤尚轻者，亦可治之。

行气活血汤：郁金一钱　香附钱半　木香四钱　苏梗一钱　青皮一钱　归尾二钱　乳香一钱　元胡索钱半　茜根一钱　泽兰一钱　红花五分　以上十一味，用清水五碗，煎浓至一碗，去渣存汁，用滴花烧酒一小杯冲服，功能行瘀正气，去伤祛邪。凡被卸被拿气血停顿，发现肿痛，或因其他跌打损伤而致发现上述情况者，皆可服此方，三服取效。

《少林七十二艺练法》

妙兴大师练功习技谈

妙兴大师曰：技击之道，尚德不尚力，重守不重攻，盖德化则心感，力狭则意违，守乃生机，攻乃死机，彼攻我守，则我之心闲，我之气敛，我之精神勇力，皆安适宁静，于是乎生气蓬勃，任人之攻，无所患也。攻我者怒气尚涌，六神暴跳，而不守于舍，于是乎神轻气散，而其力自不能聚，纵一时鼓噪，以镇宁临之，不须于攻杀，片时即自败矣。故练功习技者，宜先了解于此，然后可以有成。拳械与功夫犹火也，善用之，固足以生人，若不善用，亦足杀人。故前人云："用火不戢将自焚，学技不晦将自杀。"老衲谓无论练功学技，首须养气，气沛则神完，神完则力足，力足则百体舒泰而筋骨强健，心灵性巧。至此而利欲不能侵，荣辱不能动，威武不能屈，风雨寒暑不能蚀，一切邪魔不能贼，态臻此境地，无论练功习技，所往都可，而可以无患矣。

养气之法又如何？曰：明生死，洞虚幻，悟真假，澄心志，远思虑，绝情欲，摒嗜好，戒暴怒，如斯而已。练七十二艺功夫者，以强健体魄为要旨，宜朝夕从事，不可随意作辍，尤宜深体佛门悲悯之怀，纵于功夫精娴，只可备以自卫，切戒逞意气之私，有好勇斗狠之举。老衲为此言也，亦深恐弟子有好勇之举，终及以功夫杀其身，故尔谆谆相诫也。今之练功习技者，均宜深体斯言，勉自韬晦，以免引火自焚之祸，而得练功习技之真旨，强身延年，同登善果也。老子曰：人神好清而心摄之，人心好静而欲牵之，若能遗其欲而心自静，澄其心而神自清，自然六欲不生，三毒消灭。此虽道家之言，老衲谓练功习技者，若能如此，则心静精清，一切好勇斗狠之事皆可免除，而强身保命之本旨，庶乎可达。练功习技之人，与学道修禅相似，其间不同者，特毫厘耳，皆以保命强身为宗旨，而于精、气、神三者尤当善自保之，盖三者如伤其一，则全部被其牵动，所谓一叶落而天下皆秋也。精能生气，气能生神，营卫一身，莫大如此。养生之士，先实其精，精满则气壮，气壮则神旺，神旺则身健，身健则少病，世之练功习技者，于此言亦宜有所领悟也。功之深者，能以静制动，以清制浊，不显于人，不损于己，遇一切外魔挫辱，淡然怡然，不介于意，任人之笑骂嘲激而无动于心，神专志一，以守吾真。如此则六欲无从而入，三毒无由而生，神清心静，其功为能，而造炉火纯青之境，以证养生保命之盟，此圣人所谓大智若愚，大勇若却也。

第一章 概 论

一、七十二艺与拳械

练习武术，于拳脚器械之外，更须注重软硬功夫。盖拳械为应用之动作，而功夫为拳械之根本，故技击家精拳械外，而擅功夫。如武侠说部中之某人擅铁砂掌、某人精金钟罩者是也，方可胜人。

功夫大别有四：曰软功，曰硬功，曰内功，曰外功。软功多阴手，硬功多杀手，内功主练气，外功主练力。软功练习较难，成功后，在表面上视之，初不见其异，擅此者若以拳械击之，中若败絮，欲损毫发不易也。或用拳击人，竟有相隔数尺，拳不及身，而人已扑，阴柔之劲，殊足惊人。盖以柔胜刚，故世称柔劲阴功。硬功练习较易，成功后，若以刀剑击之，但须一蓄力、一运气，则鲜有不反扑而出者，或至数百斤巨石横担其身，下卧钉板，令人用大铁锤击之，石粉碎而身无恙，此亦足惊人也。盖硬功为阳刚之劲，亦足惊人，故世称为刚劲阳功，技击界虽多习之，不过功夫深浅之不同耳。

软硬内外功夫之种类，名目繁多，何止七十二艺，况一种功甚有包括二三种者，今仅述七十二艺。如朱砂掌、阳光手等法，则属于软功；金钟罩、铁布衫等法，则属于硬功；蛤蟆气、吸阴功等法，则属于内功；铁牛功、千斤闸等法，则属于外功。功夫成，则身体强健，刀剑不伤，疾病不侵，风雨寒暑不能贼，更益以灵妙活泼之拳械，互相为用，则无往不利矣。由是观之，功夫与拳械，可相合而不可相离，合则各极其妙，离则各失其效，故燕赵技击界有“打拳不练功，到老不称名”之语也。

二、七十二艺与气血

七十二艺阴阳软硬功夫以血气为主，盖气为卫，血为营，人之一身，皆恃营卫，故曰：营非卫不运，卫非营不合。然气为君，血为臣，卫为重，营为轻，故血有不足，可以暂生，气而不生，立即死矣。人身所恃以生者此气，今论其概。气出中焦，总统于肺，外护于表，内行于里，出入升降，全体周章，须臾不息，昼夜恒常，所以鼓血进行者，惟此气也。血者，水谷之精也，化自脾胃，总统于心，受令于肝，掩泄于肾，宣布以肺，循脉环行，网分赤白，灌溉周身。目得之而能视，耳得之而能听，手得之而能摄，足得之而能行，所以藉气之发纵而实行滋养者，惟此血也。总之，血也气也，

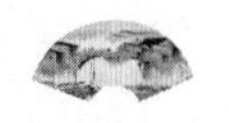

能辅而行，不可或伤者，是以营卫运和，腑脏得所出入，升降濡润，宣通饮食，滋阳生阴，长六经恃此长养，百脉由此充盈，即神仙之修养，靡不由此也。假使七情交致，五志妄兴，气弱血亏，失常乖戾，清者化而为浊，行者阻而不通，表失让卫而不和，里失营运而弗烦，则血液妄行，诸病之丛生，即死亡之凶兆也，呜呼！血盛则容壮，气弱则形衰，气血既难合而易亏，可不谨养乎。其养之道，即为习拳与练功。盖练功者，练气也，运血也，使血液运于周身筋肉间，渐渐充实而坚强，可以卫瘴疠，御寒暑，凌波浪，撄患艰劳苦于不顾。使气随意注，从腋肋渐达欲用之部分，同时延长其呼吸量，于是食量增加，身体顽强，智力德育与日俱进，盖练功者，志力强而意志坚，体力强而意志坚，则天下事不足为也。简而言之，人之强弱，即气血之强弱，人之生死，即气血之生死，人之锻炼，即气血之锻炼，其关系岂浅鲜哉。

三、七十二艺与腑脏

七十二艺练习时，以虚静气，凝精固神，排除一切杂念为主，使外魔不侵，内邪远避，始克有成，于是治脏之法尚矣。治脏者，即调和内脏，使有病者愈其痛，无病者固其神，澄心养气，专意一志，然后练功，可收奇效。治脏之法，每日子后午前，静坐叩齿咽津，可去腑脏之病，并念六字大悲，即呵、嘘、呼、呬、吹、嘻是也。其诀曰：“肝用嘘时目睁睛，肺宜呬处手双擎，心呵顶上连又手，肾吹抱取膝头平，脾病呼时须撮口，三焦有热卧嘻宁。”由此可知治脏之关系矣。盖腑脏为气力之府，若不健全，练功焉能收效？故每日练功之前，先行此法，以祛内邪而逐外魔，使神充气沛，则收效其速也。

附五脏解

人身最要之机点是为五脏，能深解乎五脏，其于术仙却病之道，庶几得之矣。今将五脏形象及受病之因、免病之诀，分类录之，俾练功者之注意也。盖余非医学家，不过本武术界之应知也，略述梗概耳，其谅诸。

（一）心脏

其形如未开之莲花，中有七孔三毛，位居背脊第五椎。各脏皆有系于心，五行属火，旺于四五月，色主赤，苦味入心，外通窍于舌，出汁液为汗，在七情主忧乐，在身主血与脉，所藏者神，所恶者热。面赤色者心热也，好食苦者心不足也，怔忡善忘者心虚也。心有病，舌焦苦，喉不知五味，无故烦躁，口生疮作臭，手心足热也。

（二）肝脏

肝形如悬匏，有七叶，左三右四，位居脊背第五椎，及背中间脊骨第九节。五行属木，旺于春正二月，色主青，酸味入肝，外通窍于目，出汁液为泪，在七情主怒，在身主筋与爪，所通者血，所藏者魂，所恶者风。肝有病，生蒙翳于两眼角，出痒流冷泪，眼青专筋，昏睡善恐，如人将捕之，面色青者肝病，好食酸者肝不足也，多怯者肝虚也，多恐者肝实也。

（三）脾脏

其形如镰刀，附于胃，运动消化胃内之水谷。五行属土，旺于四季月，色主黄，甘味入脾，外通窍于口，出汁液为涎，在七情主思虑，在身主肌肉，所藏者志，所恶者湿。面色黄者脾弱也，好食甜味者脾不足也。脾有病者，口淡不思食，多涎，肌肉消瘦也。

（四）肺脏

其形如悬盘，六叶，两耳，共八叶，上有气管，通至喉咙，位居极上，附脊背第三椎，为五脏华盖。五行属金，旺于秋七八月，色主白，辛味入肺，外通窍于鼻，出汁液为涕，在七情主喜，在身主皮毛，所统者气，所藏者魂，所恶者汗。面色淡白无血色者肺枯也，右颊赤者肺热也，气短者肺虚也，背心畏寒者肺有邪也。肺有病，咳嗽，气逆，鼻塞，不知香臭，多流清涕，皮肤燥痒也。

（五）肾脏

其形如刀豆，有两枚，一右一左。中为命门，乃男子藏精、女子系胞处也，位居背脊第十四椎，对脐附腰。五行属水，旺于冬十一月，色主黑，咸味入肾，外通窍于耳，出汁液为津，在七情主欲，在身主骨与齿，所藏者精，所恶者燥。面色黑悴者肾竭也，齿动而痛者肾炎也，耳闭耳鸣者肾虚也，目睛内瞳子昏者肾亏也，阳事痿而不举者，肾弱也。肾有病，腰中痛，膝冷脚痛或痹，蹲起而发昏，体重骨酸，脐风牵痛，腰低屈难伸也。

四、七十二艺与年齿

七十二艺各种功夫，其谁不能，凡有气即有力，有力即能练功，然须注意年龄。盖幼童天真未凿，除食宿以外，胸中毫无顾忌及一切杂念，且幼童纯阳之体，疾病亦少，心专志一，气足神充，习各种功夫，较老年人易成功也。如成人以后，内蕴六欲，

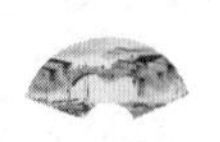

外感七情，腑脏诸官，或因是发生变化，外魔内邪，相逼而来，练功殊非易易，然苟欲排除邪魔，却除情欲，澄心静气，宁神敛力，亦能成功，然较童年成功之速，则不可以道里计也。故技击界对于子女，在褓褓中即运用其手足，摩搓其肌肤，一至五六岁时，即严督之练习各种拳械，继令练习各种功夫，即所谓胎功，又所谓童子功也。故幼童练习拳械后，即令其练习功夫，至弱冠，功或有成矣。

五、七十二艺之难易

七十二艺有软硬功之分。软功，以静制动，以柔克刚，功之纯者，无往不胜，彼专以阳刚之劲，号拔山举鼎之雄也，当之无不败也。其实软功固不止此，此仅其最通行而练习较易者。盖软功之深者，运力敛气，与内功其相去仅一间也，故软功至炉火纯青之候，多转而练习内功，按步而进，较诸毫无根底而即贸然练内功者，其难易固不可以道里计也。硬功，法较软功为多，完全用阳刚之劲，练习之法亦较软功为简单，且不必皆有成法，成功易而收效速，故习者独众，然未若软功之罕见于世也。

六、七十二艺之法则

七十二艺练功之要旨，固在乎强健体魄，坚筋肉，抚外魔，却内邪，御凌侮，然而非空言所能致效者，必须认真从事练习，不荒不怠，而后能成。练硬软内外功夫有三要：一要深沉镇重，二要确实精当，三要节欲爱名。练功有五忌：一忌荒惰，二忌夸矜，三忌躁急，四忌躐等，五忌酒色。练功有七伤：一近色伤精，二暴怒伤气，三思虑伤神，四善忧伤心，五好饮伤血，六懒惰伤筋，七躁急伤骨。知此三要、五忌、七伤，始足与言练功。

练功之法可分为数期。最初一步，先练皮肉，次则进而练筋骨，皮肉筋骨既坚实，更进而练习各部之实力，实力既充，然后更进而练习运气，此法如能任意往来，则大功成矣，练习何种功夫，必能速效也。

七、七十二艺之练习法

七十二艺既有软硬内外之分，而软硬内外功夫中又区分为若干种，前详七十二艺目录矣。功夫既有不同，练习之法亦必各异，兹特就余所聆之于师者，述之于后。其实武术中之各种功夫，何止七十二艺，此特其最普通而切实用者，如南派之重手等法，则不在例，学者苟能尽之，则无敌于世也。故功夫者，其可以意会，而不可以言传者，则在学者之精心领悟也。若习者欲功成，扶此以凌人，则非但易起骄矜荒隋之恶习，技不能成，即成功，亦足以召灭亡之祸耳。七十二艺各种功夫，余虽多未试习之，然余师为少林宗派当代大师，所述各练法，如能按法施行，再赴之以恒，则无不成功者也。

第二章　基本功夫

一、七十二艺内外基本功夫

凡习功夫者，不论软功硬功，胥以凝神固精、静心敛气为主。欲凝神固精，静心敛气，又非排除一切思虑、驱除一切隐疾不能成就。以下所举诸端皆备，有病者依法调治，无病者使内脏坚实，气沛体充，成功效易，收效较速，否则内病不除，外邪易犯，纵使日习不辍，非但不易望其有成，抑且因此而受其戕害，故世人往往言，习趺坐者易成白痴，习吐纳者易成痨瘵，此皆未能先行内外功，调治内脏，不得其道，致外邪侵贼，内疾增盛，至成种种奇症，则不可以救药也。以下所举十要十忌十八伤等，皆为治脏强身法中最重要关键，习者务宜牢记在心，处处留意，迨内脏既坚固，然后再依七十二艺中之四段功，逐段练习，必能达到目的。惟练习四段功时，亦须按部就班，不可间断，不可遗漏，每日以子午二时各行为最佳。盖子过阳生，午过阴生，合阴阳二气而融会之，则混然成太极之象。神思宁静，机械不作，一切杂念未由而兴，混元一气，功自成矣。若每日行一次者，则须以子后午前行之，其时约在清晨六七点钟为最宜，盖此时乃阴阳交泰之时，犹得气之胜也。除此二时期外，若任意行之，必无利益。再行功之地点，宜幽静无杂声杂色之地为佳，若尘嚣中，大非其道，盖一有杂声杂色触入耳目，神必乱，气必散，神乱气散，而能功成者难矣。再四段功以柔为主，不宜有矫揉刚劲之气，不宜有贪多务速之心，不可犯十忌十八伤，否则不弄到以白痴、痨瘵而损其身心不止也。以上所述，皆系理所当然，非作者矜奇眩异，故作此危词以耸人听闻也。作者曾目睹练功之人，未及半载，竟致咯血而亡，盖即内患隐疾，外感邪魔故耳。深愿习者注意，于练习功夫之前，先习内功、外功及四段功百日，以作息他种软硬功夫之基本，技无不成者，勿视作者之语为河汉也。

附内外功解

内　功

六字治脏法

六字者何？即呵、嘘、呼、呬、吹、嘻是也。每日子后午前，静坐叩齿咽津，念

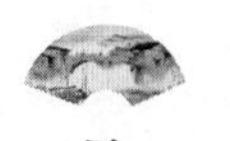

此六字，可以去五脏之病，而强壮内膜。惟宜轻念，耳不闻声，又须一气直下，效应如神，理门道院多习之。

六字行功歌（详前）

六字行功应时歌

春嘘明目木抉肝，夏日呵心大自闲。和呬定收金润肺，冬吹水旺坎宫安。三焦长宫嘻除热，四季呼脾上化餐。切忌出声闻雨耳，其功直胜保神丹。

六字行功赞效歌

嘘属肝兮外主目，赤翳昏蒙泪如哭，只因肝火来攻上，嘘而治之效最速；
呵属心兮外主舌，口中干苦心烦热，量疾深浅以呵之，喉结口疮并消灭；
呬属肺兮外皮毛，伤同咳嗽痰如胶，鼻中流涕兼寒热，以呬治之医不劳；
吹属肾兮外主耳，腰膝酸痛阳道痿，微微吐气以吹之，不用求方需药理；
呼属肺兮主中土，胸膛腹胀气如鼓，四肢滞闷肠泻多，呼而治之复如故；
嘻属三焦治壅塞，三焦通畅除积热，但须六字以嘻之，此效常行容易得。

外　功

心功

行功时，必先冥心息思，静气凝神，绝情欲，以保守元神，又名养神法。

首功

两手掩两耳门，即以第二指迭中指上，弹耳根骨作响，可治风池邪气。两手扭颈左右反顾，肩膊随转，两手相叉抱颈而仰视，使手与颈争力，可去肩痛目昏。

面功

用两手掌摩擦极热后，摩擦面部，皆要摩到，如揩汗然。再用唾沫入掌心，向面上擦摩之。

耳功

宜抑仰左右多次，即以两手按两耳轮一上一下摩擦之，平坐，伸一足，屈一足，横伸两手，直竖两掌，向前若推门状，扭颈左右顾各七次，又名聪耳功。

目功

每睡醒，且不开目，用两大指背相合，擦热揩目十四次，仍紧闭，左右轮转眼球各七次，紧闭少时，忽大睁开，两手大指背曲骨重按两眉旁小穴（攒竹穴）二十七遍，又以手摩两目颧上及旋转耳根（耳根穴）三十遍，又以手逆乘额，从两眉中间（眉心穴）始，以入脑后发际二十七遍，仍须咽津无算，用手按耳之近鼻两眦闭气按之气通即止，跪以坐两手按地，回头用力后视五次，谓之虎视，又名明目法。

鼻功

两手大指背擦热，揩鼻各三十六次。

口功

凡行口功，宜紧闭其口，口中焦干，口苦涩咽下无津，或吞唾喉痛，不能进食乃热也，宜大张口，呵气十数次，鸣天鼓九次，次以舌搅口内咽津，复呵复咽，俟口中清水生，即热退凉生也，又名鸣天鼓。

舌功

以舌抵上腭，则津液自生，漱而咽之。

齿功

齿叩齿三十六，可以集元神，小便时，亦宜紧咬其齿。

身功

盘膝坐时，宜以一足跟抵肾囊根下，使精气无漏，垂足平坐，膝不可抵肾子，不可着在所在之处，行功毕，起身宜缓缓舒舒手足，不可急切，坐宜平直，其身竖起，脊梁不可东倚西靠。

内外功中要

面要常擦，目要常揩，耳要常弹，齿要常叩，背要常暖，胸要常护，腹要常摩，足要常搓，津要常咽，腰要常揉。

内外功十忌

忌起早斜头，忌阴室贪凉，忌湿地久坐，忌冷着汗衣，忌热着晒衣，忌汗出扇风，忌灯烛照睡，忌子时房事，忌凉水着肌，忌热火灼肤。

内外功十八伤

久视伤精，久听伤神，久卧伤气，久坐伤脉，久立伤骨，久行伤筋，暴怒伤肝，思虑伤脾，过悲伤肺，至饱伤胃，多恐伤肾，多笑伤腰，多言伤液，多睡伤津，多汗伤阳，多泪伤血，多交伤髓。

二、七十二艺耳目基本功

悬金钱

悬金钱，乃练耳目之听视力，与防敌人袭击之法也，可取旧铜钱一枚（带孔者），以细丝线系于梁间，高与目齐，练时先立于铜钱前，以手推钱，使自眼前飞过，而习不瞬，再背身习听风之功，久之效能乃大着，遇警之时，交手之际，自能临机应斗，再出绝艺各种功夫，则无不致胜矣。

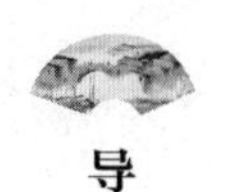

三、七十二艺手上基本功夫

（一）打纸墩

打纸墩，乃习拍打之阳劲也，其练法至简且易。将厚纸平迭三四寸，方七八寸，安置于坚实凳上或桌角，以拳、掌、指、肘颠倒击之，两足互换活步，随意击之、打之、拍之、切之、削之，用种种手法，想象敌来攻，一面破之，一面攻而取之，如此习之百日，则初步功成，再百日，则第二步功成，一年之后，则全功成矣。至是一掌到处，有如疾风暴雨，击中敌军，轻则扑，重则伤，惟不能致命，然其阳刚之劲，确令人不可捉摸，北五省习此功夫者颇多。此功成后，再习其他手上功夫，则进步有不可思议之效也，盖亦技击家不可少之基本功夫也。

（二）金刚圈

金刚圈，乃习五指拈捏之劲也，传于南七省。用具凡二，以铁所为，每重八斤，左右各一。初习者，可重四斤，其形如小儿游戏之滚铁环，每日捏转之，功成，两指（拇指、食指）有如钢钩，亦拳家之基本功夫也。

（三）悬棉捶

悬棉捶，乃习眼力与手上练准之功夫也，其练法至简且易。棉花少许揉为圆球，以丝线系入梁间，或以一指（一指金刚法，一指禅），或以二指（点石功），或以掌（或以仙人掌），或以拳（阴拳功）点打之，或以枪刀剑棍等器击刺之，初则不易命中，久之自能随心所欲，待能点打击刺一一命中时，再闭目习之，亦能自如者，则功成矣，与人交手之际，则致胜易如反掌。此法日本拳术家多袭用之，故其临敌，每易致胜。

四、七十二艺劲力基本功夫

木人

木人功夫，乃少林七十二艺之根基艺也，幸勿忽视。其练法亦极简易，取直径六寸、长九尺之圆木一块（枣木、榆木为宜），埋土中三尺五寸，外露五尺五寸，于顶端下一尺处装一横木，长三尺二寸，直径一寸六分，其形如基督十字架，装妥后即如一人，横木即其手，上余一尺之高即其首，中为胸腹，下为腿足，故此等处，均需皮包裹之。习者立木人前，或推或捋，或抱或挤，或以指掌点打上部，或臀胯挤靠中部，或以足踢下部，总之，想象人身各部，施以手法，均无不可，乃习全身劲力、手足应用之法也。此功亦必有恒，忌用暴力，每于清晨舒筋后习之，始再七十二艺中之功夫或其他拳脚，如一木人习点穴术，亦无不可云。

第三章　七十二艺

总　论

习武之人，于拳术器械之外，又须练习软硬功夫一二种或散种，盖功夫之与拳术器械，亦犹耳之与目，宜乎并用，而不可须臾离者也，故技击家谚云："打拳不溜腿，一世冒失鬼。"又云："打拳不练功，到老不成名。"此即言打拳必须练功，若不练功，拳术虽打得精熟好看，终究花拳绣腿，器械虽练得灵活利落，终究是要枪弄棒，不合实用，到老仍就空学一场，不能成名立业也。欲行侠尚义，为人间鸣不平，所学武艺，首贵乎实用，故不可不练三种相当之功夫也。是亦有读书之人，练习书写，而必须多读诗书，而后方能做得文章，如不熟书法，虽懂文章，亦不能通，反是即文章最佳，字甚陋劣，亦非全才，难入大雅之堂也。

练习功夫，可分二类，一为自卫者（俗谓挨打者），如金钟罩、铁布杉、蛤蟆功、铁牛功等法，习非但拳脚不能伤毫发，功如绝精，即刀剑等亦不易遽入，偶尔被人打击，固不觉如何；一为制人者（俗谓打人者），如一指金刚、仙人掌、双锁功、点石功等，习者可使指掌腕功成，宛为铜浇铁铸，用以击人，最易致胜。各类功夫，凡七十二种，练法即各有不同，劲路亦复各异，功夫之高者，莫为气功，练成之后，非但能作气击人，枪刀不入，且强身延年，可称陆地神仙（地仙）。然不易练也，苟习之失当，且易致病，甚有性命之虞，余友李君慕侠，即因习练气行功法，吐血而亡也。寻常功夫，分为软硬二种，阴阳二功，最可畏者，为阴劲软功一指禅与朱砂掌，着人必死，无药可救，似太嫌狠毒，有背仁道。平常功夫，则以铁砂掌、鹰爪力等为最通行，击人轻重，可以自主，不至于出手即杀人也。凡行侠之人，技擎之士，虽不能尽各种功夫而练之，然至少亦须练二种以上，一种为自卫（挨打）之功夫，一种为制人（打人）之功夫。制人之功夫，即稍不精亦无不可，至若自卫之功夫，则务须练至极精，于以遇敌众之时，难免不为敌人之拳械着身，若功夫不精，必为所伤，若能精绝，纵身受拳械之袭击，亦不至受伤，故较制人之功夫为重要，此又技击家所不可不知者也。

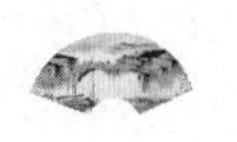

一、一指金刚法

一指金刚法，为硬功外壮，属阳刚之劲，练习精纯，一指到处，能洞胸彻腑。其法每日于往来经过之墙壁及物体，轻轻点之，渐渐增力，点后以下列练指秘方煎水洗之，用时温热，将指放入，每三十三日换药一剂，勿间断，勿懈怠。其初也，皮为之脱，肉为之肿，习之既久，则皮肤由粗而柔软，三年后则技成，以指触在何物体，必有显着之痕迹，触木木可洞，触石石可碎，触人身则立见伤亡。盖三年苦功习之一指，聚精会神，其志纯，其志坚，故有此惊人之效力。惟以防误伤起见，可习左手食指，非至万不得已时，切勿轻事伤人也，此种功夫，与阴手一指禅功，有异曲同工之妙，惟须恒字为功。

附一指金刚法练指秘方：川乌一钱　草乌一钱　南星一钱　蛇床一钱　半夏一钱　百部一钱　花椒一两　狼毒一两　透骨草一两　藜芦一两　龙骨一两　地骨皮一两　紫花一两　青盐四两　刘寄奴二两　地丁一两　以上十六味，用醋五碗，水五碗，热至七碗为度。

二、双锁功

双锁功，为硬功外壮，属阳刚之劲，精习之，可空手破白刃，两臂相接，如铡刀者然，且习之最易。其法，以两臂之小臂互相撞击，其初也痛难忍，殆习之既久，则筋肉坚实，不但不觉痛苦，而相撞之下，竟沙然有声，则第一步功夫成矣。再以两腕、两拳、两掌，二指一指独伸，互相撞击，俟声隆止，则第二步功夫成矣。再以两臂与腿之上部颠倒互撞击（左右膝上提），至皮肤柔软为止，则大功成矣。盖柔软者须从刚硬中来，与敌赤手交战，敌械来，两臂两手相撞，立将敌械拿下，敌手来，以两臂两手两指互击，则敌臂折而手创矣，诚防身妙技也。惟自始至终，非三年苦功，则难致用。

附练后强筋壮骨、活血消毒秘方：川乌　草乌　乳香　没药　灵仙　木瓜　红花　当归　虎骨　秦艽　神面　赤芍　牛膝　申姜　延胡索　紫石英各二钱　地荔子一钱　落得打一钱　以上十八味，煎水洗手洗两臂，擦洗两腿，惟练后先摩擦，后再洗，洗后忌风。

三、足射功

足射功，硬功外壮，属阳刚之劲，其练法至简且易。晨昏散步之际，以足尖踢砖石等物，初则足尖（即足趾）痛甚，习之既久，则筋肉坚实，且富于弹力，并须渐踢渐重，至斗大砖石，能一足踢出至丈外者，则初步功夫成矣。再踢砖石向欲击之物体，瞄准击之，能应声而中者，则全功成矣。于是交手之际，远则出其不意，踢砖石以击之，近则以足踢其下部，无不应声而跌者，且下盘因之稳固。惟练后须以药水洗两足。

附秘方如下：川乌　草乌　南星　蛇床　半夏　百部　花椒　狼毒　藜芦　透骨草　地骨皮　龙骨　海牙　紫花地丁各一两　硫黄二两　青盐四两　以上十七味，用醋五碗，水五碗，煎至七碗，每日练后，汤洗之，用七日另煎，消毒去肿，舒筋活血。

四、拔钉功

拔钉功，为硬功外壮，属阳刚之劲，为手上功夫之一，注重拇指、食指、中指之抓劲。其练法至简且易，用枣木厚板一块，三寸长，大铁钉百零八个，用铁锤锤入木板，用拇指、中、食三指徐徐拔之，能用手脱落，则第一步功夫告成。然后将铁钉锤入木板，喷水使生锈，再照法拔之，能应用脱落，则全功成矣。初则苦之，甚至皮破血出，练后须以青盐、地骨皮煎水洗之，以消毒去肿，最后向空抓之如牵千斤之意，则兼阴柔之气。交手之际，出三指抓之，无不受重创，如着穴道（拿穴），亦有性命之虞，诚可畏也。

五、抱树功

抱树功，又名弥勒功，为硬功外壮，属阳刚之劲，而兼内功运气术。其练法简而且易，专练两臂合抱之力，及胸腹坚实之劲也。择一合抱之树，身立其前，用两臂抱住树身，两手合盘式互相牢扣，然后运用气力，紧紧抱持之，时作上提之势，日数行之，每次以力尽为止，如是一年，臂力渐充，抱持时只须一震撼，则树身摇摇欲折，而枝叶瑟瑟落矣，然此犹初步之成功，未足胜人也。再一年，则树渐枯槁，而胸腹之坚已如铁石，则第二步成功。第三年，勤习不辍，至能将此树连根拔动后，则全功成矣。至此则罡气内布，两臂一抱之力，可至五七百斤，倘遇不测，两臂合抱，敌人轻则伤，重则殆矣。技击家有云“闻来习武艺，临危可防身，无意成绝技，能当百数人”之语，诚非无因也。习技者如不相信，可择一小树，以榆树、枣树为宜，练习百日，定有不可思议之效也。

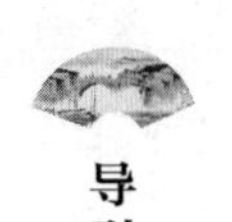

六、四段功

四段功者，七十二艺软硬功夫之基本练习也，与岳武穆八段锦相仿佛，形如拳术之先习骑马式及谭腿者然也。因其练时，兴趣愈增，练习愈勤，而其效亦着，且不占地位，而易得奇效，其法至简，而其理之深也。其四段功夫述后，练者如能持之以恒，堪可延年益寿也。

（一段）托天地提理三焦

身正立，胸前迭，臀后突，目前视，若含怒容，左右手指相组，两臂及两腿竖直，膝盖靠拢，足跟足尖亦然，两臂徐向左右挺直，两掌举起，经过成一圆形，候手举至头顶，十指互叉转掌心向上，如托千斤重物，手须尽力上抑，两目注视掌背，庶运用颈膊，身体上部徐向前屈，至两掌覆地，愈下愈妙，惟两腿仍须挺直，不可稍屈，身体上部徐向上抑，两臂用力，向左右压下，两掌经过，仍须成一圆形，复于正立姿势，惟须慢慢行之。

（二段）五劳七伤望后瞧

身正立，头徐向右转，目尽力注视，试窥左足跟，且转头时，胸前迭，身不动，肩不斜，头向前转复原，头徐向左转，目尽力注视后方，试窥右足跟，头向前转复原，亦须慢慢行之。

（三段）推窗望月去心火

两足左右分开，成骑马式，胸挺出，身不可前倾，两拳握紧，各置腰际，掌心向上，目前视，左腿下蹲伸直如铺地锦，左手向左勾搂，左手向左猛推，身随之向右，目注右掌，作推窗望月状，右腿下蹲伸直，右手向右勾搂，右手向右猛推，身随之向左，目注左掌，左足踏进，复原正立姿势。

（四段）招空打空力不劳

两足左右分开，成骑马式，两拳紧握，各置腰际，右手向前猛力击出，拳与肩平，掌心向下，左拳仍旧，右手指张开向后掳，如抓物者然，猛力向后收，随即紧握为拳，仍置腰际，同时左手向前击来，掌心向下，右拳向前击出，左手向后抓，随即变拳，收于腰际，至腿酸力尽为止，左足踏复原，此功即俗称抓空打空之谓也。

四段功虽短，然练习时，非澄心静气、敛力专神不为功。练习时须自然呼吸，不可使气，亦不可屏气，盖使气过度则气竭，屏气已甚则气伤，须平心静气以击之。下俯之前，宜深呼一口，两手托天时，须手指互叉，即效力达于指端，如能足跟提起更妙。两掌覆地时，切忌用力过猛，致伤肾部，亦不可中辍，视为畏途。各种动作，宜缓而用功，勿急进功，勿求速效也。功成后，不特强壮体魄，抑且为习拳练功习技之基础也。

七、一指禅功

一指禅功为阴手，亦少林七十二艺软功中之狠毒也，练全功于一指。如少林江南著名拳师漆黑子，一指功夫，曾练四十年，然一指竟能漫游南北无敌手，是亦难能而可贵也。初练时，悬一铁锤于常经过之要道，出入必见，见必以一指击之，每日如此。初时指着锤而锤不动，其后渐能动摇，然后渐渐向后移步，至能指不着锤，凭空一指，指离数尺，锤亦动摇，至此一指禅功，第一步功夫已成就矣。然后于广庭之中，置灯若干，每于夜静更深之际，一一燃之，人立于灯前两丈处，以一指遥指之，初时仅灯焰摇摇，如被微风者然，习之既久，但用一指向灯弹之，被指之灯立时扑灭，指无虚处，竟如有扇扇灭者，于是第二步功夫成。再以纸幕灯之四周，作风灯状而习之，至纸不破而灯熄，于是第三步功夫成。再以玻璃隔之，至一指即灭而玻璃不损者，一指禅功大功告成矣。至此须十年苦功，用以指人，外部不损分毫，内部已受重伤矣，轻轻点指其穴主，亦能定其血流如点穴者然，惟须施按摩方可复原，较红砂掌、黑砂掌、五毒手更进一筹，惟须恒字，方可成功。

八、铁头功

铁头功为硬功外壮，属阳刚之劲，兼内壮之气。铁头功分顶门、前额、后脑三部，虽有外壮之力，坚练其筋骨，然亦须运身内之力与气，气与神充满脑房，互相为用，殆克有成，否则徒恃外壮之力而无内壮之劲，则虽能成，亦下乘耳。练习之时，以软帛系首，使回绕至数十匝，外面更以软铁片周匝之一二层，然后将头向墙壁上顶撞之，每日行若干次。练时须提气充脑，初时不必猛力顶撞，盖骨未坚而脑易伤也，即所以缠帛于首者，亦以此故，等练习稍久，逐渐加重，而顶撞之数次亦随之加增，勤习一年，则初步成功。将所束之帛减少二三层，然后再如法练习之，逾百日，更去帛二三层，逾进步而帛之层数愈减少，至一年之久，以至于完全除去，则第二步功成。而以首与墙壁直接顶撞，初时亦颇苦恼，行之日久，逐渐不觉时，则头与砖石同其坚硬，而全功成矣。若用拳法中之头肘势以撞人（即俗所谓撞羊头），当之者无不立毙，功之最深者，头坚于石，触石石立碎，触铁板亦能深陷，法无敌矣。但亦须精心勤习，闲即坐功，亦澄心静气功，使屏除杂念，则脑海如大自然界，即俗所谓“修性”，然后练功，则不艰臻于绝境也。此种功夫，并不希罕，江湖卖解之流每习之，如油锤贯顶、双龙入海、砸砖等技，即铁头功也，且此种功夫，为自卫防身之技，较阴手伤人之术为有益也，况易于进功耳。

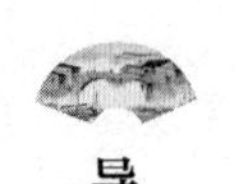

九、铁布衫功

铁布衫，硬功外壮也，如兼习内壮童子功，则称金钟罩，能成功，殊非易易也，苟非断子绝孙，则无以成，是故能之者甚鲜。铁布衫练习之法，先用软布，环束胸背间，缠绕数匝，然后用手着力擦摩，又时将肘臂屈伸，使胸部作翕之状，夜间宜用坚硬之木板为榻，使骨骼时与坚硬之物体相接触，日久渐至坚实，初习颇苦之，习之既久，筋肉骨骼坚韧矣；然后立铁杠于庭前，下作浅坑，铺尺许细沙，每日晨昏，就铁杠练习种种姿势，于下杠之时，则以上身各部，如肩臂胸腹臀等部，故向沙中跌扑，使上身各部与沙接触二次为度。如是行之三年，将缠绕之软布除之，以木锤捶击之，渐渐易以铁锤捶击之，并运气凝神，敛力以佐之。更三年，则上身各部绵软如棉，铁布衫功成矣。用时运气敛力，则坚如铁石，而拳械不能伤矣，重量兵器尚须避之。少林中人多能之，余师叔王翁，曾假北京石老娘胡同柿子店拳场表演是技。斯时余年仅十二岁，为好奇心所驱使，竟不顾礼仪，持花枪猛刨其腹，砉然一声，余已仰跌矣，起而欣服，盖王师运气以御，致余不敌而跌也，嘻。

附铁布衫秘方：番木鳖　自然铜　无名异　乳香各三钱　朱砂二钱　杜仲六钱　猴骨（醋炙）一两　加皮一两　棉花根二两　胡椒二两　共为细末，用好酒冲服，练功以前服用，每服五分，强筋壮骨。

十、排打功

排打功，为硬功外壮，属阳刚之劲，盖虽外壮硬功，而实具内壮软功之劲也，其练法则用击扑之治，使筋肉坚实，与槌打各部功夫相同。练法至为简单，所谓排者，即排砖也。初入手时所用之排砖，用坚木做成，长一尺，阔六寸，厚一寸半，排时用手握砖中央，以其外缘侧击全体各部，皆宜排到。先排大小臂，左右交互行之，由轻而重，各排百下，次排大小腿，排左腿则右手握砖，排右腿左手握砖，次排胸腹，亦左右交行，握砖之手，亦如排腿，末排后腰两肩，如此每日晨夕受排一次，每一次各部皆百下，用木砖排练。一年之后，更换窑砖，亦依前述次序排练。更过半年，则易金砖，金砖者，以铜铁铸成之砖，非真金也，亦练半年则成功。全身各部之肌肉，即坚异常，纵不能与枪刀不入之铁牛功等比美，然用拳脚踢亦打，不至于受伤矣。然则排练软当各部，须将气鼓足，勿使伤及内部，大约一呼吸间击一下，每击一下之后，宜吐气一口，然后更鼓气受排，亦可兼排头壳肘各部，使成头功，前后共练二年，必可成就。此法在北五省技击家，视与溜腿柔骨等法同样紧要，为学拳者所必修，南人则习者甚鲜，在少林寺与打木人功并驾齐驱也。

十一、铁扫帚功

铁扫帚为硬功外壮，阳手也，又名铁腿功，练习腿部功夫之一。盖将一腿或两腿练习至坚实，用以扫击敌人，或拂击敌械之法也，其全力皆注于腿，并重于小腿部分。其法，每日站骑马式，如觉力尽，则散步以苏其困，待气力复原，更法练习。初习不必过久，及后渐渐延长时间，至能站至二时之久而不觉困乏者，则第一步功夫成。盖骑马式以三盘稳固、五体坚定为主，习此待至日久，则两腿之力决非寻常人力所能及也，至此遂于常经过之要道埋立木桩，或距离稍远处多立数桩，出入见之，以用腿横扫之，不可间断，腿之四周均须平均行之，至单练一腿，或两腿同练，则不必一定，在习技者之自择耳。如此每见此木桩，即扫击数腿，初时筋肉红肿，颇苦之，殆习之既久而筋肉坚实，不觉疼痛，而桩反动摇，终且折断，则易更粗木桩，如法习之，亦至折断，然后更易之大树，其初也如蜻蜓撼石柱，不见其效，三年后，功渐成，腿到处，则枝头弱叶因之而震动，继而树干亦受震撼，至炉火纯青时，腿到处，树木摇摇，似欲折断者然，则铁扫帚功成矣。如被人困围不能脱，以腿横扫之，则骨断筋折，当者披靡，惟习之殊非易易，要在习者之恒心耳。

附铁扫帚秘方：无名异（制）五钱　自然铜（制）五钱　木鳖子（菜油浸炒）五钱　苏木五钱　地龙五钱　当归（酒浸）五钱　乳香五钱　没药一钱　均耳耳灰一两
以上九味共为细末，炼蜜丸如眼大，练前服三丸，开水冲服，强筋壮骨。

十二、竹叶手

竹叶手，为硬功外壮，属阳刚之劲，又名铁砂掌，为专练掌面击人之一种功夫，与练拳之马鞍功、练指之点石功为用相同，亦杀手也。用粗布制成一袋，约二尺见方，中贮铁砂，杂以尖锐之铁片，初重三十斤。更以坚木为架，高两丈以外，以巨索系沙袋，悬于木架之居中，练功者立于架侧，站定骑马步，举掌击之。因铁片尖锐、铁砂粗糙之故，最易伤手，初练时必须用药洗手，日后始保无虞，药方见后。百日须换药三次，即第一次洗三十三日后，弃去药渣，仍依原方配合洗之，三十三日后更换一次也。上手之初，每击一下，袋仅微微宕动而已，及后渐宕渐远，由数寸而数尺，以至于能宕出一二丈，在铁砂袋宕回之际，即举掌从旁拦之，毋使宕回外侧，待袋着掌，即用力向前擦之，或向后挫之，使袋在前面不住旋转，旋定之后，再拍之向外，宕回时更如法挫擦，练至不觉费力时，将铁砂加重二十斤，如法练之，数月以后，再加二十斤，直加至能将重一百二十斤之铁砂袋随手拍出，任意挫擦，旋成圆花，而觉不费力时，功夫已臻绝顶，前后约费时三四年。此功练成之后，其手即不能复作他用，

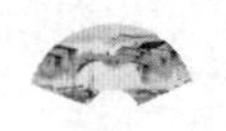

盖触物物毁，触人人伤，虽不似阴拳功、一指禅等阴功可以遥遥伤人，但一抵触之间亦可立致死伤，与朱砂掌等其效相同，故学者宜以左手练之也。作者曾闻友人刘福禄君，述及河南怀庆府名拳师程绶与精谭腿，尤擅铁砂掌，以掌向壁间击之，立现深洞，可想见其历害矣。

附竹叶手练手秘方：川草乌　天南星　蛇床子　半夏　百部各一钱　花椒　狼毒　透骨草　藜芦　龙骨　海牙　地骨皮　紫草地丁　硫黄　秦艽蒂各一两　青盐四两　刘寄奴二两　以上十八味，加醋五大碗，水五大碗，共煎之，熬至七碗。洗手时先将药水放炉火上，待其微温，即将手放入，至极热取出。

十三、蜈蚣跳

蜈蚣跳为硬功外壮，又名蛇行术，为夜行人不可缺少之艺业，亦练手足功夫之妙法，而兼练习跳跃者。其法，先用两手掌两足趾抵地，支柱全身，胸腹等部离地二三寸，此为初起姿势，如近今体操“伏地挺身”者然。将身体之中部，向上耸起成弓背形，两掌猛力向地上一按，两足趾向后一撑，全身完全凌空，乘此按撑之力，即向前跃出，仍以掌趾拄地，身体仍离地二三寸，与初起姿势同，待用掌趾之跳跃练至纯熟时，则更变掌为拳，变拳为五指，变五指为三指，变三指为二指，继而一指，足趾亦由二足而一足，依法行之，至皆能随意进退，斯技成矣。以之临敌，非但手指足趾之功可以制人死命，而跳跃亦足以助退避之用，且伏地蛇行，使敌人出于意表之外而不及措手，且无以发见也。作者幼年曾练习之，已能三指跳跃而前进至一尺开外，瞬息已十数武矣，惜因从戎，致废弃不闻者久矣，今虽能练习，然三指行之，多至三四寸距离，殊可惜耳。

十四、提千斤

提千斤，为硬功外壮，属阳刚之劲，又名石荸荠功，此种功夫专练拇、中、食三指之捏劲，及臂部拾提之力，与鹰爪、拔山等功夫相仿佛，惟着力处，全在拇、中、食三指指面之上，而不及于指端指侧各部。南方技击界盛行此功，凡稍稍涉猎武术者，莫不练之。以麻石凿成圆椎形，上削下广，略如带芽荸荠之状，小者十余斤，最大者六七十斤，其底之对径约七八寸，练者用拇、中、食三指，捏住其尖锐之一端，捏时中、食二指在外，拇指在内，指尖皆向下，石荸荠之顶约居中、食指之二三节，不可抵住手心。捏住之后，即向上提起。在入手之初，欲以三指坚提十余斤之物，亦属极难之事，况此种石荸荠，由锐而广，四周平削，毫无可以借力之处，其难固更甚矣，故初时势必不能应手提起，甚且略不动摇，非经过半年或一年之苦功不可。即能将石荸荠提起之后，又须练习持久，否则一提起，即放下，功劲亦至有限。故提起之后，宜环场而走，先时数步即脱手，功夫渐深，则愈能持久，由数步而数十步，由数十步而数百步，以至于能手提石荸荠，绕场走数十匝亦不脱手，则可另易较重之石荸荠，依法练之矣，但斤两之增加不宜骤多，每更换时，以加重三斤为率，至多不得过五斤，盖骤增多斤以后，行功上固属发生极大之阻碍，且影响及于全身，甚至受伤，故练功宜渐进而忌躐等也。循序而进，至能以拇、中、食三指捏五六十之石荸荠，而任意提之持久在一个时辰以上者，则功夫已登峰造极，用以捏人，立致重伤，即铜铁之板，一经其三指所捏，亦能应手洞穿，万无一失。此种功夫，少则三年，多则五载，必可成就。就余所知者，武术汇宗作者万籁声君即善此，能折二分之钢板云。然技成与否，要在习者之恒心耳。

十五、仙人掌

仙人掌，为硬功外壮，阳手，即指端一部之刺劲功夫也，与软功阴手之一指禅功约略相似。惟彼用一指，此则前出之四指并用耳。练习之法至简易，而成功亦甚速，故练习者颇众。其法，先以四指紧并，在坚硬之物体上用力抵刺，即墙壁、树木、桌凳之上，亦可练习。初不必有一定之物件也，日日行之，久而效着，能抵木为小陷，愈练愈深，渐能洞穿，再以易大青石，依法练习之，至能抵石成深陷为度。若以此掌抵刺人身，则无有不致重伤者也，其势猛不可当，即练过善避刀枪之铁牛功者，亦不能抗，且无论其为开口功、闭口功，一遇此仙人掌，必为所破。盖铁牛功者，阳刚之劲也，仙人掌者，虽亦阳刚之劲，然尚有阴柔之力，故以阴破阳，以柔克刚，因是技击界有“铁牛功练得精，一遇仙人掌，立刻争不成”之语。练习此掌，最宜左手，盖恐右手功成，于无意中伤人故也。其惟一之要诀，即“坚忍”二字。作者虽未实地练习，但余师叙善此，曾以插掌向榆树一击，竟入寸许，当时观者为之咂舌云。

十六、刚柔法

刚柔法，又名纸篷功，为硬功外壮，属阳刚之劲，兼阴柔之气。此种功夫，完全练于拳部，虽曰硬功，但细按其效用，则知其非纯粹之硬功，实为软功相辅之法也。初练之时，以败纸用细绳紧束之，使成一砖形，其宽窄大概二尺见方，两侧略长，正中系以长绳，用为拉挽之具，此物即称为纸蓬。将纸蓬置于长桌之上，桌长约两丈，阔约三尺，两端之板钉固于架，中间有活落横板十数块，则以移动抽去。习技者先在桌之一端处，踏正马步或弓步，左手拉住长绳，右手则握拳，将纸蓬向外猛击，初时仅略见移动，及后则渐能向外跃出，于是纸蓬随拳出后，即用左手所持长绳向后倒拽，

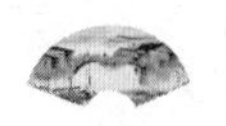

将纸蓬拉回，然后再击再拉，至力尽为止，或左右手相易而行之，每日晨昏，练习一次。在初之蓬，全系败纸为之，重不逾二十斤，击之尚易，其后于纸中裹铅，随时增加其重量，至数十斤，或一百斤为度，以其增加也渐，故练时似无若何阻力，及蓬能应拳出而随能收回，功已大半告成，拳臂之力，亦足惊人矣，然犹未能视为登峰造极也。然后更将中间活落之板抽去最狭之一块，使长桌中露缝隙，依前法将纸蓬击挽。初必不能应拳而过，应手拉回，必数月之后，始能跃过，然后再抽去一块，依法练之，逐渐将活落之板抽尽，长桌中间露丈余之隙地，纸蓬能应拳跃过，应手拉回，凭空来往，不致堕落，则全功成矣。以之击人，虽不至马鞍功重伤，而人必颠扑于二丈之外。若敌众我寡时，用此功击之，最易取胜。此功于阳刚之中略带阴柔之劲，有刚柔互济之妙，故曰刚柔法。

十七、朱砂掌

朱砂掌，为软功内壮，阴手之一，又名梅花掌、红砂掌，然又有称黑砂手，则误矣，盖黑砂手有药功内壮之助也。练习之法，先用一沙盘，满盛细沙，手入沙中，则用力搓摩之，不限次数，力尽为止，如是按日行之，至能以手在离沙盘尺许处凭空搓摩，而盘中之细沙亦能应手而动为度，至此则第一步功夫成。即所谓精神贯注，敛神聚气之意，如击人以掌，稍差其身，外部不损毫发，五脏已受重创，则不可救药矣。如再继续练习，易细沙为砂子，易砂子为铁砂，而至于重四五两之铁球而后已，亦能手不着盘，铁球亦能跃状后，则朱砂掌全功成矣。至此，手不必着人肌肤，但遥遥以手示意，作抚摩或掌击状，受者即应手伤，且无法医治，越十日或半月而竟死，甚有数时而殁者。然至少亦须十五年苦功，惟技成后，功不可滥用，盖遥遥击人，死而不知，殊属阴毒，苟非万不得已而藉以保全己之性命者，而无故施以杀手，于道德有损，且为技击家所不取也。

十八、卧虎功

卧虎功，为硬功外壮，属阳刚之劲，又名睡功，复名猫功，为练习手指及足趾二部之力者。练时先将身伏卧于地，然后两手掌按于齐肩之地上，两足伸直，两足尖直支种地，用身向前探，乘势上升，至离地约一尺时，臀部向后挫，全身随之微退，至离地三寸时，再行前探，循环行之，力尽为止，自始至终，全身除手掌与足趾之外，其余各部完全凌空，不宜贴地。初时二三度之后，即觉力疲气涌，与今日军队所习之体操中伏地挺身略同，习之既久，次数可以逐渐增加。一年之后，则完全不觉其苦，则易掌为拳，拄地而行之，越若干时，则更进一步，易拳以三指代之，中、食二指居前，拇指居后，略成鼠爪形，再如法练之。更越若干时，则单用一足之趾拄地，其另一足则迭于其上，两足交换行之。然后在背上缚以巨石，如法练之，石增至百斤时，则大功告成，而指趾之力，已不下千斤。若着人身，如被兵刃之击刺，无有能当之者矣。

十九、泅水术

泅水术，又名浪裹攒，又名水底潜行术，又名八段功，俗称水性，今称游泳术，属内功外壮，与人生有绝大关系，非仅技击中人必须学习，即平常之人，亦不可不习。盖在水道行舟，风浪不测，难免有覆舟等意外之危险，如识水性，即可游泳脱险，若不识水性者，必遭灭顶之祸。至于习武之人，浪迹江湖，对于泅水术，更为重要。普通人欲知水性，设非苦功练习不为功，然亦有天然水性精通者。其练习之法，今日多趋尚欧化，殊不知吾国固有之技能在焉，近来武侠说部中关于水性之记载甚详，然多为演义。余对于泅水术本无若何研究，不过将聆之于师友者录而出之，以公同好。余幼时曾随旧京西直门外船坞倚虹堂杨总管练习水性。杨师天然水性，复经慈莲禅师教以“蹬、抗、踩、浮、潜、沉、坐、跃”八法，诀曰：“露身‘蹬’水足上功，斜肩‘抗’水破浪行，提气‘踩’水手足动，金禅‘浮’水快如风，水底‘潜’行排身进，足蹬‘沉’水手上撑，沉气‘坐’水千斤重，应敌‘跃’水似蛟龙。”于是其艺益精。杨师别号甲鱼，又杨疯子，以其好酒贪杯，终年醉态，复善诙谐故也。杨师潜行水底二十分钟之久，且能以鼻换水。余初习时，杨师抱余至水深处，骤然放手不顾，余惊惧间，灭顶者再，连饮清泉，狂呼救命不已，于千钧一发之际，杨师始微笑揽余腕而承之，登岸休息。惊魂甫定，杨师曰：“汝再下水时，勿虑、勿恐，须沉着习之，有师在侧，随时可以救护，汝以两手两足自然划水，决不能沉也。”余生性鲁笨，于是勇气百倍而下水焉，秉师训如法习之，虽身体倾侧浮荡，然不至灭顶也。由是随师练习三载有余，技虽未成，然稍有可观矣。记得民十七，余充陆军连长时，奉命全团赴兴城县红崖子剿匪，团长商公素悉余体力强壮，命余为军官侦探，单身化装，侦察匪窟。余赤足肩锄，作农人状，抵匪窟，侦得敌情，拟回营报告，不意被匪人骑兵看出破绽，驰骋逐余，枪声连续。适一断小河，余急中生智，释锄投水，幸水较深，乃潜游而逸，至气竭，露首水面，则枪声又起，余换气之余，仍潜水而行，如此者再，始脱于危。归后思及，苟非素嗜水性，则早已升天矣，一笑。杨师闻，尝训余曰：“汝有至性，始施此强烈练法，盖求急进也，普通之练法则异。”初习水面游行，先于水浅之池塘中习之，水不能过乳，以不谙水性之人，身立水中，水过其膝则身已摇晃，过脐即不能立足，若过乳，则被水力所压倒，须用一木板，以一手扶之，胸首覆其上，而以一手划水，两足则力拍水面，使全身浮出水面，手划以助其游行，惟在游行时，须闭

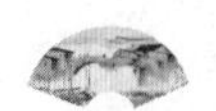

气窒息，若呼吸，则气散而身易下沉。游至力尽时，则少立休息，以舒其气，然后再练，练至若干时候，则将板撤去，徒手游行，两手替换划水，两足亦替换拍水，身体借划水拍水之力，向前拥进，惟右手与左足同时动作，左手与右足同时动作，此所谓“浮”水法，又称蛤蟆浮，复曰自然游，俗称狗泡，在水面游行，最能持久，而且行进迅速，前进时间略带斜，则分水较易，而行较速也。蛤蟆浮练习纯熟后，即习此所谓“抗”水法，今称斜游。抗水纯熟后，可俯仰随意，即仰游。然后练习“踩”水法，即用两手在胸前交叉划水，两足交叉踩水，使身直立，勿倾斜，勿浮荡。划水之法，即两手两足划小圈，则划水反动之劲，使身体浮而不沉。然后更练习入水之法，即“沉”水法，又称水中游，俗称扎闷子，其法即将全体没入水中，练之颇非易易。水浅则两足支水底向上窜，落下时乘势没水；如水深时，则两手向下划水，两足踏水，身体上浮，随将两手反掌向上划水，气沉丹田，向水底沉没，足尖向下蹬。沉入水底之后，蹲身作马势，闭气凝神。初时没水，势被激荡，决难坐定，练之既久，则能稍坐片时，以至能久坐不动，惟两手须向上（前）划水，纯熟则手不动，亦能坐定，是谓之“坐”水法。随即练习水底潜行，即矮着身躯，在水中行走也。惟两手须由腋窝向前探掌，随两腿行进之劲向后划水，此所谓“潜”水法，又称江猪浮，须气沉丹田，手足相应为功。然后练习“蹬”水法，即用两足“蹬”水，而使上身露出水面，向前行进，如在平地位。此法为泅水术最难练习之功夫，初习时高举一手，以其另一手及两足划水，渐次将其他一手高举，使两足蹬水。初时倾斜，甚至没水，习之既久，则露首水面，渐两肩两乳，此已可观，有露至中脐者，非天然精此，不能为也。余勤习数年结果，只露两肩。最后练习“跃”水法，身体矫捷，手足灵活，有拳术根基，以备水中交战之用。其法如欲向左跃，即用两手向右排水，身体向左抗，两足向右蹬，向右跃则反是；向前跃，则用两手向后划水，身体向前屈，两足向后蹬水，向后跃则反是；向上跃则两手向下排水，两腿屈之胸前，急向左右分之，如盘膝然，蓄气肺腑，头顶上攒，向下则反是。练习纯熟，即任意前后、上下、左右跃水往来矣，能如此，则水内之功夫已有可观。惟水中交战，尽在水内行之，尚有四绝，曰“气、跃、眼、箭”。气，即闭气之久，或以鼻换气，俗称换水。练习之法，即由口吸水，从鼻孔流出，初习颇苦之，甚至鼻孔流血，并须练习气功，则进步益速。余练习三年，只能换水一二口。跃，即跃水法，已详前述。眼，水中睁睛视物已属不易，况须能及远乎，非练习眼功，不能臻于绝境。其法，以净盆盛清水，头入水中，睁睛习之，初则苦之，甚将眼掩之红肿，精熟后，再入河水洗之。初时在水面行之，然后于水底行之，能于水底看至三尺远近，则功夫已有可观，练后须以上等茶水熏之。余练习水底睁睛，致两日蒙生而失明，于旧中央医院医治月余始愈，至今左目云蒙仍未全退，诚其艺之难矣哉。箭，即以水箭击人之功夫。其法即以两手向后划水，须手心向上，由腰际向两肩窝划水，两足向下向后蹬水，在水面则口含水，猛向敌喷去，在水底而胸前之水，受前拥之力，已向敌胸击去，中之无有不后倾者，速反掌间向下划水，身向后仰，两足向下向前蹬水，即将敌激倒于丈余远处，或在水面以掌心排水，猛向敌面击之。泅水术至此，称为全功矣，与人斗争，不虑失败，惟水中功夫，亦须心领神会，但恃笔述，终不能尽其神妙，是在练习者之细心体会，所谓可以意授，而不可言传，须实地练习，始能自悟耳。

二十、千斤闸

千斤闸为硬功外壮，属阳刚之劲，在表面观之，不过练两臂上托之力，其实因为托重之故，故全身三盘，处处兼顾，非若掌指等各种功夫专练局部者可比也。练法至简单而呆笨，天生实力充足之人，练习此功最为合宜，至若身躯矮小，胎力过弱者，纵练习亦难冀其功臻上乘也。初时空手习之，足站骑马步，以两手高举顶门之上，指尖向后，掌心向上，其势如岳武穆八段锦中提地托天理三焦，以练悬空之劲。三月之后，即可用石墩，初二三十斤，以后逐渐加重，至能托二百斤石墩，持久至半个时辰以上，不喘不汗，然后可换闸石练习。闸石之设置，立二巨木为柱，柱之相对处，凿地板深之槽路，另备长度相当之石板若干块，每块自三十至二百斤不等，先用重二百斤之石板放置槽内，用索牵引，使不至直溜而下，放至离地四尺处，即扣住其索，习者即将身蹲其间，提石板而上托，练若干时，加一最轻之石板于槽内，更历若干时，乃去其最轻之石而易以较重者，如此逐渐迭加，其人至能托石至五百斤以上者，已足为百人敌，胎力极足之人，竟可达千斤，俗所谓两膀一晃千斤力者，即指此也。练习时间之久暂，不能以时日计，须视其人胎力如何而定。此功练成之后，非但两臂之力足以惊人，即全身各部，亦均有相当之功能，肌肉坚实、足劲稳固等事，其最明显者也。此等功夫，北方人练者居多数，盖北人实力充足而蛮蠢，性与相近，极为相宜，若南人，则专喜灵利敏捷之功夫。此功在少林为练力最善之功也。

二十一、金钟罩

金钟罩，为硬外壮，属阳刚之劲，兼内壮之筋，为七十二艺硬功中最要之功夫，其练习稍繁难。初练时，须用败布成一锤，在周身上前后锤击之，初则甚觉痛楚，击之既久，渐不觉痛，再换木锤，木锤击而不觉痛时，再换铁锤，铁锤亦不觉痛时，便用揭谛功之方法及铁布衫之方法，并铁牛功之方法（练法另详），如法练习二三年，胸背坚如铁石，莫论拳脚不能及，即刀砍剑劈亦不能损伤。练成金钟罩功夫之人，胸背等处之骨骼皆合并起来，并在一起，如天生独块相似，若在赤臂之时，一望便知，用锤击打或摔盘（即俗语谓抢背）之后，须用汤洗秘方煎水洗之，则消毒退肿，舒筋

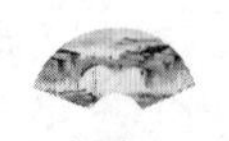

壮骨。

附汤洗秘方如下：老桂木一钱　丁香二钱　荆芥一两　蔓荆芥一两　川芎一两　白芷三钱　防风一两　细辛三钱　羌活一两　以上九味，共为细末，每服药末一两，加盐一匙，连须葱白头五个，煎汤洗锤击之处及摔跌之点，洗时须带热，不限次数，多洗最妙。

二十二、锁指功

锁指功为软功内壮，属阴柔之劲，兼阳刚之力，专练指劲之法，与鹰爪力、点石功等大同小异，亦杀手也，其不同之点如下。鹰爪力练指之抓劲，点石功练指之刺劲，而锁指功则练指之扣劲，其练法亦与二功略异。初时空手练习，紧并中、食二指，屈成环形，而以拇指屈置中、食二指之间，使三指顶相对，紧紧扣牢，掌心中空，虎口成圆形，猛力扣半炊许，略舒休息片时，再紧扣之，每日有暇即行，不限次数。扣时须将全臂之力运于三指之端，凝神敛气，若扣钢铁。如是练习一年之后，更以坚木之板，约厚一寸，加于三指之间，如法扣之，至能一着指而洞穿木板为度。此一步功夫，多则二年，至少亦许一年，然后更易铁板如法练之，亦至能着深陷，则其大成矣。自始至终，大约须四五年，苦功始成。练成此功之后，以三指扣人身，无不筋断骨折而受重伤。练时宜以左手。相传此功实为少林寺僧某于无意中发明之，因其人每日必临贴千字，作书时以三指握管，悬腕摹写，而笔管中灌铅数两，在彼不过欲求字之沉着有力，初未想到成功上面也。如是历二十年，书既成名，功夫亦于无意中得之，彼犹不自知也。一日与同伴戏，无意以指捏其人，其人狂号，视之臂肉已洞，始惊怪，详其故云。作者谓：各种武功，在初发明时，多半出于无意，迨见效之后，人始以为空法，依样葫芦，用心练习，此僧人之发明锁指功，正其一证耳。练后须用青盐煎汤，温热洗之，以资舒筋活血也。且此功练成，再习卸骨法、擒拿术，则成功较易也。

二十三、罗汉功

罗汉功，夜眼内功也，即佛家慧眼之意，此种眼法在普通人，必须下苦功始成，然间亦有天生夜眼者，缘当初练习武术之旨，以为从戎疆场，行侠仗义，在黑暗中施展其技，以杀戮敌，或铲除恶豪，两眼必须练功，使其能于黑暗之中，辨细微之物，始克有成。世有练习夜眼，正须每夜站马步，瞪目向月之说，余幼曾习之，险至双目失明，医治月余始愈，于是知其妄，乃求余第二业师，教余练习夜眼之法，虽未成功，然余两目曾患奇疾，苟非此种功夫之补救，则早已失明矣。其练法可分为数步，每醒时，且不开目，用两手拇指相对擦热，揩目十四次，仍紧闭，由左向左上，向正上向右上，向右上，向右向右下，由右下向正下，向左下向左，轮转七周，此即童子功中开合轮睛功夫也。转毕仍紧闭多时，忽大睁开，更用两手拇指背曲骨紧按两眉梢（攒竹穴）小穴凡七十二次，又以手摩两颧上，及旋转耳根（耳根穴）三十六次，又以手逆额，从两眉中间始（如理发师之捏头揉额然），以入头后发际七十二次，口中咽津液无算，此为醒后身之功夫。又用淡绿纸糊成一风灯，燃香油灯，焰须小，置暗室中，立于灯前二丈处，盘膝跌坐，或坐于凳上，静心息气，聚精会神，向灯逼视，视一炊时，更闭目视，眼珠按前法轮转三十六次，更反向（即由右向左）轮转三十六次，然后更睁睛逼视风灯，一炊时候，即闭目，练开合轮睛，仍左右行之，如此每夜行一个时辰（即二小时）。三月之后，然后将风灯纸色加深少许，位置亦移远一二尺，每日再增加其纸色，由淡湖色起，加至深蓝为止，相距位置由二丈至十丈，其灯焰由蚕豆大缩至黄豆大为止，时间由一个时辰加至两个时辰，至此则夜间于黑暗亦能辨物。如勤习不断，能在十丈以内，辨人之面目无误，则罗汉功成矣。此种夜眼功练成之后，非但利于夜间行路作事，并于泅水术亦有莫大之关系。水内睁睛，非习此功不可，故江湖有“枣子练得精，打人占上风”之语。按枣子即眼珠，为江湖中之密语也。每日饭前，食白煮羊肝少许，以期内壮云。

二十四、壁虎游墙术

壁虎游墙术，为软功内壮，又名爬壁功，又名挂画。擅此术者，能以背贴墙，用肘踵之力在墙面行动，上下左右，悉随意旨，状似守宫（虫名）之游行墙上。守宫俗称壁虎，又称蝎虎，壁虎游墙之名，盖以此也。练习此种功夫，颇为不易，百人之中，能完成大功者，止一二人而已。初练习时，须先将全身仰卧，用两肘两踵之力抵住所卧之处，猛力向前一撑，全身即向头部所对处移动，与蜈蚣跳功相似，惟此仰身耳。如是按法练习之，约年余或待二年，以能仰面扭动如蛇行，纯熟灵活为度。然后更用砖砌一坚壁，坚面之砖凹凸不等，有凹入尺许者，有凸出数寸者，如犬齿之错落，然后将肘与踵紧按凸出之砖上，以背贴墙，缩胸紧背，渐次移动。初时不须一二转侧，即脱然而下，但幸勿畏难思退，日必数行之，习之既久，必有效验，历时久而不可懈怠。数年之后，已能于凹凸不平之墙壁上升降矣，然后更习左右横行，即能此，则身上逐渐束铅或沙行之，铅沙须以猪血浸沁者为佳。递加如飞行功各法，至束铅或沙数斤而能升降自如后，则功已七分成矣。然后将墙上凸出之砖逐渐敲去，使壁面凹凸减少，依法习之，直至壁平为度。至此而去铅与沙，则其身竟无异壁虎，而能墙上游行自如。虽平滑之墙，凡蛇蝎爬其上者，亦无不能游行矣，然非苦练十数年，不能达此境地也。至于“久服杞子，可以轻身，久啖黄精，可以敛气”，此则道家之言，非所论于真实，功夫者，练功者但知持久勤习而已。作者幼年，生好嬉戏，常同儿童数辈

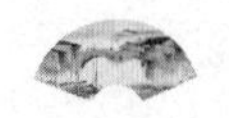

作爬墙戏，旧都城墙高可数丈，幸为斜坡形，故爬而较易。初无传授，只知面壁，以两手两足尖登砖檐上升，至中途易跌落，则鼻青脸肿，危险万状。后经吾师授以此术，如获至宝，每日晨起，即按法习之，虽能缘至极顶，但墙为斜坡形，一至平滑墙上则寸步难移。然技仅及此，已数年苦功矣。某晨，作者正值练功，忽见墙顶一人，胸前挂猪尿泡十余，内储酒水类，以背贴墙急急而下，则灵敏异常，作者请教之，其笑曰："余实贩私酒者，以生活所迫，故精习此功，亦无法耳。"言已急去，噫，其人胸前负干酒三四十斤，而能以背贴行墙上，急急如壁虎之游行，设除酒而行，则平滑之壁亦可游行矣。惜大好身手，用之邪径。

二十五、鞭劲法

鞭劲法，专练两小臂下压之力，与铁臂功、分水功略相似，惟发劲时偏重压力，不用摔击、横分之力。初练之时，可用上杠法，即以两小臂平置于木杠之上，猛力下压，使全身凌空，渐渐上升，至杠齐腰为度，更缓缓下降。如无木杠，以较高之桌子代之可以。每日晨夕各行一次，每次升降十度，度数须逐渐增加。如两臂发现酸痛肿胀，则用药水洗涤，或于行功前后洗涤一次，以作预防最妙。如此约练一年，两小臂之实力已粗具，然后更易竹架练之。竹架之设置，先以坚木桩四根钉于地上，成平方形，略如桌之四足，左右各用粗毛竹一根坚实之，紧缚于桩之上端，更以毛竹四五根横铺其上，略如桌面，两端亦各用软索紧缚之。练习者作骑马势，两小臂置于横竹之上，猛力下压，压一炊许，略事休息再练。起初仅能压竹向下一二寸，其后渐加，至能压下六七寸时，则于原来平铺之毛竹下各加一竹，紧缚之，依法练习若干时后，更于第二竹下再加一竹，依法再练，如此递加，由一竹而增至十余竹，亦能压下六七寸至尺余，则功成矣，前后大约须经时三四年。功成之后，用臂压石，亦能成陷，若敌人当之，鲜有不筋断骨折者，用以御敌，即刀剑亦不能伤其臂，盖两只小臂不啻一对铁鞭，名曰鞭劲。想以此也，惟练功之人，每易无意伤人，平时举之，切须留意，如能以铁皮制以袖笼，外以寸许厚棉缠缚，套于两臂之上，则触人庶不至受伤，即略有伤，亦易调治，不至有生命之忧。因柔能克刚，鞭劲为刚劲，以至柔之丝棉御之，可以分去不少斤两也。

附洗臂秘方：荆芥二钱　防风二钱　透骨草五钱　虎骨一钱　独活二钱　桔梗二钱　祁艾二钱　川椒二钱　赤芍五钱　一枝蒿五钱　以上十味，煎汤洗之，殊能消毒去肿，神效之极也。

二十六、琵琶功

琵琶功，又名三阴指，亦称指头弹，专用指头外面第一节指甲部弹击之法也。为硬功外壮，属阳刚之劲，专练弹力。指头弹多用一指，或用食指，或用中指，随习技者之自择。琵琶功则四指并用，陆续弹之，有如音乐家弹琵琶之指法，故名。然而指甲外弹之力至为微弱，欲利用此微弱之部分，练成一种足以制敌之功夫，谈何容易，虽有志者，持其历久不渝之精神，勤习苦练，恐其成功亦非若其他硬功之易易也，于是不得不借重于药功，以辅佐其不足也。用后列练指秘方，依其分量配好，外加白醋、白盐各十斤，入铜锅煎一小时，取出药渣，更加湖沙十斤，入石臼中捣烂之后装于粗布袋内，放于坚木凳上，按之使平，待其风干凝成一块之后，即可应用。习技者用拇指将食指、中指、无名指、小指靠指甲处紧紧扣住，四指则用力陆续向外弹出，如俗所谓弹脑碑，由食指、中指、无名指、小指，再小指而无名指、中指、食指，反复行之，如此每日晨夕各向药袋上弹一百零八下，三年后可成功。用以弹人，虽不似一指金刚法等之能穿胸洞腹，亦足以制人也。倘中要害，亦足制人死命，而无救药，盖被其弹之后，外部并无若何现象，而内部却受重伤矣，与一指弹等阴手一般狠毒，故技击家每戒人勿习也。但习成此功者有一特别标记，即其四指之指甲皆成黑色，且乌晦异常，而拇指指甲则犹如常人，盖练指弹击，气血凝固不脱之故也。技击之人，凡见敌人有上述异点者，幸勿妄事较技，倘自身手上无阴手功夫者，务宜谦礼避击，否则必受其害，而自肇杀身之祸也。然此种功夫虽属阳刚之劲，确具阴柔之气，且系杀手，技成，非至本身性命有危害者不可滥用，否则二指一弹，伤人命而不偿，于阴德有损矣。幸希习技击者注意之焉。

附练指秘方：紫菀茸二钱　石儿穿二钱　千年健二钱　杜仲二钱　仙鹤草四钱　当归身二钱　川石斤三钱　熟地二钱　螽蛇胆一个　荆芥二钱　川牛膝二钱　皮硝六钱　蛇床子六钱　沙木皮五钱　白鲜皮二钱　防风二钱　乳香（去油）二钱　石菖蒲二钱　清木香三钱　没药（去油）二钱　自然铜二钱　木瓜一个　狼牙虎刺（醋煨，研末）二钱　苍木耳二钱　海桐皮二钱　红花二钱　五加皮五钱　核桃皮三钱　前虎掌一对　黄荆子二钱　白蚤子一钱　川续断（去油）二钱　油松节五钱　甘草二钱　老鸦草六钱　茜草根三钱　大力根五钱　桂枝尖五钱　血竭五分　生半夏三钱　以上四十味，按法炮制应用。（此方与大侠甘凤池五雷掌练手方略同）

二十七、流星桩

流星桩，为硬功外壮，属刚之劲。其练法甚简易，埋伏竹筒于地，外缚粗麻绳，

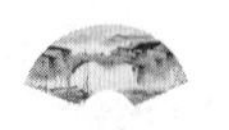

身立桩前，以头、拳、掌、肩、肘、腕、臂、腿、臀等撞之、打之、拍之、切之、削之、拦之、突之、踢之、踹之，亦如打纸墩然。用种种手法，想象敌之部位击之，其初也甚苦之，待习之既久，则皮肉渐至坚实，久之则不觉痛苦，而无形中气力已增加，身体各部皆现铁色，与人交手，无不应手而跌，苟勤习三年，定有可观也。北五省习此功夫者亦众，盖即技击家所谓站在打桩是也。

二十八、梅花桩

梅花桩，为软功内壮，属身功夫之一种，盖即习檐走壁之基本功夫也。桩上功夫，所以练身体之轻灵与步法敏捷，首重跳跃，有梅花桩、七星桩、九星桩等名目，练成之后，最宜临机应战之用。此功除跳跃之外，眼力最为紧要。初练之时，不必上桩，但于地上用石灰画梅花形若干朵，每朵距离二尺至三尺不等，每朵五个圆圈作花瓣，每朵平均距离一尺，每圈对径约三尺，不可过大。布定梅花之后，更于每朵梅花中指定一瓣为虚桩，另用暗号记明之。练习立中间一朵之实桩上，立时止一足而着力于足尖，作独立朝岗之势，心中自定跳跃之程序，如左三右四，前二后五，此系假空之次序。依法跳去，左右足不拘，但以便利为主，最好命一人在旁喝叫，依其所喝之桩走去，如其人喊右第二朵第一桩，则我即跳至右侧第二朵居中一桩，余可类推。但每一朵上之虚桩，须力避，不可跳上。跳桩之时，脚尖务必踏于圆圈之正中，切不可稍偏，盖画地为花，稍偏固不妨，一上桩之后则略偏，立足不牢而跌下，即不跌下，身体亦必摇晃，受制于敌矣，最宜注意。然在初练之时，往往不能悉中程序，故宜先于一朵花之四个实桩上来回往复练习之，继则于两朵八个实桩上行之，如是者逐渐增加，庶可免头难之弊。练至在平地石灰所画之梅花形中能无往不宜，则可以上桩矣。桩以坚木制成，长三尺半，上丰下削，面对径二寸，依所划之梅形植之，各入地二寸，出露地面大约尺半。惟每朵之虚桩则另制，上面固与各种桩平头，而钉入地中者仅一二寸，且土亦松软，其活落，误踏之立致倾跌，而此虚桩之在每朵何处亦不一定，练者须暗志之，以免误事。布桩之后，练者以前法习之，至能纵跳自如，决无疏失之后，将桩逐渐加高，同时在桩之四周，置铁蒺藜等锋利无匹之器，直至桩高三尺以外为度，则登峰造极矣。在练习时，能带砂行之最妙，惟所带之砂，须先烧红，放猪血浸沁始可用，否则易于损血，若用铜制之腿环或青钱代砂亦可。三载纯功可成，功成之后，身段活泼，腿步轻灵，与人交手，可使捉摸不定，乘隙取胜。至于三才桩、七星桩、九星躲闪桩、移闭砖法等等，其练习之法大致相同，不过桩之位置略异，故不赘述，学者亦可以意会得之也。

二十九、石锁功

石锁功，为硬功外壮，属阳刚之劲，专练两臂提掖之力，其功效不亚于铁袋功。石锁之形式与寻常之铜锁无异，有簧有壳，但无投匙之孔窦耳，以麻石或青石为之，小者二十斤，其大者六七十斤不等。此种初步专练提托，先以一手握其簧，提至胸次，折腕向上举，频作升降，以练臂之实力。然后握锁，由下向前平提，或向旁侧平提，提至锁与肩平为度，以练臂之悬劲。基础既立，则进而习练翻接盘腰等法，翻接即提锁翻起，猛力上掖而脱手，使石锁在空中翻一转身，或两三个转身而接之，其转身之多寡，须视臂力之大小而定。初入手，不必求其多转，盖功夫到家之后，自不患其不熟极生巧也。待锁转至面前，即举手抢住锁簧，乘势连续翻接之。前面翻接极熟之后，则练旁侧翻接，侧面纯熟之后，更进而练顶锁。顶锁者，即提锁向上抛起，待其落下时，以拳迎其居中之处，于拳面片刻，更撒手使锁下坠，从上面抢接其簧，再抛再接。初以拳顶，继以手背顶、小臂顶、肘节顶、手指顶，其法完全互同。顶锁之术既精，复习背花。背花有左右之别，右背花则以右手提锁，从右腰后向左肩处上抛，略扭身向左，而从左肩之前面接锁，左背花则反是。练背花使劲不可过猛，后腰肋各部尤须加注意照顾，偶不经意或使力太过，锁触自身，每致重伤，务须手到眼到也。背花之后，继续盘腰，亦分左右。右盘腰则右手提锁，从右腰处，后转向左肋下摔去，向左旋身而接锁，左盘腰反是。其余有背花后顶接，乃盘腰后顶接等法，则合二法而为一，学者可参酌行之。以上各法练全之后，则可以易较重之锁如法习之，历若干时，更换较重之锁，自二十斤以次递加，至能用六十斤石锁。如宜僚弄而不觉费力时，则一条臂膊至少有二三百斤实力矣。练时以两手互行，不必如死手功夫之专练左手也。此功夫就较速，大约二年即可告成。作者幼年间曾习之，已能翻接二十斤石锁，后以习性功奉乃废弃，惜哉。

三十、铁臂功

铁臂功，又名铁扁担，复名臂功，为硬功外壮，属阳刚之劲，专练臂部之法也。其练法极简单，而成功也亦甚容易。初练时就屋柱用臂轻轻击之，须使内外周至，每日数行之，之后用力渐猛，臂已磨练渐坚硬，于是舍柱而就树干习之。盖树干粗糙，凸凹不平，初不若屋柱之光滑，与之磨击，则皮肤易于肿痛，亦按日行之，至一年之后，更舍树而就石轴练之。先击光泽平滑之石，久而渐易以棱角之石，按法周转击之，至能振臂一挥而石碎为度。于是此臂完全似铁石之坚，用以击人，鲜有不筋断骨折者，即刀剑棍棒遇之，一举臂间，亦能推折而遗，虽赤手斗群殴，不虞败矣。此种功夫，

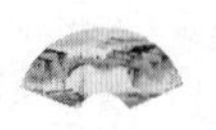

见效极速，一年初步功成，三年已臻绝境。作者往年充武术教练时，曾以此法授之学生，并示以内外壮药方，按法习之，一年之功，臂已坚硬异常，卵粗之小树，挥臂即折矣，有志者可依法习之，必见奇效。惟练后须以洗臂秘方煎汤洗之，以消毒去肿。

附洗臂秘方：红花八分　枳壳一钱五分　牛膝二钱　五加皮一钱五分　杜仲一钱五分　青皮一钱　以上六味煎洗。

三十一、弹子拳

弹子拳，为硬功外壮，属阳刚之劲，专练拳面之第二骨节击人之拳法，亦为杀手之一。练习之法，至为简易，与马鞍功相仿佛，但马鞍功专练拳面之力，此则专练骨节耳。以手握半拳，手指之第一节屈置掌前手指之末节，并不弯转，与手背成平线，拇指屈置掌心，如擒拿术中之擒手，握空之后，即用前出之骨节以击手。初练时宜在平正之木头上凿击，击时屈肘送拳，略带蓄劲，不必与马鞍功之拳出臂平长手从事也。惟人专用指节之故，最易受伤，盖骨节处肌肉极少，练习之具又极坚实，以硬抵硬，但略不经意，即足致伤，尤以初习时之数月为甚。故起手时务须留意，宜由轻而逐渐加重，切忌贪功。每日于练习之前后，用药水洗手一次更佳。练习之初步，以能在坚实木头上凿之成陷为度，然后再在麻石、青石上依法习之。能凿石成陷后更易以钢板，因石质刚硬，钢板较为坚韧，所以练刚中带柔之劲也，能以骨节凿陷钢板，则其功大成矣。，但前后非下四五年苦功不可。此虽杀手，却较锁指功、点石功为佳，因用手指之处多，若此骨节，除用以击人外，实无其他用处，故练成之后，击人固足致死命，平时却不至无意伤人。但学者总以左手为妙，且遇事总须小心在意，不可粗鲁，若自恃此功之不至无意伤人而忽之，则未必不足以致祸也。古人云：祸患常忽于至微。学技者当引以为戒。且此功如习之一年，用以攒打骨缝最宜，卸骨法中已详之，在拳术则为虎爪拳也。

附练手洗手秘方：黑知母二钱　元参一钱　白术二钱　蜈蚣二条　红娘子五钱　白信五分　斑蝥虫三钱　侧柏一两　黄柏一两　白鲜皮二钱　铁砂四钱　阳起石一钱　北细辛二钱　硇砂五钱　干姜一两　防风二钱　荆芥二钱　指天椒四两　小牙皂二钱　打屁虫二钱　石灰三两　华水虫八钱　红花一钱　白蒺藜二钱　大归尾二钱　金银花二钱　小川连一钱　以上二十七味，石灰、铁砂二味酒放在锅内炒红后加入，用清水十斤煎浓待用。练前放入温汤内良久取出，甩干再练，练后两手互相摩擦后，放入温汤内良久取出。每十日换药一次。

三十二、柔骨功

柔骨功为软功内壮，属内壮之主功，俗所谓拗腰折腿之功夫也，为学武术者必须练习之软功夫。盖可使周身骨节软柔，身体轻灵，免除生硬牵制之病，亦所以使筋骨利落之法也。最初一步，宜从溜腿下手，故拳家有“打拳不溜腿，一世冒失鬼”之语。所谓溜腿者，即踢单飞是也。踢时坐腿宜挺，踢腿宜直，务须踢得高，愈高愈妙。技击家有云：“潭腿不过膝，踢腿勾起闵落。”踢过头顶，始为合式。踢时两足互行，晨昏各一次，每次踢百数十腿，半年之后，进而练习朝天蹬。所谓朝天蹬者，即一足直立，将另一足从前面举起，以手扳之，使腿面紧贴肋际，脚底向天，直竖耳旁，亦须左右互行之。数月之后，更练一字腿，俗谓摔叉。此腿有横竖二式，横一字腿，即两腿依原方向左右躺出，臀坐于地，两腿平贴地面，成一字形，上身挺直。竖一字腿，即两腿向前后躺出，左前右后，则右腿之面、左腿之肚两部贴地，右前左后则反是。以上各式，皆系练习腿部。至于练腰部之法，则先习狸猫伸腰、霸王举鼎、仙人作揖。并足立正，两手指交叉，及托于顶门之上，然后将上身下俯，至手心贴地为止，两腿亦挺直，毋使稍有弯屈，头与脊背部平，约一炊许，舒身休息。此功练有成绩之后，更练翻把，即俗称为拗元宝，拗腰之法。将身向后翻转，亦以两掌贴地，身成桥洞式为止。其次更练习左右拗折，练成之后，身体可以柔软如棉，腰腿各部尤灵活异常，偃卧时可以缩作一团，环成一圈，随意屈伸，盖筋络伸缩之力，较寻常人为大，然后更练习拳械，无往不宜矣。此功练前，或以木桶盛以开水，上覆以白布，待其稍温，习者仰卧桶上，使热气蒸腰，则进步较速矣。

三十三、蛤蟆功

蛤蟆功，又名癞团劲，俗称举墩子，为硬功外壮也，属阳刚之劲，盖练习肌肉之坚实，用以御敌之法，亦铁布衫功之意也。津沽习此功夫最多，惜多以练力为主，如举六十斤、八十斤、一百斤、一百二十斤、一百四十斤，甚有一百八十斤，惜为拙力笨练，并无内壮之可言。此种功夫，须逐步练习之，不可急进。先练腕臂等部，然后及于肩背胸腹，再进而达于腿股等部，此为运用功力之法，略近于软功内壮，惟专重于力，不若分水功等之以气为主，而辅之以力也。初步练习腕臂之力，以石墩最为相宜，盖举重悬身，其力固聚于腕臂之间，时常行之，力渐强而肌肉亦随之逐渐坚实，如能举至百斤之墩者，如宜僚弄丸，不觉费力时，乃弃械赤手行之，凭空作势，提举亦如举墩，有如练习阴拳然者，一握放一绅缩间，力聚臂上，筋肉隆起，突突成小股状，则肌肉已坚实矣。于是再练习运力，即握拳作势下捶，而力即运至头脑，运气如

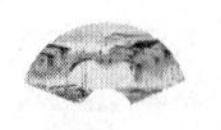

打秋千，则力聚于肩臂，提肩向后，则力至胸背各部，肌肉之棱起如上述后，上部之功已大成。于是再练中部之胸腹，其法与铁牛功、铁布衫功相同，可参酌采用之，但至肌肉坚实时，相继而练习运力之法。中部既成，则更练下部之腰腿。其法，每日站桩若干时（即骑马式），力尽则起立散步，以舒其困，休息片时，复站之，其时间之久暂，亦逐步增加，待肌肉坚实后复直立行之，则腿股之肌肉，突突亦成小股矣。再益以运送之法，全部之力，可以任我之意而运使之，即刀枪亦不易伤矣，此即技击家所谓“内练蛤蟆气，外练筋骨皮”是也，盖虽系硬功外壮，而稍兼软功内壮也，诚却病延年、强身御敌之良技也。

附内壮大力丸秘方：酒全归四两　酒川膝四两　鱼胶四两　虎骨（酥炙前颈）四两　枸杞四两　续断四两　补骨脂（盐水炒）四两　菟丝饼（炒）四两　蒺藜一两　蟹黄（炒）八两　以上十一味，共为细末，炼蜜为水丸，每服三钱，练功后黄酒服下，理门白水服下，强筋壮骨，增力补气，效验神速。

三十四、穿檐功

穿檐功，为软功内壮，属轻身功之一种，平身横蹿，有如飞燕穿檐之式，故名。我人常见江湖卖鲜者，演习钻刀门、钻火门等把戏，即此功也。在观者，但见彼一闪身即蹿过刀门或火门，似甚易易，殊不知在练习时，其为难困苦，实较别种功夫为尤甚也。初习蹿平台术，此法乃从上向下蹿之法。制之平台，四周如方桌，大小高约二丈，练者立其上，并足正立，然后向下一沉，两手向上一扬，同时向上涌起，脚上一用力，直向前面蹿出，两臂直伸于前，全身各部宜平直如线。台至前面数丈处，刨此板大且长之沙潭，潭中铺沙约厚三尺，沙潭四角各钉一桩，以粗绳结成之网系于桩上，蒙住沙潭，离潭约二尺高，人从平台跳下，可免受伤。在平台上练有成绩之后，改习蹿杠。用木为架，贯以横木，高约三尺，杠前数尺处安置沙潭绳网如上。人立杠二三丈处，鼓足勇气，向前奔去，近杠时两足猛力点飞，全身向前斜上蹿去，如今日之跳高，飞过横杠而达对面，蹿时身体务须平直，练到能在杠上平掠而过，则易杠而板。板阔约自一尺半起，至三尺为止，因杠子所占面极小，尚易掠过，若三尺宽之木板，则非有相当苦功不可。然后更在木板上竖一方木框，即如卖技者所用之刀门，练者在洞中平蹿，由一匡而渐加至六七匡，重迭置板上，亦能一掠而过，则技已可观。若更一匡之四周插入锋利小刀，使内廓之周围减小，仅容一身出入，亦能任意蹿掠，则穿镰功成矣，以后凡遇可以容身之窦，即可出入无。，练习此功，至少须三年以上功夫，资质愚鲁者，十年八年亦未可知也。

三十五、鹰爪力

鹰爪力，又名龙爪功，复称擒拿手，练习精纯，施之于人，当之者如着利刃，甚至洞胸入腑，为硬软相兼之功，刚柔并济之劲，阴阳互合之力。其练习之法，用一小口缸坛，重约十斤，用五指抓住缸口向上提之，初颇滑泽，不易应手上提，迨数月之后，即可随意升降。然后每练七日，加蚕粪一碗，渐增至坛满为止，再易蚕粪以铁砂，更进易铁砂以铁块，亦能升降自如者，鹰爪力硬功阳刚之劲成，然后弃坛而凭空习之。每晨伸张五指，向日光作拉抓之状，能气随意注，力随指行，鹰爪力软功阴柔之劲成，至此则全功成就。盖五指着物，其力实，属硬，为阳刚之劲，凭空作势，其力虚，属软，为阴柔之劲，阴阳相生，故先习阳而后习阴，刚柔并用，故练柔而济刚。五指着物，所以练习坚固之基础，凭空为之，正所以避其阳刚之气，而生阴柔之劲也。练至刚劲全脱时，则飞鸟过空，伸手作势抓之，鸟如中矢，辄能应手而堕，劣马相隔数丈，作势挽之，亦如缆韁在手，可以随意左右矣，若以抓人血气之穴，无不应手而闭。如阴柔未臻佳境，只精阳刚，亦能伤人，惟此法着人，不至有性命之忧，不若一指禅、朱砂掌、阴拳功之甚也。如中途废叶，则五指必发勾挛之状，无药可治，盖阴柔之劲，即聚精会神敛气之意。北京太极大家杨澄甫之先人杨班侯即善此，能使飞鸟落手中，敛气吹之，翅摇摇而不能飞，是其明证也。余于鹰爪力曾习之，酱豆腐罐满盛铁砂已能抓起，继因南口战役，余适从征，乃作自残之血拼，右腿受创，医治数月，功夫中断，惜哉。直至今日，两手五指仍现勾挛之状。

三十六、铁牛功

铁牛功为硬功内壮，属阳刚之劲，其练法有开口、闭口之分。其效用与布袋功相仿佛，惟但有御之功，而无制敌之妙，盖一本阳刚之劲而为之也。其练法，先鼓气入腹，以指环扣之，初不必甚重，日行数度，休息时，则用掌心用力搓摩，如是既久，其腹部之肌肤逐渐坚实，然后用拳击，日亦数行之。在初时必隐隐作微痛，渐久而痛减，即用力猛擂亦无所楚，然后易拳以木榧，如法练习之，更易木榧以铁榧，在铁锤初击时，其声固橐橐如败木响，至后功渐进，声亦渐洪亮，终而铮铮当然作金石响矣，至此则功已七八成矣。更于临卧之时，以巨石压腹上，及起而去之，以练其持久之劲。此法较以铁锤相击为更苦，至能以百八十斤巨石置于腹部，安然酣睡，毫无痛苦，行所无事时，则技臻绝境。若敌人拳击则拳损，械击则械折，长枪利刃不能伤，可以所向无敌矣。所谓开口与闭口云者，在运用功力时，能与人交语与不能耳，亦练习时习惯使然。惟开口铁牛功，人不易测，较闭口者为优也。此种功夫练成后，虽枪刀不入，

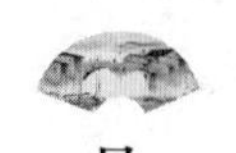

然切忌仙人掌也。

三十七、鹰翼功

鹰翼功，为硬功外壮，属阳刚之劲，专练两臂肘节各部向上枭抬之力、肘节之力，本较拳掌等为巨，惟利于短而不利于长，击近身之敌最为便利，若敌人较远，则不可及矣。练习之法，以二竖木植地上，上端横架一木，横木上系巨绳，二绳垂于下，绳端各系一沙囊，囊离地约三尺半，二囊相距约二尺，其形式略似秋千。按绳之长短与囊之距离，须视练者之量而定。囊高约在练者作骑马步时比肩略低，中距约如在肩处七八寸处。上列尺寸不过大略耳，习者须注意及之。初时，每沙囊以十斤为度，练习者立于两囊中间，站定骑马，屈肘举臂，使平于肩，两拳分置于两乳之上侧，拳面相对，然后用两肘之上侧而承两旁之沙囊向上抬之，务使紧压于臂而不藉绳之牵引力，至力不能胜后，退出休息片时，再继续练习。每日晨昏各一次，每次自三十度起逐渐增加，期以一年，增至百度。在一年之内，每隔一月，沙包加重二斤，练足一年，每一沙包计重三十四斤，两臂凭空之力已极可观，然后更习枭劲。先用重二十斤之沙包各一个，如法悬挂，练者居中立马步，屈肘紧贴肋际，运力从两侧上枭，以肘节处抵沙包之底，使包向上飞掷。初习时向上掷仅一二寸，及后渐次增加，至能一着肘飞出二尺以外，则将每包加重五斤，更依法练习之，依次递加，每次加五斤，至每包重五十斤，大功告成矣。一着人身，竟能将人飞掷于数丈外，其功效不亚于纸蓬。惟虽肘着人身，足使人跌出，但以使用活劲之故，不至使敌人受到重伤，实较点石功各种杀手为可取，所费时间则相等。作者谓，练功者宜以此为法也，且习之既久，因两臂盘肘之故，肺部亦因之发达也。

三十八、阳光手

阳光手，为软功内壮，属阴柔之劲，其效力虽不及一指禅、朱砂掌之凶猛，然亦不稍逊。此手之练习者，因大有人在，就会所知者，辽宁有其一，即少林巨子郭立正，年已七十许，与余为道义交。此人系一聋道士，已练至三年之久，其功夫略可应用，余曾见其遥指癫犬，应声而吠。其徒某（特隐其名）初习形意，后拜郭为师，精习少林。郭创国术研究社于蕃市，因细故，其徒不顾欺师灭祖之讥，竟与其师较，郭随意以拳击之，徒被击，手着胸前，初不觉痛，待过一小时则发痛于背，武侠小说有所谓“隔山打牛”，即指此也。其练法至简，用青油灯一盏（或烛灯），灯焰高至半寸，置灯案端，身立灯前三尺，取马裆姿势，气沉丹田，聚精会神，出拳对灯遥击之，经一柱香为止，每天早晚习之，不间断，不懈怠，至灯焰能击天时，则初步功夫成，再渐渐退步至八步距离，能一拳将灯击灭时，则功成矣。挥拳击人（能距二三步），拳不及身，被击者已痛彻心肺（盖拳面所挥之空气，在拳家为阴气，一着人身，实难抵御），诚阴手也。

三十九、门裆功

门裆功，又名金蝉功，为软功外壮，属阴柔之劲，具内功之主功，其法至难，即将肾部练成铁石之坚。练习之法，冥心静气趺坐，屏除一切杂念，即万虑皆空，一尘不染之意，然后运用周身之气力而下注于丹田，即运用气力极力上提，使气力上下往还，周而复始，日行数度，不可急进。若行之过度，则气伤神疲，反为无益。初时不甚觉其异，及习之既久，每于注气力入丹田时，肾囊及阴茎则现坚实状。至则第一步功成，再趺坐，以两手掌交互轻拍打之。其初也痛苦异常，同时运用气力，日久，则渐不觉痛，则第二步功成。再拍打时，渐渐用力，以至于两拳互击，并不觉痛，则第三步功成。再渐渐起立，以拳互击之，拳如疾风暴雨而毫无痛楚，则全功成矣。须戒除房事及欲念。

四十、铁袋功

铁袋功，为硬功外壮，属阳刚之劲，专练掖劲之法，惟须二人对习。先用粗布数层相合，密加缝纳，使之坚牢，制成正方开之布袋，中实铁砂，小者约十斤左右，大者约四五十斤不等，此盖视练习者之功夫与实力，随时更易也。练习时，二人侧身相对立，相距约三丈，上手人先用右手抓布袋之腹，即袋之正中央处，提至右肩胛前，然后向右侧面猛力掖出，掷向另一人之前。下手人见铁袋飞到面前时，则预备举手接之，但宜侧身让过铁袋，使彼飞至我左肩胛处，始举右手从后抢接，接时亦须抓袋腹，脚步须站稳，若抓袋之角与边缘等处，则手指既不易使力，而发来时之垂劲太大，决难得心应手。既接住之后，切不可停顿，宜即掖回，向上手人还掷，上手人亦照样接之，如是来回往复，互相掷接，数十次之后，更易方向，以左手依法行之。对习之二人，宜长短相当，实力相等，否则即多流弊。长短不合，则掷接时高低不齐，实力相差，在强力者发劲必猛，弱者必难接住，即勉强接住，而身体亦必随袋旋转，甚至因此受伤。初习之时，不宜贪功用重袋，如我一手能提二十斤之物，所用沙袋不宜过十斤，一因发袋之劲较提物为巨，二则练功宜取渐进程序也。将十斤之袋练习三月之后，将原袋拆开，加重一二斤再练，更三月后再加若干，如此逐渐增加，至五六十斤为度，自始至终，大约四五载，纯功始克大成。功成之后，即强敌当前，不为所执则已，苟为所执，即可提而掷之数丈之外，盖掖劲足，而人不易御也。惟在练习之时，有必须

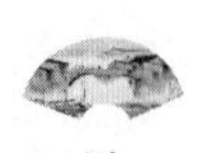

注意者数事：一，提掷时宜用掖劲发袋，使袋依我肩外作平行线飞出，切忌作摔物或抛物之状，如放矢之乱掼。二，接袋者宜先让过胸前，然后从后面抓住袋腹，乘势掖出，切忌迎头揽接，或接袋角袋边，盖迎头接易使手指手腕等部受伤，接过袋之边缘与角则力不居中，致有偏堕之病。三，练习者无论作何步式，脚跟务须坚定，全身皆宜用力，否则掷者之身动摇，发劲必因之减少，接者之脚步虚软，身段不实，必随袋而旋转，如此非但不能永功，且易因此受伤，故练习此项铁袋功夫者，对于上述三事，务须注意，其余如增加斤两、开展距离等事，则在学者自行酌定，固不必拘于陈法也。

练后须以下列秘方煎汤温热洗之：老桂木二钱　丁香二钱　白歪三钱　川芎一两　细辛二钱　防风一两　羌活一两　荆芥一两　蔓荆子一两　以上九味共研细末，每药末一两，加盐一匙，连须葱白头五个，煎汤，练习前后温热洗之，消毒退肿。

四十一、揭谛功

揭谛功，为硬功外壮，属阳刚之劲，兼内壮之气，其练法较难，初习颇苦，甚至腑脏受伤，非渐进不可，万不可躐等。揭谛功者，即俗所谓就地十八滚，地蝗功夫也，又如江湖技士之抢背。然此法分前、后、左、右等跌法，及箭盘、背跌、掷跌、仰跌、伏跌等法。初习时，按抢背法行之，即以右手向左助摇，以右肩头轻接地面，翻身挺腰而起，是为右前跌法；左手向肋摇，以左肩头转接地面，翻身挺腰而起，是为左前跌法。此二式则跌扑法，为最易学者。他如前跌法，即头向前，翻身挺腰而起，即俗所谓翻斤斗，又所谓毛儿跟头；后跌法，即以头后倒，翻身挺腰而起，即俗所谓反斤斗；左跌法，则以左肩头向左轻接地面，侧身翻起；右跌法，则以右肩头向右轻接地面，侧身翻起。盖左右跌法，为揭谛功中最难练之功夫。箭盘，系箭步向前翻斤斗；背跌法，是身向后跌下，脊背须先稍偏向右方，左手伸出，扑在地下，身体稍向左方，跌于左手上，借力将手一撑，立身而起，即俗所谓平地翻车；掷跌法，系身体蹲踞式，向后跌下，在未曾着地时，先用一手着力撑在地上，待身已着地，然后将身向此手面滚去，压于手上，此手一撑，将身借力起立，此法两手均可练习，即俗所谓鲤鱼打挺；仰跌法，是从直立向后仰跌，跌时，头须向前稍屈，万不可着地，同时先将左手或右手扑在地面，待着地时急滚身手上，将身体借撑力起立，即俗所谓铁板桥；伏跌法，足从直立向前扑下，扑时身体挺直，膝不可弯曲，在未着地时应屈臂握拳，应使拳和小臂同时着地，切不可使胸腹着地，急用两手撑地，项力立起，即俗所谓扑虎势。至于滚法，则稍难矣，其法屈腰抱肘，用两臂撑地之力，及两肩头并两腿之翻转力，横卧其身，翻滚而进，初则缓慢，且甚苦痛，习之日久，则翻转矫捷，瞬息十八滚矣。盖揭谛功有就地十八滚、八八六十四盘之绝，非精于性功者，则成功实非易易也。作者幼嗜地蝗拳，以其颁扑猛疾，稍长习揭谛拳，复经妙兴大师授以揭谛功，每行拳时，前后左右，忽起忽落，翻滚无次，自觉气爽，而皮肤因是坚实。今秉吾师所传，宣之于众，要在学者之心领神会也。且此种功，可以意会，不能言传，非实地扑跌，无以成功也。

四十二、龟背功

龟背功，为硬功外壮，属阳刚之劲。此功专练背部，使之坚实，与腹部之布袋功、铁牛功等法效用相同，用以御敌，非用以制敌也。背之上部骨骼紧凑，练习较易，下部两肾关处空虚软当，练习实难，然练习龟背功者，务须软当处下一番苦功。盖所谓龟背功者，自颈项以下，至尾闾为止，中间各部，皆须练到也。然欲使软当充实，非运气不可，故宜先从两腰入手。每日于起卧之先，盘膝趺坐，瞑目静心，凝神养气，以两手紧按后腰，先向内揉摩三十六次，复向外揉摩三十六次，如此为一转。一转之后，即以拇指，扣住中、食二指之第一节，使其第二节骨突出，即用突出之处，向腰部软当上环扣之，两手同行，各扣三百六十次，扣毕复摩，更一转后再扣，摩扣各三次而功毕。惟扣转之时，数目须记清楚，不可有误，按并非多摩扣一下或少摩扣一下即有损害，盖使人于行功之际，专心记数，不生别种杂念，亦眼观鼻、鼻观心之意也，每日行二度，一年之后，腰肾自实。然后练棰法，以软木为棰，贯以藤柄，棰略如拳，行功时鼓气，使注于腰背，以棰上下左右击之，不可有一处落空。棰时初不必用力，轻轻击之可也，以后逐渐加重。不在行功之时，宜穿铁半背，此物以大如银元铁圈，衔接连缀而成，形如背心，南人称为马夹之半，紧贴全背，另用绳扣于胸肩之间，卧时宜仰卧硬板上，行功时则除下，功毕复穿，所以辅助棰击之不逮也。铁半背之重量，亦须由轻加重，棰击则自软木棰起，进而硬木棰，以至用铁锤为止，逐步渐进，及后能用巨大铁锤，使人猛力棰击，不觉丝毫痛楚，功造大成矣。遇敌时非但拳脚不能伤，即刀斧亦无能为力，惟学者在行功之时务须以意役神，以神使气，使集中于腰肾肩背之间，然后棰击，若胡乱为之，神气涣散，即难望其成就也。此龟背功若与铁头功、铁布衫功、铁牛功同时并习之，则为金钟罩，功成之后，身体竟与钢铁铸成，坚实无比，除一指禅、朱砂掌、阴拳功等阴柔载功之外，竟无别种功夫，可以破之，用以自卫御敌，诚为无上妙法。少林内功，固不减于武当练气也。

四十三、蹿纵术

蹿纵术，为软功内壮，其劲略为柔，昔日行侠仗义之人，绿林豪杰之辈，于此功夫多习之，今日科学昌明，久已不彰，苟欲习之，恐一般人目为飞贼之流，因是今世此种国粹精华，致湮没无闻，且文人墨客，多目为无稽之谈，是诚可悲可惜者也。余

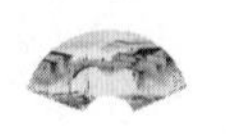

不文，更不武，本余聆之于师友者，宣之于众，是亦提倡国术之旨欤。当时山东省政府登报广征飞檐走壁之人，竟无一人应试，故一般人更证蹿纵术为妄谈，殊不知擅此功夫者，多隐而不敢出头也。其练法亦不外说部中之束铅，惟铅须泡造后方可应用，否则瘀积血液，甚至溃烂，且危及性命。其法，以生铅入火烧之，使全体通红，乃放入猪血中浸之，浸一昼夜，更如法烧而浸之者，凡七次，则猪血已沁入铅内，其色变为青紫，则成死铅矣，尚须埋诸土中七七四十九日，使其火毒退尽，取出以清水洗之，方可应用。带铅之法，用细口袋布裹铅，缠缚两小腿、两小臂上，束缚于背脊上，由轻而重，至十八斤为止，先练跑山路或土岭，以为基础，即每日带铅在山路土、岭上飞奔。根基已立，即可进而练习跑缸功夫，即在缸边上行走，更进而练习跑立砖，即将通用之长砖并立于地上，来往跑于其上，使砖不倒，人行走如意者，则功成其半。再直膝挺腰，用足掌之技撑力向上蹿，能蹿至一尺者则解除铅袋，弯腰屈膝，作势上蹿，可超两丈矣，至此则蹿纵术功成。再就沟壕跳跃之，其初也四五尺宽的渐至一丈二丈，其法自远处向欲超过之沟壕飞奔，奔至此岸缘，两臂上举，两足支撑地面，两膝弹力，向前推身行空中，两臂从前向后运转，则增进其向前超越之力，达彼岸时，用足趾着地，至此则蹿纵术全功成矣。然非七八年苦功不为功，且须操之以恒，持之以坚。若谓蹿纵术，又所谓飞檐走壁之能，蹿房越脊之技为妄，则今日之跳高、跳远等技，亦可谓吃符念咒之能也。今世贫苦家之子弟，则无力练习，既衣食尚且不足，更何心练此功夫，富有家之子弟，多趋尚时髦，养尊处优，焉能受尽六七年之苦恼练习功夫。噫，功成后，身体轻飘，行走亦迅疾异人，可以高来高去，崇垣可越，屋面可行，来去飘忽，蹿纵无声，可以夜行矣。惟切忌功成后，为盗为匪，或以此凌人也。

四十四、轻身术

轻身术，为软功内壮。轻身术功夫最不易学，盖以吾百斤之体，而欲使如蜂蝶之息枝，飞燕之穿檐，又何等为难也。其练法与蹿纵术、飞行功、一线穿略同。初练时置七石巨缸，满盛以水，习技者即于缸沿行走，即技击家所谓跑缸边。背负布袋，内储铁砂，或铅沙数斤，亦须以猪血浸之。如是半月或二十一天，将缸中之水取去一大瓢（葫芦），而身上之铅或沙则增加一小块或数两，依前法练习之。更一月或二十一天，去水而加铅或沙，至缸中水尽，铅或沙五斤为度，已能于空缸之沿周围行走时，复易缸为大簸箩，其中满盛铁砂，在簸箩之沿如法练习之，亦将铁砂逐渐取少，至剩空簸箩而人能行走其上为度，然犹未臻大成矣。必须铺细沙成甬道，厚至尺许，上以薄桑纸覆之，人行其上，初时固足印显然，迨后渐无，乃按日取去一纸，纸尽沙现，行走其上，沙不上扬而足不着印，其功始完全成就。持此以往，虽草上飞行，百草不微动，雪中来往而不露痕迹，更去上身所负之铅沙，即水面如有所藉托，亦不难飞渡矣，所谓蹬萍波水、踏雪无痕者是也。然此种功夫，非练习十二年不能登峰造极，然所谓天生轻身术也则不在例，盖人之身体，有先天后天之优点使之也，非常人所能及。故不论世所谓草上飞、水中行、雪上飘等侠士之名，以及轻身术等功夫，疑为文人弄墨，而世实无其人也，盖不知练此功之难也。作者幼时练功，曾跑砖沿、跑缸边、跑簸箩二年之久，簸箩内沿沙渐减至大半，仍能行走其上，然须身向内倾，使其重点平均，否则身稍直立，则立即跌覆，于是知难而退，至今愧恨。于此想见功夫探讨较拳术又难乎其难矣。

四十五、铁膝功

铁膝功为硬功外壮，属阳刚之劲，专练两膝之法，在拳法中为膝风，因此部人每多不注意也。学武之人，技能不患其多，愈多愈妙，以全身各部言之，多练到一处，即少一受攻击之处，且有时亦正可利用平素不注意之处而制人也。铁膝功之练法，先盘膝而坐，固握两拳，向膝上击之，并击七十二度之后，则撒开双拳，用掌心紧按膝头，由外向内摩三十六度，更由内向外摩三十六度，摩毕再击，其数同上，如此摩击各九次而功毕。每日在起卧之前行功各一次，一年之后，膝骨已渐坚实，可以改用木棰矣。棰共两个，其大如拳，或作鼓形，或作球形，均无不可，装以粗藤之柄，其柄所以必须用藤之故，取其硬中软也，两棰同时并击，亦七十二下，然后依上法揉摩之九次，功毕。如此更练一年，膝盖已更坚实，可以改用铁锤矣，锤之大小与木棰等，每个约重一斤至斤半，更依前法练习，一年之后，则铁膝盖之功成矣。功成之后，一对膝盖，与铁铸者无异，触物物毁，着人人伤，与人对敌，在匆遽之间，不及用手脚攻击或抵御时，即可利用膝盖，如拳法中之合膝、分膝等法，即用膝盖以作攻御者。惟膝部骨多肉少，仅一皮包之，常人膝部最不受痛，非经练习不足以致用也。此功练习二年以上，即可成就，且练习易于从事也。

四十六、跳跃法

跳跃法，为软功内壮，属轻身功中之一种，又名超距功，亦练武者不可缺之要法也，宜加意练习者。若寻常跳跃法，在五步外鼓气作势而后行之，此不足奇也，必也无论高垣峻坂，就地而超过之，行之如不介意，斯则为能。初练时，身缚铁砂少许，掘地深尺许，周可用二人，练者身立其中，随意上跃，出入频数。初坑浅、铁砂轻，上下颇觉易易，盖尺许之坑，不须腾跃，一举足即可出之也。如是每隔十日，或半月，将坑掘深一寸，身上铁砂则加一两，其后坑掘愈深，铁砂加愈重，跳跃亦渐觉其难，至坑深三尺，练习之时须略长，由十日或半月一掘而变为二十日或半月一掘，铁砂量

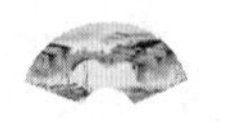

之增加亦以此为率，至五尺之后，练习之时间更须略长，逐渐由五尺而七尺，由七尺而寻丈，至坑深一丈时，身上所缚之铁砂约有五七斤，亦能出入自如，则功造大成，去其铁砂，虽二丈之垣，亦可一涌而过之，不复须鼓气作势矣，盖身缚铁砂而能寻丈，去铁砂则自能加倍矣。然习此一法，亦非三五年，不克造绝境也。作者往年曾习之，惟以遭人物议而中止，可惜哉。

四十七、摩插术

摩插术，为硬功外壮，属阳刚之劲，兼内壮之气，练法简而且易，为点穴术、卸骨法等之基本功夫。其练法，于东方一现白色即起身，并齐两足，立空场上，闭口藏舌，凝神静气，合两手，互擦掌心二十次，先将右掌心贴胸膛，左掌心贴脊上，前后掌心相对，循环摩擦四五十次，再将右掌移摩背上，左掌称摩胸膛，照前法相对摩擦四五十次，摩掌时不准开口吐气，从鼻孔呼吸，向胸膛运送，如此久而久之，自觉有一团精气凝聚胸膛，坟起如球，一待坟起，再将坟起中所凝聚之精气缓缓运向两臂，由臂渐达指端，再置豆箱，直插而下，两手互插，一起一落，插时次数多寡视练功者能力之大小而定，至疲时为度，但再次须记其插数，以便逐日递加，譬如第一天插一百次，第二天当插一百零五次，以次递加不息，如能插之一柱香时候，则插术第一步功成；即将豆箱更换米箱，亦依上法插之，仍插至一柱香时，则第二步功成；再换砂箱，仍依上法插之，习插至一柱香时候，则摩插术全功成矣。上法在睡前亦依清晨时行之。如习此功后，再习点穴术，则成功较速，盖摩插术习一年后，点穴术中第二层功夫第五步之练法“指功”已无形中精绝，再习点打自非难矣。插术所用之木箱，以榆木或枣木为宜，二尺见方，高可一尺，插豆用黄豆，插米用白米，插沙用黄沙，如欲深造，更铁砂插之亦可。再能插至一柱香时，则指坚如铁，张手则洞胸破腹，惟插铁砂后，须以地骨皮、青盐煎水洗之，以消毒去肿，否则溃烂，须注意及之。

四十八、石柱功

石柱功，为硬功内壮，属跓法中之主法，专练足劲之一种秘术，所以有此名目者，极言其练习此功成就后，有如石柱之直立，纵有大力之人，亦难摇撼也。狂练武之人，足劲实为最要，脚无劲则步不稳，步不稳即取败之道。练习足劲之初步，宜在马步上下一番功夫，至少每日站马步十次，每次一炊时起，逐渐加长，次数逐渐减少，直至站马步至一个时辰，不喘不汗，若无其事，始可进一步学桩上功夫。植二桩于地，高约二尺左右，中间距离恰合一马步长短，练者即立桩上，依法站马步。在平地全足底着力，占地较大，今在桩上，着力处仅在桩头少许地，不及脚底三分之一，其难易自不待言，故初上桩时，非但两足不易使力，致身体动摇，且足心酸痛异常，不及一炊时，必难再耐，勤练三数月后，此种痛苦，即可免除。站桩时间，亦可逐渐加长，同时须鼓气下沉，使全身之劲向下砸去，更若干时之后，不仅摆空步子，更须用千斤石压置腿面。石为长方形，左右两旁各有一耳，可以着手。初时约用二三十斤者压腿，每隔三月加十斤，至能腿承百斤以上之石，在桩上站骑马势半个时辰，不喘不汗，如若无事者，则其功成矣。功成之后，两腿之劲不下千斤，站立平地，竟如铜浇铁铸生根一般，虽有多人之推挽，亦似蜻蜓之撼石柱，鲜有能使之移动分毫者，至其两腿之坚实，尤须使人惊骇，即用刀剑砍之，亦决不至有所伤损。惟在练习之时，困苦万状，甚于别种功夫，所费时日，亦较他种功夫为久，至少足五六年，学者非有耐苦持久之精神，不易成也。作者曾习之，未几半月而腿肿痛甚，因之中止，吾师深为惋惜也。

四十九、铁砂掌

铁砂掌又名黑沙手，为硬功外壮，属阳刚之劲，其练法得仰仗药力，且须注意运气，以收内壮之助。以下列练手秘方，加陈酒五斤，人中白及白醋各十斤，拌和煎汤，每次煎三柱香，煎至四次，用文火熬炼稍浓，倾入铁盆中，以木杵捣烂成泥，再加细铁砂，其数量与药泥相等，用口袋布盛好，置坚实木凳上，每日晨昏拍打之，须由轻而重，由徐而急，单手或双手则在习者之自择耳。及初也必现青肿，甚至脱皮落肉，练后须以洗手秘方洗之，以期消毒去肿，强筋壮骨，则内外坚实矣，习至百日，略可应用，习之三百六十五日（一周天数），大功已成，惟不可滥用。盖此种手法，着人肌肤，轻则伤，重则亡矣，且非秘方不治，是故非至万不得已时，方可用以护命也。总之习此功夫，须有保存国粹之志，勿存恃技凌人之心，则著者幸甚，而国家幸甚，否则设有不肖之徒，挟此阴狠杀人之绝技以行不逞，著者岂非助乱也耶，则著者又焉敢担此罪名，希习者注意及之。

附铁砂掌练习秘方（内有别名）：金钩藤四两　丹参四两　红花四两　狼牙草六两　地龙四两　象皮五钱　落得打四两　十大功劳六两　乳香三两　五加皮五钱　透骨草四两　将军草四两　生川乌四两　石榴皮四两　木瓜皮四两　川续断四两　龙爪花三两　鹏爪一付　大木耳四两　威灵仙四两　花铅四两　地骨皮四两　无名异四两　明矾四两　生草乌四两　核桃皮五钱　地鳖虫二两　追风藤三两　老鹤草四两　以上二十九味，照前方煎之。

铁砂掌洗手秘方：胡蜂窝一个　葱、姜三斤　柴胡三两　鹰爪一付　川乌四两　槐条四两　蓖麻子三两　桂枝三两　黄芪四两　象皮四两　大浮萍二十二个　生半夏三两　乳香三两　水仙花头四两　大力根四两　草麝香二两　自然铜二两　瓦花二两　加皮四两　槐花二两　覆盆子二两　红花六两　金樱子二两　油松节十个　车前子三

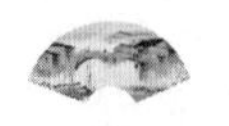

两　巨藤子二两　马鞭草二两　蛇床子三个　梧桐花四两　白石榴皮二两　皮硝四两　穿山甲三两　核桃皮五两　五爪龙四两　白凤仙花二十一个（共煎）　崽子二两　青盐半斤　巴三虎三钱　还魂草二两　盐三两　地骨皮二两　白鲜皮四两　虎骨草四两　木瓜二十个　过山龙四两　闹扬花五两　牛膝二两　虎骨二两　草乌四两　麻黄三两　南星三两　钩藤四两　杉萱皮半斤　原醋二十斤　免香手二两　款冬花五两　没药三两　四红草半斤　落得打四两　八仙草三两　以上六十味，用清水煎汤泌汁，倾入缸内，拍打一次即洗药一次，晨昏拍打二次，须洗药二次。

盖练此铁砂掌，虽称阳刚，实为阴手，药力深入肌腕，拍打后如不用上列洗手秘方洗涤之，则数日皮肤即浮肿甚且溃烂，以此药水洗之则泰然无事，且因药力之助，使手上皮肉筋骨坚实而成为毒手，此即说部中，所谓钢沙掌、铁手飞沙、黑虎手是也。然其练习法，非拽文弄墨者能道其只字也，盖此等秘技，知之者即不敢轻视传人，不知者更无从求教，驯至只知其名，不得见其技，著者憾焉，乃不讳师言，使同志共得探讨术中之精粹，不亦快事乎。铁砂掌之凶利，即几超于火器之上，然用之合乎道，可自卫御侮，苟用之不得其道，则社会殆矣。著者有鉴于斯，特将医疗秘方大略宣布如下，以便世人嗣后有被毒手打伤，或施救于人者，得按方自疗可耳。

伤头部，用白芷、藁本、防风各三钱，自然铜少许，加桂枝、荷叶为引，用童便煎服，服后忌风；伤顶门，依上方去自然铜一味，加青皮二钱，服法同上；伤胸部，依上方，去青皮，加郁金、滑石（水飞）各三钱，服法同上；伤腿部，依上方，加淮牛膝五钱，海桐皮二钱，服法同上；伤肾部，依上方去淮牛膝、海桐皮，加骨碎补五钱，服法同上；伤两肋，依上方第一方，去自然铜，服法同上；伤两股，依上方，加杜仲（去丝）三钱，乌药三钱，服法同上；周身伤重，用大螃蟹一只连壳捣烂，和陈酒隔水煨滚，冲蟹汁，服至一醉，醒后服七厘散即愈。七厘神效灵宝散秘方详后。

五十、一线穿

一线穿，又名达摩渡江，又名水上飞行术，俗名踩软绳，即说部中所谓蹬萍渡水、踏雪无痕之功夫也，乃轻身功夫之一种，为软功内壮，其练法殊非易易，然苟能坚心毅志练习，不难成功。其法分数步，入手之初，与飞行功轻身术相同，即先带铅沙，在平地上练习飞驰，然后在山路上练习跳跃，更放石块于簸箩中，在其边上行走，逐渐取去石块，至能在空簸箩边上行走后，即走沙道。以上各法，已详见飞行功、轻身术练法中，惟两腿所束之铅沙，亦须按前法以猪血浸炼，使成死铅，始可应用。带铅以每腿四两起，至五斤为度，平时宜以药水洗腿，以防损害。沙道走过之后，则走棉纸，用厚约三四寸之棉纸，铺于沙道之上，人行其上，至足印不下陷时，此第一步功夫成。然后更以细长之木，系其两端，悬空际，约高二三尺，人即于木上往来飞行，初时木心因承重之故，宕动不已，直要练得人行其上，丝毫不动为止，至此更易木为巨绳，其法竖竹架，以巨绳横扣架之两端，人于绳上行走，即如现在江湖卖解场中，即俗所谓跑马戏者，所常见之走绳索是也，绳质较软，一着足必向下陷，尤易左右摇摆，不如木之平行宕动，故练此步功夫亦较为难，直练至人行绳上，绳能不宕不摇，则第二步功夫成。从此将逐渐减细至粗不盈指之绳，亦能任意往来于绳上，亦不宕不摇，则第三步功夫成。然后以最细之连绳行之，亦能行走自如者，再将其绳两端系于河之两岸，将绳横栏于河之水面以上，仍按前法行之，能行走自如，则全功成矣。功成之后，可在水面飞行，所以水面飞行者，亦须略有假借，须用一质地轻浮之物，如竹片、木杆、芦苇等物掷于水面，人即可身立其上，推之前进也，余如浮萍、薄草密集之处，菱角、荷叶丛生之所，亦可在上行走。昔日达摩老祖，传道已毕，只身而去，即以一苇渡江，即系此种功夫，然习此种功夫，非十余年苦功则无一成，且须静心虚气以习之。洗腿药水，即以地骨皮、食盐各等量入，煎水成汤热洗之，则血气融和，皮肤舒畅，上下交感，体气充实矣。

五十一、吸阴功

吸阴功为软功内壮，属阴柔之气，其练法即将左右睾丸运气收敛于腹中，使外面不至被人损伤之法也。有以此法重运气而入内功者，实不然也，盖内功以真气充塞全身四肢百脉，以及一切穴道，水火不能伤，寒暑不能蚀，正吸阴而避人击也，故作者对于吸阴之法，则认为软功无疑。初练时冥心静气，屏除一切杂念，然后运周身之气力而下注于丹田，即运气力极力上提，使气力上下往回，周而复始，日行数次，不可贪速，若行之过度，则气伤神疲，反为无益。初时不甚觉其异，及练之既久，每于注气力入丹田时，其阴囊涨起如球，及气力上提时，则肾丸亦渐随之活动，终而至于随气力而吸敛于腹中，外面仅余其囊，敌人欲撩其阴，亦不可得，至此则功成矣。以后但须聚气一提，即能吸敛，鼓气注之，亦能使阴囊坚硬而护卫肾丸也。

五十二、枪刀不入法

枪刀不入法，为软功外壮，属阴柔之劲，兼阳刚之气，又名空手入白刃。枪刀不入之名称，似颇奇怪，而含有神怪之意味，其实亦为一种软功而已。今试语一不谙技击之人曰：“我能以赤手空拳，出入于剑戟如林之中，与众人周旋，而不至伤损。”闻者未有不嗤为谬妄者，然此功确能如是，特练习为难，今且绝传矣，其得力处，完全在闪避二字。初时即从各项柔骨功夫下手，如柔腿柔腰等法，继练眼法。身、手、眼三法，为拳家之要则，今欲出入于剑戟之林，尤全仗一双眸子，否则必难应付也。练

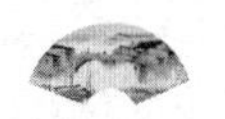

眼初步即凝神是也，其法已详罗汉功中。凝神功夫到家之后即练数物，先数死物，若闲坐时，室中则数望砖或数对面屋上的瓦楞，共有几片，能于一瞥一间，举其数目，不爽毫厘，已非易事，特后更以瓦片之相迭至数尺，或用其他类似之物代瓦，今依法数之，务须于短时间中点清其数，始可更进一步。而练数活动之物，如鸭于河中，每群百余只不等，令细数之，盖瓦片等为固定之物，不会自行移动，但凝神细心，即不至差误，鸭在河中游行无定，倏东倏西，至为活动，欲于转瞬间数清之，殊非易易，非下一番苦功不可也，然熟能生巧，但须专心一志，大约半年即可。数得清鸭群之后，更聚体格较小而数量较多之麻雀于一笼，如法命数之，以后每换一物，必减小其目标，如麻雀之后易以蜻蜓，蜻蜓之后易以蝗蛹，至蚊虫、蚂蚁为止，其人如能于五步之外，数清二三千一群之蚁，则眼法已臻绝顶矣。眼法之外，又须练步法，身法步法之练习，三才桩、七星桩、九星桩、梅花桩等适用，至身法，习之甚难。先择一广场，钉立高低不平、大小不等之竹竿、木桩阻碍物，所钉之地位，务须参差不齐，如犬牙之相错，切忌次序井然而有规则。地面之上，又每隔少许而布石灰一摊，亦不得有次序，但所钉之桩，中间距离至多一尺。练者即侧身于其间急走，身不得与竹相触，足不得踏着石灰，走时又须东转西旋，不准有一定空之途经，如蝴蝶穿花，青蛇入草。在起初之时万难如愿，行步亦迟缓，其后愈走愈疾，纵迂回曲折，亦无不可。然后更于桩上置锋利之刃，竹竿、横架、钩刺之属，下面则间布铁蒺藜及绊脚索等物，更依前法练之，至能出入自如，则功已大成。可命数十人，持武器围攻，空手出入其中，亦不至有所伤损。此功练时固难，非于十载纯功，不可臻上乘，而练成之后，便利非常，即空手出门，亦不愁受人之困，盖一举手间，可以夺敌人之械，而为己用也。此功为少林寺独传之技，今则练者极鲜，几至绝传，国术沦亡，殊可惜也。

五十三、飞行功

飞行功，又名夜行术，复称陆地飞行法，更名千里独行，为软功内壮，本为轻身功夫之一种，盖练行走功夫也。其练法，则铅或铁砂装于布袋，束两腿，按日在广地上疾驰，非至筋疲力尽时不止。先时铅或铁砂须按前法以猪血浸沁，以土埋之，不宜过重。又复每隔若干日则增一两，更练更加，以至四五斤为度。初练颇觉苦之，习之既久，渐觉与平时无异。如是每腿束四五斤之中，日疾行百里之路，数年之后，去铅行之，自非常人所能及。然在白昼广场中行之，尤未足称完善也，必也在悬崖削壁、凸凹不平之处亦能飞行自若，如猿猴之灵捷，则功成矣，然后去其所缚之铅砂，则身轻如燕，重垣可越，险坡可登矣。至其练目力之法，则详述于罗汉功矣。练此功者，宜缓不宜疾，宜持之以恒而不宜操切从事，否则非但功不能成，身体上亦有受其害也。或功成后，与窜纵术、跳跃法并进，则飞檐走壁之能，至此称绝矣。

附飞行丹秘方：川乌　草乌　红花　当归　川黄　续断　羌活　杜仲　乳香　没药　朱砂　自然铜　麻仁　加皮　寄奴　茜草　血竭　牛膝　陈皮　骨碎补（亦故纸）紫背天葵　土鳖虫　扎金丹　以上二十五味，各五钱，共为细末，每服一钱一分，练功前服用，黄酒冲服，理门白水冲服，服后功效无极。

五十四、五毒手

五毒手，又名阴手，又名五雷掌，为硬功外壮，属阳刚之力，兼阴柔之劲，江湖习之者众。其练法简易，惟须练前有所准备。其法，于清明节交节时取泥底泥土二十斤，即俗所谓泥中土，亦即夹底之泥是也，泥色黄白，取出后用砂缸储之，使之干燥，待至五月端午交时，取赤蛇、壁虎、蜘蛛、癞蟆、蜈蚣，即所谓五毒各一只，放于泥中，用木杵捣烂，混入泥中，再用铁砂、白醋各十斤，烧酒五斤，青铜砂二斤，亦加于泥中，使匀，然后放于坚实木凳上，每日晨昏拍打之，不间断，不懈怠，三年则功成。当之者，无不毒发身死，诚阴手也。习是者以防误伤起见，以左手为宜，且为道德阴功计，万不可轻事伤人。练后须以洗手秘方洗之，否则三日即溃烂而无救矣。

附五毒手洗手秘方：华水虫一两　防风三钱　干姜一两　黑芝麻二钱　斑蝥虫五两　硇砂五钱　归尾二钱　银花二钱　红花一钱　川连八分　白蒺藜三钱　元参八分　黄柏一钱　石灰八两　北细辛三钱　荆芥三钱　白术二钱　白苏皮三钱　侧柏一两　白信一钱　打屁虫五钱　阳起石二钱　红娘子五钱　小牙皂二钱　铁砂四钱　蜈蚣二条　指天椒八两　以上二十八味，内铁砂、石灰两味，须锅内炒红后放入，用水煎汁洗涤，洗三日，另煎。

五十五、分水功

分水功，为硬功外壮，属阳刚之劲，拳法中有排山势、分水掌等法，盖即滥觞于此也。此功之力完全聚于两臂，而以侧掌辅之。初练时择广地，植粗竹一排，约十余枝，上下两端则以铁链横系之，使其密排无缝隙，紧贴如竹墙。练者先在正中两竹间，用合掌竭力插入，竹性韧而有弹力，虽密排无隙，若力分之，亦可弛张，两臂插入之后向左右力擗，其始仅小罅隙，按日行之，积久而先渐如门户，可容人出入矣，至此再于两旁多植巨竹，由十数枝渐加至数十枝，亦能开擗自如，则功已半成，盖多植一竹，其增加之重力至少有百斤，若以三十枝计之，两臂之力，又奚千斤。然后更迭细沙为壁，如乡间土墙亦可，用臂插入，向左右排之，须至两臂在砂中排合自如而沙不飘扬，则炉纯青，功造大成矣，盖非若是，刚柔相济之效，功成之后，纵千万人当前，一举手莫不如山奔海啸矣，但一着身，鲜有不立毙者。

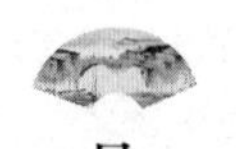

五十六、飞檐走壁法

飞檐走壁法，又名为横排八步，为软功内壮，属轻身功之一，练习飞高走远之另一法门，乃少林独传之秘技也。其练习至简且易，于练功前，用粗布袋，内藏猪血浸过之铁砂，束两小臂及两腿，其初也轻，每日晨昏横跑墙壁，即侧卧其身，两足互换前进，至力尽处落地。跑时须退后十数步，向前跑去，借其摧力，侧身如卧，先出左足，继出右足前进，无论何人，凡在少壮时，均能继续跑二三步甚至三四步，再多不能也。如力尽时，先落右足，则身体由横空变为正立矣，此为左式，右式则先出右足，落地时，先落左足，日日行之。铁砂逐渐增之，一年后，即可横行四五步，是为初步成功，再一年后，则可继续横跑八步，则第二步功成，按八步之长约为一丈六尺，至此已能身体横空，借其摧力，横行一丈六尺之远。再练习斜向上跑，初则中途跌落，日日勤习，不可异难，铁砂亦逐渐增加至十二斤为度，一年后，能横斜向上进至八步处，则第三功成。至能斜向上跑八步，再继续练习左右晃臂及右左晃臂，其法即斜上跑至墙顶，身体仍横空，此时向前跑步之推力已无，须急晃左臂向左下，右臂随之向左摇晃，则身体借其摇晃之力，已正立于墙顶矣，是为左式，如先晃右臂，再晃左臂，是为右式，至此则全功成矣。除去铁砂，则轻灵如猿猴，升墙登屋，如反掌矣。惟初习时，因身体不甚灵活，易于跌摔，习者切勿因此生疑，须向前猛进，不日间，飞檐走壁之绝技成矣。余幼时曾实地练习之，年来驰骋南北，致将功之成中途废弃，惜哉恨也。今视解释曰“横排八步之意”，恐不甚了解。如南北墙壁一道，人由墙之北端向南跑去，借其催力，先出左足蹬墙，向前横身跑去，初则苦之，久则自精，是为左式，右则反是。总之此种功夫，在习技者之心领神会也。

五十七、翻腾术

轻身功中之一种，又名皮条功，使人遇有可以攀援之处，即可随意升降腾挪。初练之时，先徒手在地上练虎跳、小翻（即翻斤斗）、腾跃等功夫，凡此种种，为学拳者所必习，即略得皮毛，类皆能之，不必细述。进一步则在铁杠着手，先练升降，以两手高握铁杠，缓缓上升，为小腹齐杠为度，然后徐徐退下，至脚踏实地为止。升降功夫到家之后，更练风车，所谓风者，即以手握杠，使全身在杠之四周旋转也。至风车功夫纯熟之后，始可易软杠，因在铁杠上所练习皆系两臂实力，非质地坚硬之杠不足以供攀援，不能胜其全身旋搅之重量也。至于所说之软杠，又称之谓皮条杠子，立坚木为架，高约三丈，长约二丈左右，上端横木之底，每距二尺，钉一铁环，环上系以极坚之皮绳，直垂之地，如流苏然，人立皮条中间，两手各执以皮条，向上升起，如右手着力时，左手即探起一把，左手着力，则右手探其一把，升至极顶，复依法降下。继练旁行，如在架东起，握住靠东第一第二根皮条，升至半中，即将握第一根皮条之手撒去，翻身向西，抢住第三根皮条，更撒握第二皮条之手，而抢第四根皮条，如此一路向西过去，直至靠西最末一根时，再翻身向东，更迭来往，力尽为度。旁行之后，则练翻腾，两手各握一根皮条，法与钱杠上之风车相同，但两臂须随绳拗折为稍异耳。翻腾一法，速易而缓难，故练者宜由速渐渐使缓，至能随意停顿至不觉困难为度。翻腾之后，练脱手跃，即两手各握一根皮条，用劲向下一抽，使全身上升，同时即松其两手，各向上滑起一把，至顶为止，下降亦然，此盖使用活把之法也。脱手跃之后，更练横窜，其法略如旁行，惟不必依序条之次序而移动，可超过数条而抢接，如在靠东一二两条之间，升至半中，略将身向侧一宕，双手一按，撒开全身，向西跃过数尺，而抢住第五第六两皮条是也，余可类推。此步功夫练成之后，可用一指粗丝绳代替皮条，依前法练之，然后每练若干时，将丝条减细少许，及最后使丝条减至不及一箸粗细，亦能握之练习上述各种式样，则功成圆满矣。以后凡遇危崖绝削壁之地，无可着手则已，如稍有着手之处，即可攀藤附葛，随意升降，虽柔枝嫩叶，亦可借劲也。惟练之最难，止少亦非六七年纯功不可，津市消防队多善此，作者曾于旧都见友表演是术，亦极可观也。

五十八、柏木桩

柏木桩，为硬功外壮，属阳刚之劲，专练两腿之力，摔跤家多习之，亦北五省技击家之基本功夫。其练法甚简且易，埋柏木桩于地中，上露大半，两足交互相踢之、踹之、跺之，想象敌人下部各要害踢之，初则颇苦之，日久渐不觉痛，半年后，下部功夫已有可观，一年后，则下部功夫亦非常人所及，且因踢时血随力注之故，久久下桩亦因之稳固，敛气而立，三数人推之不能移，用腿踢人，无不应声而扑，至此则第一步功成。再练踢技勇石，此种石物，今已不见，盖为前清武场所用，重五七百斤之技勇石也，其形上尖下宽长方形，踢时，足趾触之，亦觉痛楚，习之日久，渐不觉痛，且一腿到处，技勇石应声前移，随进随踢，至能一腿踢出数尺，则全功成矣，要在学者之勤习也。

五十九、霸王肘

霸王肘，为硬功外壮，属阳刚之劲，此功虽亦为练习肘力之一种，但着力之处与上节鹰翼功不同，因鹰翼用肘之侧面，而兼及大小臂近肘之处，向上枭抬，此则专用肘端向下或向后丁凿，不可相混也。练习此功之初，全身仰卧于地，小臂屈转，使拳面向上，足力抵地面，两腿挺直，然后运力于两肘，力抵地面，使全身上抬，除肘跖二部着地外，余均凌空，升起炊许时，落平稍息。在升起之时，呼吸平均，不可散乱，呼吸散乱则气不能凝，力亦涣散，不足久持矣。如次每日晨夕各一次，每次升降数十度，逐渐增加。在练习时间之外，暇时亦宜以时抵触坚硬之物，以为辅佐，其第二步练习法，则于升起之后，改用一肘一跖法，如先撒开左手叉腰，单以右手右跖抵地，全身向右徐徐翻转，成侧卧之状，至疲极时，仍复原状，而注力于左肘右跖，全身向左翻转卧状，如此更迭行之，左右各数十度为止。此犹不过寻常之泥地上练之，一年之后，则身卧平整之青石上行之，更若干时，易以粗糙之麻石，更进，则于地上挖一阔三尺、长六尺之槽，取大小不等的光石卵，即以泥沙实于槽内，用水灌之，使凝成一块，人即于卵石上依法练习。起初不免疼痛，须练至与平地上相同，丝毫不觉痛苦，行功至此程度，亦宜用药水洗涤，以免伤骨，药方见后。然后更用菱角之碎石子和于泥沙，如法实槽中，加紧练习，亦自不觉痛苦后，则其两肘两跖之坚实，竟如铜浇铁铸，纵以利刃砍之，重锤捶之，亦不能损，遑论用以击人，当之者无不穿胸洞腹者乎。自始至终，最速亦须三载纯功。

附秘方：乳香二两　草麝香二两　五加皮四两　藏花六两　鸡巨子二两　皮硝四两　青盐半斤　巴山虎二两　淮膝二两　南星三两　砂膏皮二斤　钩藤四两　虎骨二两　生草乌四两　麻黄二两　柴胡三两　鹰爪一付　川乌四两　水仙花四两　瓦花二两　槐花二两　金樱桃二两　白石榴皮二两　葸子二两　白鲜皮四两　虎骨草四两　闹杨花四两　落得打四两　颖红草四斤　地骨皮二两　穿甲三两　车前子三两　象皮四两　大力根四两　蓖麻子二两　没药二两　木瓜二十个　五龙草四两　马鞭草二两　自然铜二两　蛇床子二两　桂枝二两　八仙草四两　过山龙三两　还魂草三两　白凤仙二十一个　梧桐花四两　槐条三两　生半夏二两　覆盆子二两　核桃皮三两　黄芪三两　胡凤窠一个　油松节十个　大浮萍二十四个　以上五十六味，加陈酒醋二十斤、水二十斤共同煎浓，贮磁缸中。练功前，先将臂收入，浸少刻，然后取出捽干再练，练功后，照法再洗一次，则消毒去肿也。

六十、拈花功

拈花功，为软功外壮，属阴柔之劲，专练指头拈劲之一种功夫。指夹在人身上仅属小部分，使力亦不若拳掌等部分之巨，故其练习也，费时多而成功难，然用心从事，历久不渝，亦自有成功之一日，此功练就之后，手指触人，即致重伤，若着要害，立可损命，正与马鞍功、观音掌等同为死手也。练习拈花功之初步，不必用何种对象，但紧并中、食二指，以拇指按之，使三指面相触，以指尖之第一节为度，徐徐向外拈去，旋转成圆形，由外向内拈若干，旋转之后，更由内向外拈若干次，次数须相等。

如内旋百度，外旋亦须百度，每日不限次数，有暇即行，指如酸疲则略事休息。好在此项功夫，既不须器具，又不必摆出练功架子，随时随地皆可练习，且为旁人所不易窥破，故非常便利。如是勤练一年之后，指面之劲已十分充足，始用极大整圆黄豆三粒，仍以拇、中、食三指拈住旋转，初时每不能使三豆同时用指而转，或竟有脱落之虞，勤习一月，即可免此病，亦以一年为期。在练习期内，所拈之豆须逐日更换，初时每日易一二次，以后功夫日深，换豆之次数亦随之增加，直至三指拈豆，并不用力，只一旋指，豆即粉碎，第一步功夫已告成矣。然后更以小粒黄石代豆，如法练去，至黄石亦可一拈粉碎时，更易青石，不必定为三粒，即两粒一粒，亦无不可，拈至无论如何紧实之石，便能应指而碎，则其功大成矣。自始至终，非有五六年之纯功不可，盖空拈一年，拈豆又一年，拈黄石大约须年半且二年，拈青石亦须二年以外，如此最速须五年余。此功练成之后，无论若何坚实牢固之物，不着指则已，一着其指，无不立毁，我人以血肉之躯，更不必论矣。惟人类起居动作之时，利用手指之处极多，练得此种功夫，往往易于无意之中伤人损物，且为练杀手者功夫之通病，故练拈花功者宜用左手，不宜用右手，因我人习惯，用左手之时较右手为少，练之似可减少危险，更处处提心留意，庶几不至肇意外之祸，否则无故出手伤人，固为技击家所不许，即无意中致人伤害，虽非故意伤之，良心上亦何能安乎，故老武师不肯教人习杀手，习之亦以左手，即此意也。作者深愿此后之学者，深体斯旨，而三注意也。

六十一、推山掌

推山掌为硬功外壮，属阳刚之劲，专练掌心发劲之法，兼练两腕之捽劲，其效用略如刚柔法，练成之后，无论力大如牛之人，只须一着手，以掌捺而轻推之，无不应手跌出丈外者，盖可以借人之力而制人，可使人凭空掷出，而不至受伤，非若杀手功夫之以伤人为能事者可比也。练习之法，用粗制成长桌形之架，架之四足，深埋土中，使不至移动。架之上部，亦须坚牢，向上之两横木，包以光滑之铁皮。初练时以正方形之青石一块，约重八十斤，平置于架之一端，人对石立，足作弓箭步，上体与石相距约一尺半，然后以双掌置石面平推之，单掌亦可，惟宜左右交替行之，推时宜用臂、腕、掌三部之力，切忌上身前倾，以体重压石。不必急于求功，能略推出自佳，即不能使石移动，尽可作意推之，日久自见功夫也，至能屈肘按石，发劲推之，石应手溜出数尺或寻丈时，即于原石之后，加一重约二三十斤之石，依法练之，至亦能应手溜出，然后再加一石，重以三十斤为率，以后准此，如此再练再加，直至石共重三百斤为止，则第一步功夫，即算完全，此时两臂之力已极可观，惟属死推与人角逐时，未必能切于实用，不过如造屋之先立基础耳，欲求致用，非进一步练习猝劲不可。练习猝劲，宜专注意掌面之后部，与手腕二处练法略同。将架上之石搬去，但余原练之一

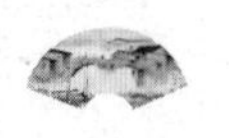

石，以手指按石之上面，掌根抵石，向我之处，步法如上，然后运用全臂之力，注于小臂及手腕之间，发劲时，手指紧按石面，而将两掌后提，离石三寸，一提之后，即运猝劲，以掌抵石而獗之，同时手指即推起后拗。如此每日勤习若干次，每次以力尽为止，二年之后，八十斤之青石，必能应手跃出寻丈之外，更依前法加一石练，直至前石一完为度，功夫即告大成。与人交手时，亦只消以掌根轻轻一抵，其人必能跌出数丈之外，此功专在使劲，故不伤人，功之深者，能于架上连迭十余巨石，手抵第一石，余石尽跃出数丈，惟在抵之石屹然不动，是则于发劲之外，又深具蓄劲功夫者矣。单就发劲而言，至少亦须四年功夫，若蓄劲，则又须十年之外矣。置石之架，宜以坚实之栗树制之，阔一尺有半，长三尺至三丈，高与腰齐，其形略似人家听事陈设之天然机，但较低耳。此功若成，即敌人众多，亦可从容应付，而不至受困者。所谓发猝劲，其妙处有非笔墨所能形容也，要在学者参悟而领会之也。

六十二、马鞍功

马鞍功，为硬功外壮，属阳刚之劲，练习虽与刚柔法相似，而功效则不相同，且马鞍功练成之后，拳如铁椎，可以穿石，若着人身，即不洞穿，而伤必极重，立致死亡。练此之人，有特征可以察验，盖其拳部骨节完全扁平，毫无棱角突出也。初练时，用斤量较轻之马鞍石，每日用拳从横冲击，或用扁腿踢之，时石固着于地，不能移动，习之以久，渐能跃出，至不须费力，以拳击石，石即应手而出为度，然后乃易较巨之马鞍石，如法行之，亦能指挥如意时，更易最大之马鞍石，重逾二三百斤者，按日击之，数年之后，亦能应拳跃出，其功乃成。但功成之后，此拳即永无他用，触人人伤，触物物损，往往有偶不经意而举手伤人者，是宜慎也，故老武师之教人习此功者，恒以左手，盖吾人日常用右手较用左手时为多，左手习，或可免无意伤人也，练后须服强劲壮骨汤。

附秘方：落得打三两　红花二钱　桃仁二钱　无名异三钱　五加皮二钱　三七三钱　全当归二钱　仙鹤草三钱　骨碎补（去毛）二钱　陈皮三钱　南木香二钱　地榆一钱　自然铜（醋煅研末）五分　川续断三钱　金不换三钱　以上十五味，加童便，煎汤饮之。

六十三、玉带功

玉带功，又名弥陀功，为硬功内壮，属阳刚之劲，兼阴柔之气，即用两臂之力，回环相凑而抱持之法也，亦称乾坤圈。练法至简，先时择一合把之树，身立其下，用两臂抱住树身，两手用合盘式互相牢扣，然后运力紧紧抱持之，时作上提之势，日数行之，每次以力尽为止，如是一二年，臂力渐充，抱持时只须略一震撼，则树身摇摇欲折，而枝叶瑟瑟落矣。然此尤初步之功成，未足胜人也，必须至能将此树连根拔起后，然后再易树为巨大之石鼓或石轴，重约四五百斤者，依法习之。石重而泽滑，抱收之最易脱落，如是习之者，所以增加其紧扣之力也，亦须一二年，始能平抱石鼓，行走自如，至此实力，固已充盈，抱持紧扣之劲亦达极点，而功造大成矣。若以之抱持人体，则当者鲜有不骨断筋摧而立殒者。相传昔有盲童欲报父仇，徒以目盲之故，不能学习武事，痛苦于途，适遇少林寺朝无和尚，询知其故，传以此法，命之曰："习此法四五年后，但得近其人，大仇不难报也，惟宜自晦，勿妄害无辜，孺子记之。"后盲童卒以是法，父仇报矣，由此言之，则玉带功者，实为少林之秘授矣。

六十四、阴拳功

阴拳功，又名井拳功，为软功内壮，属阳柔之劲，此法专练拳，故俗亦称之为阴手。练习时，每日清晨或夜午之后，就井之前，两足作骑马步，以拳向井中猛力冲击之，日击百下，初时无甚效验，至一二年后，每拳冲击时，井中之水渐作微声，至后其声渐大，至成功之时，则澎湃如洪流翻涌矣，其且水花竟飞溅井外，并深数尺，若以此拳击人，虽隔一二丈之外，其阴柔之气亦能深入人骨，受之者数日即死，无药可治也。然练此等功夫，至少须十年，始克有成，习此者面壁功深，其气已退，故亦不致无端生事也。此阴拳除对井练习之外，又可于清晨向日、夜间对月，如法习之，盖此平空而足致阴柔之劲也。昔人谓曰：宫府井泉，皆有专司之神，以拳相向，实干神怒，必无善果，故向解不习。此虽迷信之谈，亦未始非恐习此者养晦更深，一举手间伤人败德也。此种功夫，初闻之，似甚离奇，然天地之大，何奇不有，况夫精神贯注于拳面，故使阴柔之气触人而伤，或亦日久之效也。

六十五、沙包功

沙包功，为硬功外壮，属阳刚之劲，然刚柔互济，亦如刚柔法之非专恃阳刚之劲而胜人也。练时先植木为架，左右前后各悬沙包若干，每包之重约五六斤，包之多寡亦无一定，所悬之绳宜坚韧，包之高度与肩平。人居架之中央，踏定马步或弓步，先用单拳击以沙包，使之向外宕出，待其宕回时，更猛力举之，务使手腕灵敏，单拳之后，进而习两拳。先同时向前面之两沙包冲击，数月之后，即参差行之，先右拳击出一沙包，右拳收回，左拳击之，左拳收回时，适右面之沙包宕回，即更用右拳冲击之，如是更番击宕，日必数百度。前面既练习纯熟，则更左右两侧，亦先同时双冲，更进而参差演之，纯熟后，再前侧并行，先双拳前冲，继收回向左右冲，左右收回再前击，

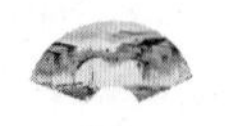

更迭行之，既熟，再并参差之法，先向前后、向两侧，参差迭行之，至此则两手可以参差击四沙包，须手眼敏捷，若一迟钝，则身必为沙包所中，非练习有素不可。至四个练习纯熟，更加后面两个，先依上法，前后左右击之，然后收拳，用两肘之力向后撑击，亦先并击而后参差行之，纯熟后，再于前正中加一个，用头顶击，再于左右增加两个，用两肩左右撞击，再由后脑在后方加入一个沙包，此时已能击十个沙包，功已大半成就。惟上系固定足步之法，然后更进而练习活步击法，跳跃来往而击之拳，拳所不及者，则用脚膝肩膀等部助击之，务使全身轻灵敏捷，如打梨花之拳，左右前后，无所不至，而功造大成矣。至此则在十百人围击之中，亦无人能近其身，而从容应付，不至有手忙脚乱之虞。且人着其拳，亦如沙包之被击，莫不颠掷而出者，故沙包之功，实为少林寺普习应斗之法，最切于实用者也。

六十六、点石功

点石功，为硬功外壮，属阳刚之劲，此种功夫，专练指顶之力，与拈花功大同小异，亦杀手之一，又类似软功中之一指禅、拈花功之着力处在指面，此则在指头，一指禅能不着身而着人，或隔物以取人，此则必须指着人体，始克可见效，其区别如是而已。练成之后，以指触人，轻则受伤，重则致命，及早医治，尚可保全性命，不似一指禅之狠毒，一着手便无药可救也。练此法者，亦宜左手，勿用右手，防无意伤人也。练习之法，极为简单，使紧并中、食二指，直伸于前，无名指与小指屈于掌心紧贴，拇指则扣无名小指，如捏剑诀之形状，然后即用中、食二指头向坚硬之物上用力点刺之，日久自能成功。惟初时取富于黏质之土若干，如胶水拌和之，入臼捣之，使极柔韧，制成一方块，待干后，即用朱笔划无数圆圈于其上，标明数目，然后依次点之。先点第一圈，历数月之久始有微陷，继点第二圈，为日略减即有陷。如是每点一圈，必减日数，至后每数十点即陷，渐至数点即陷，终而至于触指即陷，然亦须二年苦功。自是以后，则以青石点之，悉依前法，其功夫之循序而进也，亦与前若合符契。又二年余，青石亦触指即陷，而其功成矣。今之练点石功者，大可效此法也。惟功成之后，须力自韬晦，处处留意，习技之人，宜忍耐为先，习杀手功夫，更当注意于此，非至万不得已时，慎勿轻易出手，即于万不得已出手时，亦宜手下留情，勿袭人之要害，制人死命也，学者宜注意及之。此种功夫练成，再习点穴术，较为便利也。

六十七、拔山功

拔山功，为硬功内壮，属阴柔之劲，此为提制之功，完全用两手腕之虚力，以摧折敌人者。先用丈许木桩，锐其末端，埋入地下约半桩而强，其四旁泥土中又多砂石筑实，使桩丝毫不能移动，然后每日用拇、中、食三指紧扣木桩，极力上提。先固如侏儒撼山，徒见费力，而无效验之可言，持之既久，指腕之力日增，则桩亦逐渐上升，以至完全拔出泥土为止。练习时宜平聚其力而上提，切不可向旁侧扭摇。拔起之后，更易铁桩，深入加半，依法试习之，亦至拔起为度。至此则阳刚之劲已足，乃凭空行之，如鹰爪力法，练其阴柔之劲，则技始臻大成。至此则无论为人为物，只须一举手间，无能抵抗矣。此功着人，虽不至死亡，然亦足以伤损筋骨，其功用与鹰爪力相类。

六十八、螳螂爪

螳螂爪，为硬功外壮，属阳刚之劲，又名金刚手，兼阴柔之劲，练习掌侧与腕部力量之功夫，略似观音掌，而发劲之处则完全不同，盖必则贯力于小臂，从上向下平均，实系刚劲，此则以最短之手法，从一折腕间而制敌之死命，有如螳斧之斫物，故名曰螳螂爪，在拳法中称为斫掌，少林为斫手，实系柔劲，而柔中带刚，最为得用。练习之时，迭砖数十块，上铺桑皮纸约厚三寸左右，人立近砖处，将小臂伸直，大臂则紧贴肋际，贯全力于腕，手离纸约三寸，拇指向上，掌外缘向下，行时先运腕力，将侧掌向上一扬，至指尖朝天为度，一扬之后，极折腕向下，用掌侧向砖面之桑皮纸斫去，左右两手可互行或并行之，每日晨二次，每次斫百下，斫数之多寡，可依练习之时日递加。初练时大约百度，以后每日多加若干度，或隔数日加若干度，至每次五百度为止。初时固无功效之可言，一年之后，大约一掌斫下，纸下之砖碎去数块，至能将一迭砖完全斫碎为度，然后再将砖面之桑皮纸加厚三寸，抽去砖一二块，依法练习，亦至斫碎为度，然后再减砖加桑皮纸，直至桑皮纸厚二尺以外，其下只余一砖，亦能应手而碎，则所练死劲，已告完成。更须变换方法而练活劲，死劲活用，实为最难。练时先用瓦一片，直竖地上，靠根处各用一砖夹持之，使不至倾侧，然后举手斫之。初上手时，瓦不碎而倒，习至若干时以后，瓦碎数片而倒，更若干时，瓦能依手掌所斫处飞去一角始倒地，须练至竖瓦于地，两面不必用砖夹持，举手斫之，应手飞去一角，而本身非但不倒，并且不动摇，则功已七成，更易以最薄之砖，如法习之，依此易厚砖，至能斫最厚之城砖后，更易以石，石能应手飞去而不倒，则螳螂爪之功始告大成。但此功以寓刚与柔之故，费时较其他功夫为长，至少亦须七八年，若天资鲁钝之人，则非十数年不克其成也。练成此功之后，临敌时，但须贯运其力于腕掌之间，无人能敌，若在平时，并不运力，则其掌与常人无异，即着人身，亦不至受伤，实比别种阴手杀人为佳，其初步所以必用桑皮纸者，即所以练其柔劲，隔纸碎砖，又是练因柔致刚之力，刚柔并济，妙造自然，宜非各种阴手杀手所能及矣。此功创始于少林，盛行于江南澄阳民陵等地，代有闻人，尚有螳螂十三爪及螳螂之门法，则系拳法而非功夫矣。

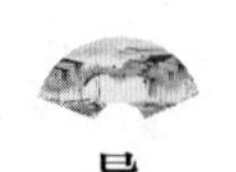

六十九、布袋功

布袋功，为软功内壮，属阴柔之劲，兼阳刚之气，非用布袋练功也，盖即练习腹部之软功，使其如弥勒之布袋，包涵混元之气，而御一切贼害也。练习之初步，每日静坐，鼓足其气入腹部，用手左右各顺摩三十六度，先左后右，然后更吐气复原状，更用两手各逆摩三十六度，如是数行之，练一二年后，其腹软如棉，一鼓气则其又如铁。然后用巨木为桩，旁架横木，以腹抵横木之一端，敛气上提，使腹紧裸于木端而后向后倒曳之，初固易于脱落，久练之后，则木端渐能为腹所收吸，渐如生根者然，即猛力倒拔之，亦不能出，能如此，则功造大成。若吸住之后，用力一鼓气，则木桩鲜有不直射而出，非但敌人之拳，一着其腹，足使之深陷腹中，不能拔出，且如被桎梏，痛苦备至，即使用长枪利刃刺之，亦不能损其毫发。此布袋功阴阳互用，刚柔相济，较诸铁牛功等之专阳刚之劲为尚者，诚不可以同日语也，然而练成此功，亦须费十年苦行之。作者曾见形意大家尚云祥，能忍气受拳及棍棒击刺，且能敛气吸拳，殊可贵也。

七十、观音掌

观音掌，又名斩魔剑，为柔功外壮，属阴柔之劲，练腕侧一部之法也，与拳法中之斫手相同。练习之法，先以手在木具上作侧掌势时时下斫，待至每一斫手，木上即陷作深痕为度，则易木具而斫石。石坚难破，练习一二年后，手斫石即有小石片飞下，如被锤凿者然，此犹不足言成功也，必至手斫之后，深陷如切，而切痕之四周依然如旧，无丝毫损伤者而后可。然后再以深盘满贮铁屑，厚约盈尺，亦按时以掌斫之，初时掌斫下而铁屑分开，及至手掌提起之后，则铁屑仍合聚如前，练之日久，掌下铁屑向两旁排开，虽提掌亦不复聚拢，终至于掌一下斫，铁屑竟向两旁飞出寸许，中间划然如刀切，即盘底亦不复有一屑存在，若举掌连斫之，可将满盘铁屑分为若干块，如用刀斫豆腐，平滑均匀，整齐有致，至此则观音掌之功夫，已登峰造极矣。掌可代刃，着人无幸免者，而练此掌之手，亦如马鞍功、朱砂掌等，不复能作他用也，故以左手为宜。若用右手，以平日动作之习惯，纵极留意，亦难免于无意伤人也。

七十一、上罐功

上罐功，为硬功外壮，属阳刚之劲，练习两臂悬劲之法，而兼及两手之握力者也。用双耳小坛一，以短绳系于其两耳，更用一长约三四尺绳，一端系于绳之居中，其另一端则系于圆木之上，木长约一尺二寸，粗约一握，以枣木制为佳，木外廓宜有棱，不宜平正，在木之正中处，钻一对穿之小洞，绳头即在洞中穿过，然后紧缚木上，小坛之重，约六七斤，以铁砂三数斤贮其中。初练时连坛不得过十斤，练习足站骑马步，上身挺直，两手各握圆木之一端，将坛悬空使起，至肘平于肩为度，此时小臂竖直，略前斜，虎口相对，掌心向外。提起之后，待坛宕定，两手即分死活把，将木渐渐向内转旋，使棉绳渐渐缠绕于圆木之中部，坛亦随之上升，直至坛平于胸，略停顿片刻，更缓缓放下，如此升降三十次而功毕，每日晨夕行一次。练习三月之后，坛中加沙三两，行时增加五次，依然练习三月，更加铁砂半斤，以后每练三月，加铁砂一次，所加之分量须按时递加，加至连坛足三十斤时，其人之悬功与握力，足以惊人矣。此功若能立于极高之桩上，而将棉绳放长至五尺以上行之，则功效更为宏速。此功为少林寺嫡派，北人习之者为多，自始至终，亦须三年以上，始克有成。功成之后，无论若何坚牢之物，但举手握而旋转之，无不立毁，用以拗敌人之臂，亦自应手而脱，最为相宜，盖亦杀手功夫之一种也。作者曾习此功年余，惜因他故，而无功废弃也。

七十二、合盘掌

合盘掌，又名金龙手，与拳法中之搓切手相同，但彼为攻御之法，此乃制服之一种功夫耳，为硬功外壮，属阳刚之劲。练法亦颇简单，初时用竹筷三十枝，须方形，集为一束，两端用细丝缚数匝，必使竹筷之中间毫无空隙，紧紧相轧，丝毫不能移动，若一时不易扎紧，可于空隙中再将竹筷增加排入之，然后用两手各握一端，向相对处旋转，如右手向内用力旋转，左手则向外用力旋转是也，至力尽时，略事休息，然后再用两掌持紧，夹筷之中部竭力搓擦之，日行若干度。先时筷固紧束，丝毫不能动转，及一二年后则功效渐著，旋时能拗之时使斜曲，搓擦之则亦能移动，再易竹筷为铁筷，如法练习之，亦一二年之久，则拇指粗之铁筷已细不盈小指，而长度增加一倍以上，千日之功，于此可见一斑，至时完全成功。以后无论遇何物，举手一搓，立时粉碎，纵铁石工坚，亦不能与之相抗，遑论乎我人血肉之躯矣。作者尝见江南大侠蒋观园之笔记中所载，搓树作薪，折竹成帚，手指粗细之铁绳，可举手一搓绞而当门用以代锁，等等事迹，想即练习此功，有以致之也。俗语“只要功夫深，铁杵磨成针”，我与练习武功亦云此种功夫也。

川乌二钱　草乌二钱　乳香　没药　灵仙　木瓜　红花　当归　虎骨　秦艽　神曲　赤芍　牛膝　申姜　延胡索　紫石英各二钱　地茄子一两　落得打一两　以上十八味煎水洗手，练功后先摩擦后洗，用醋五碗、水五碗，熬至七碗，每日汤洗，用三次另煎。

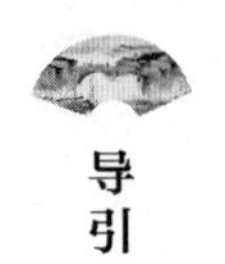

《五福全书》

明·龚居中（如虚子）

修真秘诀

养生至要

夫性命之理，简易渊微，舍精气神，别无了道之门。一则曰：呼吸精气，独立守神，寿敝天地，无有终时，一则曰：以欲竭其精，以耗散其真，不时御神，务快其心，逆于生乐。嗟乎，此生死之分途也。彼宝后天者，寡欲以全精，节劳以全气，绝虑以全神；彼达先天者，精化气，气化神，神还虚无。故岐伯曰：恬淡虚无，真气从之，精神内守，病安从来？是性命之根蒂，造化之秘机也。尝闻之，师曰：道在身中，药自不外，非内非外，天地正中，不上不下，中不可寻，取于九天，藏于九渊，命曰至道，外是则呼吸吐纳，存神运想，闭息按摩，房中采补，或服日月之华，或习屈伸之数。一切旁门，均为小乘，勤行积久，非不足以却病延年，去结胎升举，邈乎达矣。予在玄宗，历有年所，拜授一门，辄闭阁请事，各获奇征，徐而印诸丹经，终难附合，此闻至道，几若糠秕。故曰：道有三千六百门，人人各执一为真。谁知些子玄微妙，不在三千六百门。钟离翁曰：涕唾津精气血液，七般灵物总皆阴，若将此物为丹质，怎得飞神贯玉京。师尊慈旨，炳若日星，奈何讹传错教，尽以吐纳为工，不知先天祖气为何物，非徒无益，害己随之。善乎，了凡有言曰：随守一窍，皆可收心；苟失其宜，祸害立起。老氏曰：绵绵若存，曰存则常在矣，曰若则非存矣。道家宗旨，以空洞无涯为元窍，以知而不守为法则，以对境不染为工夫。检尽丹经，有能出此者乎。或有贤智教人，先断思想，不知人非熇灰，焉能枯寂，如斯立教，万无一成。昔者卧轮禅师偈云：卧轮有伎俩，能断百思想，对境心不起，菩提日日长。慧能六祖闻之曰：夫明性地，依而行之，是加紧缚。因示偈曰：慧能没伎俩，不断百思想，对境心数起，菩提作麽长。学人须达此义，方知下手，不然是欲入而闭门矣。至夫虚劳内损，痼疾经年，形老精衰，难于产育，虽兢兢致谨，而真元损坏，宁能复共有生之初。即扁鹊施医，终无补于既亏之体，倘能积气开关，决有回生之效。积气非呼吸为功，开关非搬运为力，简易而无繁赘之难，自然而无勉强之苦。易曰：阖户谓之坤，辟户谓之乾。一阖一辟谓之道，往来不穷谓之通。斯功也，其庶几焉。暨乎关开，则任督之道路能，而水升火降，欢和畅达，从前受病之根，斩刈无遗，嗣后真元之气蒸蒸不已，服气之诀，无上于是。故庸言曰：人生之命，唯此一阳，藏在肾宫，奄奄不振者，肾水涸也。肾水涸者，元气虚也。服气则元气充，元气充则肾水溢。肺属金主气，气盛则金旺而生水。试观厨爨之炊，火气蕴降，则水涓涓而下滴。金银之属，呵一气而水渍混濛焉。气非水之母耶，水溢则阳旺，而何疾之不瘳耶。予虽不敏，尝事于斯，以谢奇疴，谛信专行，功臻旦夕，纵非最上之乘，而后天之精气神可赖以来固矣。

修真择地

修真之士，次择名山福地，古仙成道之所，要藏风聚气，层峦叠嶂，砂水环抱，左有龙蟠，右有虎踞，上应九五之秀气，下通三岛之真源，方得天地正神佳祐。倘不得其地，恐山魈木鬼盗夺精气，故难成也。昔王灵与居山修，感天仙下降曰：行道之士，各有其地，如植五谷于砂石中，岂能生之。既有真仙之骨，必获福地灵墟，可以升腾变化，须修真于福地，而积功为羽翼，苟非其所，魔夺其精，真灵不能就也。灵举日，何地可栖？衡岳南宫，伊居之处，果登南宫，累修一纪，白日而升天矣。

筑基炼己

夫筑基之法，即是收神固精裕气之诀，一身之内，精气充实，骨体坚强，是谓民安国富，方入室下手，而求还丹之道。盖炼己者，忘情绝念，以致心死神活之谓也。奈何世人，多因情欲太重，斩丧天真之性，是以神不能存，形不能久。神仙教人炼己，不要时时思念，将此收归丹穴，与气交合久而自静，是谓清虚恬淡，真气从之，人身一虚，道自来归，若念不止，基址不坚，倘神不清，而炼己何益。夫筑基炼己之法，即降伏念头，绝欲保精之谓也。书云：因一念而有我身，借一念而炼我形，形神俱妙，而为仙也，岂非炼己者乎。

又曰：基址，丹田之总名，谨守真汞，谓之筑基。贵乎守雌而不雄，筑基唯在守其雌。其雄不动能牢固，牢固阴精是筑基。牢固阴精莫外游，巍然静坐十旬休。幽明不睡常存守，心肾相交得自由。气血周流方是美，形神俱妙始为优。红黑相交是筑基，龙虎相并结希夷。只将四气和为一，指日丹成不用疑。红黑，水火也，以水制火，火灭为土，土者基也。四气者，精为青龙，气为白虎，肾水为黑龟，心火为赤蛇。

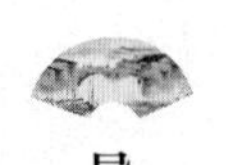

进除五贼

夫金丹之道，先须炼己纯熟，收拾身心，敛藏神气，清虚静定，恬淡晦默，柔和顺寂，使神全气备。七情不动，六根清净，精难摇动，方可求丹。贵乎勤守其一，以处其和，扫尽五贼。五贼者，即眼、耳、鼻、舌、身，为天之五贼；色、声、香、味、触，为地之五贼；爱、恶、贪、嗔、痴，为内之五贼。天地之五贼，不谨于内，则内之五贼蜂起；世之五贼，不谨于外，则天地之五贼炽生。是以两目为役神之舍，顾瞻视瞩，神尝不得离之，眼见色则爱起而耗精。两耳为送神之地，盖百里之音闻于耳，而神随之以去，耳听声则欲起而摇精。两鼻为耗神之户，鼻闻香则贪起而耗精。口尝味而神随之，则嗔起而走精。身遇触而神随之，则痴起而损精。大抵忘于目，则神归于鼎，用垂帘含光而顾于中也；忘于耳，则神藏于鼎，用不妄闻乎声而听于中也；忘于鼻，则神满于鼎，而息满于内，绵绵若存，神满气穴也。合而言之，五贼收藏，收满鼎内，何患金丹之不结。若五者不除，徒劳心耳。

修炼合法

凡修炼之士，预先建造寰室，选进神日时。三奇合开休生向，并帝星到室生向。忌六不成，空亡，九空，河魁，勾绞；五不遇，时仍择吉辰入室，遇冬至前四十九日，斋戒沐浴心身，除五味，绝人事，忘言打坐。用榆木作椅，床下安雄黄一斤，以辟邪；上悬轩辕镜一面，左右剑各一把，皆安室内中，供东华帝君宝像，长明灯、香水祀之。面前不可容一物，致心不静。只宜向壁，面向东，阴阳适中，明暗相半，屋无太高，高则阳盛而明多，则伤魂。屋无太卑，卑则阴盛而暗多，则伤魄。四壁皆列窗户，以通日月星辰之气，遇风则阖，风息则开；太明则放下帘以和内，太暗则卷起帘以通外。冬不开炉，夏不摇扇，春不视花，秋不食果。求同心三友，辅翼相扶，预积三年之粮，寻访好善外护。得力之家，付之供奉，不可受人供养叩头礼拜投师，愈加堕落。倘无余积外护者，苦行于市厘之中，忘言乞食，打坐精动以求之。若不预备衣食，奔走劳心，则去道远矣。

凡打坐之时，竖起脊梁，不可东倚西靠，以眼观鼻，以鼻对脐，口齿合缝紧闭，舌拄上腭，神守于中，不可灰心枯坐，要有觉有照；不可着意劳神，着意头头错，无为不落空，只卒有事来，则速应而去，不可迷滞于心。譬如明镜相似，物来则照，物去不留，光明正大。若念静，用柔心行文火；若念昏，用刚心行武火，唯精唯一、名执厥中是也。若坐至静定中，不经人事，气息全无，六脉以停。小静一昼夜，中静三日，大静一七，不可轻谓坐化，乃是神气归根复命之际，生药之始，不可惊动，默默守护，待他自醒。若一七之外不醒，或以钟声在耳边击之，或用手作拳，拍其背心，叫名即醒。

凡有人来室中，行要轻步，语要低声，开门不可卒暴，不可叫唤，恐惊元神。择一知心善友，一日三餐，依时供奉，热则去衣，寒则加衣，如调养婴儿相似。女人六畜不可入其室，恐夺其灵气。若道友身心不洁，亦不可入。若有至者，各自静坐，无语闲话，来者自来，去者自去。

凡大小便并沐浴，不可犯五逆，对日月出没，南北二斗，宜东北方、东南方暗处，向壁土便之。不可裸露天地，永不希仙，日夜常常如此。凡大小便，以目视内，回光反照，勿令秽见。

凡入室行持之际，务忌五味、荤腥、碱酸、酱酒、茶菜、油腻、煎炒、炙煿，一例戒止。常服新米粥饭，不可太过不及，太过则伤气，不及则耗精，厚味令人神昏；少睡味薄，自然令人心神清爽。故诗云：饥生阳火炼阴精，食饱伤神气不升。止念神清为日用，夜间少睡自身轻。又西江月云：味厚饱食多睡，睡多梦里迷真。眼观心动丧元神，耳听灵台不静。要见本来面目，慧剑割断红尘。心清意静九阳生，不睡神仙决定。此数节，皆入室下手之切要也。

且人身中有三昧真火，一火不聚，结丹不成。心为君火；膀胱为相火，即臣火；大肠下行之气，从肛门奔出者，为民火。炼丹须用三昧真火，熏蒸真气，使精气神交合，方能结丹。唯君臣二火不动，民火门户不紧，常有走失之患。凡行住坐卧，紧撮谷道，遇有民火张强奔走之时，须将两目上视顶门，则民火浊者徐徐而出，清者缓缓上升，以炼其谷气，使谷气长存，炼粪如弹丸，自然无臭也。又要明身中三关，使性不变情为一关；情不变精为二关；精气神打成一片，阳火不泄，气不化精，神不外驰，常守于中，乃内三关也；又耳不妄听，目不妄视，口不妄谈，为外三关也。以上口诀，得者勿视泛常，乃古今不泄之秘，宝之慎之。

行住坐卧

行立坐卧，不离这个，若离这个，便是错过。这个是大道，以持己为主敬者。玄学成始成终之妙，以神驭气于气穴之中，不可须臾离也。持防睡魔来弄，常要惺惺地而守之。若一念有差，神离腔内，则结丹不成也。

行则措步于坦途

凡步履之间，不可趋奔太急，急则动息伤胎，必须安详缓慢而行，乃得气和心定，或往或来，时行时止，眼视于下，心藏于渊。

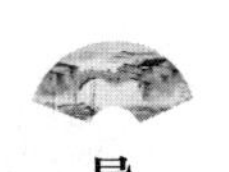

立则凝神于太虚

凡立住之时，冥目冥心，敛情摄念，息业养神，以往事勿追思，未来事勿迎想，现在事勿留念，唯凝神于天谷、泥丸、太渊之中。若生邪念，则神迈气离，且久立伤骨，结丹不成。又曰：若天清气朗之时，当用立禅纳气法。其法曰：脚根着地，鼻撩天，两手相悬在穴旁，一气引从天上降，吞时汩汩到丹田。

坐则调息于绵田

凡坐，或趺坐，或如常坐。夫虽与常人同，而能持孔门心法，则与常人异矣。所谓孔门心法，只要存心在真去处是也。故曰：静坐少思寡欲，冥心养气存神。此是修身要诀，学者可以书绅。所以坐必正身端坐，以默为守，以柔为用，知止如愚，知谨如讷，知微如拙，物我两忘，一心内守，回光内照。身不可动，动则虎走，精失铅飞，气不入神。一意规中，心不可动，动则龙飞，气散汞溢，神不入气。凝神忘形，至于无之又无，然后身心太定，圣知圆明，慧光虚白，与道为一矣。夫调息者，始则用意，久则自然从容和缓。息不可粗，粗则药飞。盖人之元气与天地相似，一吸而天气下降，一呼而地气上升，呼至于根，吸至于蒂，呼则龙吟支起，吸则虎啸风生，一呼一吸为一息，气行一周天，但得一息住，自有一年之节候，使一灵真性与气相随，呼吸调匀，凝成金液，以结黍米之丹也。张口多言，神离气散，难以结丹。务要行住坐卧，念兹在兹，始终如一，方得成就，若毫发有差，前功尽弃。古云“辛勤三五载，快活千万年”是也。

卧则沉神于幽谷

凡修道易，炼魔难，然色魔食魔，尚易于制伏，独有睡魔难炼，是以禅家有长生不卧之法。盖人之真元，常在夜间走失，苟睡眠不谨，则精自下漏，气从上泄，元神无依，亦弃躯而出三宝，各自驰散，人身安得而久存哉。若敌此睡魔，须用五龙盘体之法。诀曰：东首而寝，侧身而卧，如龙之蟠，如犬之曲，一手曲肱枕头，一手直摩脐腹，一只脚伸，一只脚缩，未睡心，先睡目，致虚极，守静笃，神气自然归根，呼吸自然含育，不调息而息自调，不伏气而气自伏，依此修行，七祖有福。

若葛仙，凡睡之时，预用金银造成台签，内列通口鼻三窍气管，外用绢缎如法包裹，并带击其颈后，固其口鼻，使真息上下相通，庶不散真气。仍如五龙盘体之法，闭目内视于气穴，神沉幽腹之中，一心内守，如鸡抱卵，倘仰卧、伸足、张口、喘气，神游气散，久则伤气，难以结丹。

又曰：头勿向北卧，头旁勿安火炉。

凡夜卧魂魇，勿燃灯，唤之必死，亦不得近身急唤。

初进步

一吐呐诀法

遇子至巳六阳时，面对东方。或自午至亥六阴时，面对南方。净室之中，勿尽闭窗户，然又忌风透入。乃解带正坐，瞑目定息，叩齿三十六以定神。先搅口中浊津，漱咽搅津百下，候口中成清水，即低头咽之，以意送下，候汩汩然至腹间，即低头开口，先念呵字，以吐心中毒气，念时耳不得闻呵字声，闻即气岔，反损心气。念毕叩头闭口，将鼻徐徐然吸天地之清气，以补心气，吸时不得闻吸声，恐损心气也。但呵时令短，吸时令长，吸讫即又低头念呵字，呵讫又吸，如是六次，则心之毒散，而心之元复矣。又依此式念呼字以泻脾，吸以补之；念呬字以泻肺，吸以补之；念嘘字以泻肝，吸以补之；念嘻字以泻胆，吸以补之；念吹字以泻肾，吸以补之。各六次，是谓小周。小周者，六六三十六也。三十六而六气，遍脏腑之六气渐消，病根渐除矣。次看是何脏腑受病，如眼病属肝经，又念嘘字十八遍，仍每次吸以补之，总之为三十六讫，是谓中周。中周者，第二次三十六为七十二也，次依前呵呼呬嘘嘻次六字法各为六遍，此第三次三十六也，是为大周。大周者，总成一百单八遍，是为百八诀也。

一按摩诀法

坐定，将右手握指，左手大拇指摩右脚心涌泉穴三十六，又将左手握指，右手大拇指摩左足心涌泉穴三十六，两手摩掌三十六，摩面三十六，修天庭三十六，以手掌直摩上，运双瞳，摩热掌，运七回，修眼眶三十六，以两手指阴抹修鼻梁三十六，以大指阴擦修人中三十六，以大指阴抹修耳轮三十六，以手掌擦耳修风池三十六，以两手抹颈后修脊梁三十六，以两手擦修肾俞三十六，以两手摩擦修生门三十六，以手掌循环摩脐下转辘轳，坐定以手按两膝，在户骨旋转三十六，叩齿三十六，撞景阳钟三十六，两手于耳后敲，漱津如漱口形，俟津液满口，分作三口而咽，用力而吞直下，意送丹田。

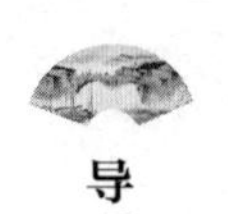

一升降诀法

此升降之法，乃既济水火之大要也。其法以脐为中极，加太极于其上，太极之外布列八卦，离南，坎北，震东，兑西，乾坤艮巽以补四隅之空。坎水也，水润下，故使之升；离火也，火炎上，故使之降。水升火降，运水交离，火降水升，水火既济，则百病不生。但天道左旋，此法亦左旋，周天三百六十五度，此法亦三百六十五度，常用而不息。故易曰：天行健，君子以自强不息。（气提上似升，气送下似降）

一转运诀法

此法趺跏而坐，以脐上立太极，起初用意引气旋转，由中而达外，由小而至大，口中默念十二字诀曰：白虎隐于东方，青龙潜于西位。一句一圈，数至三十六遍而止，及至收回，从外而旋内，从大而至小，亦念诀曰：青龙潜于西位，白虎隐于东方。亦数三十六遍，复归太极而止，是为一周天也。久则不必用意，自然璇玑不停，法轮自转，真个有歇手不得处。故全阳子曰：与日月而周回，同天河而轮转，轮转无穷，寿命无极（古法，道家谓之周天，释家谓之法轮，儒家谓之行庭）。行庭者天行健之，行也天之行也，日一周天，何其健与，若吾身亦一小天地者，周天之行健也。易曰：天行健，君子以自强不息。然吾身中之黄庭，太极立焉，而天则旋乎其外，而往来之不穷矣。艮曰：时止则止，太极立焉；时行则行，周天行焉。何为立极，即所谓心中之仁，安于中心之中，而为土中者，以敦养之，自有消息真机，而心身性命相为混合矣。一屈一伸，一往一来，真有若日月之代明，寒暑之错行，其殆天运之自然，是亦吾身之一天地也，始而有意，终于无意。

一河车诀法

此功先须择取静处，不拘时候，随其所适，行住坐卧，意所到处，便可行之。但亦须调息至静，然后垂帘塞兑。先从后右肾，运想横至脐，绕脐三匝，从左运上至印堂，略停息。又从左肾，运想横至脐，绕脐三匝，从右运上至印堂，略停息。即从印堂运想至鼻口，一路而下至丹田，随轻轻如忍便状，以意提过尾闾，过夹脊，上玉枕，透泥丸，运想下至口。不论有津无津，亦要汩汩然有声咽下，直送至脐下一寸三分之丹田，归气海而止。周而复始，不拘多寡，要行则行，要止则止，只是每日勿令间断，方为精进，久久得之，耳目聪明，精神强健，尽却百病，永保遐龄，慎勿玩忽。

再进步

一救护命宝诀法

此法外息诸缘，内绝诸妄，含眼光，凝耳韵，调鼻息，缄舌气，四肢不动，使眼耳鼻舌身之五识各回其根，则精神魂魄意之五灵各安其位。二六时中，眼常要内观此窍，耳常要逆听此窍，至于舌准要对着此窍，运用施为，念念不离此窍，行住坐卧，心常在此窍，不可刹那忘照，率尔相达。神光一出便收来，造次弗离常在此，即子思所谓不可须臾离者是也。得天独厚，存之以虚其心，次忘之以廓其量，随处随时，无碍自在，若此培养本原，观照本窍，久则油然心新，浩然气畅，凝然不动，寂然无思，豁然知空，了然悟性，此所谓皮肤剥落尽，一真将次风矣。工夫至此，自然精神朗发，智慧日生，心性灵通，隐显自在，自然有一段清宁阖关之机，自然有一段飞跃活动之趣，自然有一点元阳真气从中而出。降黄庭，入上釜，贯尾间，穿夹脊，上冲天谷，下达曲江，流通百脉，溉灌三田，驱逐一身百窍之阴邪，涤荡五脏六腑之浊积，如服善风王之药，众病减消，若奏狮子筋之弦，群音顿绝。所以云：一心疗万病，不假药方多。是知一切诸圣，皆从此心方便门入，便成祖佛，为人天之师矣。

故太玄真人云：父母生前一点灵，不灵只为结成形。成形罩却光明种，放下依然澈底清。

一玉液炼形诀法

此法先用行气主宰，照在玄鹰气管受精符是也。少顷则津液满口，如井水然，微漱数遍，徐徐以意引下重楼，渐达膻中、尻尾、中脘、神阙，至气海而止。就从气海分开两路，至左右大腿，从膝至三里下脚背及大踇趾，又转入涌泉，由脚跟、脚弯循大腿而上至尾间，合作一处。过肾堂、夹脊、双关，分送两肩、两膀、两臂，至手背，由中指，转手掌，一齐旋回过手腕，由胸旁历腮后，从脑灌顶复下明堂、上腭，以舌迎之，至玄鹰而止，此为一转毕。稍停，又照前行功，则壅滞之处，渐次疏通，不唯贯穿诸经，亦能通达诸窍，即心即经，所谓七窍相通，窍窍光明是也。（古法，主于玄鹰者何？夫玄鹰一窍，乃是津液之海，生化之源，灌溉一身，皆本于此。若日行三五次，但得气血流通，百脉和畅，病既去矣。止而勿行，此与退藏救护，是为表里二段并行而不相悖。凡初学之士，平素劳碌，乍入圜中，一旦安逸，逸则四肢不运动，安则百节不流通，以致脉络壅塞，气血凝滞，此通关荡积之法，亦不可少也）

更进一步

一乾坤交媾诀法

此功先须择取静室，焚香澄寂，独自默坐，垂帘塞兑，任其鼻内呼吸，从多而少，从少而净，方才以鼻向左边，微吸天之清气一口，以黄婆青女力，徐徐直送至脐下一寸三分而至尾闾，略有一存，谓之一吸。随将下部轻轻如忍便状，仍以黄婆青女力，提过尾闾，穿夹脊双关，以目视顶门，上至玉枕，透泥丸顶内，谓之一呼。一呼一吸谓之一息，周而复始，循环三十六息足，即有甘露洒须弥，意动至玉池。不论有液无液，亦要汩汩然有声咽下，直送至下丹田，归气海为一周天。如此升降三十六次周天，以合阴阳消息之道。正是离坎升沉，须识主宾丰顾，神凝气聚，消息尽在存忘，行时不可直意存想，须存想二三，忘形八九，若存若忘，似有如无，内阴阳自然交媾。但当其真铅入鼎之时，须要目视顶门，用志不分，霎时龙虎交战，造化争驰，雷轰电掣，撼动乾坤，百脉悚然，九宫透彻，金晶灌顶，银浪冲天。少顷，玉鼎汤温，金炉火散，黄芽遍地，白雪漫天，阴恋阳魂，阳抱阴魄，铅精汞髓，凝结如珠，此际玄珠成象，矿去金存，而一点金液复落于黄庭旧处矣。斯时也，溶溶然如山云之腾太虚，霏霏然似膏雨之遍原野，百脉冲和而畅乎四体，真个是拍拍满怀都是春也。见此效验，急行卯酉周天，进阳火，退阴符，使东西会合，南北混融，则四象五行攒簇一鼎，混百灵于天谷，理五气于泥丸也。到此地位，意不可散，散则不成丹矣。若得火种相续，丹鼎常温，那时微以意施，天机自动，则水火自然升降，如桔槔之呼水，稻花之凝露，谓之乾坤交媾罢，一点落黄庭，而身心混沌与虚空等。不知身之为我，我之为身，神之为气，气之为神，不规中而自规中，不胎息而自胎息，虚室生白，黑地引针，亦不知任之为督、督之为任也，此是最上一乘，真志于修者，其知所务哉。（上初法即十六字诀，仙家号为十六锭。金诀曰：一吸便提，气气归脐。一提便咽，水火相见。又曰：欲通此窍，先要存想山根，则呼吸之气渐次通，夹脊透混元而直达于命门，方才子母会合，破镜重圆，渐渐扩充，则根本完固，救住命宝，始可言修炼，但亦要知欲点常明灯，当用添油法之句）

一卯酉周天诀法

前段乾坤交媾，收外药也。此段卯酉周天，收内药也。外交媾者，后上前下，一升一降也；内交媾者，左旋右转，一起一伏也。两者循环，状似璇玑。世人只知有乾坤交媾，而不知卯酉周天，是犹有车而无轮，有舟而无舵，欲望远载，其可得乎。其法，先以法器顶住太玄关口，次以行气主宰下照坤脐良久，徐徐从左上照乾顶，少停，从右降下坤脐，是为一度。又从坤脐而升上乾顶，又从乾顶而降下坤脐，如此三十六转，是为进阳火，三十六度毕，开关以退火。亦用下照坤脐，从右上至乾顶，左边放下坤脐，是为一度，如此二十四转，是为退阴符，二十四度毕。故张紫阳云：斗极建四时，八节无不顺。斗极实兀然，魁柄自移动。只要两眼皎，上下交相送。须要静中行，莫向忙里送。所以用两眼皎者何也？盖眼者，阳窍也，人之一身皆属阴，唯有这点阳耳。我以这一点之阳，从下至上，从左至右，转而又转，战退群阴，则阳道日长，阴道日消。故易曰：龙战于野，其血玄黄。又能使真气上下循环，如天河之流转，其眼之功可谓大矣。（以上三进步法，每初坐时，若意倦，即以两手摩腰眼三十六下，随以热手开目、拂面、叩齿，六六放参，不独却病，亦且延年，如亲房室，即有采补之功）

一翕聚先天诀法

此法，四门外闭，两目内视，心如止水，身似空壶，缔观黍米之珠，权作黄庭之主，不施搬运，自妙转旋，含光默默，调息绵绵，握固内守，注意玄关。玄关者何？老子所谓玄牝之间，吾身之祖窍也。然此窍是总持之门，万法之都，亦无边傍，更无内外，不可以有心守，不可以无心求。以有心守之则着相，以无心求之则落空。若何可也？受师诀曰：空洞无涯是玄窍，知而不守是工夫。常将真我，安止其中，如如不动，寂寂惺惺，内外两忘，浑然无事，则神恋气而凝，命恋性而住，不归一而一自归，不守中而中自守，中心之中即是，五行之心自虚。此老子抱一守中、虚心实腹之本旨也。

一蛰藏气穴诀法

此诀无它，只是将祖窍中凝聚那点阳神，下藏于气穴之内，谓之送归土釜牢封固，又谓之凝神入气穴。此穴有内外两窍，外窍喻桃杏之核，内窍譬核中之仁。古仙有云：混沌生前混沌圆，个中消息不容传。劈开窍内窍中窍，踏破天中天外天。此窍中之窍，释尊标为空为空，如来藏老君名之玄又玄，众妙门即黄庭，以所谓：上有黄庭下关元、后有幽阙前命门是也。廖晖云：前对脐轮后对肾、中间有个真金鼎是也。既识此处，即将向来所凝之神而安于窍中之窍，如龟之藏，如蛇之蛰，如蚌之含光，如蟾之纳息，绵绵续续，勿忘勿取，若存而非存，若无而非无，引而收之于何有乡，运而藏之于阖辟处。少焉呼吸相含，神气相抱，结为丹母，镇在下田。外则感召天地灵阳之正气，

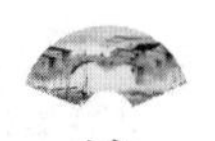

内则擒制一身铅汞之英华。如北辰所居，众星皆拱，久则神气归根，性命合一，而大药孕于其中也。（首节言翕聚乃守中抱一之工夫，此节言蛰藏则深根固蒂之口诀，翕聚、蛰藏相为表里，非翕聚则不能发散，非蛰藏亦不能以生，是此二节一贯而下，两不相杂者也）

入室魔境

入室极静之时，本身魂魄，三部八景，脏腑之神，三尸九虫，变化作佛，或见红蛇来，或见西王母乘凤辇龙车朱雀来，或见天道来。上有日月星，或有天师真人、仙童玉女作乐万端。或龙蛇禽兽，或有老少妇女及异形者，或有儿女来与言语，或有一书生来，或见长幡宝盖化乐迎空来接，或天书来诏，或千骑万乘，或邪神化父母妻子来试之。以上魔境变现不一，俱开眼以神剑一斩，连魔境收入境火之中，切勿理他，一心守定，其魔自消。忽然神智踊跃，自歌自舞，口发狂言，题诗歌赋，逢人说法谈玄，自己得无上之道，或哀悲喜笑，心神已动，乃是三尸所化也。若不禁止，前功尽弃。或天师来考祖宗罪过功德，以心拜之切勿理。或一日身体倦怠，胞膈胖胀，吐出紫血三五碗，不得虑其病渐退，乃是自幼劳伤心血，故吐出宿疾普消。或脐下刺痛，两胁肋锥刺，六脉如裂帛声，或如斧劈脑，或心中恍惚，睡卧不安，大小便下恶臭不可当，乃去胎毒恶结，或臭气冲遍寰室，人难近前，待他去完，变出香气满室，换尽阴滓，以复仙体。或眼出毒难开，用人乳洗尽其秽，用十四岁童女，每日以舌舐之，易于出神，所舐之女，亦可得仙乎。或身体蒸烧，日夜连问不省，百节疼痛，如散碎周身大汗，不得为怪，乃是真超脱也。或始初下手，三田补满，肾时举不散，即使两手两足指钩定，一收一放，三十六次。又以左手中指按点住阴蹻穴，右手拿住外肾，连根连卵，一把提之至关元，紧撮谷道，竖起脊梁，送上泥丸，二目上视顶门，以眼旋光，转三十六次，待阳散方止，自然静定。

身中证验

静中忽闻异香满室，舌涌甘津，心火下降，肾水上升。夜间隔墙见针，上见天堂，下见地岳，头上红霞旋绕，眼中睛明电掣；或一气上冲于心，耳听烈风迅雷雨声；或耳听仙音无弦之曲，鼻流玉筋，前降后升；或现青天，或月光，或白雪，罗列在空；或见龙虎交泰，日月交合；或见脏腑通身金光罩体，或寒泉下降口中，即便咽下丹穴，不可即谓丹也。或肾堂直下为泄，上透泥丸，下至涌泉，耳听千千战鼓，万万雷声，如狂风揭地，上下通红，周天火发，浑身上下疼痛，穿骨穿筋，四肢八脉，无处不流行，骨如破碎。或迷三五日不省人事，或听天人之语，心地大开，地理山河，犹如掌内，上知天文，过去未来，一一通知。或毫光充遍丹室内外，忽止一性超出形体之外，便嫌臭秽，乃出神之兆，急急收回，演习千日，神通广大。一日食百餐不饱，百日不食腹不饥，饮酒不醉，寒暑难侵。以上证验，不可枚举，愈加精进下功，直超无上之域矣。

阳神出演

自古神仙出神，别无他说，神即我之元神，得金液点化，温养十月气足，神灵脱胎自出。身外有身，光烛九天，非比存想之法，阳神之出，鬼神不可得而见，不可得而知，可见者与阴神同类，非阳神也。十月功完，火候无差，气足神全，出入自由。身外之身，即法身也，聚则成形，散则成气，不可以形迹议论。若阴神即无形迹，不能分身化形，阳神可以一身至百千万身，各各可以饮食，可以接待。凡人可以拿物件，合之又复止一身，所谓圣而不可知之谓神，隐显莫测，变化无方，步日月无影，入金石无碍，千里万里，须臾即到，过去未来，一一皆知，方可谓之阳神。阳神出和，皆由硕门，初间如大斧劈脑，切勿惊骇，则囟门开通，神从此出，选黄道吉辰，天无云翳，四气晴朗，向三奇开休生三门方而出。初出于左右，盘旋回顾神室屋舍，于此九九数，方布身中五脏五芽之气。列于空中，化为五色祥云，将神射入五色祥云之中，化为一团金光，其余丹气，化为天魔外道，百般景象，引诱吾之阳神。若意着他去不回，入于天魔之内，止于坐化而已，前功尽弃。专以一意守定阳神金光为主，具前景象，隐隐而退。用意提回，入我性中，混合复出，化为真神，立现于前，似自己形象无异，便不可轻放。若神出现自己尸壳，犹如一堆粪土，污秽嗔嫌，即便提回神室，从旧路而入，欲出不可轻，加视不可错。若速去速来，往来纯熟，如出一步，复回本宫，演习九九之数，又至十步，复回出九九之数，至三步、四步、五步，至十步、三五十步、百步，复九九数，至三里、四里、十里、百里、千里、万里，九九数，径出西方，后东方、南方、北方、上下方四维，亦如前演习纯熟，如此三年，方入名山洞府，炼神还虚。

炼神还虚

三年演神纯熟，将阳神收入泥丸神室，不饥不渴，不寒不暑，以超三界之外，忘

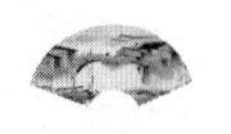

神合虚，阳神入于无象，止见一光明境界，与太虚同体。吾神无往不周，而仰观俯察，上下一大，瞬息万里，大地山河，举目通照，宇宙在乎手，万化由乎心，飘然太虚之云，荡然东海之舟，望之无涯，探之迷远，独超万里之表而莫之可踌，不舟楫可渡三岛之弱水，不扶摇可陟万里之鹏程，则万神一神、万气一气也。吾之神充塞乎天地，一生二,二生三,三生万物，万化无穷，则吾之神，处处在在，尽是吾之神矣。如千江有水千江月，万里无云万里天，聚则成形，散则成气，虽天地劫终，吾神独存，复开天地，重整阴阳，乃亿万劫不坏金刚之元神也。噫，千圣觅他踪不见，金身隐在太虚中。若不忘神合虚，止可出得百千神也，焉能周遍宇宙哉。

纯阳歌

火燃起，煅炼一鼎神水，那神水澄清，金花闪烁起，看那金花坠底，扇动齐纨，谁知真气，要乾作丹基。从此始，铅与汞似龙和虎相黁定，难解又难开，要炉内火安排，又不要伤了母，又不要损了胎，产下个婴孩，今日还把母来称。土釜造成真铅种，就黄婆有意身丝，鞭引离女寻坎男，龙吟虎啸既济舞。取出消成至宝，今日里可成册，养得儿孙渐长成，强公胜祖善谋生，慢羡阿郎皆玉树，争夸孙子总金茎，些儿不换连城璧，无限桑田只自耕。

达摩歌

显密员通行解诀，修真性命超生灭。原来只是精气神，除此三般无语说。无语说体中藏，遇得明师道自昌，口诀得来深有意，迸除黑暗得清凉。得清凉，心皈洁，好向丹田赏明月，月藏玉兔日藏乌，内有龟蛇相盘结。四象全，中央真土产灵光，内有五行相配匹，自然龙虎会丹田。会丹田，从此诀，抽添火候分明说。上弦细细吸清凉，下弦紧闭勿令泄。勿令泄，气如急，强兵战胜用抽机，倒吸小腹须着力，紧闭谷道内中提。内中提，斗牛回，明月回回顶上飞，须要夹脊双关透，倒提逆领念罗哩。坚心志，锁透玄关二十四，白虎光耀水晶宫，巽风吹起舍利子。黄金色，黄金色，二十四朵金蓬折，金蕊心中一气生，即此便是如来客。如来客，妙用无为无不为。无不为，返本还元归根蒂，临时采溢号为之。号为之，从横一撞透昆仑，三车搬运入黄庭。入黄庭，神水旺，滚滚黄河朝逆浪，醍醐灌顶入须弥，甘露洒心从此降。从此降，过曹溪，溪流潺。几人知，峰阙重楼层十二，得来方作上天梯。上天梯，要亲传，此是如来大法船，飞出天门生净土，高超三界作金仙。

修摄杂录

每早起，两手向腮摩擦三十六下。擦热掌，运眼七次，更以口呼出浊气，鼻吸入清气，共二十四次。夫鼻为天门，口为地府，此去浊迎清之意。然后以舌搅津液满口，以意直送至丹田。诗曰：两手向腮匀尺泽，七回摩掌运双瞳。须知吐纳二十四，舌搅华池三咽精。

张成之曰：卧时坐于床，垂足解衣，闭息，舌柱上腭，目视顶，仍提缩谷道，以手摩擦两肾俞穴各一百二十，多多益善，极能生精固阳。

陈氏曰：每上床时，两足赤肉，更番用一手握指，一手摩擦足心涌泉，多至千数，少至百余，觉足心热，将脚指微微动转，倦则少歇，或令童子擦亦可，终不若自擦为佳。

《黄素经》云：夜寝欲合眼时，以手抚心三过，闭目微祝曰：太灵九宫，太乙守房。百神参位，魂魄和同，长生不死，塞灭邪凶。咒毕而寝，此名九宫。隐祝寝魂之法，常能行之，魂魄安宁，永获真吉。

患梦失者，临卧定息，左手握外肾，右手摩脐轮，九九换手握摩，口鼻吸气，下则忍提，咽气纳脐，水火相见，凡三七遍，屈侧卧为妙。

患停滞者，闭息纳气，猛意送下，鼓动胸腹，仍两手作挽弓状，气满极，缓缓呵出七遍，通快即止。患感冒者，盘足端坐，两手紧兜外肾，闭口缄息，存真气自尾闾，升过夹脊，透泥丸，逐其邪气，低头屈抑，如礼拜状，得汗为度。

患齿疾者，侵晨睡醒，叩齿三十六，纳气三口，每口呼去脾毒，漱时心洁，食后皆然。小解闭口，咬紧解毕方开，永无齿疾。

患目昏者，不拘时候，静坐闭息，塞兑垂帘，以两目轮左转七遍，右转七遍，紧闭少时，忽大睁开，久行为妙。

患头眩者，不拘时候，静坐闭息，两手掩耳折头五七，存想元神，逆上泥丸，风邪自散。

患血滞者气滞者，闭息澄心，先以左手摩滞处七七遍，右手亦然，复以津涂之，七日可开。

患痰火者，必用初进步升降之法，乃下痰火之大要也。依法行之。自然水火既济，而病除矣。

患泄精者，每于夜半子时，阳正兴际，仰卧瞑目，闭口，舌顶上腭，将腰拱起，用左手中指顶住尾闾穴，穴在肾囊、粪门之间，左手用大指顶住，无名指根拳着，又将两腿俱伸，两脚十指俱抠，提起一口气，心中存想，过脊背脑后，上贯至顶门，慢

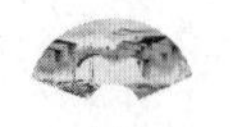

慢直下至丹田，方将腰腿脚手从容放下，如此阳即衰矣。如阳未衰，再行三遍。夫人所以有虚疾者，因年少，欲心太盛，房事过多，水火不能相济，以致此疾。能行此法，不唯速去泄精之病，久而肾水上升，心火下降，则水火既济，无疾矣。

采补法

凡洁净室女，或二八待红通二日后，打一银管，屈曲如环，每头两孔，四孔相泣，令女口先呼出热气，然后插此银管入女二鼻窍中，自己插此一头，仍入二鼻窍中，俱要鼻吸鼻呼，又要调停得女子鼻呼出、男子鼻吸入，引此真一之气入内，是为采九天之气，以经住为度。

虚弱调养法

每五更时，以人乳一杯，对好金酒半杯，秋石二分，拌匀，入银锅内，用重汤煮一分为度，取起热饮之。天将明，服整煮山药二三两，以秋石白汤送下，起身只许食淡物，不可用五味过伤。午间行功清玩，想身为物外之人，晚食鲜荤油炒蔬菜粥为妙。

平常调养法

每清晨，先用百沸汤一盅以清其心，复用龙眼汤一盅以养其心。辰刻用好白米煮粥，只许蔬菜淡味以配之。巳后午间，随意用其肉味，或饮好酒数杯。晚则仍宜淡薄，或粥或饭，切不可过饱。临睡略饮上好茶一二杯，以解其食物之热，然亦不宜多服浓茶，多服恐醒心不睡。如是调理，百病不生。

《拳术家伤科》

清·不著撰人

闪步、点步、反步、顺步、拗步、实步、虚步、屈步、挺步、管步之不侔，彼有所长，此有所短，未若跌打抓拿之集大成也。跌而不打则跌轻，打而又抓则打重，抓而不拿则抓松，拿而又跌则拿硬。若四时之错行而相资，若日月之代明而互用。形势与人同，而筋节与人异。所谓拳之上乘非耶。试言其手法，则凭虚而入，不撄人之力；乘时而进，适中彼之窍。若僚之弄丸，循环而无端；若丁之解牛，游刃有余地。至于身法，重如泰山之压，轻如鸿毛之飘。游扬处花飞絮舞，变幻处活虎生龙。若夫步法也，且之且玄，难以觅踪，亦长亦短，无能把促，进则排山倒海，退则雨散风消，不图为拳之至于斯也，用之习技，不必另寻锁钥，别构炉锌，绰绰有余裕哉。予故曰：习技莫先于习拳。予业儒也，而僻性好武，从拳掺技盖有日矣，岂以为有文事者必有武备哉。正以身于兵乱之世，必不能端章甫而黜兵革者，即谓之武能佐文也。亦宜引古之大圣人以之拨乱，而今之儒硕不以之致治哉。余尝录拳经数百首，并附诸械百法编成一帖，虽出于分袂，时灯下一夜之俚言，实吾师松泉陈翁，少负侠气重，携金资遨游海内，遍访名家，招神摹巧而成者也。余不敢没其善，亦不欲私其美，公之同志者，以为登坛之一助云。

身法步诀

进步，后脚必从前脚跟边出，脚到务比先前脚过三四寸，去时不可直挺脚，膝略带微弯，两脚尖不可撇开，脚跟不可离地，两膝平分向里，似撅腿样，名曰巽风。脚到时，一齐压下，身法要略带直竖，胸必开，臂必夹肚，必夹头，颈必直竖而略带逼转，两目精神仍紧望敌人。手去必从背后轮出，拳面务向上，大指略曲，勾腕略带弯，不可直促打下，神意必望敌人面上，直拴至胸前，才遍身一齐着力，所谓百骸筋骨一齐收也。

走场切要

眼要着意分明，认势、认手、认腿。身法活动进退得宜，腿法要飞腾，脚法要轻浮坚固，手法要健利，颠庄腿欲其瞵也，披臂横拳欲其猛也，活捉朝天欲其柔也。

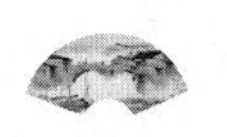

身法

腾步，那步，斜步，鹊步，挨步，粘步，奸步，偷步，闪步，屈步，跳步。

手法

扫边金枪，六平元光，斩洪押肘，朝阳十字，六魁插花，旗鼓双剪。

或人问答歌：

问曰：势雄脚不稳，何也？答曰：在势去意来。

歌云：势若去兮要执狠，意旋四时身步稳。百骸筋骨一齐收，复手便顺何须恐。

问曰：弱可以敌强，何也？答曰：在偏闪腾那。

歌云：偏闪空费拔山力，腾那乘虚任意人。让中不让乃为佳，开处翻来何地立。

问曰：下盘胜上盘，何也？答曰：在伸缩虚实。

歌云：由缩而伸带靠入，以实击虚易为力。下盘两足管在斯，撑拳托掌难与敌。

问曰：斜行并闪步，何也？答曰：在避卫逃直。

歌云：避卫非斜势难当，逃直非闪焉能防。用横用直急赶上，步到身傍跌见伤。

问曰：里裹与外裹，何也？答曰：在圈内圈外。

歌云：圈内自里裹打开，圈外自外裹入来。拳掌响处无间歇，骨节摧残山也愁。

问曰：胜长又胜矮，何也？答曰：在插上按下。

歌云：身长插上正相宜，身矮按下般般齐。眼鼻心口肾囊上，不遭打损也昏迷。

问曰：短打胜长拳，何也？答曰：在短兵易入。

歌云：长来短接惯入身，入身跌拨好惊人。里裹打开左右角，外裹打入窝里寻。

问曰：脚步能胜人，何也？答曰：在用坚堕脆。

歌云：坚脚弯兮后脚箭，脆足如矢后足线。用肩推靠不能摇，堕脆勾连随人变。

问曰：身法能压人，何也？答曰：在推山倒海。

歌曰：一身筋力在肩头，带靠陟来山也愁。翻身用个倒海势，纵然波浪也平休。

问曰：拳法能克敌，何也？答曰：在披窍导款。

歌曰：一身骨节有多般，百法收来无空间。谁能熟却其中妙，恢恢游刃有何难。

问曰：掌起能百响，何也？答曰：在阴阳幻化。

歌曰：阴变阳兮阳变阴，反掩顺托不容情。外手缠来怀中出，两手掀开奔耳丛。

问曰：勾挠能进身，何也？答曰：在柔能克刚。

歌云：拳起腿来势莫当，勾兮并挽柔弄刚，若人犯着柔挽法，进身横托不须忙。

问曰：用膝能敌人，何也？答曰：在上推下击。

歌云：两手相交乱扰怀，无心思到下盘伤。横直撇膝应次道，纵是英雄也着忙。

问曰：轻勾能倒人，何也？答曰：在手不在足。

歌云：承手牵人将次颠，用脚一勾边自然。足指妙在向身用，微微一缩望天掀。

问曰：跌法能颠人，何也？答曰：在乘虚因势。

歌云：乘虚而入好用机，见势因之跌更奇。一跌不知何处去，千斤重体似蝶飞。

问曰：拿法能夺人，何也？答曰：在反筋伤骨。

歌云：臂力千斤真个奇，筋节插舛任施为。紧拿不许松松放，神速牵来莫钝迟。

问曰：抓法能破体，何也？答曰：在便捷快利。

歌云：进退轻跳称便捷，伸缩员活快利间。体破血流屡屡是，指头到处有疤痕。

问曰：身法如何捺持？答曰：在收放蹝舒。

歌云：常收时放是捺持，舒少蹝多用更奇。一发难留无变计，不如常守在心头。

问曰：拳法如何得精？答曰：在熟不在多。

歌云：拳法千般与万般，何能精透无疑难。须知秘要无差漏，一熟机关不用谈。

跌打卷之一

里死手张先生传

窝里炮（佚失）

难摆

还勾手：右手披开右手，左手拥护香腮，还将右手就勾来，他手纵起何在，劈项一拳砍去，项上疼痛难挨，拜掌填拳奔心怀，方知还勾利害。

满堂红：右手还推右手，左手急奔香腮，右手转拳出心怀，反面拖下急拜，可怜脚立未定，填拳那步，跟来两手无措，实哀哉，方知堂红可爱。

五横拳：左手拿他右手，右手拳从左斜，撞起处便是面颜红，一肘看怀便进，竖起铁面金橘，拜掌填拳紧跟，惊去七魄与三魂，方是神拳五横。

黄莺双磕耳：双手叉开，双手即时齐奔耳门，方才打得耳聋，钟旗鼓胸拴，早进望后，拨声跌倒脑后，满地填红，劝君莫惹黄莺，双双磕耳难听。

双手引蝴蝶：右手方才伸出，手上加手奔开，右掌脸上拨下来，左掌冲天，莫碍两掌，上下难闪，早被填拳在怀，庄周梦里是蝴蝶，双手引来堪爱。

缠赶手：左手拿住右手，旋转左手代他，对心一拳好难挨，心胸一肘难摆，竖起铁面金橘，拜掌填拳奔怀，缠赶手，实奇哉，血滞心窝受害。

六平手：手上加手推右，飞起掌奔耳腮，未曾元过左边来，左掌依然不怠，右手一肘进去，竖起金橘飞来，拜掌填拳更进来，方显六平古怪。

硬崩手：右手砍他右手，左手急护香腮，右手撩海一拳来，须防左边手害，左掌腮边急进，右拳耳门直来，硬崩手起实难挨，纵是铁人打坏。

二便手：手上加手推出，眉窝心穴掌来，左上右下好安排，势中带靠为最，右掌傍身上脸来，拜掌填拳急进怀，二便手起好雄哉，纵敌千斤无碍。

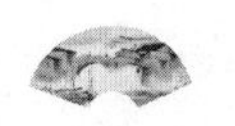

搀拜手：他人伸起右手，右手披出如雷，筋节如割实难挨，早被胸前掌害，翻身砍倒在地，填拳那步跟来，场中君子休忽他，千斤难买搀拜。

双缠手：他人发出甚好，早被右拳旋搅，左手急跟掀开了，一时真胸不少，面橘三根打早，拜掌填拳分晓，双缠手起真个巧，纵是石人也倒。

刀对鞘：右手方才发出，右拳直奔肩窝，复转拳来右边，拖连进牵拳难躲，若论右手来狠，右边三发最多，对鞘打来没奈何，纵是英雄怕我。

系缝还拳：拳来右肘横架，左手来时撑开，左手一拳望喉裁，急承他手莫怠，右肘望心便进，铁面橘打鼻歪，拜掌填拳早上来，系缝还拳可爱。

勾搬手：右手直来砍我，将身偏闪入怀，两掌齐起就逼他，须教筋骨难摆，方才进个肘子，铁面橘儿早来，拜掌填拳入心怀，方知勾搬利害。

蝴蝶锁手：双手分开双手，右脚看膝踢来，反掌倒上左边腮，转过额上顺揣，拜掌须当急进，填拳直奔心怀，蝴蝶锁起好伤怀，纵有硬汉难摆。

入门正行：他人正面攻打，左拳用勾搬开，右手一拳心里来，早被左拳耳坏，谩道左耳吃苦，右拳急进香腮，两耳一齐血涌来，入门正行手害。

龟儿不出：莫笑龟儿不出，发时甚是难当，人将右手打来忙，左手按来不放，右肘打折拳指，转拿前拖有方，半颠半倒步难降，冲拳望面直撞。

壁手阴桑打：左拳勾他右手，右手急进撩阴，左拳起处望喉冲，左肩反掌着重，左右牵拳攻打，挪步就下紧跟，借问此拳是何名，披手佳名堪重。

元光手：手上加手推右，转起掌来如梭，右手元至左耳，过胸堂一肘难破，举起铁面金橘，拜掌填拳休讹，若问元光这手何，常把人来累挫。

参眉倒桑手：右手切开右手，左手眉上参差，须知右上左下，呵转下右手无讹，看喉即时插桑门，气闭难过，天庭地角两遭磨，参眉倒桑害我。

下步满堂红：右手方才出势，手上加手推他，左拳急急上面来，撩阴一掌疾快，右掌依怀起处，反掌面上拖来，拜掌填拳两相摧，下步堂红可爱。

阴进阳出：右手方才掷下，右拳急急披来，须知左手即勾开，右拳肋下莫怪，一肘疼痛难忍，谁想加手奔腮，左边打出血儿来，阴进阳出手害。

披擅手：右手披开右手，左手拥护香腮，须知右脚踹将来，右手出怀莫怠，反掌披他脸上，拜掌填拳相攫，披擅神手实奇哉，奉劝君子莫怪。

小儿拼命：双手推开右手，右手急奔阴来，转起掌儿面上裁，拜掌填拳莫怠。

隔肚穿钱（佚失）

双元光：他手虽然甚狠，那当两拳打来，双拳复元过左腮，此毒磨难摆，加上胸窝一肘，金橘脸又裁，拜掌填拳急奔怀，元光双双可爱。

四把抓腰提肘打：双手抓腰左进，左掌下打阴囊，提肘顺便把喉伤，登时拜掌齐抢，左手填拳急进，左手筋力有伤，两手千斤也难当，恐挨身儿磨铛。

拳勾手：敌人拳来甚急，右拳望右勾来，左拳直挺插香腮，右拳随右奔肋，方知血肋疼痛。那晓跨跌又来，拳勾手起好奇哉，将人掀跌无碍。

璧手打：左拳勾他右手，右手径奔喉咽，还拳左打右边胸，左右撞拳急进，人知乱拳滚打，那晓那步紧跟，纵有敌人铁浑身，难挨璧手双弄。

顶胸肘：劈面拳来甚急，左手急急奔开，右肘藏胁入胸怀，昭胸顶肘难摆，敌若后起右手，右拳披他莫怠，复勾右拳括耳腮，随变逼肘损胁，挑开右手胸外来，左拳垂下打阴穴，凤凰展翅双下来，将人打作一块。

跌打卷之二

冷红手：拳来拿他要紧，左拳奔胁当乘，回却左来要右，承右肘随承莫空，拜掌填拳须急，两脚体得开肱，纵有勇敢与相竞，难逃冷红一弄。

捶堕手：敌人将拳劈我，左手急急推开，右拳望胁奔阴来，左右双拳劈下，左拳撩海一插，复下望右承回声，上君子好衰哉，捶堕一勾难摆。

插花手：拳来左手紧托，右拳胁下直攻，敌人手面要两分，左手复下承重，若得回回勾脚，那怕他人英雄，插花手起练分明，随处当场卖弄。

缠筋手：拳来右手拿定，劈肘正奔肘中，左手承他要分明，后左面掌摸弄，此掌后右才下，左掌盖上来迎，缠筋手起更威雄，一顿双推难纵。

膝捶手：两掌逼他手股，右拳望胁径冲，左掌起处面上红，右掌封他手重，左手复下承住，全作凭脚下勾功，莫谓膝捶人不惊，须教一场春梦。

叶底藏桃：左手推开右肘，右掌阴上无情，复起拿他手要雄，左拳耳边更进，左手复下承住，右手又奔耳丛，动问君子有何能，叶底藏桃最狠。

陈捶手：右手拿他右手，复将左手换他右掌，暴起满面花，一摸面右直下，左手复起盖住两拳，即望胸加陈捶好手，更堪夸恰似神仙传下。

热孱手：起手双接着重，浑身筋力齐开，当胸一肘奔心怀，铁面金橘难摆，拜掌填拳须急，纵有勇敢难挨，热孱手起好伤怀，把人打作一块。

聚婪手：右手按住右手，左掌紧奔撩阴，左掌复起右边，承右掌左边荡进，方才拖下金柳，左掌随即紧跟，两掌前后焰存心，右掌原来左倩，人道聚婪手不轻，更有双推乱滚。

活捉手：敌人单拳出势，双手紧拿难开，平平一接却怎捱，纵力千斤难摆，筋骨才痛不住，更加虎抱头来，休道铜头与铁额，官教活捉除害。

鞭顶肘：劈面拳来甚急，颠倒鸳鸯掌逼，胁下顶时要来疾，竖起铁面金橘，复下手来承住，右肘径奔心曲，拜掌填拳要来疾，方显鞭顶第一。

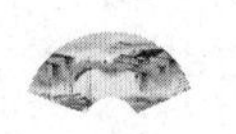

轰雷手：彼拳方才掷出，双拳背出如轮，打下疼痛好难禁，虎抱头来更甚，以时脑晕昏黑，那晓方向西东，轰雷佳打更齐名，难教班门弄斧。

五阳手：右手出拳比势，也将右手撑拿，左手放下撩阴穴，复上承他莫挨，掌起打他满面，冲时胁边直来，不遭此打实奇哉，若见五阳莫怪。

黄莺赶脸：拳起望我便砍，手上加手前推，左手转起掌儿来，正中香腮难挨，右手左边一掌，肘劈右手加拿，黄莺赶脸实奇哉，难逃臂膊损坏。

吊线手：敌人将拳直奔阳，掌急拿反阴，先阳后阴，左掌心逼手，同拳齐进，那怕筋力强硬，更兼挞掌无情，一声响起往后奔，方知吊线可恨。

双插花：他人手起未到，两掌里外夹攻，右进左出掌分明，须知右手搅弄，两手一齐起处，谁知直奔耳门，左手便撑拳填胸，双插花我最胜。

老儿锄田手：右手拿他右手，左拳劈面相攻，方才把破面颜红，撑他一肘着重，右手才被肘坏，谁想变拳填胸，锄田之手实堪论，谁谓老儿没用。

鞭逼肘：拳起须将手逼，逼他不可放松，横拳急急望肚冲，转上承他莫钝，右肘逼胸就打，拜掌填拳难定，须知鞭逼肘最恼，劝君切莫轻进。

分洗手：左手推他右手，右手急进捶胸，凤凰展翅向阳，分纵有劈力难动，左掌溜出，右掌显出五爪金龙，一肘皮破血淋身，方知分洗可恨。

仙人躲影：他人右手打我，我将左手推开，闪身背后却左推，更兼右脚勾碍，他若强健倒右，我亦顺右加推，我将左脚先勾来，躲影颠跌莫怪。

乐家短打

首节：裹进横拳好打，单肘进胁如风，霸王留下一张弓，箭打离弦着重。

二节：单手曾劈双拳，裹身进步如风，动问君子有何能，撩海一拳着重。

三节：进步撩阴一脚，拳来须用手托，两拳进步似风魔，溜空骤使躔脚。

四节：力气风强好打，拳来须奔血胁，眉业从掌使脚踢，放下钟达抹额。

五节：左手当先托定，右手就下无情，左拳起，左拳封胁下，填拳就进。

猴拳小引：凡以拳鸣世者，自宋至今，不胜种种，独猴拳亦见一般。跳纵飞腾是其攫，披拨抓打是其雄，偏闪斜溜是其活，委蛇进退是其柔。各有一家之趣，求跌拨者未可小视之。今以猴拳心得六节录之，以广其传云。

丢势歌第一章：两手揸开望里掀，掌背向左左脚悬，若还向右亦若是，踪起手将前后颠，翻身再从如前样，拈着身儿爪血鲜，左上右下颠倒用，东挨西扎跌为先。

摘打歌第二章：生来臂指好戏珠，拘挑拗挽任吾施，叶底藏桃望胁进，更加牵扯二三枝，撩阴捣额为常事，拜拗齐来不准迟，赶进双披插花手，承回勾脚玉山低。

伏腿歌第三章：一进身来攒腿加，拳来须用托无差，悬起脚来蹬将去，两掌抓来颠倒差，敌人内去颠翻进，承下勾面摘手加，若还硬蹭复躩起，望阴一膝手抓拿。

挝拿歌第四章：两掌颔颃好抓拿，撩阴捣海不放他，更兼牵摘撑前去，五爪金龙面上埋，里手推抐元光上，外手勾搬脚下业，若还手起双掌削，平分一洗玉山秀。

紧眼歌第五章：双眼金精要近身，乘空滚来不恂情，有腿来时切挽接，百不失一号金精，拳打手挞难逃掌，揪来托去任君行，不怕来人手似箭，官教分寸不容斜。

跑跳歌第六章：一步直来快如梭，退去脚踪似风麻，横步手足东西进，斜步顺逆及复步，一蹲起来肩上过，一跌下盘滚来磨，若还跪得他人近，浑身裹靠无差讹。

迷拳序：凡人之立势，有前、有后、有左、有右，前后左右而直攻之，谓之正；前后左右而巧攻之，谓之奇。遇正则体健者胜，力雄者胜；遇奇则体健者失，其力雄者失，其力皆出于意料揣度之外也。故人挂而彼披，人披而彼托，人挑而彼搬，人搬而彼削，人削而彼遁，人遁而彼角，拳出拳外，莫之参酌，拳入拳内，莫之醒觉，变内靡穷，今古伟拨，固其不可端倪，故名曰迷拳云。

第一节从上劈下：敌人当面来，我步右脚进，右脚甫及发，左脚缩相就，步儿才见行，左拳轮打去，拳打才加时，右披及轮救，救时欲官跌，望上一揭骤，揭骤怕停留，裹头斜在溜，人见吾溜时，谁知闭阴后，闭阴恐穴发，翻身双披计。

第二节乌龙戏珠：敌人若打来，左抱斜裹去，斜进才倒身，右拳戏珠就，敌人走左边，右抱左戏去，彼将手来打，抽手脱身计，人见护己身，谁知闭阴后，闭阴当收时，反身双披骤，要知敌人长，此拳不可废。

第三节黄龙抱蟾：左肩出势立，左拳横打去，打去才及头，右拳旋抱救，复起竖肘来，昭心一坐计，敌非不后退，官脚居其后，力雄难跌他，斜步闭阴遁，若后赶进来，从披反身骤。

第四节凤凰展翅：左手抱头颜，右手切将去，右手抱头颜，左手亦如是，倘有敌人披，两手斜溜去，左手反披来，右手反披骤，右手甫及时，左手横拴凑，此乃敌左施，敌右无双计，筋节要打熟，任地翅飞去。

第五节闭阴扫阴：我若前行去，赶来左掌就，须知阴上加，反手右掌救，若身敌左行，右闭难将就，若敌朝左来，将身右边溜，总之要闭阴，横竖省不去，若要打得其，撩阴总打奔。

第六节泰山压顶：欲知泰山压，左右双轮劈，劈他步旋风，横步不可歇，步若可用长，丈余官脚跌，于中要求熟，一节压一节，压之未为奇，谁知节破节，破打得其方，那管人颓跌。

醉八仙小引：醉也醉也号八仙，头颅儿曾触北周山颠，两肩谁敢与身旋，臂膊儿铁样坚，手肘儿如雷电，拳似砥柱，掌若风烟，膝儿起将人掀，脚儿拘将人捐，披削抓拿谁敢先，身范儿如狂如颠，步趋儿东扯西牵，好教人难留恋，八个仙踪打成个，京观饮至天。

醉八仙耍孩儿第一节：汉钟离，酒醉仙，葫芦儿，肩上悬，滚来滚去随他便，随他便，虽则是玉山颓样，也须要躲影神仙，膝儿起，撇两边，起时最要身手健，牵前

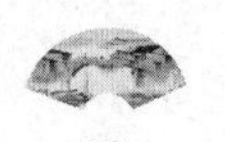

踏步，带后推肩。

醉八仙耍孩儿第二节：韩湘子，酒醉仙，竹筒儿，手内拈，轻敲重打随他便，随他便，虽则是里裹外裹，也须要拜掌填拳，鱼鼓儿，冬冬填，打时谁知扫阴现，去时躲影，来若蹁跹。

醉八仙耍孩儿第三节：吕洞宾，酒醉仙，背上儿，双飞敛，披手披足随他便，随他便，虽则是两手如矢，也须要直刺牵拳，反复步，要身偏，偏时要在阴囊现，从上劈下，石压山颠。

醉八仙耍孩儿第四节：曹国舅，酒醉仙，手儿里，拂尘翩，直肘横肘随他便，随他便，虽则是身步齐进，也须要臂膊浑坚，顶肘开，击肘殿，坐肘惟知身坐莲，劈肘右下，右臂身旋。

醉八仙耍孩儿第五节：何仙姑，酒醉仙，铁笊藜，怀中现，爪上爪下随他便，随他便，虽则是鸾颠凤倒，也须要侧进身偏，指上爪，胜铁鞭，爪时惟知血儿见，长伸短缩，通臂如猿。

醉八仙耍孩儿第六节：蓝采和，酒醉仙，兜的是，花蓝艳，上勾下挽随他便，随他便，虽则是青蜓点水，也须要搬开争先，眼儿紧，望下边，望时只怕脚尖见，挽拳挽脚，里进填拳。

醉八仙耍孩儿第七节：张果老，酒醉仙，拿的是，铁栗片，拿来拿去随他便，随他便，虽则是金弦缠统，也须要骨反筋偏，身窈窕，采折坚，采时准托人前面，拿拳拿掌，复手紧粘。

醉八仙耍孩儿第八节：铁拐李，酒醉仙，头戴的，金刚串，左投右撞随他便，随他便，虽则是黄莺磕耳，也须要脚官肩前，脚儿弯，好勾臁，勾进掷重人后面，上推下跌，身倒脚掀。

佚题：进步金枪狠打，撩阴推手为先，坐马落槛用肩尖，溜手直拳用便。他若援步出去，封手紧要相连，如他左右来闪，就打迎风铁扇敲砍，前后奔打，入臁掌面，兜拳擅臂急进，无走捷肘挂面，冲拳分龙挑手，狠打分拳踹踺，胸前左右挟肘，不识平肘，着着为先，隔耳穿腮，引进双龙入海，胸前仙人躲影，在后披砍掌面，凿拳凤凰转翅，左右红云捧日，相连抛肘，劈面就打，童子一拜观音兜，横手斜身侧进，玉皇开锁紧相连，踢膝看肘，不识左右，就打蹴腱，挽手撩阴，勾插霹雳，手打当先，若问此拳何名姓，方家亲置遍流传。

飞雄：起手勾拳打肋，进步齐肩挟侧，兜腮落手便指，逼阴闪出进步，搁肘承开冲掖，下盘勾紧直出，坐手托腮并进，挽手便用冲拳，鸾开拔步出去，留手紧要相连，隔耳迎风直掌，兜横斜入右边，下盘克膝用肩尖，挽腿跌人如箭，转身兽头立热，突手迎风掌面，他若里盘冲入，我将托手斜闩，他若往外来搁，留手胁下切拳，全凭鸾肘急肘，劈面雄抓用便，挑手急忙进步，冲颏克肘攻心，他推我挖往低层，防拨肘俱取胜，双拳劈开，单手杀肋，掌面兜横掠膝，当胸擦下提阴，切肘分崩乌雪，炮复取生门立，势中平无尽。

少林棍法妙通神，起手阴提不见门，上挽下来须伏虎，提勾骑打点披身，换手单提打脑后，回身急进斩蛇形，背后枪来上弓捺，打前落后点窝心，连环三滚须神熟，抽回猛虎出丛林，进退两横缠玉带，勾回骑马顿藏身，打回孤雁披根进，骑顿同前又出群，月里穿梭移步点，活蛇退壳妙无伦，打勾颠倒樵规夫，砍扬转风魔拔草，寻搬搪侧进翻身，里抽刀单打后弄，针奇回跳打庄家，臂左右勾栏上滚，剪步君栏须换手，乌风转出夜叉形，退步更成太公钓，枪来坐洞雀身存，点前退后金鸡立，蛟栏封起卷蚕形，勾扑凤凰单转翅，收成如意把肩抡，更有其中精妙法，不离脚步并身形。

《珍本医书集成》

清·裘庆元

养肾说

肾者，先天之本脏，精与志之宅也。仙经曰：借问如何是玄牝，婴儿初生先两肾。又曰：玄牝之门，是为天地根。是故人未有此身，先生两肾。盖婴儿未成，先结胞胎。其象中空，一茎透起，形如莲芯。一茎即脐带，莲芯即两肾也。为五脏六腑之本，十二脉之根，呼吸之主，三焦之原，人资以为始，岂非天地之根乎。而命寓焉者，故又曰：命门天一生水，故曰坎水。夫人欲念一起，炽若炎火，水火相离，则水热火寒，而灵台之焰，藉此以灭矣。使水先枯，而木无所养，则肝病。火炎则土燥而脾败，脾败则肺金无资，咳嗽之症成矣。所谓五形受伤，大本已去。欲求长生，岂可得乎。庄子曰：人之大可畏者，衽席之间，不知戒者故也。养生之要，首先寡欲，嗟乎。元气有限，情欲无穷。《内经》曰：以酒为浆，以妄为常，醉以入房，以竭其精，此当戒也。然人之有欲，如树之有蠹，蠹甚则木折，欲（火）炽则身亡。仙经曰：无劳尔形，无摇尔精，无使尔思虑营营，可以长生，智者鉴之。

导引却病法

老子曰：天有三宝日月星，人有三宝精气神，此其旨可得而知也。余自少慕道，夙有因缘，幸遇高贤异士，得读古圣法言，乃知性命之理。简易渊微，舍精气神，则别无了道之门。而老子一言，固已悉之矣。人自离母腹，三元真气，日可生发，后为情欲所蔽，不知保养，断伤者多，于是古圣传授教人修补之法。呼吸吐纳，存神运想，闭息按摩，虽非大道，然能勤行积久，乃可却病延年。若夫虚劳内损，痼疾经年，即扁鹊卢公，难于措手。苟能积气开关，决有回生之效，久之则任督二脉交通，水升火降，乃成既济。从前受病之根，斩刈无遗。嗣后真元之气，蒸蒸不竭。然勿谓草木无功，遂委之命也哉。余虽不敏，尝事于斯，以谢奇疴。谛信专行，功臻旦夕，敢以告之同志。

内养下手诀

易曰：一阖一辟谓之变，往来不穷谓之通，阖辟往来，无非道也。人生以气为本，以息为元，以心为根，以肾为蒂。天地相去八万四千里，人心与肾相去八寸八分。此肾是内肾，脐下一寸三分是也。中有一脉，以通天息之浮沉。息总百脉，一呼则百脉皆开，一吸则百脉皆合。天地造化流行，亦不出于阖辟二字。人之呼吸，即天地之阖辟也。是乃出于心肾之间，以应天地阴阳升降之理。人能知此，养以自然，则气血从轨，无俟乎搬运之烦，百病何自而生。如有病，能知此而调之，则不治而自却矣。下手之诀，必先均调呼吸。均调呼吸，先须屏绝外缘。顺温凉之宜，明燥湿之异，明窗净几，涤虑清心，闭目端坐，叩齿三十六遍，以集心神。然后以大拇指背于手掌心劳宫穴处摩令极热，周拭目之大小眦各九遍，并擦鼻之两旁各九遍。又以两手摩令热，闭口鼻气，然后摩面，不俱遍数，以多为上，名真人起居法。次以舌舐上腭，搅口中华池上下，取津漱炼百次，候水澄清，一口分作三次，汩然而下，名曰赤龙取水，又曰玉液炼己法，最能灌溉五脏，光泽面目，润肺止嗽，其效若神。行持时不必拘定子午，每于夜半后生气时行之，或睡觉时皆妙，如日中闲暇时亦可。

运气法

凡运气法，当闭目静坐，鼻吸清气，降至丹田，转过尾闾，随即提气，如忍大便状，自夹脊双关透上，直至泥丸，转下鹊桥，汩然而下，仍归丹田。初行功时，焚香一炷为度，渐增三炷，功行七日而止。凡卧病者，宜用厚褥绵被暖帐重衣，不论寒暑，初行功三日，发大汗以攻阴邪之气，进热粥以为表汗之资。渴则漱玉泉以饮之，饥则炊热粥以食之。饥然后食，不拘餐数。如是衣不解带，能一月，则在床三五七年瘫劳鼓膈等症，皆可刻期而愈。患在上身，收气当存想其处；患在下身，收气亦存想其处。放气则归于丹田，患在遍身当分经络，属上属下，运法亦如之。女子行功，先提水门，后及谷道，运法如前。

愚按：人之气，即天地之气。故天气不交于地，乾坤或几乎息矣。人之所以常运其气者，亦体天地交泰之义也。先提谷道，使勿泄也。自背至顶，使相交也。想丹田，使归根也。不惟有疗病之功，抑且多延年之效，何况于无病乎，况微病乎，是名曰修养。

固精法

金丹秘诀云：一擦一兜，左右换手，九九之数，真阳不走。每于戌亥二时，阴旺阳衰之候，宜解衣闭息。一手兜外肾，一手擦脐下，左右换手，各兜擦九九之数，仍盘膝端坐，手齿俱固。先提玉茎，如忍小便状，想我身中元精，自尾闾升上，直至泥丸，复过鹊桥，降至丹田。每行七次，精自固矣。

愚按：精者，人身真元之气，五官百骸之主，而神魂附之，以生者也。夫神犹火也，精犹油也，油尽则灯灭，精竭则神亡。故精由气生，神由精附。固精之法，宜急讲也。半月精固，久行愈佳。

定神法

人身之神，出入固无定。在治病者，穷思极想，又有甚焉。若能行功，则神随气转，不虑其他出，否则难乎其有定在也。故恒时必须常想玄关，思睡必须常想鼻准，如此则神不外驰而定矣。

愚按：神外无心，心外无道，道即神之主，心即神之宅也。然心外无道，故收放心，即神定而道在。孟子谓学问之道无他，求其放心而已。夫放心而知求，则志气清明，义理昭著，此定神之功验也。今之养病者，曰思丹田，思鼻准，亦收放心之法也；不曰收放心，而曰定神，盖游心千里，无有定处，此皆神之外出，故曰定神。以上三条，乃却病修养之大纲，外有导引等法，详具于后。

十二段动功

叩齿一：齿为筋骨之余，常宜叩击，使筋骨活动，心神清爽，每次叩击三十六数。

咽津二：将舌抵上腭，久则津生满口，便当咽之，咽下汩然有声，使灌溉五脏，降火甚捷，咽数以多为妙。

浴面三：将两手自相摩热，覆面擦之，如浴面之状，则润红不白，即升冠鬓不斑之法，颜如童矣。

鸣天鼓四：将两手掌掩两耳窍，先以第二指压中指弹脑后骨上，左右各二十四次，去头脑疾。

运膏肓五：此穴在背上第四椎下脊两旁各三寸，药力所不到，将两肩扭转二七次，治一身诸疾。

托天六：以两手握拳，以鼻收气运至泥丸，即向天托起，随放左右膝上，每行三次，去胸腹中邪气。

左右开弓七：此法要闭气，将左手伸直，右手作攀弓状，以两目看右手，左右各三次，泻三焦火，可以去臂腋风邪积气。

摩丹田八：法将左手托肾囊，右手摩丹田，三十六次，然后左手转换如前法，暖肾补精。

擦内肾穴九：此法要闭气，将两手搓热，向背后擦肾堂，及近脊命门穴。左右各三十六次。

擦涌泉穴十：法用左手把住左脚，以右手擦左脚心，左右交换，各三十六次。

摩夹脊穴十一：此穴在背脊之下，肛门之上，统会一身之气血，运之大有益，并可疗痔。

洒腿十二：足不运则气血不和，行走不能爽快，须将左足立定，右足提起，共七次，左右交换如前。

右十二段，乃运导按摩之法，古圣相传，却病延年，明白显易，尽人可行。庄子曰：呼吸吐纳，熊经鸟伸，为寿而已矣。此导引之士，养形之人，彭祖寿考者之所好也。由是传之至今，其法自修养家书，及医经所载，种数颇多，又节取要约，切近者十六则，合前十二段参之，各法大概备矣。

凡行功每于子后寅前，此时气清腹虚，行之有效。先须两目垂帘，披衣端坐，两手握固趺坐，当以左足后跟，曲顶肾茎根下动处，不令精窍漏耳。两手当屈两大指抵食指根，余四指捻定大指，是为两手握固。然后叩齿三十通，即以两手抱项，左右宛转二十四次（此可去两胁积聚之邪）。复以两手相叉，虚空托天，反手按顶二十四（此可除胸膈间病）。复以两手心掩两耳，却以第二指弹脑后枕骨二十四（此可除风池邪气）。复以两手相捉，按左膝左捩身，按右膝右捩身，各二十四（此可去肝家风邪，捩音例）。复以两手一向前一向后，如挽五石弓状二十四次（此可去臂腋积邪）。复大坐展两手扭项，左右反顾，肩膊随二十四次（此可去脾胃积邪）。复以两手握固，并拄两肋摆撼两肩二十四（此可去腰肋间之风邪）。复以两手交捶臂及膊，反捶背上连腰股各十四（此可去四肢胸臆之邪）。复大坐斜身偏倚，两手齐向上，如排天状二十四（此可去肺家积聚之邪）。复大坐伸足，以两手向前，低头扳足十二次，却钩所伸足屈在膝上，按摩二十四（此可去心包络间邪气）。复以两手据地，缩身曲脊，向上十二举（此可去心肝二经积邪）。复以起立据床，拔身向背后视，左右各二十四（此可去肾间风邪）。复起立徐行，两手握固，左足前踏，左手摆向前，右手摆向后；右足前踏，右手摆向前，左手摆向后二十四（此可去两肩俞之邪）。复以手向背上相捉，低身徐徐宛转

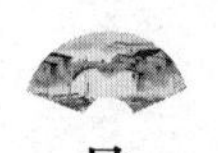

二十四（此可去两肋之邪）。复以足相扭而行，前进十数步，后退十数步，复高坐伸足，将两足扭向内，复扭向外，各二十四（此两条，可去两膝两足间风邪）。行此十六节讫，复端坐垂帘，握固冥心，以舌抵上腭，搅取华池神水，漱三十六次，作汩汩声咽下，复闭气，想丹田之火自下而上，遍烧身体内外蒸热乃止。

愚按：老子导引四十二势，婆罗门导引十二势，赤松子导引十八势，钟离导引八势，胡见素五脏导引法十二势，在诸法中颇为妙解。然撮其功要，不过于此。学者能日行一二遍，久久体健身轻，百邪皆除，不复疲倦矣。

《蠢子医》

阳夏龙之章绘堂甫手著，榆山朱名潜斋甫、秣陵杨凌阁仲唐甫、阳夏毛世型特立甫、襄邑施景舜虞琴甫参订；秣陵，阎松墅济源甫、于建章黼宸甫、张三宝鼎实甫、邓汉东林春甫校正

治跌打损以大便为凭

皮破血出用十全（用十全大补汤），二便不通大黄添（将大黄加入桃仁、红花、泽兰、当归、丹皮、赤芍之内，水酒引下，不必十全大补汤矣）。若只伤损二便通，三七好酒送之痊。

一粒散（治伤损不起，最佳）：跌打损伤一粒散，土鳖（瓦上焙焦，一个）巴豆（去壳，一个）半夏（生用，一个）选。乳香没药（各半分）自然铜（火烧醋淬，少许），碾碎下酒真是罕。共为细末，每服一剂，好酒送下，真有奇验。

七厘散（治一切伤症，孕妇忌服）：乳（乳香）没（没药）血（血竭）儿（儿茶）七厘散，朱砂红花雄黄选。加上归尾各一钱，三分原麝三分片。跌打损伤效如神，孕妇忌服黄酒灌。

生肌散：生肌散用软石膏（炒，一两），乳（乳香）没（没药）血竭（各三钱）黄丹（五钱）交，白芷（二钱半）龙骨（煅三钱）和潮脑（少许），血止痛定立时消。

治肢体伤折法：肢体将断用莛薄（秫莛子穿成薄），乳（乳香）没（没药）血（血竭）儿（儿茶）续断和（各二钱半），共同面粉（二两，用囫囵块）翻鳌炒，醋和扎紧自无讹（翻鳌炒黑为度，再研为末，热醋和，摊贴，胶布扎紧，外用莛薄裹缠，俟干以醋润之，自好）。

《医门补要》卷上

丹徒赵濂竹泉著，诸暨蒋抡元校点

痹症

痹者闭也。风寒湿外受，则经络闭塞，四末失其滋养，手足麻木缓纵，周身酸痛。有因劳伤筋骨而成者，有因坐卧湿地者，有因浸入凉水者，有因冲犯雨雪者，皆宜针灸多次，内常服祛风湿活血脉药酒，痛处常贴膏药。迁连之病，亦有治之不应，成废疾者。痹脉沉缓或涩，先宜辨明。

似痹非痹

营分不足，无以荣筋。筋急作痛者，有肌表不密，外风内乘，久郁化热，耗营燥络，使筋脉枯涩，周身软弱，串疼无休者。脉数而弦，以养阴润燥汤（方见后），缓治自效。

骨槽痈

风热上壅阳明，致耳下漫肿，牙关胀痛，为骨槽痈。以针刺牙根尽处，出血即止。内服清散方，若牙关紧闭，滴水不入，各骨槽风；若牙痛，见牙根肿凸一点，即是牙疔。

骨伤断

人过四五十岁，若手足骨跌断，骨中精髓已坚满，一时难接。或须经年，方可复原。年少骨中空薄，月余可归旧。

肢肉伤治不可迟

人之肢体肌肉及手足指，设被刀斧伤落，不在毙命之处，尚有皮连或皮已断，先宜止其血，速趁血未冷、气未散，安整原位，不可稍有歪斜，即在伤口掺生肌散，外贴膏药，加以布条扎紧，不使移动，隔日一换，月余可愈。伤落之肢肉一过而血枯气散，虽如法安放上药，必难接续归原。因生气已去，岂有复长之理。至接断骨，妙在手法，当考伤科书自知。

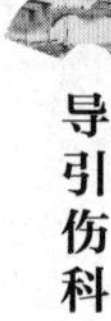

《臞仙活人心》

朱权（涵虚子）

导引法

闭目冥心坐（冥心盘趺而坐），握固静鬼神。叩齿三十六，两手抱昆仑（又两手向颈后，数九息，勿令耳闻，自此以后，出入息皆不可使耳闻）。左右鸣天鼓，二十四度闻（移两手心，掩两耳，先以第二指压中指，弹击脑后，左右各二十四次）。微摆撼天柱（摇头，左右顾，肩膊随动二十四，先须握固），赤龙搅水浑（赤龙者，舌也，以舌搅口齿并左右颊，待津液生）。漱津三十六（一云鼓漱），神水满口匀。一口分三咽（所漱津液，分作三口，作汩汩声而咽之），龙行虎自奔（液为龙，气为虎）。闭气搓手热（以鼻引清气闭之，少顿，搓手令极热，鼻中徐徐乃放气出），背摩后精门（精门者，腰后外肾也，合手心摩毕，收手握固）。尽此一口气（再闭气也），想火烧脐轮（闭口鼻之气，想用心火下烧丹田觉热极，即用后法）。左右辘轳转（俯首摆撼两肩三十六，想火自丹田透双关，入脑户，鼻引清气，闭步顶间），两脚放舒伸（放直两脚）。叉手双虚托（叉手相交，向上托空三次，或九次），低头攀足频（以两手向前，攀脚心，十二次，乃收足端坐）。以候逆水上（候口中津液生，如未生，再用急搅，取水同前法），再漱再吞津。如此三度毕，神水九次吞（谓再漱三十六，如前，一口分三咽，乃为九也）。咽下汩汩响，百脉自调匀。河车搬运讫（摆肩，并身二十四，及再转辘轳二十四次），发火遍烧身（想丹田火，自下而上，遍烧身体，想时口及鼻皆闭气少顷）。邪魔不敢近，梦寐不能昏。寒暑不能入，灾病不能迍。子后午前作，造化合乾坤。循环次第转，八卦是良因。诀曰：其法于甲子日，夜半子时起，首行时口中不得出气，唯鼻中微放清气，每日子后、午前各行一次，或昼夜共行三次，久而自知，蠲除疾疫，渐觉身轻，若能勤苦不怠，则仙道不远矣。

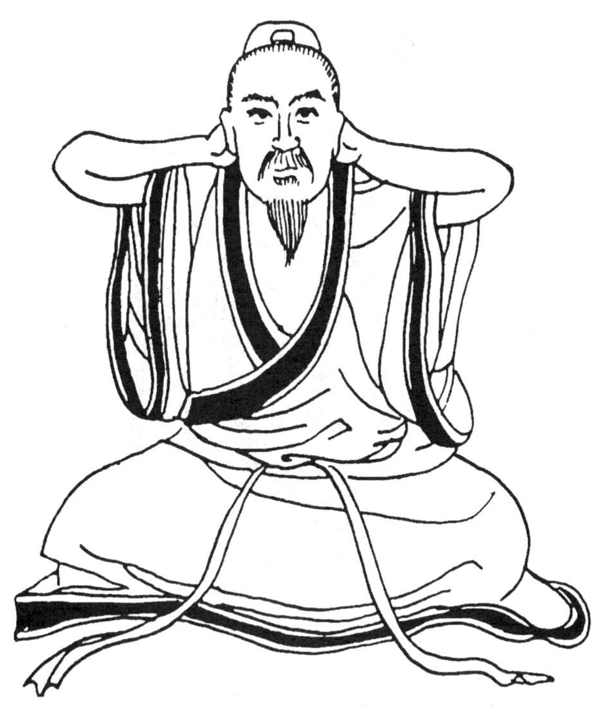

叩齿，集神三十六，两手抱昆仑，双手击天鼓二十四。

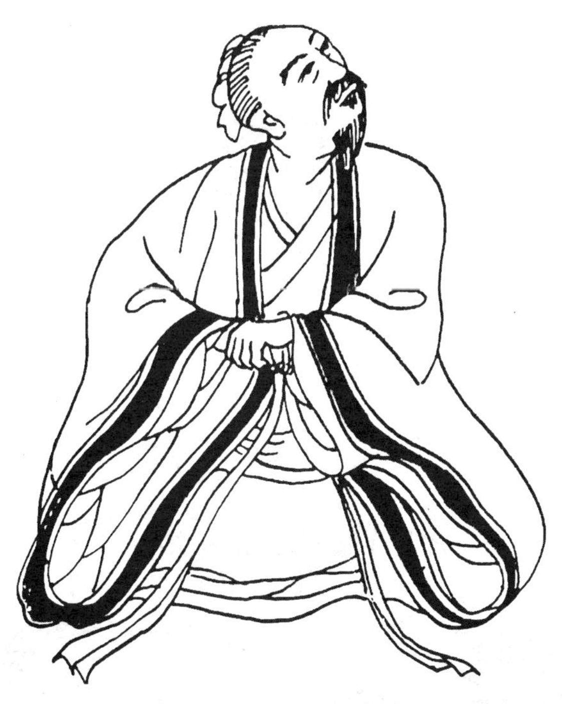

左右手摇天柱，各二十四。

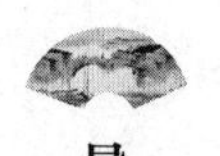

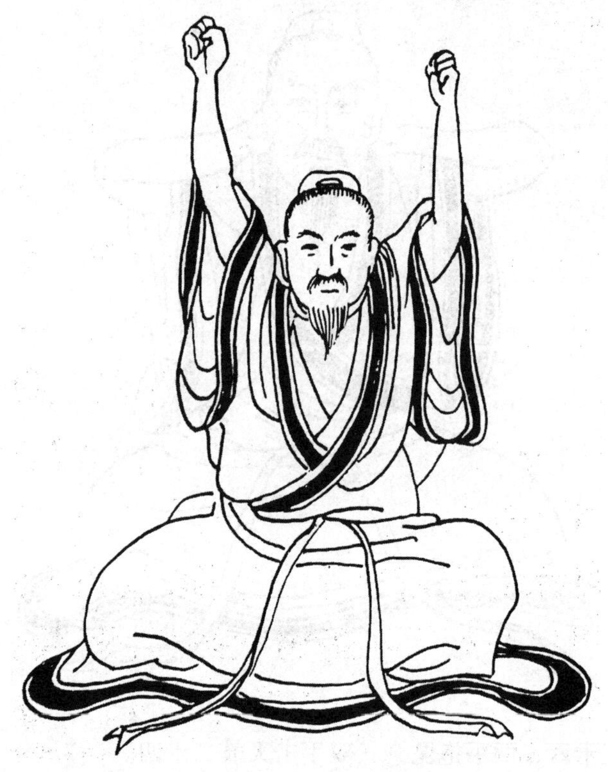

左右舌搅上腭三十六，漱三十六，分作三口，如硬物咽之，然后方得行火。

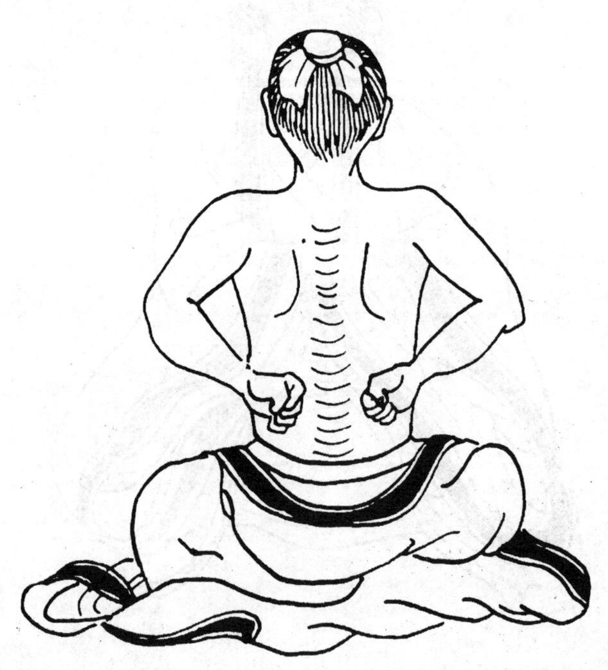

两手摩肾堂三十六，以数多更妙。

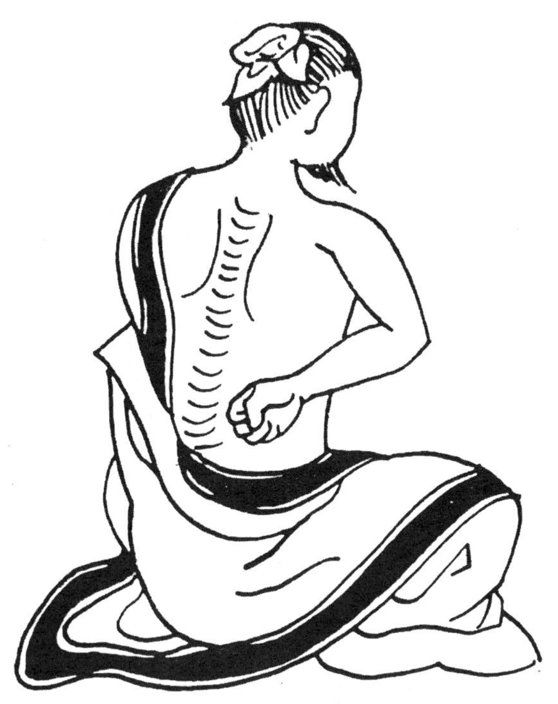

左右单关辘轳，各三十六。

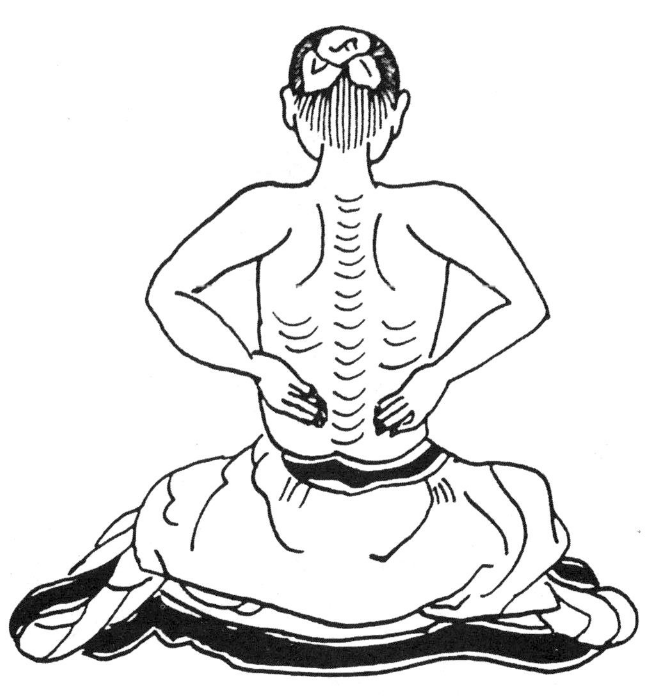

双关辘轳三十六。

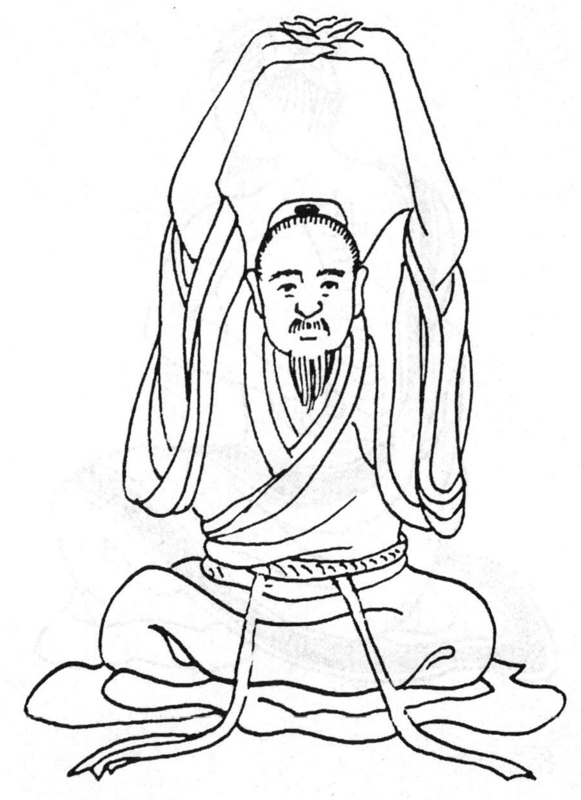

两手相搓，当呵五呵，后叉手托天，按顶，各九次。

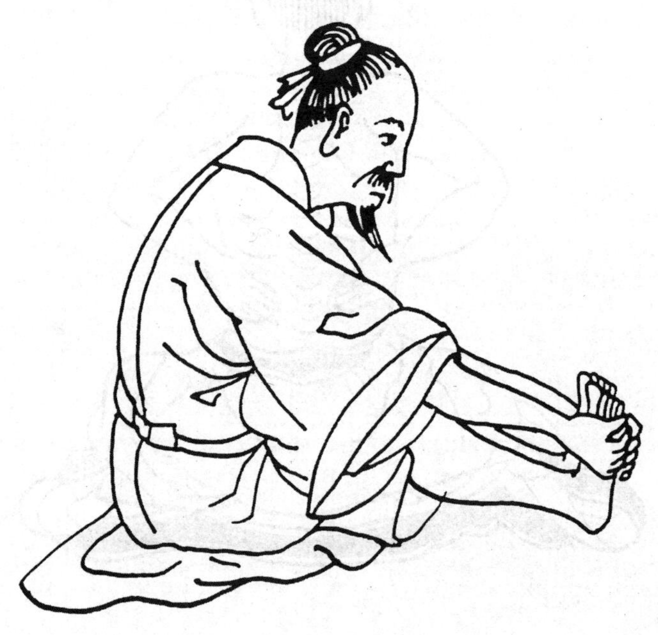

以两手如钩，向前攀双脚心十二，再收足端坐。

去病延寿六字法（其法以口吐鼻取）

总诀： 肝若嘘时目争精，肺知呬气手双擎，心呵顶上连叉手，肾吹抱取膝头平，脾病呼时须撮口，三焦客热卧嘻嘻。

吹肾气： 肾为水病主生门，有疾厄羸气色昏，眉蹙耳鸣兼黑瘦，吹之邪妄立逃奔。

呵心气： 心源烦躁急须呵，此法通神更莫过，喉内口疮并热痛，依之日下便安和。

嘘肝气： 肝主龙涂位号心，病来远觉好酸辛，眼中赤色兼多泪，嘘之病去立如神。

呬肺气： 呬呬数多作生涎，胸膈烦满上焦痰，若有肺病急须呬，用之目下自安然。

呼脾气： 脾病属土号太仓，有痰难教尽择方，泻痢肠鸣并吐水，急调呼字次丹成。

嘻三焦： 三焦有病急须嘻，古圣留言最上医，若或通知去壅塞，不因此法又何知。

四季养生歌

春嘘明目木扶肝，夏至呵心火自闲，秋呬定收金肺润，肾吹唯要坎中安，三焦嘻却除烦热，四季长呼脾化餐，切忌出声闻口耳，其功尤胜保神丹。

《卫生要术》

清·潘霨（桦圆居士）

岳武忠王定

京都琉璃厂藏板

原夫人之生死，病之轻重，必先视元气之存亡。所谓元气者何？五脏之真精，即元气之分体也，而究其本原，道经所谓丹田，《难经》所谓命门，《内经》所谓七节之旁有小心，阴阳开辟存乎此，呼吸出入系乎此，无火而能令百体皆温，无水而能令五脏皆润，此中一线未绝，则生气一线未亡，胥赖乎此。

人之脏腑、经络、血气、肌肉，一有不慎，外邪干之则病。古之人以针灸为本，继之以砭石、导引、按摩、酒醴等法，所以利关节、和血气，使速去邪，邪去而正自复，正复而病自愈。

平日尤重存想乎丹田，欲使本身自有之水火得以相济，则神旺气足，邪不敢侵。与其待疾痛临身，呻吟求治，莫若常习片刻之功，以防后来之苦。虽寿命各有定数，而体气常获康强于平时矣。

兹编取丰城徐鸣峰本，参之医经各集而略为增删。凡于五官四体各有所宜，按摩导引者列之，于分行外功内任人择取行之。仍取前人所定，合行十二段法，载于歌诀，俾得照依次序，遍及周身，此皆尽人可行，随时可作，功简而赅，效神而速，不须侈谈高远而却病延年，实皆信而有征，即老子、赤松子、钟离子所载节目亦不外此。诚能日行一二次，无不身轻体健，百病皆除，从此翔洽太和，共登寿域，不甚善乎！爰泚笔而为之记。

咸丰八年孟冬

古吴潘霨伟如甫书于长芦节署

十二段锦总诀

闭目冥心坐，握固静思神。叩齿三十六，两手抱昆仑。左右鸣天鼓，二十四度闻。微摆撼天柱，赤龙搅水津。鼓漱三十六，神水满口匀。一口分三咽，龙行虎自奔。闭气搓手热，背摩后精门。尽此一口气，想火烧脐轮。左右辘轳转，两脚放舒伸。叉手双虚托，低头攀足频。以候神水至，再漱再吞津。如此三度毕，神水九次吞。咽下汩汩响，百脉自调匀。河车搬运毕，想发火烧身。旧名八段锦，子后午前行。勤行无间断，万病化为尘。

以上系通身合总，行之要依次序，不可缺、不可乱。先要记熟此歌，再详看后图及各图详注，各诀自无差错，十二图附后。

十二段锦第一图

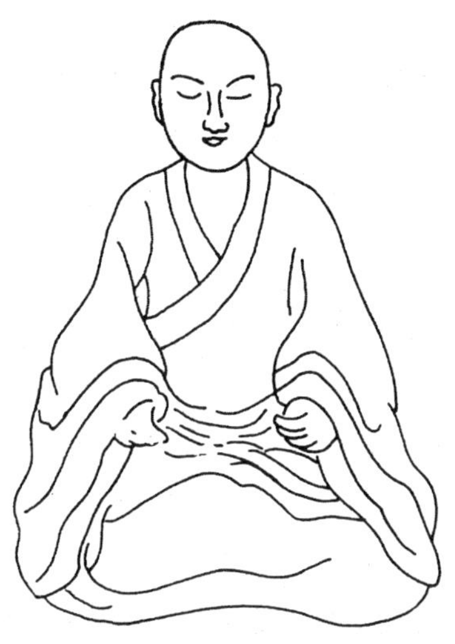

闭目冥心坐，握固静思神。

盘腿而坐，紧闭两目，冥亡心中杂念。凡坐，要竖起脊梁，腰不可软弱，身不可倚靠。握固者，握手牢固，可以闭关却邪也；静思者，静息思虑而存神也。

十二段锦第二图

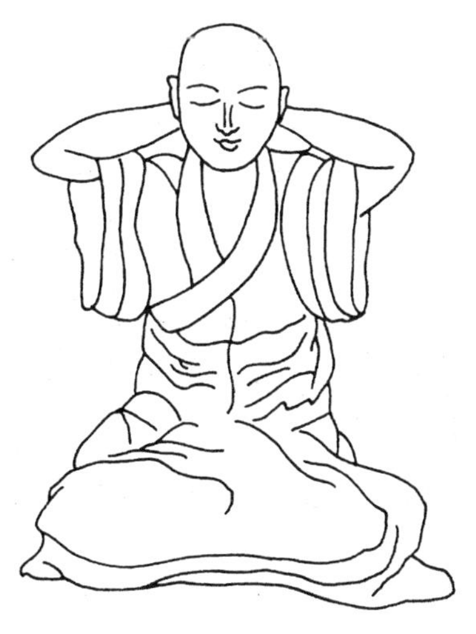

叩齿三十六，两手抱昆仑。

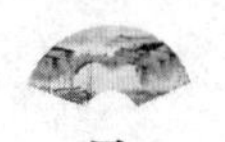

上下牙齿相叩作响，宜三十六声。叩齿以集身内之神，使不散也。昆仑即头，以两手十指相叉，抱住后颈，即用两手掌紧掩耳门，暗记鼻息九次，微微呼吸，不宜有声。

十二段锦第三图

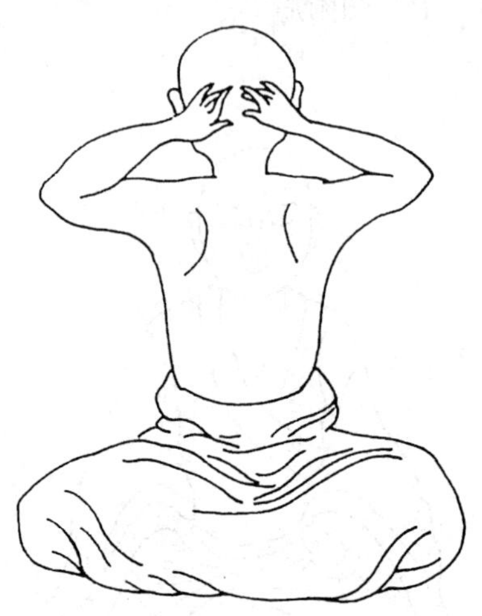

左右鸣天鼓，二十四度闻

记算鼻息出入各九次，毕即放所叉之手。移两手掌擦耳，以第二指叠在中指上，作力放下第二指，重弹脑后，要如击鼓之声。左右各二十四度，两手同弹共四十八声，仍放手握固。

十二段锦第四图

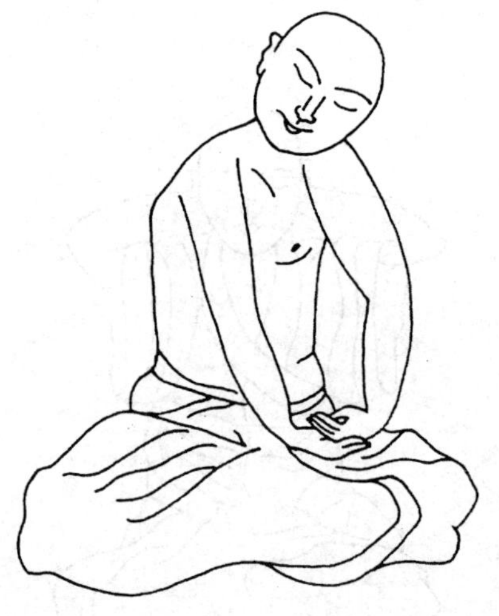

微摆撼天柱。

天柱即后颈，低头扭颈向左右侧视，肩亦随之左右招摆，各二十四次。

十二段锦第五图

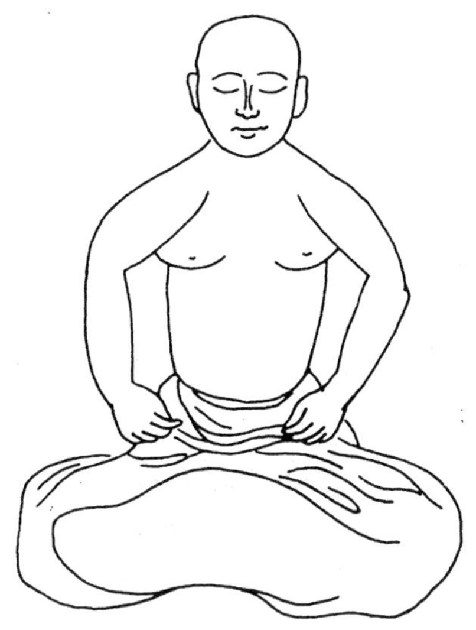

赤龙搅水津。

鼓漱三十六，神水满口匀。一口分三咽，龙行虎自奔。

赤龙即舌，以舌顶上腭，又搅满口内上下两旁，使水津自生，鼓漱于口中三十六次。神水即津液，分作三次，要汩汩有声吞下。心暗想，目暗看，所吞津液直送至脐下丹田。龙即津，虎即气。津下去，气自随之。

十二段锦第六图

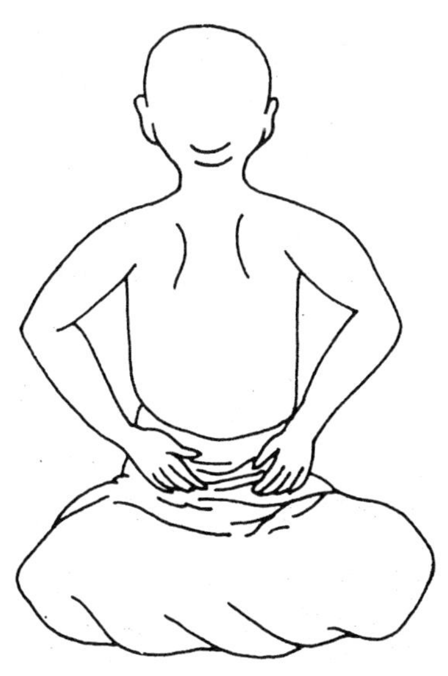

闭气搓手热，背摩后精门。

以鼻吸气闭之，用两掌相搓擦极热，急分两手摩后腰上两边，一面徐徐放气从鼻出。精门即后腰两边软处，以两手摩二十六遍，仍收手握固。

十二段锦第七图

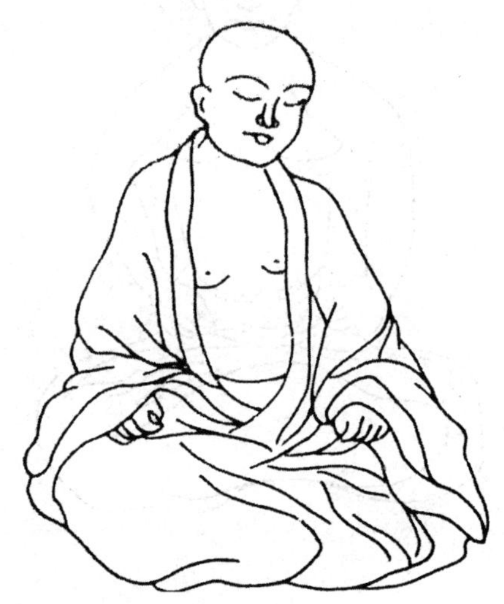

尽此一口气，想火烧脐轮。

闭口鼻之气，以心暗想，运心头之火下烧丹田，觉似有热，仍放气从鼻出。脐轮即脐丹田。

十二段锦第八图

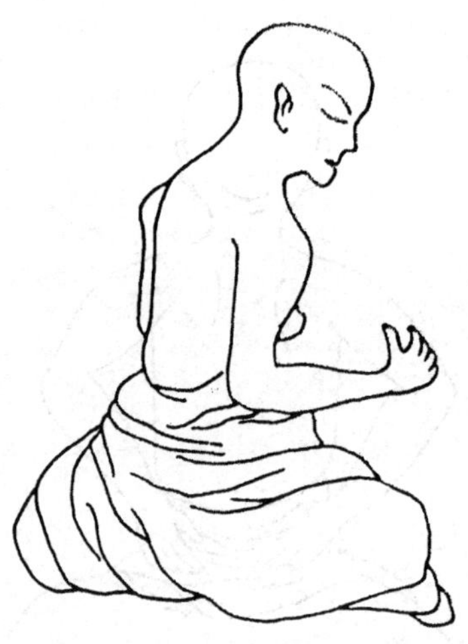

左右辘轳转。

曲弯两手，先以左手连肩，圆转三十六次，如绞车一般，右手亦如之。此单转辘轳法。

十二段锦第九图

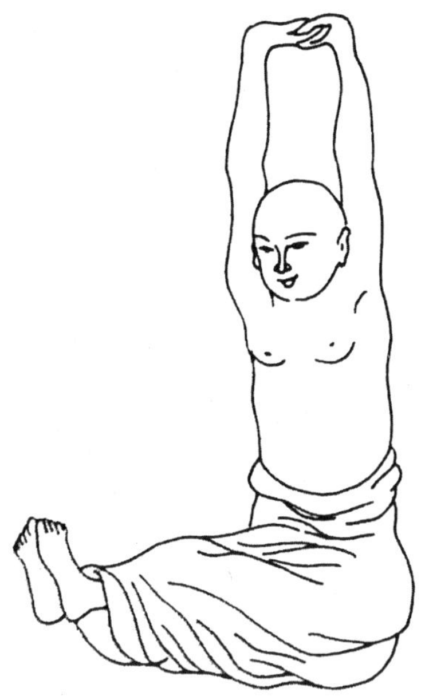

两脚放舒伸，叉手双虚托。

放所盘两脚平伸向前，两手指相叉，反掌向上，先按所叉之手于头顶，作力上托，要如重石在手，托上腰身俱著，加上耸手托上一次，又放下，按手头顶，又托上，共九次。

十二段锦第十图

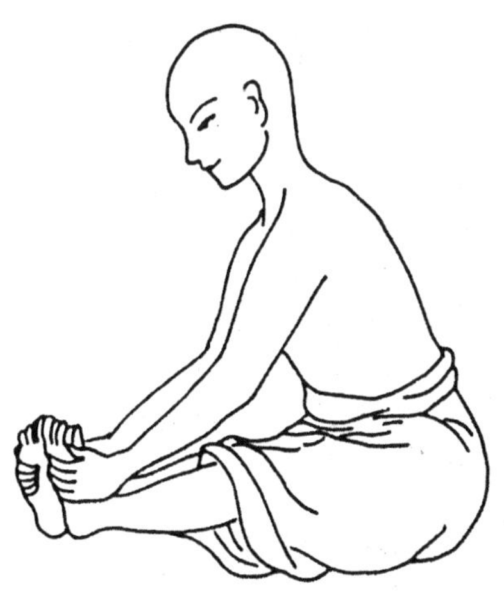

低头攀足频。

以两手向所伸两脚底作力扳之，头低如礼拜状，十二次，仍收足盘坐，收手握固。

十二段锦第十一图

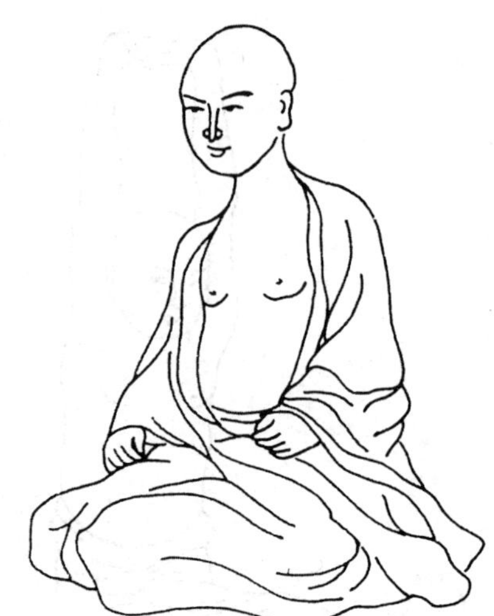

以候神水至，再漱再吞津。如此三度毕，神水九次吞。咽下汩汩响，百脉自调匀。再用舌搅口内，以候神水满口，再鼓漱三十六。连前一度，此再两度，共三度毕。前一度作三次吞，此两度作六次吞，共九次。吞如前，咽下要汩汩响声。咽津三度，百脉自周遍调匀。

十二段锦第十二图

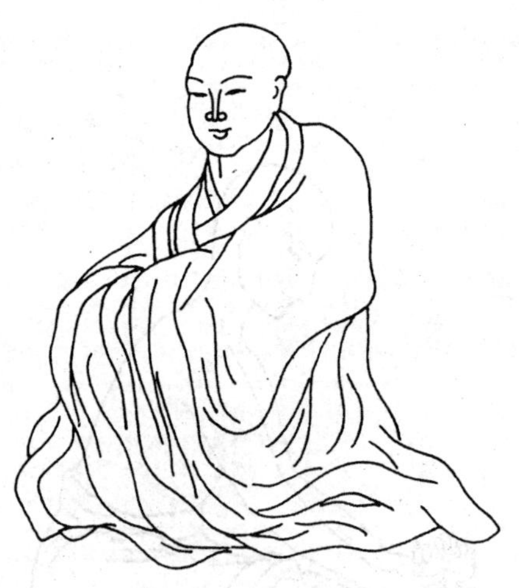

河车搬运毕，想发火烧身。旧名八段锦，子后午前行，勤行无间断，万疾化为尘。

心想脐下丹田中似有热气如火，闭气如忍大便状，将热气运至谷道，即大便处，升上腰间、背脊、后颈、脑后、头顶止。又闭气，从头上两太阳、耳根前两面颊降至喉下、心窝、肚脐、下丹田止。想是发火，烧通身皆热。

分行外功诀（略）

内功正面图：

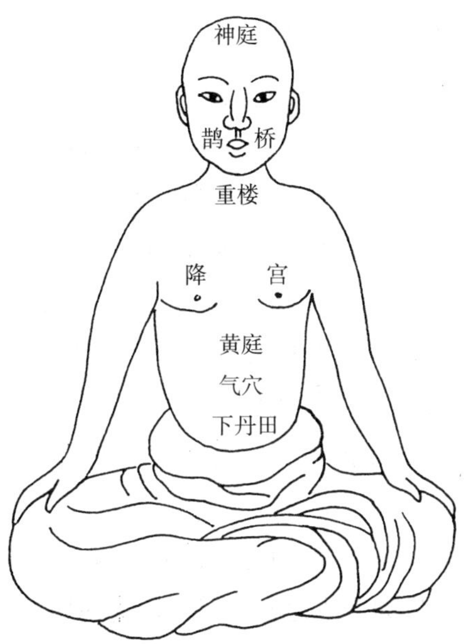

内功背面图：

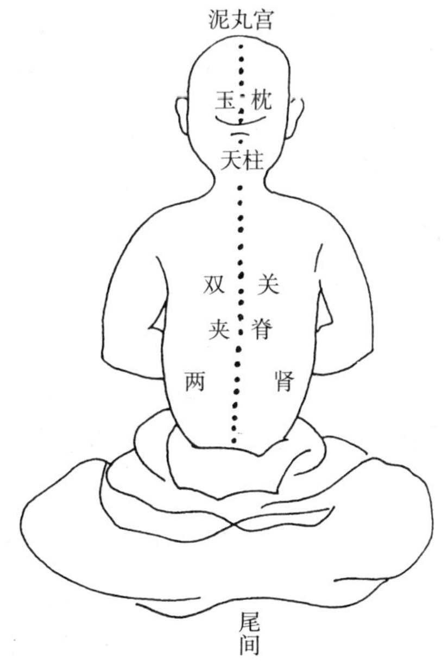

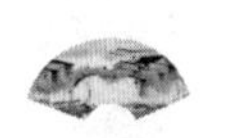

前列按摩导引之，既行之于外矣。血脉俱已流畅，肢体无不坚强，再能调和气息，运而使之降于气海，升于泥丸，则气和而神静，水火有既济之功，方是全修真养，其他玄门服气之术，非有真传口授，反无益而有损。今择其无损有益之调息，及黄河逆流二诀，随时随地可行，以助内功。附录于右。

此为分行外功者，指出内功，知所选择，其实已备十二段中。每日于暇时，不必拘定子午，择一片刻之闲，使心静神间，盘足坐定，宽解衣带，平直其身，两手握固，闭目合口，精专一念，两目内视，叩齿三十六声，以舌抵上腭，待津生时鼓漱满口，汩汩咽下，以目内视，直送至脐下一寸一分丹田之中。再以心想目视丹田之中仿佛如有热气，轻轻如忍大便之状，将热气运至尾闾，从尾闾升至肾关，从夹脊双关升至天柱，从玉枕升泥丸，少停，即以舌抵上腭，复从神庭降下鹊桥、重楼、降宫、脐轮、气穴、丹田。按古人有言曰：夹脊双关透顶门，修行径路此为尊。以其上通天谷，下达尾闾。要识得此为心肾来往之路，水火既济之乡。欲通此窍，先要存想山根，则呼吸之气暂次由泥丸通夹脊，透混元而直达于命门。盖谓常人呼吸，皆从咽喉而下，至中脘而回，若至人呼吸，由明堂而上至夹脊，而流于命门，此与前说稍异。然咽津为自己之气从中而出，故存想从尾闾升至泥丸，而古仙则吸天地之气，由山根而泥丸，直达命门也。

凡五脏受病之因，辨病之误，免病之诀，分类摘录。俾于未病之先，知所敬惧；方病之际，知所治疗。而脾胃为养生之本，当于饮食间加慎焉。

心脏：形如未开莲蕊，中有七孔三毛，位居背脊第五椎，各脏皆有系于心。属火，旺于夏四五月，色主赤，苦味，入心。外通窍于舌，出汁液为汗。在七情，主忧乐；在身，主血与脉。所藏者神，所恶者热。面赤色者，心热也；好食苦者，心不足也；怔忡善忘者，心虚也；心有病，舌焦苦，喉不知五味，无故烦躁，口生疮作臭，手心足心热。

肝脏：形如悬匏，有七叶，左三右四，位居背脊第九椎，乃背中间脊骨第九节也。属木，旺于春正二月，色主青，酸味，入肝。外通窍于目，出汁液为泪。在七情，主怒；在身，主筋与爪。所统者血，所藏者魂，所恶者风。肝有病，眼生蒙翳，两眼角赤痒，流冷泪，眼下青转筋，昏睡善恐，如人将捕之。面色青者，肝盛也；好食酸者，肝不足也；多怯者，肝虚也；多怒者，肝实也。

脾脏：形如镰刀，附于胃。运动磨消胃内之水谷。属土，旺于四季月。色主黄，甘味，入脾。外通窍于口，出汁液为涎。在七情，主思虑；在身，主肌肉。所藏者志，所恶者湿。面色黄者，脾弱也；好食甜者，脾不足也。脾有病，口淡不思食，多涎，肌肉消瘦。

肺脏：形如悬磬，六叶两耳共八叶，上有气管通至喉间，位居极上，附背脊第三椎，为五脏华盖。属金，旺于秋七八月，色主白，辛味，入肺，外通窍于鼻，出汁液为涕。在七情，主喜；在身，主皮毛。所统者气，所藏者魄，所恶者寒。面色淡白，无血色者，肺枯也；右颊赤者，肺热也；气短者，肺虚也；背心畏寒者，肺有邪也。肺有病，咳嗽气逆，鼻塞不知香臭，多流清涕，皮肤燥痒。

肾脏：形如刀豆，有两枚，一左一右。中为命门，乃男子藏精，女子系胞处也。位居下背脊第十四椎，对脐附腰。属水，旺于冬十、十一月，色主黑，咸味，入肾。外通窍于耳，出汁液为津唾。在七情，主欲；在身，主骨与齿。所藏者精，所恶者燥。面色黑悴者，肾竭也；齿动而痛者，肾炎也；耳闭耳鸣者，肾虚也；目睛内瞳子昏者，肾亏也；阳事痿而不举者，肾弱也。肾有病，腰中痛，膝冷脚痛或痹，蹲起发昏，体重骨酸，脐下动风牵痛腰，低屈难伸。

神仙起居法

行住坐卧处，手摩胁与肚，心腹痛快时，两手腹下踞，踞之彻膀腰背，拳摩肾部，才觉力倦来。即使家人助行之，不厌频昼夜无穷，数岁久积功成，渐入神仙路。

附易筋经十二图

韦驮献杵第一势

立身期正直，环拱平当胸。气定神皆敛，心澄貌亦恭。

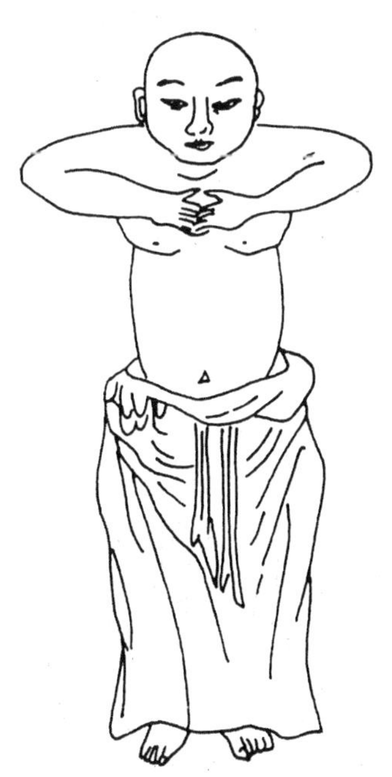

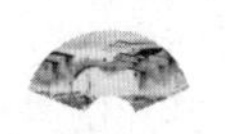

韦驮献杵第二势

足指挂地，两手平开。心平气静，目瞪口呆。

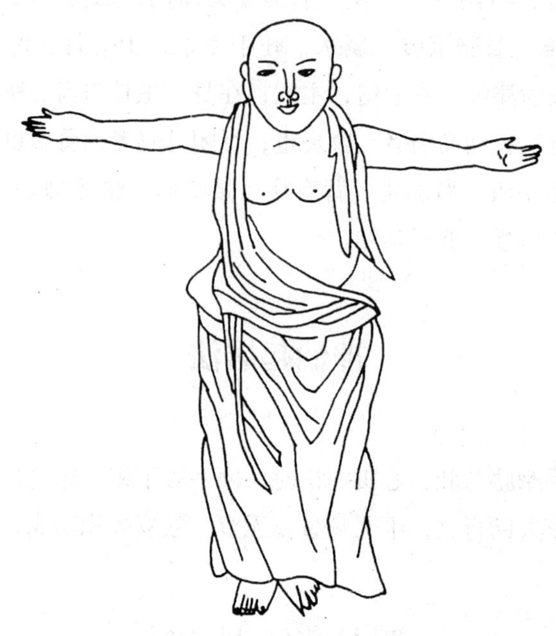

韦驮献杵第三势

掌托天门目上观，足尖着地立身端。力周髋胁浑如植，咬紧牙关不放宽。舌可生津将腭抵，鼻能调息觉心安。两拳缓缓收回处，用力还将挟重看。

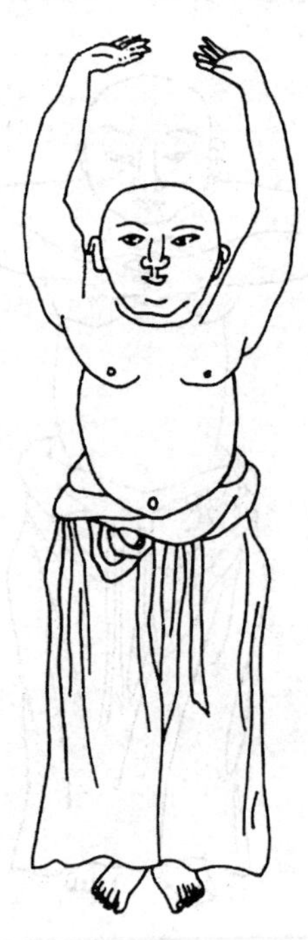

摘星换斗势

只手擎天掌覆头，更从掌内注双眸。鼻端吸气频调息，用力收回左右眸。

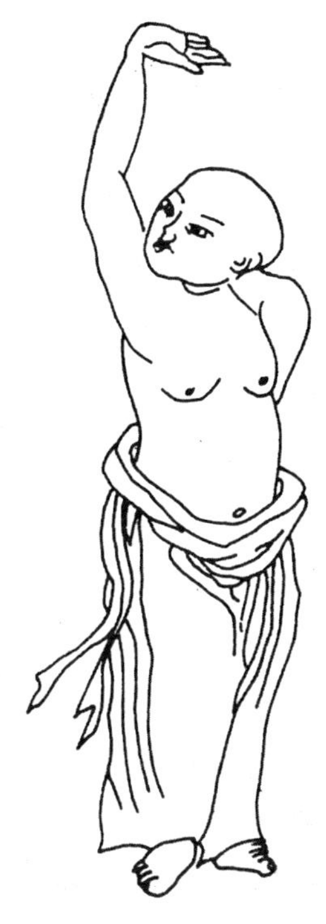

倒拽九牛尾势

两髋后伸前屈，小腹运气空松。用力在于两膀，观拳须注双瞳。

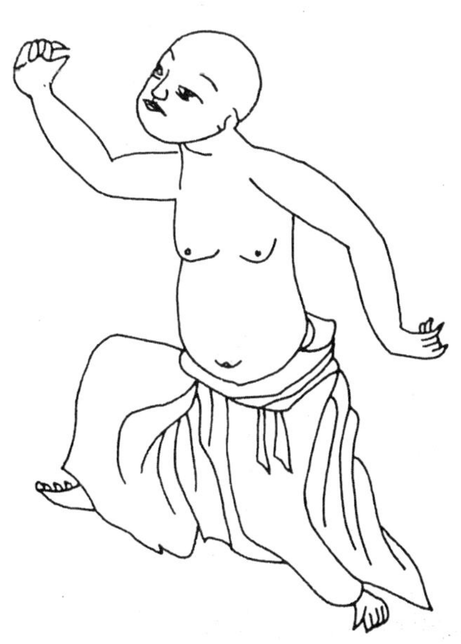

出爪亮翅势

挺身兼怒目，推手向当前。用力收回处，功须七次全。

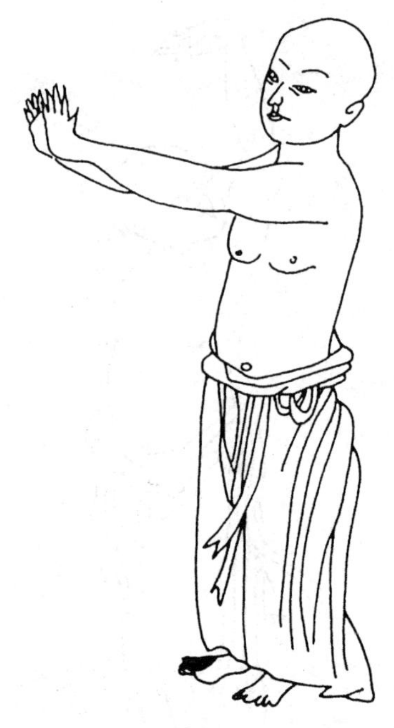

九鬼拔马刀势

侧首弯肱，抱顶及颈。自头收回，弗嫌力猛。左右相轮，身直气静。

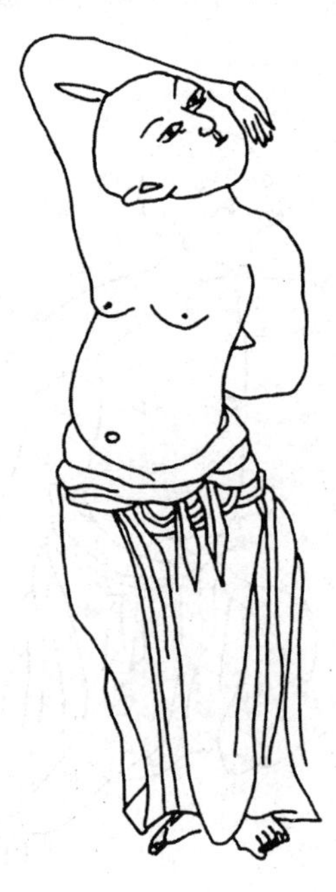

三盘落地势

上腭坚撑舌，张眸意注牙。足开蹲似踞，手按猛如拿。两掌翻齐起，千斤重有加。瞪睛兼闭口，起立足无斜。

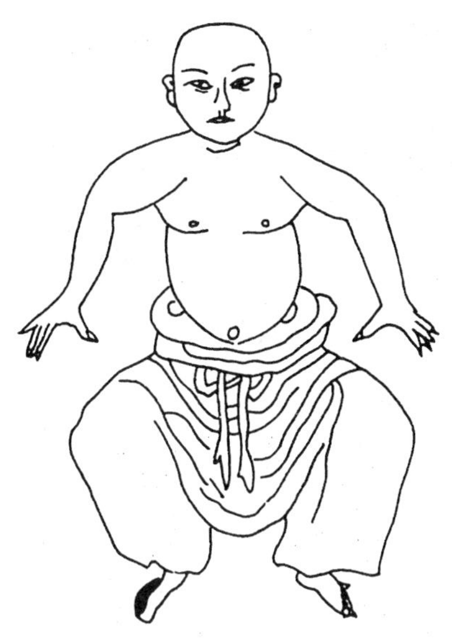

青龙探爪势

青龙探爪，左从右出。修士效之，掌平气实。力周肩背，围收过膝。两目注平，息调心谧。

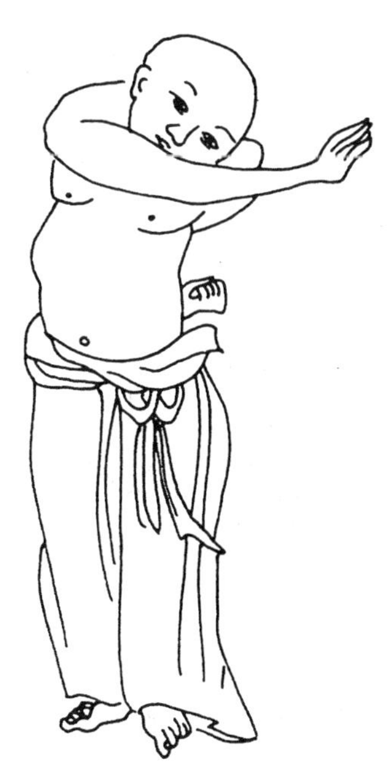

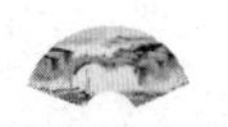

卧虎扑食势

两足分蹲身似倾，屈伸左右腿相更。昂头胸作探前势，偃背腰还似砥平。鼻息调元均出入，指尖着地赖支撑。降龙伏虎神仙事，学得真形也卫生。

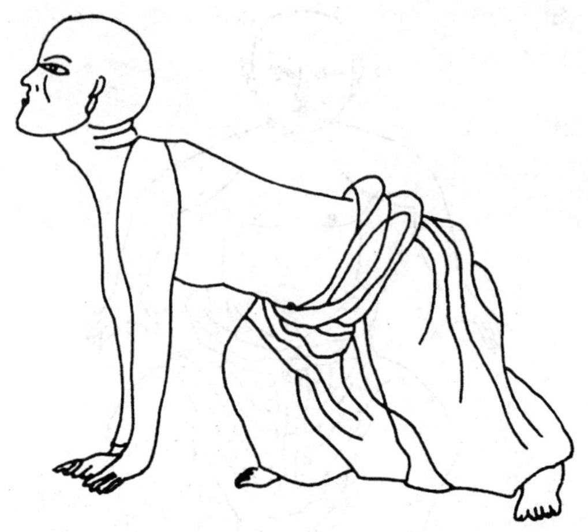

打躬势

两手齐持脑，垂腰至膝间。头惟探胯下，口更齿牙关。舌尖还抵腭，力在肘双弯。掩耳聪教塞，调元气自闲。

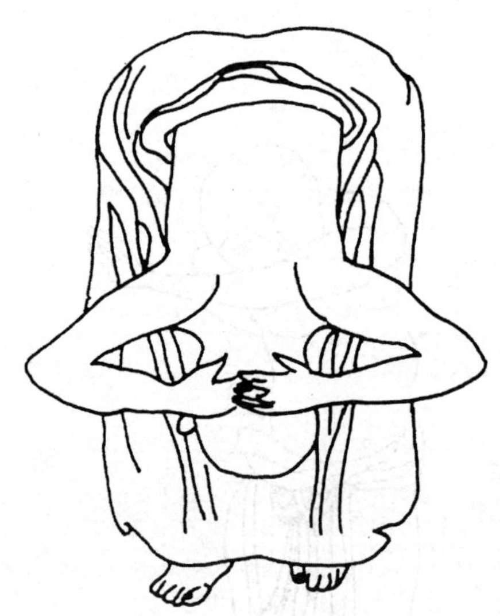

掉尾势

膝直膀伸，推手至地。瞪目昂头，凝神一志。起而顿足，二十一次。左右伸肱，以七为志。更作坐功，盘膝垂眦。口注于心，息调于鼻。定静乃起，厥功维备。

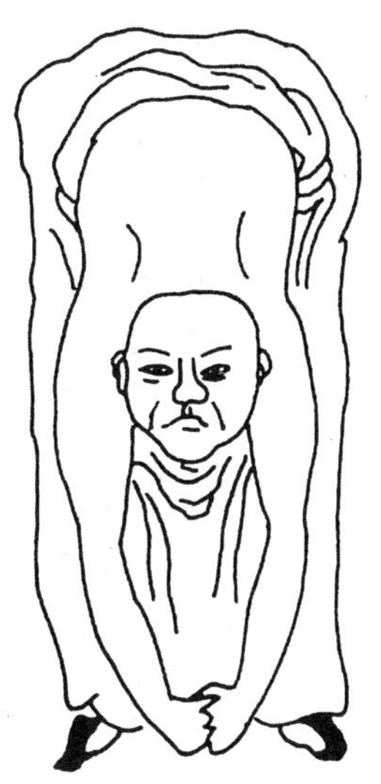

总考其法，图成十二。谁实贻诸，五代之季。达摩西来，传少林寺。有宋岳候，更为鉴识。却病延年，功无与类。

却病延年法

第一图：以两手中三指按心窝，由左顺揉，团转二十一次。

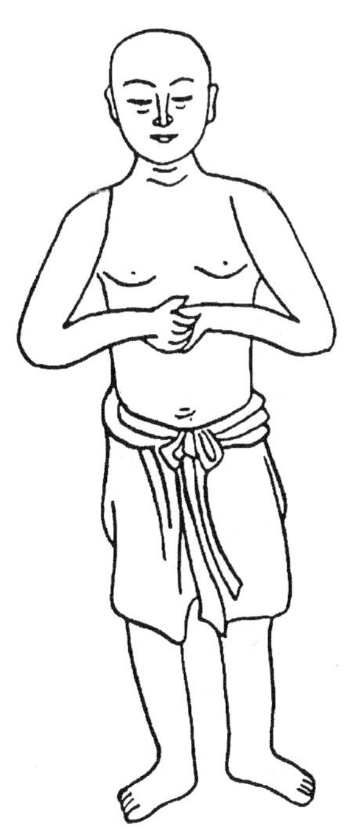

第二图：以两手中三指，由心窝顺揉而下，且揉且走，揉至脐下高骨为度。

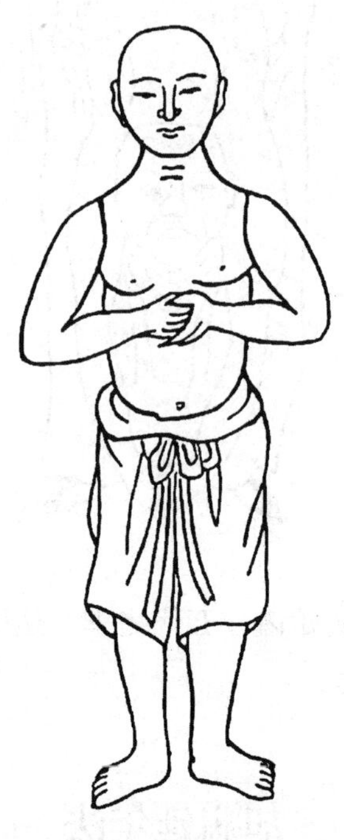

第三图：以两手中三指，由高骨处向两边分揉而上，且揉且走，揉至心窝，两手交接为度。

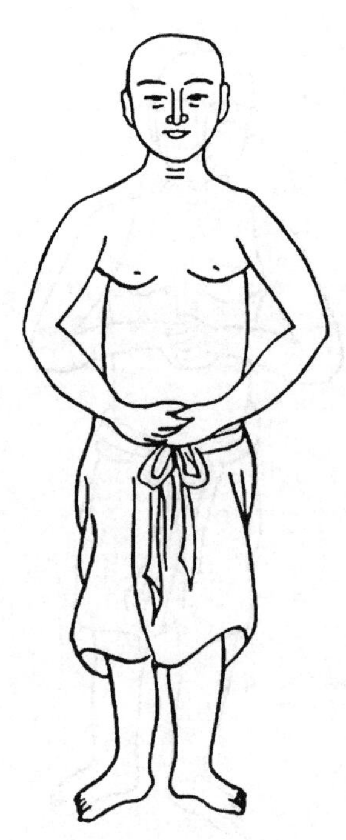

第四图：以两手中三指，由心窝向下，直推至高骨，二十一次。

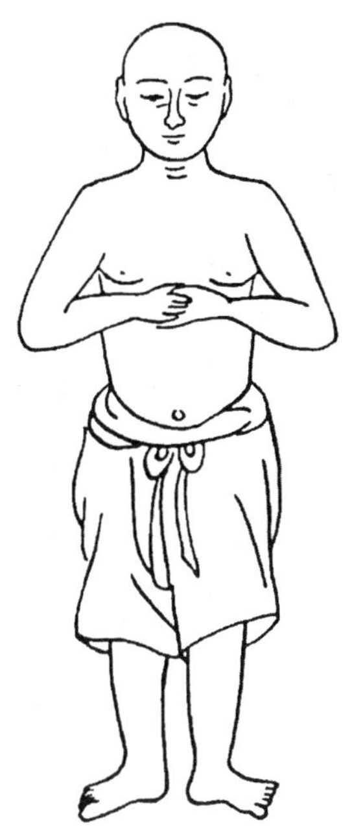

第五图：以右手由左绕摩脐腹二十一次。

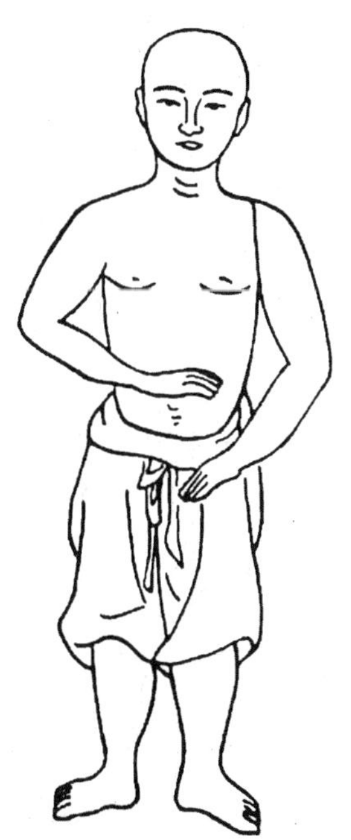

第六图：以左手由右绕摩脐腹二十一次。

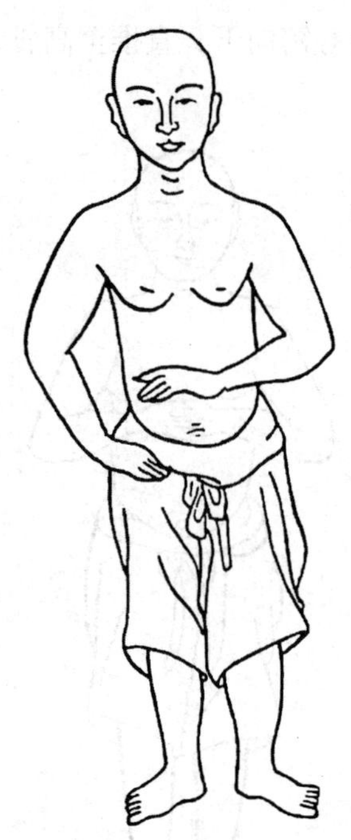

第七图：以左手将左边软胁下腰肾处，大指向前，四指托后，轻轻捏定。用右手中三指，自左乳下直推至腿，夹二十一次。

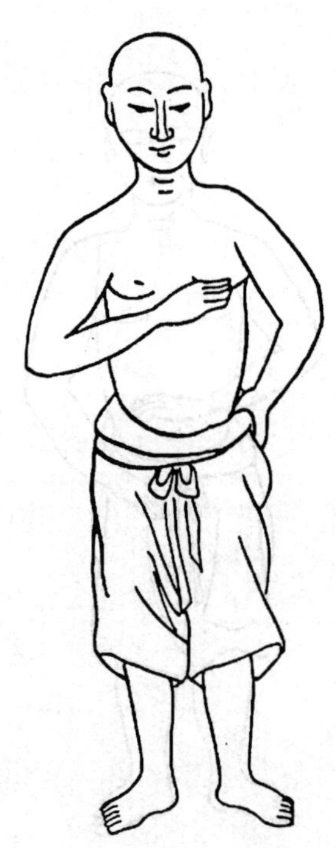

第八图：以右手将右边软胁下腰肾处，大指向前，四指托后，轻轻捏定。用左手

中三指，自右乳下直推至腿，夹二十一次。

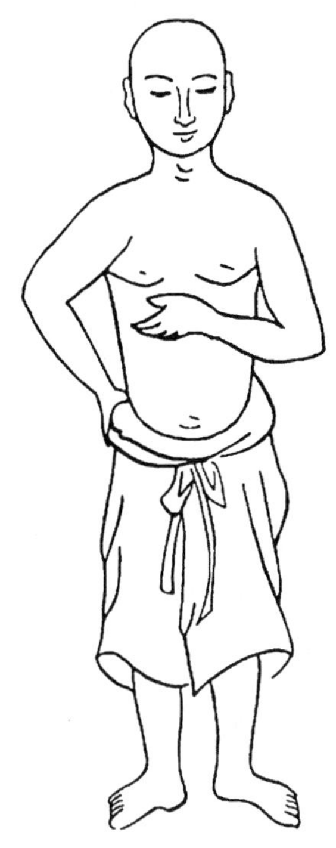

第九图：揉摩毕，遂趺坐。以两手大指押子纹，四指拳屈，分按两膝上。两足十趾亦稍钩屈，将胸自左转前，由右归后，摇转二十一次毕。又照前自右摇转二十一次。

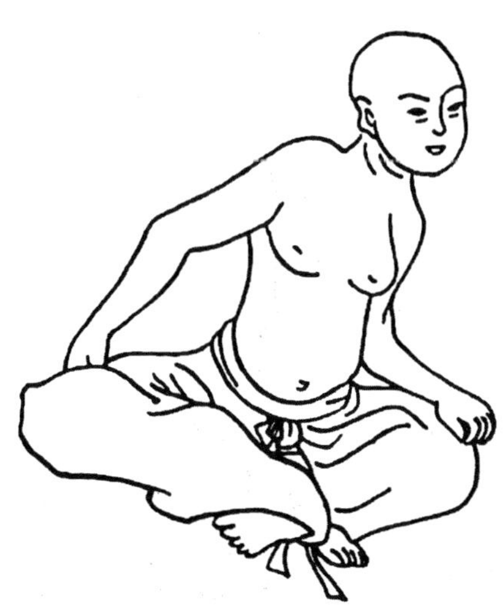

前法，如摇身向左，即将胸肩摇出左膝前向，即摇伏膝上。向右即摇出右膝，向后即弓腰后撤。总不以摇转满足为妙，不可急摇，休使著力。凡揉腹时，须凝神净虑，于矮枕平席，正身仰卧，齐足屈趾，轻揉缓动，将八图挨次做完为一度。每逢做时，连做七度毕，遂起坐摇转二十一次。照此清晨睡醒时做，为早课；午申做为午课；晚间临睡时做为晚课，日三课为常。倘遇有事，早晚两课必不可少。初做时，一课二度。三日后，一课五度。再三日后，一课七度。无论男妇皆宜，惟孕者忌之。

全图说

全图则理备，化生之微更易见也。天地本乎阴阳，阴阳主乎动静，人身一阴阳也，阴阳一动静也。动静合宜，气血和畅，百病不生，乃得尽其天年。如为情欲所牵，永违动静。过动伤阴，阳必偏胜；过静伤阳，阴必偏胜。且阴伤阳无所成，阳亦伤也；阳伤而阴无所生，阴亦伤也。既伤矣，生生变化之机已塞，非用法以导之，则生化之源无由启也。揉腹之法以动化静，以静运动，合乎阴阳，顺乎五行，发其生机，神其变化。故能通和上下，分理阴阳，去旧生新，充实五脏，驱外感之诸邪，消内生之百病，补不足，泻有余，消长之道，妙应无穷，何须借烧丹药，自有却病延年之实效耳。

《遵生八笺》

明·高濂（瑞南道人）

八段锦坐功图（附陈希夷左右睡功图）

叩齿集神图势

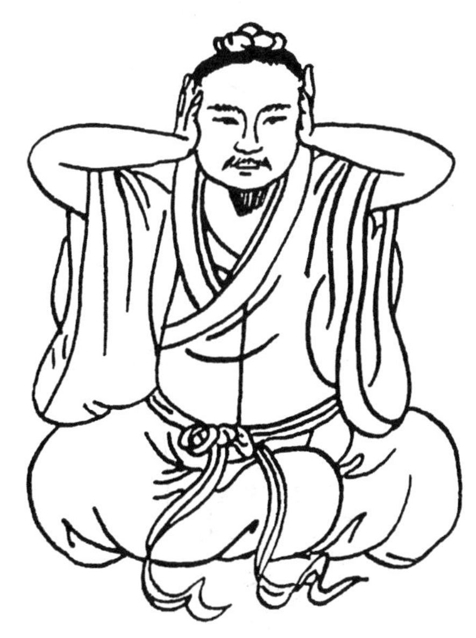

叩齿集神三十六，两手抱昆仑，双手击天鼓二十四。

上法先须闭目冥心盘坐，握固静思。然后叩齿集神，次叉两手，向顶后数九息，勿令耳闻。乃移手各掩耳，以第二指压中指，击弹脑后左右各二十四次。

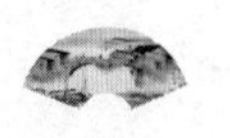

摇天柱图势

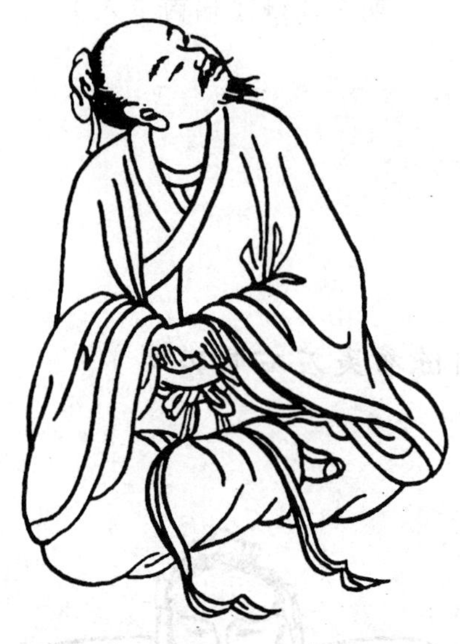

左右摇天柱各二十四。上法先须握固，乃摇头左右顾，肩膊随动二十四。

舌搅漱咽图势

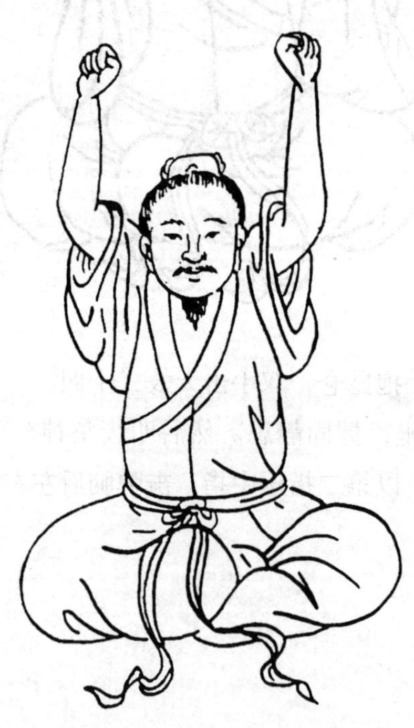

左右舌搅上腭三十六，漱三十六，分作三口，如硬物咽之，然后方得行火。上法以舌搅口齿并左右颊，待津液生方漱之，至满口，方咽之。

摩肾堂图势

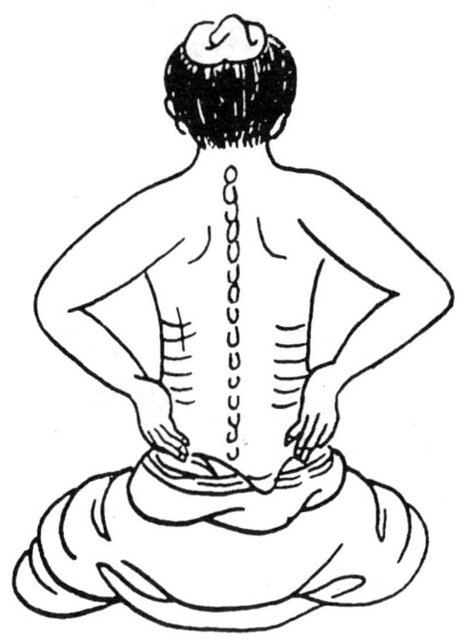

两手摩肾堂三十六，以数多更好。上法闭气，搓手令热后，摩肾堂如数。毕，仍收手握固，再闭气，想用心火上烧丹田，觉热极，即用后法。

单关辘轳图势

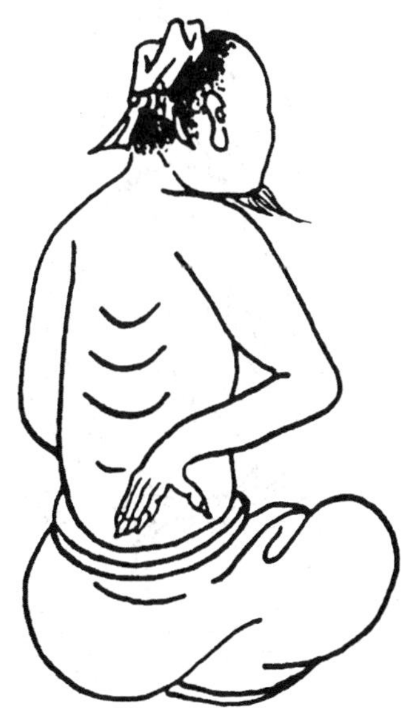

左右单关辘轳各三十六。上法须俯首摆撼左肩三十六次，右肩亦三十六次。

左右辘轳图势

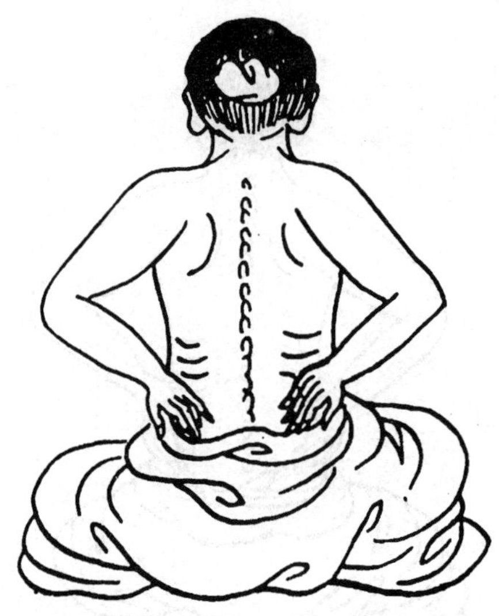

双关辘轳三十六。上法两肩并摆撼至三十六数，想火自丹田透双关，入脑户，鼻引清气，后伸两脚。

左右按顶图势

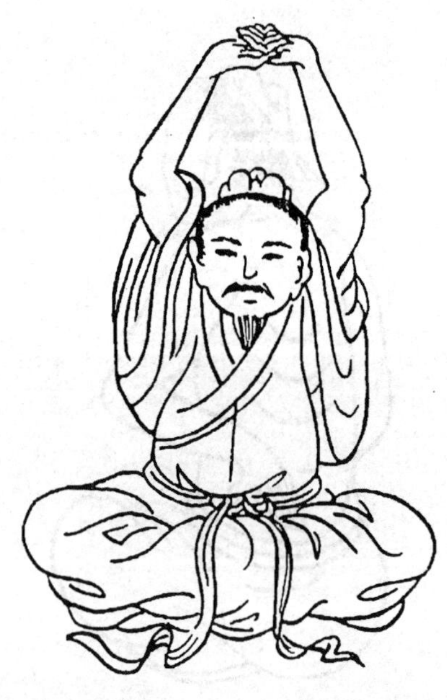

两手相搓，当呵五呵，后叉手托天，按顶各九次。上法两手相叉，向上托空三次或九次。

钩攀图势

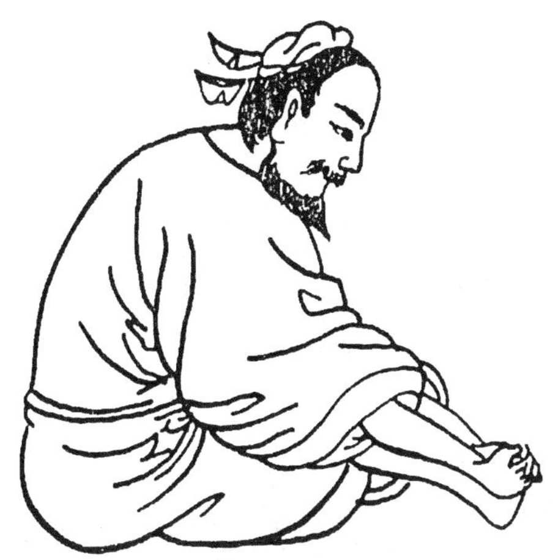

以两手如钩，向前攀双脚心十二次，再收足端坐。上法，以两手向前攀脚心十二次，乃收足端坐。候口中津液生，再漱再吞。一如前数，摆肩并身二十四，及再转辘轳二十四次，想丹田火自下而上烫烧身体，想时口鼻皆须闭气少顷。

陈希夷左睡功图

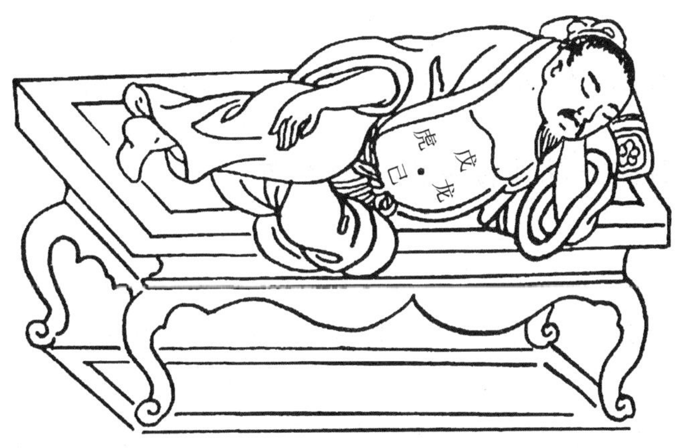

调和真气五朝元，心息相依念不偏。二物长居于戊己，虎龙蟠结大丹圆。

右睡功图

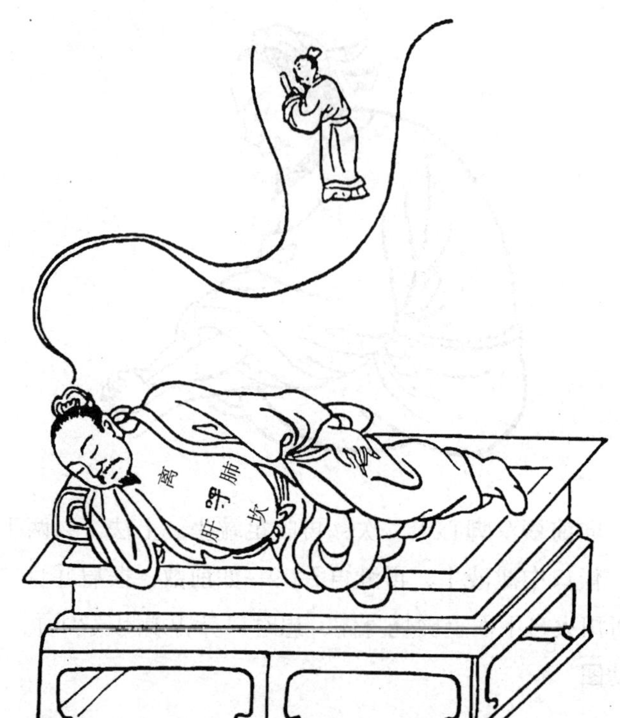

肺气长居于坎位，肝气却向到离宫。脾气呼来中位合，五气朝元入太空。

灵剑子导引法并陈希夷导引坐功图势

〈灵剑子导引法〉

灵剑子导引·孟春月一势：以两手掩口，取热气津润摩面，上下三五十遍，令极热。食后为之，令人华彩光泽不皱。行之三年，色如少艾，兼明目，散诸故疾。从肝脏中肩背行后，须引吸震方生气以补肝脏，行入下元。凡行导引之法，皆闭气为之，勿得开口，以召外邪入于肝脏。

〈陈希夷孟春二气导引坐功图势〉

立春正月节坐功图：

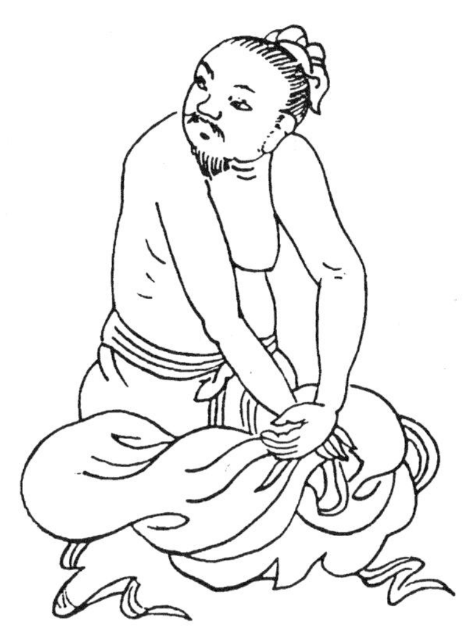

运主厥阴初气。时配手少阳三焦相火。

坐功：宜每日子丑时，叠手按髀，转身拗颈，左右耸引各三五度，叩齿吐纳，漱咽三次。

治病：风气积滞，顶痛，耳朵痛，肩臑痛，背痛，肘臂痛，诸痛悉治。

雨水正月中坐功图：

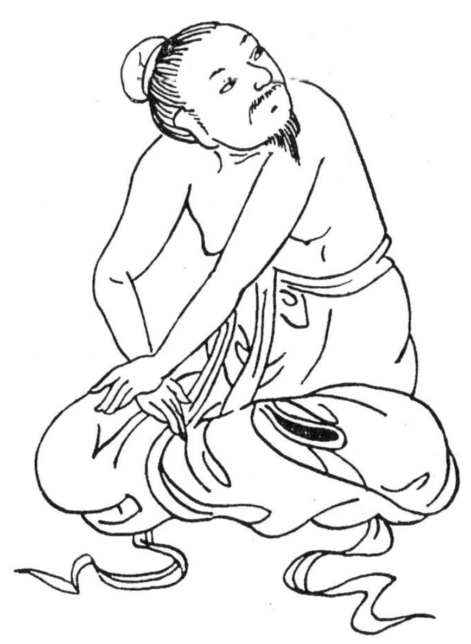

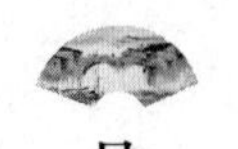

运主厥阴初气。时配三焦手少阳相火。

坐功：每日子丑时，叠手按髀，拗颈转身，左右偏引各三五度，叩齿吐纳漱咽。

治病：三焦经络留滞邪毒，嗌干及肿、哕，喉痹，耳聋污出，目锐眦痛，颊痛，诸疾悉治。

〈灵剑子导引法〉

灵剑子·坐功一势：正坐，两手相叉，争力为之，治肝中风。以叉手掩项后，使面仰视，使项与手争力，去热毒肩痛，目视不明，积风不散，元和心气，焚之令出散，调冲和之气补肝，下气海添内珠尔。

又一势：以两手相重，按髀拔去，左右极力，去腰肾风毒之气，及胸膈，兼能明目。

〈陈希夷仲春二气导引坐功图势〉

惊蛰二月节坐功图：

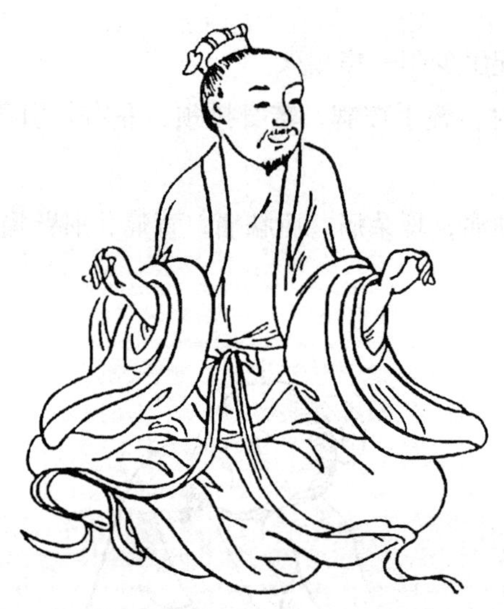

运主厥阴初气。时配手阳明大肠燥金。

坐功：每日丑寅时，握固转颈，反肘后向，顿掣五六度，叩齿六六，吐纳漱咽三三。

治病：腰膂肺胃蕴积邪毒，目黄，口干，鼻衄，喉痹，面肿，暴哑，头风牙宣，目暗羞明，鼻不闻臭，遍身疙瘩悉治。

春分二月中坐功图：

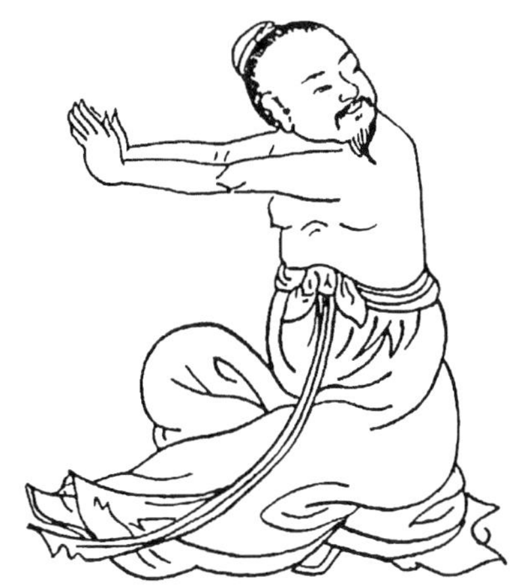

运主少阴二气。时配手阳明大肠燥金。

坐功：每日丑寅时，伸手回头，左右兑引各六七度，叩齿六六，吐纳漱咽三三。

治病：胸臆肩背经络虚劳邪毒，齿痛颈肿，寒慄热肿，耳聋耳鸣，耳后肩臑肘臂外背痛，气满，皮肤壳壳然坚而不痛，瘙痒。

〈灵剑子导引法〉

灵剑子曰：补脾坐功一势：左右作开弓势，去胸胁膈结聚风气，脾脏诸气。去来用力为之，凡一十四遍，闭口，使心随气到以散之。

〈陈希夷季春二气坐功图势〉

清明三月节坐功图：

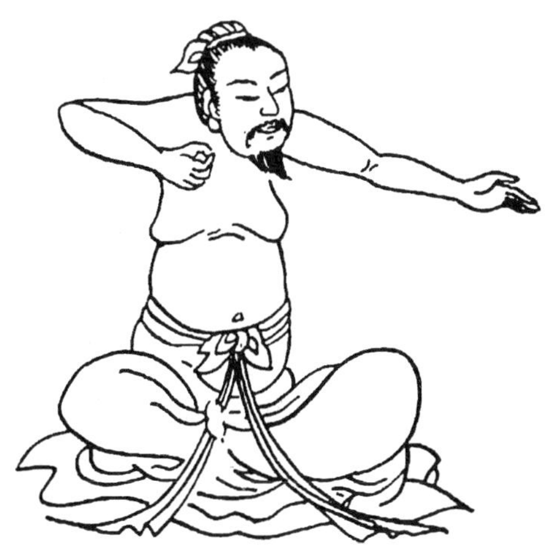

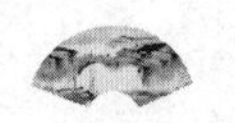

运主少阴二气。时配手太阳小肠寒水。

坐功：每日丑寅时，正坐定，换手左右如引硬弓各七八度，叩齿，纳清吐浊，咽液，各三。

治病：腰肾肠胃虚邪积滞，耳前热苦寒，耳聋嗌痛，颈痛不可回顾，肩拔臑折腰软，及肘臂诸痛。

谷雨三月中坐功图：

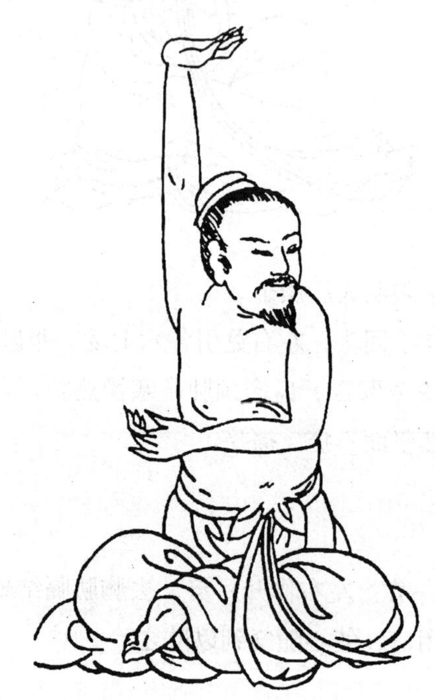

运主少阴二气。时配手太阳小肠寒水。

坐功：每日丑寅时，平坐，换手左右举托，移臂左右掩乳，各五七度，叩齿吐纳漱咽。

治病：脾胃结瘕瘀血，目黄，鼻衄，颊肿颔肿，肘臂外后廉肿痛，臂外痛，掌中热。

〈灵剑子导引法〉

灵剑子曰：补心脏坐功之法有二：一势，正坐斜身，用力偏，敌如排山势，极力为之，能去腰脊风冷，宣通五脏六腑，散脚气，补心益气，左右以此一势行之；二势，以一手按髀，一手向上极力如托石，闭气行之，左右同行。去两胁间风毒，治心脏，通和血脉。

〈陈希夷孟夏二气坐功图势〉

立夏四月节坐功图：

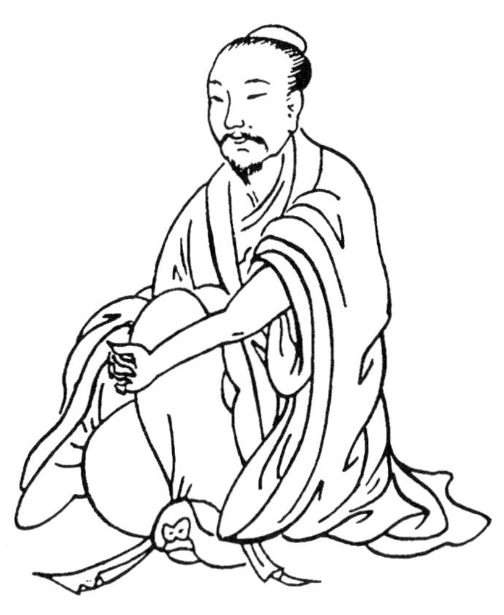

运主少阴二气。时配手厥阴心包络风木。

坐功：每日以寅卯时闭息瞑目，反换两手抑掣两膝，各五七度，叩齿吐纳咽液。

治病：风湿留滞，经络肿痛，臂肘挛急，腋肿，手心热，喜笑不休，杂癥。

小满四月中坐功图：

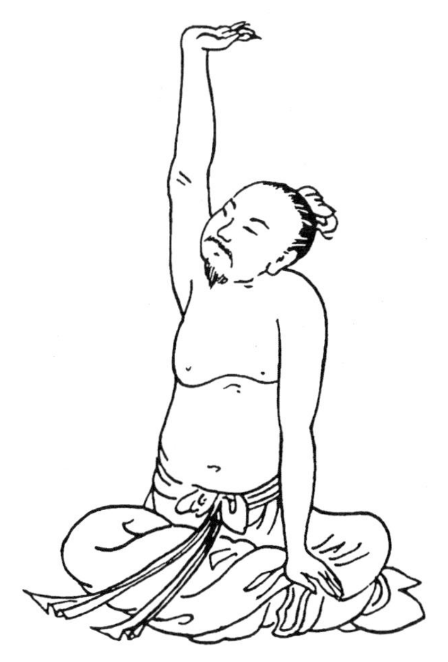

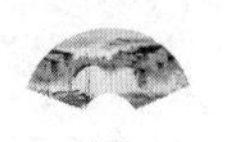

运主少阳三气。时配手厥阴心包络风木。

坐功：每日寅卯时，正坐，一手举托，一手拄按，左右各三五度，叩齿吐纳咽液。

〈灵剑子导引法〉

灵剑子·坐功法：常以两手合掌，向前筑去臂腕，如此七次，淘心脏风劳，散关节滞气。

〈陈希夷仲夏二气坐功图势〉

芒种五月节坐功图：

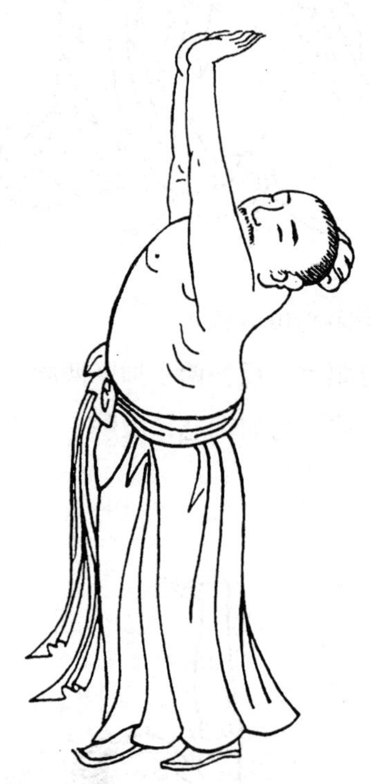

运主少阳三气。时配手少阴心君火。

坐功：每日寅卯时，正立，仰身，两手上托，左右力举，各五七度，定息叩齿，吐纳咽液。

治病：腰肾蕴积，虚劳嗌干，心痛欲饮，目黄，胁痛，消渴，善笑善惊善忘，上咳吐，下气泄，身热而股痛，心悲，头项痛，面赤。

夏至五月中坐功图：

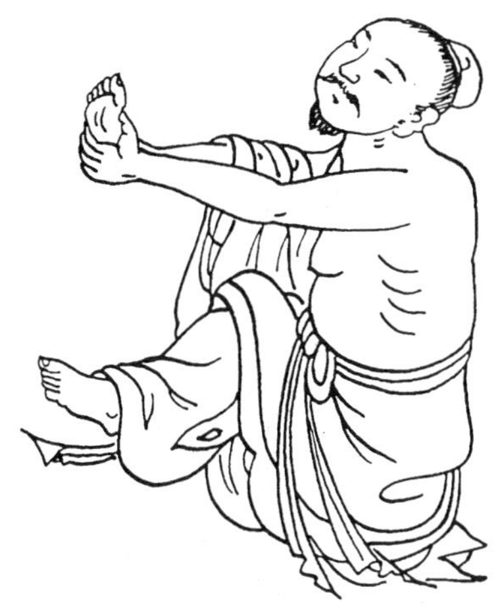

运主少阳三气。时配手少阴心君火。

坐功：每日寅卯时，跪坐，伸手叉指，屈指足换踏，左右各五七次，叩齿，内清吐浊，咽液。

治病：风湿积滞，腕膝痛，臑臂痛，后廉痛厥，掌中热痛，两肾内痛，腰背痛，身体重。

〈灵剑子导引法〉

灵剑子·坐功法：端身正坐，舒手指，直上反拘，三举，前屈，前后同行。至六月半后用之，去腰脊脚膝痹风，散膀胱邪气。

〈陈希夷季夏二气坐功图势〉

小暑六月节坐功图：

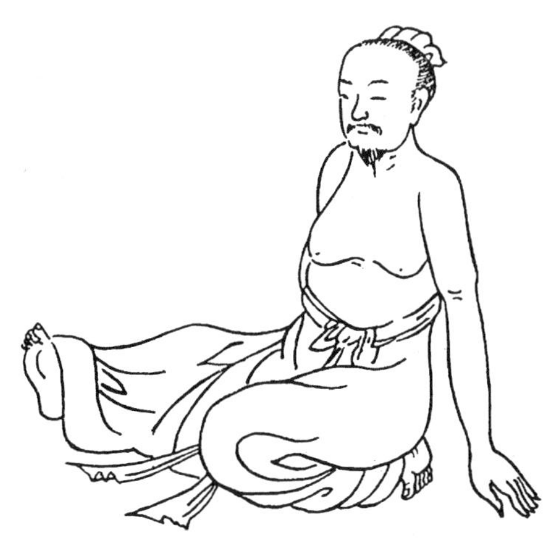

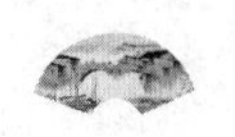

运主少阳三气。时配手太阴肺湿土。

坐功： 每日寅卯时，两手踞地，屈压一足，直伸一足，用力掣三五度，叩齿吐纳咽液。

治病： 腿膝腰髀风湿，肺胀满，嗌干，喘咳，缺盆中痛，善嚏，脐右小腹胀引腹痛，手挛急，身体重，半身不遂，偏风，健忘，哮喘，脱肛，腕无力，喜怒无常。

大暑六月中坐功图：

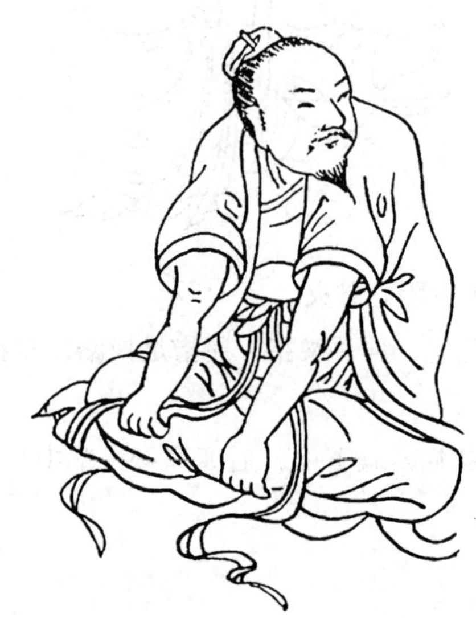

运主太阴四气。时配手太阴肺湿土。

坐功： 每日寅卯时，双拳踞地，反首向肩引作虎视，左右各三五度，叩齿吐纳咽液。

治病： 头项胸背风毒，咳嗽，上气喘渴，烦心，胸膈满，臑臂痛，掌中热，脐上或肩背痛，风寒汗出中风，小便数欠，泻泄，皮肤痛及麻，悲愁欲哭，洒淅寒热。

〈灵剑子导引法〉

灵剑子·导引法势： 以两手抱头项，宛转回旋俯仰，去胁肋胸背间风气，肺脏诸疾，宣通项脉，左右同正月法。又法：以两手相叉，头上过去，左右伸曳之十遍，去关节中风气，治肺脏诸疾。

〈陈希夷孟秋二气导引坐功图〉

立秋七月节坐功图：

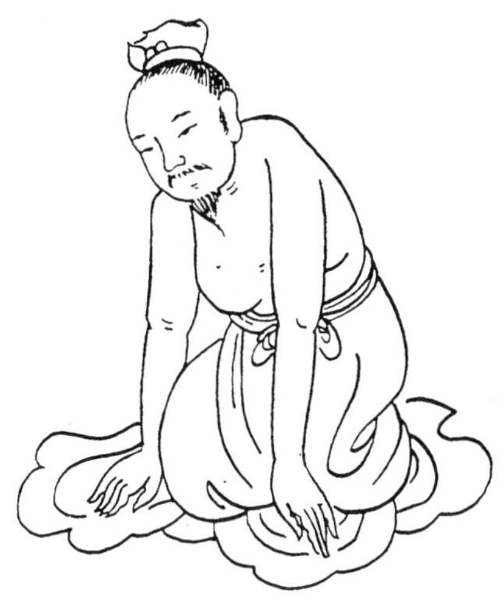

运主太阴四气。时配足少阳胆相火。

坐功：每日寅卯时，正坐，两手托地，缩体闭息，耸身上踊，凡七八度，叩齿吐纳咽液。

治病：补虚益损，去腰肾积气，口苦，善太息，心胁痛不能反侧，面尘体无泽，足外热，头痛颌痛，目锐眦痛，缺盆肿痛，腋下肿，汗出振寒。

处暑七月中坐功图：

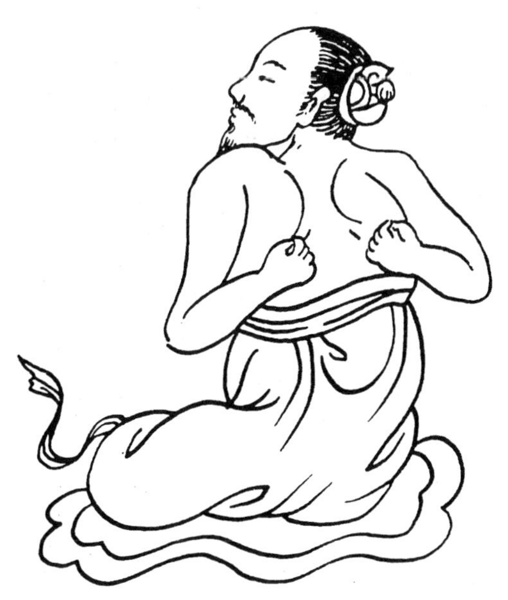

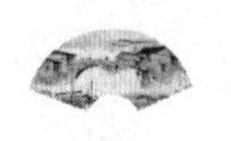

运主太阴四气。时配足少阳胆相火。

坐功： 每日寅卯时，正坐，转头左右举引，就反两手捶背各五七度，叩齿吐纳咽液。

治病： 风湿留滞，肩背痛，胸痛，脊膂痛，胁肋髀膝经络，外至胫绝骨外踝前及诸节皆痛，少气咳嗽，喘喝上气，胸背脊膂积滞之疾。

〈灵剑子导引法〉

灵剑子·坐功法势： 以两手拳脚胫下十余遍，闭气用力为之。此能开胸膊膈气，去胁中气，治肺脏诸疾。行完，叩齿三十六通以应之。

〈陈希夷仲秋二气导引坐功图〉

白露八月节坐功图：

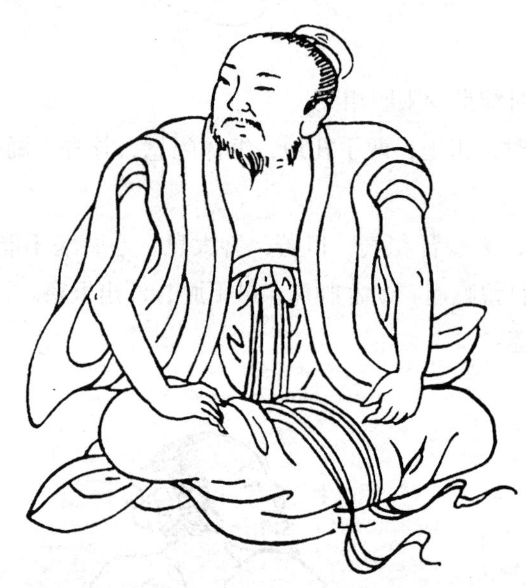

运主太阴四气。时配足阳明胃燥金。

坐功： 每日丑寅时，正坐，两手按膝，转头推引，各三五度，叩齿吐纳咽液。

治病： 风气留滞腰背经络，洒洒振寒，苦伸数欠，或恶人与火，闻木声则惊，狂，疟，汗出，鼻衄，口歪唇胗，颈肿喉痹不能言，颜黑，呕，呵欠，狂歌上登，欲弃衣裸走。

秋分八月中坐功图：

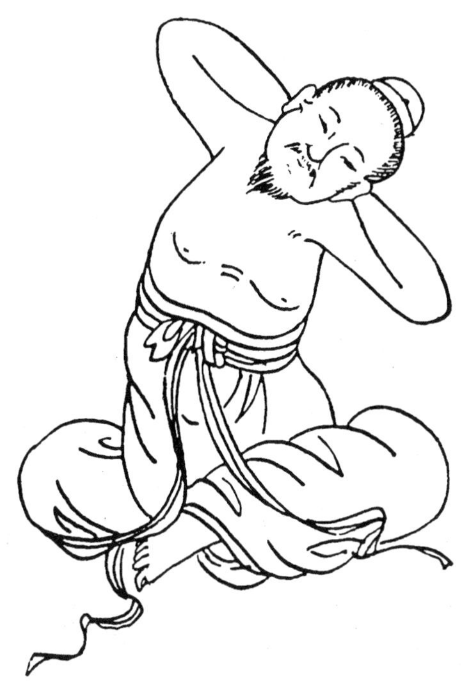

运主阳明五气。时配足阳明胃燥金。

坐功：每日丑寅时，盘足而坐，两手掩耳，左右反侧，各三五度，叩齿吐纳咽液。

治病：风湿积滞胁肋腰股，腹大水肿，膝髌肿痛，膺乳气冲，股、伏兔、胻外廉、足跗诸痛，遗溺失气，奔响腹胀，髀不可转，腘似结，腨似裂，消谷善饥，胃寒喘满。

〈灵剑子导引法〉

灵剑子·坐功法势：九月十二日以后用，补脾。以两手相叉于头上，与手争力，左右同法行之。治脾脏四肢，去胁下积滞风气，使人能食。

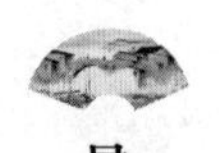

〈陈希夷季秋二气导引坐功图〉

寒露九月节坐功图：

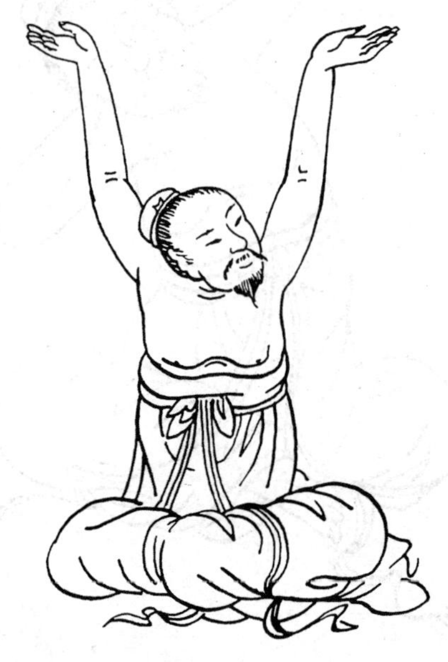

运主阳明五气。时配足太阳膀胱寒水。

坐功：每日丑寅时，正坐，举两臂踊身上托，左右各三五度，叩齿吐纳咽液。

治病：诸风寒湿邪挟胁腋经络，动冲头痛，目似脱，项如拔，脊痛腰折，痔，疟，狂颠痛，头两边痛，头囟顶痛，目黄泪出，鼻衄，霍乱诸疾。

霜降九月中坐功图：

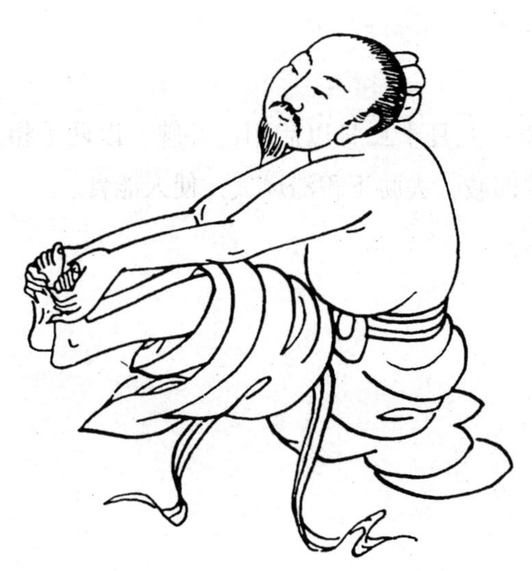

运主阳明五气。时配足太阳膀胱寒水。

坐功：每日丑寅时，平坐，纾两手，攀两足，随用足间力纵而复收五七度，叩齿吐纳咽液。

治病：风湿痹入腰足，髀不可曲，腘结痛，腨裂痛，项背腰尻阴股膝髀痛，脐反虫，肌肉痿，下肿，便脓血，小便胀痛，欲小便不得，脏毒，筋寒足气，久痔脱肛。

〈灵剑子导引法〉

灵剑子·导引法势：以两手相叉，一脚踏之，去腰脚拘束，肾气冷痹，膝中痛诸疾。又法：正坐，伸手指缓拘脚指五七度，治脚气，诸风注气，肾脏诸毒气，远行脚痛不安，并可治之，常行最妙。

〈陈希夷孟冬二气坐功图势〉

立冬十月节坐功图：

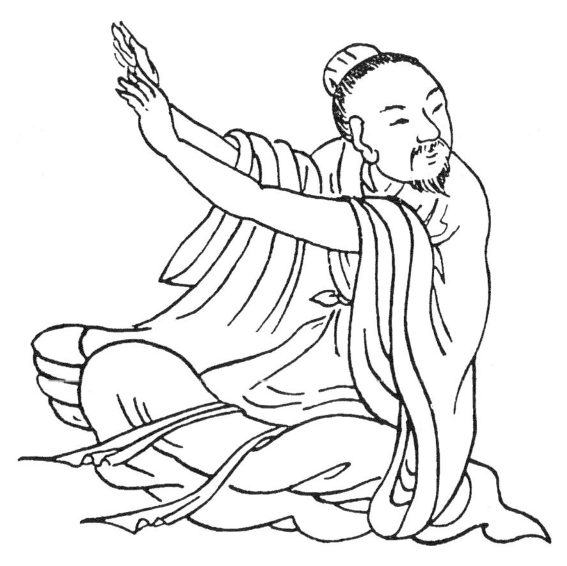

运主阳明五气。时配足厥阴肝风木。

坐功：每日丑寅时，正坐，一手按膝，一手兑肘，左右顾，两手左右托三五度，吐纳叩齿咽液。

治病：胸胁积滞，虚劳邪毒，腰痛不可俯仰，嗌干，面尘脱色，胸满呕逆，飧泄，头痛，耳无闻，颊肿，肝逆面青，目赤肿痛，两胁下痛引小腹，四肢满闷，眩晕，目瞳痛。

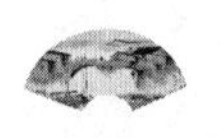

小雪十月中坐功图：

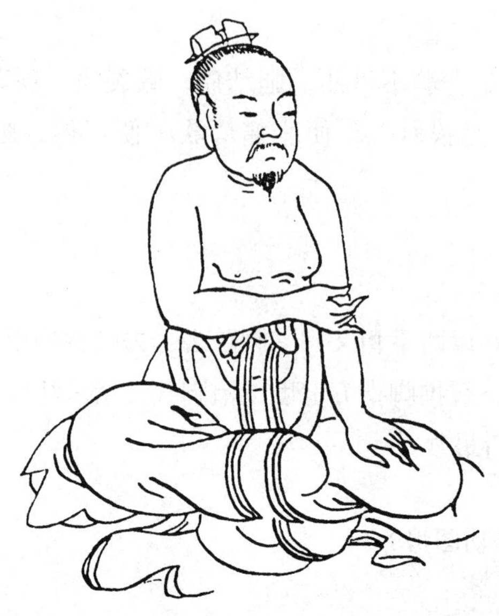

运主太阳终气。时配足厥阴肝风木。

坐功：每日丑寅时，正坐，一手按膝，一手兑肘，左右争力各三五度，吐纳叩齿咽液。

治病：脱肘风湿热毒，妇人小腹肿，丈夫㿗疝狐疝，遗溺闭癃，血睾，肿睾，疝，足逆寒，胻善瘛，节时肿，转筋阴缩，两筋挛，洞泄，血生胁下，喘，善恐，胸中喘，五淋。

〈灵剑子导引法〉

灵剑子·导引法势：以一手托膝，反折一手抱头，前后左右为之，凡三五度。去骨节间风，宣通血脉、膀胱、肾脏之疾。

〈陈希夷仲冬二气坐功图势〉

大雪十一月节坐功图：

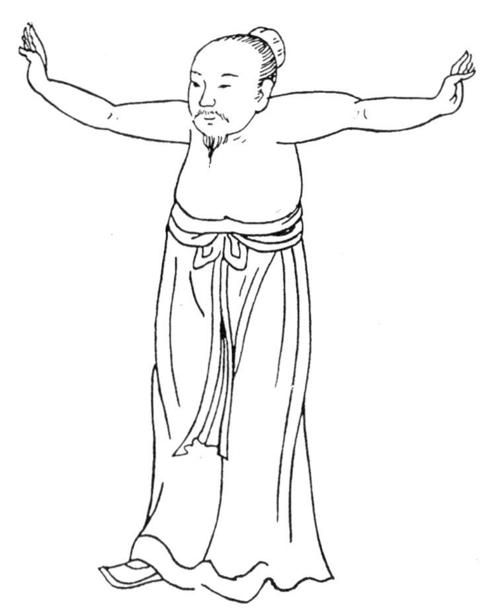

运主太阳终气。时配足少阴肾君火。

坐功：每日子丑时，起身仰膝，两手左右托，两足左右踏，各五七次，叩齿咽液吐纳。

治病：足膝风湿毒气，口热舌干，咽肿上气，嗌干及肿，烦心心痛，黄疸肠澼，阴下湿，饥不欲食，面如漆，咳唾有血，渴喘，目无见，心悬如饥，多恐常若人捕等症。

冬至十一月中坐功图：

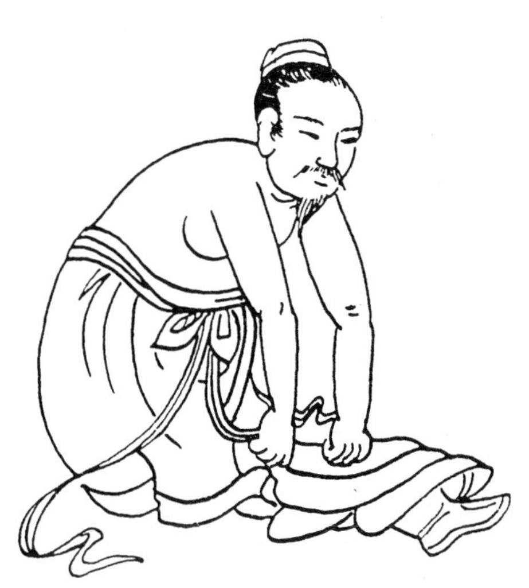

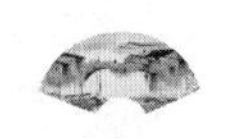

运主太阳终气。时配足少阴肾君火。

坐功：每日子丑时，平坐，伸两足，拳两手，按两膝，左右极力三五度，吐纳叩齿咽液。

治病：手足经络寒湿，脊股内后廉痛，足痿厥，嗜卧，足下热，脐痛，左胁下背肩髀间痛，胸中满，大小腹痛，大便难，腹大颈肿，咳嗽，腰冷如冰及肿，脐下气逆，小腹急痛泄，下肿，足胻寒而逆，冻疮，下痢，善思，四肢不收。

〈灵剑子导引法〉

灵剑子·导引法势：以两手耸上，极力三五遍，去脾脏诸疾不安，依春法用之。

〈陈希夷季冬二气坐功图势〉

小寒十二月节坐功图：

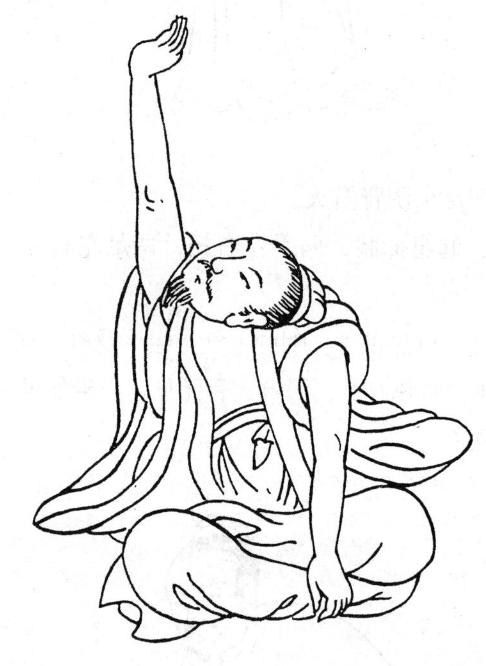

运主太阳终气。时配足太阴脾湿土。

坐功：每日子丑时，正坐，一手按足，一手上托，挽首互换，极力三五度，吐纳叩齿漱咽。

治病：荣卫气蕴，食即呕，胃脘痛，腹胀，哕，疟，食发中满，食减善噫，身体皆重，食不下，烦心，心下急痛，溏瘕泄，水闭黄胆，五泄注下五色，大小便不通，面黄口干，怠惰嗜卧，心下痞苦，善饥善味，不嗜食。

大寒十二月中坐功图：

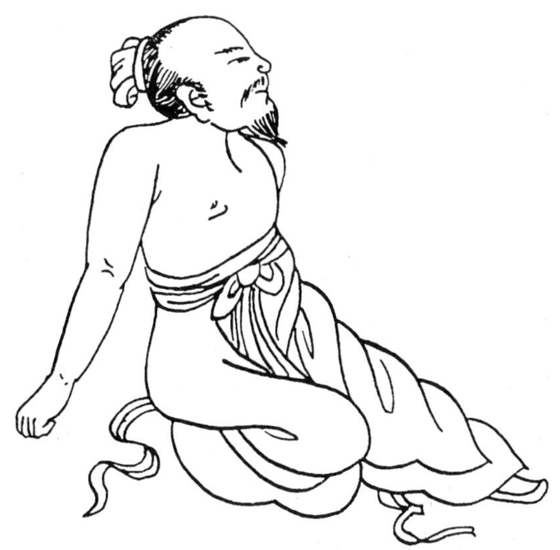

运主厥阴初气。时配足太阴脾湿土。

坐功：每日子丑时，两手向后，踞床跪坐，一足直伸，一足用力，左右各三五度，叩齿漱咽吐纳。

治病：经络蕴积诸气，舌根强痛，体不能动摇，或不能卧，强立，股膝内肿，尻阴胻足皆痛，腹胀肠鸣，飧泄不化，足不收行，九窍不通，足胻肿若水胀。

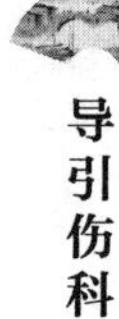

《跌打损伤验方》

清・撰人不详

跌打损伤论道

夫跌打损伤，乃血气在身，不能流行，因此或成血块，或吐血而死，不能行动，或闷不省人事，或寒热往来，或日轻夜重，变身多端，皆由血气不通，作硬故也。医者不审原因，妄投药剂，枉死者多，予深惜之。当时下药，贵得其宜，或受伤半月而痛者，死血已固。然医方但当先疏水道，既表即不可复表，宜应思轻重加减，先进千金夺命散。如牙关紧，急投开关散吹入鼻内，复将还魂丹与夺命丹进之；次用正药加羌活、防风、延胡、荆芥；如再不纳者，即不可治也。切忌当风处及地下坐卧，并一切冷物、油腻、毒气之类。如遇伤重者，先令患人解开衣服，遍身一照，看行色如何。如又诊脉，上下调和否？沉细者生。又用神妙佛手散，如果口内入药不进，可将大騊鱼煮熟，取脑髓同眼睛调下药。一入复内，略醒可救。再用凤仙子一匙，沉香研末，对开水吞下，既愈。一食管既断不治，用桑白皮取白线缝密，却将鸡肫皮破开，去食取膜，膜定患处，次用玉红膏敷上，服药痊愈。头上有伤，须用白芷、白乌、白术、川芎。两耳有伤，加桂枝、枳壳、松节。左乳堂加桃仁，一岁一粒。右乳堂，加天台小茴茴草。正心口，加石菖蒲、细辛、川芎、石南藤 ，方内加减调用。骨肉受伤，加地骨皮。头顶有伤，加川芎、白芷、五加、前胡、柴胡。消遍体青肿者，加泽兰、骨碎补。通大便，用大黄、芒硝。通小便，用车前、木通。有痰，加活血、贝母、半夏、丹皮、当归、熟地。破血，加桃仁、归尾、红花、生地、苏木。破气，用三棱、莪术。顺气，加五灵脂、玄胡、香附、乌药。呕吐饮食，加韭菜汁、童便冲服。凡见目睛斜视，口如鱼口，缠风不治，详审血道，察其受伤处，依书法治，自然有效。

跌打损伤不治论

顶门既破，骨未碎者可治。食饱受伤及跌，三日不死可治。顶门既破陷，陷入者不治。脑后受伤及跌不治。若胸中紧痛，青色未裹心者，及遍身受伤者，可治。男子两乳受伤可治。妇人两乳受伤不治。心胸紧痛，红色裹心者，受伤不治也。正腰受伤，伤重自笑死，立死者不治。小腰受伤，重者与不吐粪者，不治。气出不收与眼开者不治。小腰受伤，凡未伤肚者，可治也。孕妇小腹受伤伤重者，犯胎者，不治。肾子受伤，若入小腹者，立死不治。破皮未入小腹者，可治。如眼未直，虽出何害？脉大而缓，须四至不治。口如鱼，缠风不治。囟门出髓即死。两眼有伤可治。正心青睛肿，一七内致，死。两乳有伤，当宜急救。两脚有伤可治。夹脊断者，不治。小腹有伤，不分阴阳，用药难医。两臂有伤，怕血入五脏四肢，难治。两腿有伤，虽然无事，后必有损。

说讲跌打损伤丹

按随车前马撞闪朒，剑伤刀破，皆损伤也。看其症，血肉筋骨受病，不在气分，专从血论。大要宜分血之虚实。如皮破而血去过多者，血虚也，宜兼补而和之；如破皮而不破皮实肉者，积瘀血者，血实也，宜破血和伤攻利之。脉虚细者，生数；实大者死。损伤瘀血胀满，脉坚强者生；小弱者死。俗医损伤，惟指瘀血停滞一症，故予并载。

和伤治血损伤

损伤瘀血腹胀，肉壅红肿，暗青瘀痛又死伤最重服之：川甲（炒为末）二钱　桃仁（打碎）四十九粒　威灵仙二钱　没药五分　归尾二钱　大黄五钱　花粉五分　红花二钱　瓜皮五钱　甘草二钱　苏木二钱　乳香五分　生地一两　血竭二分　用酒水各一碗同煎，临服时加童便一杯，服后泻出瘀血为妙，后服活血丹调理，若打伤气门，先用通关散，后用急救方。

开关散方：半夏一两　细辛一两　荆芥七钱　牙皂三钱　麝香二分　共为极细末，用之吹入鼻内，人醒可救，人睡去不醒，十中不可救一回生，慢慢服加药引。

回生散方（名为回阳丹，又名还魂丹）：见穴下药医治。古文钱五个（火煅醋淬七次）　自然铜一钱（火煅醋淬七次）　木香（研末）一钱　麝香三厘　共为末，先下，嚼丁香一粒、乳香三厘，后进此药丹，和可用回生散方。

跌打急救方（又名仙人下界丹）：十大功劳二钱　土鳖三个　乳香（制）八分　麝香一钱　地苏木一钱　甘草节七个　杜仲一钱　故纸一钱　红花一钱　当归一钱　青木香一钱　三七一钱　然铜五厘（火煅醋淬七次）　酒煎，食前服内一碗。吃即好。

紫金丹（又名十二同年药方）：硼砂三钱　滴乳香三钱　归尾三钱　明没药三钱

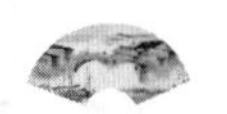

土鳖（与红花食之，其大者更妙，焙，晒干用）十个　血竭二钱　麝香五分　自然铜（火煅醋七次）四钱　古文钱两个（火煅醋淬）　用米四十九粒，共为细末，用瓷器瓶收贮，每服用七厘，陈酒送下，其跌打损伤自接。为瘀血攻心发热，又发晕不省人事，此药用红花汤送下。

佛手散（又名仙人度命丹）：鹿茸一钱五分　苁蓉一钱五分　当归一钱五分　熟地一钱五分　禹余四钱五分　白乌六钱　干姜三钱　川芎六钱　覆盆子三钱　菟丝饼四钱五分　紫石英三钱　桑螵三钱　共为研细末，酒冲送下五分，时时服内。

十三太保大征东丹（又名七厘散）：血竭一两　乳香一两　川山藤二钱　朱砂一两　然铜一两　龙骨一两　麝香五钱　没药一两　辰砂一两　紫石英一两　土鳖五个　白蝎六钱　神金一百张　共研为末，酒冲下，每服一分七厘，不可多服也。

和血丹：治跌打损伤方。　桃仁（酒炒）三两　当归（酒炒）三两　青皮三两　牡丹皮三两　牛膝（酒炒）三两　苏木三两　延胡索（醋煮）四两　枳实三两　三棱（醋炒）八两　凌霄花八两　槟榔八两　乳香（去油）八分　蓬术（醋炒）三两　降真末三两　川乌一两　妙花头三钱　香附（童便浸炒）三两　赤乌八两　刘寄奴三钱　红花一钱　大黄（陈酒煮干用）八两　土鳖（酒浸死，晒干）三两　每服，壮者服三钱，弱者用二钱。服时用酒一杯送下即愈。

透骨丹：治跌打损伤深入骨髓，或隐隐疼痛，太阳作痛，或软，四肢沉重，手脚四足血脉不行，上下身无力。用醉仙桃（火酒浸，又童便浸二次，焙干）一两　乳香、没药（不去油）各用三钱　真血竭三钱　称准，共为末，和匀，再加丁香七分，放瓷瓶收贮封口。每服用三分，壮者用五分，不必吃夜饭，到黄昏睡时方可服，酒可尽量送下。昏闷加猪肉过嘴，服后避风，有微汗出为效。忌房事、冷茶醋等物。及诸般血虚弱者，过五日吃一服；壮者，过三日吃一服见效。

花燕散方：治跌打损伤，治金疮刀箭，两手伤断，筋损骨疼，痛不止，新肉不生。诸喜并效。　乳香　没药　紫苏　细辛　草乌　厚朴　羌活　当归　苏木　檀香　南星　白芷　降香　轻粉各用二钱　龙骨一钱　麝香二分　花燕石五钱（童便浸，火煅七次）　柁含石二钱（用火煅碎）　共为细末，伤处用葱洗净，再将此药掺之，软棉纸扎好，一日一换，神效。此药一时未备，生肌散代之，暂用效。

海浮散：敷此，腐肉自去，新肉自生，此外科云必用药也。　乳香五钱　没药五钱　上药安箬皮上，火灸干，为细末，敷患处，再以膏药盖之。此药，毒尽则收口，毒不尽则提脓外出，其妙之功。

生肌散：乳香二钱五分　没药二钱五分　血竭一钱　轻粉六分　龙骨一钱　明雄一钱　石膏五分　共研为极细末，用瓷罐收贮。

疗牙散：止牙痛如神。　牙硝三钱　硼砂三钱　雄黄二钱　冰片一两　麝香五厘　共研末，每用少许，擦牙痛处。

回春再造散：专治手筋足骨断押者，神效。未断者，不可用此方。　木香（醋煅炒）一钱　麝香一厘　古文钱（火煅七次用）五个　共为末，每服二钱，灰酒送下，令病人口内先嚼丁香一粒，方进此药，神效。伤在上身，食后；在下身，空心。如即日未安，次日再服。如未断折骨者，慎勿轻用此方，专能接骨，别无方。

金枪神方：降真香节一两　血竭一钱五分　白松香一两　五倍子一钱五分　没药五钱　自然铜二两　共为末，研极细末，将瓷器罐收贮。

天下第一金枪药：治刀斧损伤跌扑，打碎敷上，即刻止血、止痛，且不作脓。其伤处先不可见水，胜于仙丹更捷矣。　枯猪油十两　松香三两　面粉（炒过）二两　麝香三分　黄蜡三两　樟脑（研细）一两五钱　梅片三分　血竭五钱　儿茶五钱　乳香　没药（箬皮上炒去油）各用五钱　上药如法研细末，再将猪油、松香、黄蜡三味熬化去渣，待冷入药末搅匀，瓷罐收贮，勿令泄气。

几味剪神方（又名九牛推车丹）：苏木根五钱　土鳖十个　牛膝五钱　归尾五钱　续断五钱　碎补五钱　青木香三钱　广皮五钱　各等分两，用姜煎，入童便冲服，渣可敷患处正也。

跌打接骨方（又名锁骨丹）：当归七两　天竺三钱　白乌一钱　肉桂三厘　甘草五分　苏木三钱　香附三钱　没药一钱　五爪皮三钱　腰上加杜仲，手上加桂枝，脚上加牛膝。用酒一碗同煎，服发出汗。倘有骨碎，用新鲜枸杞子根四两，猪油四两，葱须四两，再用头酒糟四两，同捣烂，敷上，外用杉木皮把上用药扎好。

接骨丹：将骨端正扎好，既服此丹药，只用五分为好。　地龙（用瓦炒干，要红者为妙）　自然铜（火煅七次）二钱　土鳖（大炒）七个　山羊血一钱　麝香三厘　苏木一钱　共研为细末，每服五分，用童便冲服，内送下。

接骨膏药方（又名金枪夺锁丹）：梧桐皮三钱　溪肾草五钱　碎补五钱　肉桂三钱　川乌三钱　姜汁一钱　五爪皮三钱　接骨草五钱　蚯蚓（炒干）五条　土鳖五个　草乌三钱　砂糖汁服下。

接骨灵丹：治跌打损伤如神，打死微气不绝，都可救也。　归尾一钱　桃仁一钱　红花一钱　乳香一钱　血竭一钱　儿茶一钱　砂糖三钱　雄黄二钱　苎麻根一钱　没药（烧去油）二钱　土鳖（焙干，去头）五钱　麝香五厘　大黄（酒浸，晒干）一钱　自然铜（火煅，醋淬七次）一钱　骨碎补（去毛，酒浸）二钱　古文钱（火煅淬七次）二钱　共为末，入罐内，蜡封口。如遇此症，倘有微气不绝者，用一分二厘，酒送下，过喉既活，连连服数次，保命既愈也。

接骨膏药丹：当归七钱五分　川芍五钱　广木香三钱　川芎（煨）四钱　麝香三厘　乳香一钱五分　没药五钱　骨碎补五钱　真麻油一两　古文钱（火煅醋淬七次）三个　上将各药研末和油成膏，用油纸摊贴患处，如骨碎筋断，用此复续如初。

接骨膏方：定敷。乳香五钱　没药五钱　然铜一两　滑石二两　龙骨二钱　赤石

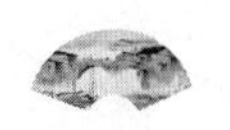

脂三钱　麝香一钱　共研为细末，用好酒三碗，煮干就炒为末，化黄蜡五钱为丸，如梧桐子大，每服用七丸，用东南柳枝煎酒，搅散，同药热服。

接骨丹（接骨奇药方，又名甚妙治方）：五爪皮一斤　白毛鸡一只　和五爪皮盛石臼舂烂，敷患处扎紧。跌打损伤用此药敷之，次日即见大效。

折伤骨碎丹（接骨奇药方）：当归一两　草乌一两　白芷一两　各生为末，温酒调下，服二钱。一觉身麻，揣正断端，随用软米粥研涂伤处，用活鸡捣烂贴，外用杉木皮夹定，绳缚，可稍许移动。则用乳香、没药、白芷、川芎、当归、川椒各五钱，然铜，同火煅三钱，共为末，用黄蜡二钱，溶水入药内，搅匀作丸弹子大，以好酒煮开，热服。随痛处侧卧，少时数进几次，大效。如觉破伤风肿，宜用南星及枸杞子，温酒调入姜汁一匙服下。仍用酒并药敷贴患处。

化肉紫霞膏：治痈疽发背，皆瘀肉不生腐及不作脓，及内有瘀肉而外新肉不生者，用之去瘀。　轻粉三钱　蓖麻子三钱　血竭二钱　老茶一钱　螺蛳肉一钱　金顶蓖（要煅过）五钱　巴豆（去油净，研成白仁）五钱　共为末，瓷罐收贮，临用，以麻油调擦顽硬肉，用膏药盖之，硬者，用二次则软。

麻药方：口服的。牙皂　木鳖子　紫荆皮　半夏　川芎　川乌　土当归　各研末，五两　酒燕一两　青皮一两　草乌一两　白芷一钱　妙草三钱　再加木香三钱　人如伤重不得近者，再加萝卜花五钱、小茴三钱，不可制为末。诸样骨碎，折出臼窝者，每服二钱，用好酒调送下，将药麻倒，不省事人，有痛处者，用力将肉割开，或用剪骨锋，或剪浮肉，依手将骨取直端正，将骨缝定于原处，再接骨丹敷上也，外用杉木皮夹定，然后医治。如箭镞入骨不可出，受伤风重症，用此麻药将人麻倒，或钳出，或凿开取碎骨碎肉，用盐汤之水，用没药酒一碗服下，立醒。再者，看症治之。久受伤之人将好，再要诊脉息，加药加引扶治之。

麻药敷方：生南星二钱　生半夏二钱　川乌三钱　草乌三钱　凡花二钱　闹洋花三钱　乳香三钱　没药三钱　共为研末敷伤处，将人麻倒不知痒痛，好割开肉取碎骨，再加捻接治，精功也。

生肌玉红膏：此膏专治痈疽发背、诸般溃烂等。疮痈在已溃流脓时，先用甘草煎汤洗净，淋洗患处，软绢挹干，即挑膏于掌中捺化，遍搽新腐肉上，外以膏盖之。大疮早晚洗二次，内兼服大补脾胃暖药，其腐肉易脱，新肉即生，疮口自敛。承外科收敛药中之神效。　白芷五钱　甘草一两二钱　归身二两　血竭四钱　轻粉四钱　白占二两　紫草二钱　麻油一斤　上药先用白芷、归身、甘草、紫草四味入油内浸三日，再放大锅内慢火熬至微枯色，细绢滤渣净，将油复锅内煎滚，再下血竭化尽，次下白占，微火亦化。将茶盅四个预顿水中，膏分作四处，倾入盅内，候片时，方下槽研极细末，轻粉每盅内投和一钱，搅匀，候至一伏时取起，不得加减，致取不效。

乌金膏：去瘀肉，不伤新肉，用之最为稳当　巴豆去壳，新瓦上炒黑，研烂听用，分量看疮势，酌量用之。

白膏药丹：治跌打损伤或刀枪伤。候尽血，用葱、花椒煎清水，将患处洗净拭干，敷药，不必包裹，其效神方。　白及一两　孩儿茶三钱　乳香二钱　樟脑四两　芝香四两　没药二钱　片脑一钱　轻粉一钱　猪脂油六两　共为各细末，将油同锅化开，先下白及，次下芝香、樟脑、儿茶一二时，取出离火，方下乳香、没药，候冷又下片脑、轻粉。此方不但生肌，凡疮毒皆可贴之。膏成，将瓷罐收贮，每用，将纸摊贴患处。

如意金黄散：治一切肿毒初起，用之诚良方也。　天花粉一两　紫厚朴二钱　黄柏五钱　大黄五钱　姜黄五钱　白芷三钱　陈皮二钱　甘草二钱　苍术二钱　南星二钱　上药研为细末，用瓷罐收拾，勿走气。凡红赤肿痛发热，未成脓者，若夏月火令时，但用茶汤同蜜调敷；如微热微肿及已成，欲作脓，俱用葱汤同蜜调敷；如漫肿无头，皮色不变，用酒调敷或醋调敷；如风热恶毒所生，肤无亢热，形状上下不定者，用蜜调敷；汤泼火烧，皮肤破烂，用麻油调敷。以上诸引理，取寒热得当，务在临用之时看势变通，勿拘执不化也。

蟾酥丸：治疗疮、一切恶症。此药用之不起，即起不痛，即痛瘀甚即止，未成即消，已成即溃，真有回生之功，诚恶症中至宝药也。　蟾酥（用酒化）二钱　轻粉五分　枯矾一钱　寒水石（煅）一钱　铜绿一钱　乳香、没药各一钱　胆矾一钱　麝香一钱　雄黄二钱　蜗牛廿一个　朱砂三钱　上药研为末，再过戥称足，不可加减分量为准。先以蜗牛研烂，再入蟾酥和研匀，方入各药捣匀，丸如绿豆大，每服三五气丸，量症用之。用葱白五寸，病人自嚼烂，吐于男左女右手心，包药在内，用热水酒送下，随量饮之，少被盖身上，约半时为度，出汗为效，甚者再一服必愈。修合宜净室中，择端午日午时为上，或天德月德日次之夕，妇人、鸡犬、闲杂之人忌见。

蟾酥饼：治疗疮并一切急症，或不痛，或大痛，或麻木，用此敷贴疮头。　真蟾酥（酒化）二钱　轻粉五分　乳香二钱　没药二钱　雄黄二钱　麝香三钱　朱砂一钱　茶老一钱　巴霜二钱　上药各为细末，于五月五日午时，在净室中，用蟾酥酒和药丸如绿豆大，每用一丸，口涎调糊贴患处，以膏药盖之。

五虎三骨丹：虎骨三钱　犬骨五钱　凤凰骨八分　龙骨五分　儿骨一钱　鱼骨一钱　石木耳三钱　红花三钱　自然铜二钱　乳香四钱　没药四钱　用此药即医五痨七伤，五痨止，七伤可救。将药研细末，不问生酒童便听用，到家时候瘀痛不止，再加三七、五加皮、乳香、没药、朱砂、白蜡各味三分，又加麝香一分，与药共研细末，冲酒服下即愈。

打后伤后方（又名雨夹雪）：琥珀八钱　金箔五十张　二味同研。中部和气，加丁香八钱；四肢，归尾一两，乳香一两；止痛，加乳香五钱，附片一钱、青皮五钱，没药五钱；四肢作冷，加肉桂一钱，土鳖（要用酒洗净，去头脚）三十个，牛膝；中部，

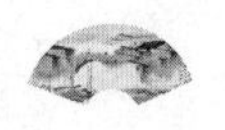

加广木香一钱；四肢，三七三分，骨碎补（内用酒制去毛，后用当归一两，酒浸洗一两，用酒制去毛）二两，虎骨（炒研末，用新瓦，要鲜肉汤浸三次，五钱炒研末）用五钱；脚痛，加狲骨（制，炒黄色，用童便浸三次，五钱）；四肢，加自然铜（醋淬研七次）五钱，朱砂一两，神砂一两，同金箔、白及为丸，朱砂为衣，每服一钱，酒送下。

秘传跌打末药方（又名能接骨丹）：当归（酒炒）二钱　没药（去油）二钱　自然铜（醋淬九次）二钱　乳香（去油）二钱　苏木二钱　山楂（炒）五钱　骨碎补（去毛）三钱　红花二钱　紫荆皮三钱　香附（打碎浸炒）二钱　三七（要真，切片）一钱　白蝎二钱　麝香（忌火）六厘　蚯蚓（焙干）十条　土鳖（酒焙干）十个　木香末（忌火）一钱　肉桂（忌火）六厘　草乌（煨过用）三钱五分　川乌（用米泔水浸一个时，煨过用）　以上共为末，重者服二钱，轻者只服一钱。打伤头，加当归、藁本三钱，生地一钱，续断一钱，杜仲一钱五分，秦艽一钱，防风一钱，用好酒煎冲；或用故纸一钱，桂枝一钱，山楂十粒，白头翁一钱、木瓜一钱，红花一钱，肉苁蓉一钱、灵仙一钱，首乌一钱，枳壳一钱，用生酒冲煎，瓜皮三钱，紫荆皮一钱，小茴一钱五分，牛膝一钱，白芷二钱，大黄一钱，桔梗五钱五分，生酒煎调一钱，加前末药一钱，又加灵仙八厘更妙。胸前受伤，加枸杞一钱，生酒煎冲前末药服，送下出汗；两手受伤，加荆芥、生地、桂枝、首乌、防风各一钱，生酒煎冲前末药同服；大小肚受伤，加归身、红花、枳壳、牛膝、生地各一钱，又小茴一钱五分，要用好生酒煎冲前末药服内。跌打损伤要用此药方，即愈。

又一个末药方（又名龙虎飞战丹）：青木香二钱　川牛膝三钱　麝香三厘　龙骨二钱　骨碎补三钱　没药二钱　自然铜三钱　杏仁一钱　血竭三钱　土鳖五钱　上肉桂三厘　乳香一钱五分　红花一钱五分　虎骨（醋制）二钱　川乌（姜汁炒）一钱　草乌（同制）一钱　五瓜皮三钱　以上为末，每服二钱，酒送下，服内即愈，为末用一碗。龙骨二两　无名异　铜锅（要火煅醋浸七次为末）五钱　川乌（大纸包盛，放在青水浸之）杜仲（盐水浸炒，断系为皮，只用）一两　肉桂三钱　樟脑（研末）五钱　红花（研末）二钱　黄芪（酒炒）一两　草乌（炒）一两　没药五钱　归尾（酒炒，研末）一两　乳香（去油）五钱　丁香（扎片）五十粒　续断（炒）一两　紫荆皮一两　桂枝（炒）一两　真麝香五分　冰片（研末）五厘　朱砂三钱　木瓜（酒炒）　五爪皮一两　碎补（去油）一两　用酒冲服，壮者服三分，弱者用二分，不可多服也。

专治跌打方（制末）：肉桂二钱　木香三钱　当归三钱　五加皮三钱　乳香三钱　没药三钱　沉香三钱　灰别一两　地苏木一两　自然铜（醋制）三钱　川贝母三钱　川郁金一钱　红花一钱　川三七三钱　川芎三钱　防风三钱　口吐，加细辛一钱；肿，加山录三钱，煎酒冲前末药三钱，服下，发汗为度；手上，加桂枝三钱；脚上，加牛膝；胆气不足，加麝香；头上，加升麻；眼上，加谷精草；小便，加车前；大便，加木通；身上，用白蜡。

跌打急救药方（此方下福建及北城）：乳香　没药　龙骨　血竭　碎补　然铜　牛膝各味一两　红花　归尾　木香　孩骨　虎骨　儿茶各味八钱　三七　神砂　朱砂各味三钱　乌药　青木香　枳壳各味五钱　上桂四钱　土鳖五个。肚上，用红花；腰上，用淮杜仲；眼上，用升麻、谷精草；心上，用金毛狗、朱砂；脚上，用牛膝、木瓜；手上，用桂枝、钓草；左边，用捃手桔枝；右边，用桃仁、红花；大便，用杜黄；小便，用木通、车前。

跌打煎药方：没药五厘　续断七厘　川甲二片　当归六钱　红花五厘　灵仙六厘　牛膝六厘　碎补六分　瓜皮四厘　木香四厘　虎骨三厘　十大功劳（用酒浸二次）六厘　人参三厘　杜仲六厘　每服煎浓一碗，服下出汗为度。

跌打末药方：肉桂五厘　乳香　没药　桔梗　血竭　三棱　莪术　土鳖　花粉　桃仁　丹皮　杜仲　白乌　血丹　沉香　木香　细辛　槟榔　甘草　川芍　红花　苏木　陈皮　首乌　碎补　归尾　樟脑　以上各味分两三钱称足，共研为细末，饭汤为丸。凡有跌打重伤，用鸡一只，要活活打死同药。伤头即取头，伤手脚则取翼，左右部取身，煮酒，每服二钱，蟾酥丸送下，出汗为妙。

秘传损伤神效仙方：当归四钱　川芎二钱　牛膝二钱　土鳖六钱　上力二钱　天台三钱　香附二钱　虎骨六钱　云苓三钱　上桂四钱　七厘二钱　熟地一钱　杜仲一钱　甘草二钱　然铜三钱　年健二钱　小茴二钱　没药二钱。顶好又方一个　三七三钱五分　猴骨、地龙（白颈）、瓷灰各味三钱五分　麝香三分　土鳖、虎骨、川山、血竭各一钱五分　朱砂、陈木耳各三钱　桂枝一钱　海马二枝　外黄古鱼（煮熟去骨，炒干）一个。又方　当归三钱　红花三钱　乌药三钱　麝香三分　乳香、没药各三钱　土鳖四个　杜仲三钱　川乌五钱　草乌五钱　三七五分　外加胡椒引。治心里有积血，加苏木、红花各一钱，打动血即止痛，用药酒煎，并前药服下即好；又碎骨损伤筋断，用刀割断筋脉，要用杉树皮、生桑皮敷在皮外，要待接骨即动得者，秃光生肉自落即好，一岁一日已落，外敷之药解下，用黄枝面粉共前药二分，酒调共敷，捆起，候到周解即好。上又方　麝香一分　冰片一分　附子一钱　肉桂三分　白蜡二分　血竭三钱　山羊血一钱　虎骨三钱　杜仲（火炙）三钱五分　草乌二钱（要火炙）　乳香一钱　没药二钱　玛瑙一分　三七三钱　土鳖十个　珍珠（乳炙）一分　当归（酒炒）二钱　川芎（童便）一钱　黑枝桂枝（酒炒）二钱　牛膝（醋炒）三钱五分　川乌（火炙）三钱　蒙花（酒炒）二钱　孩儿骨听用　以上药味研为细末，治遍身疼痛，服药二分即止。又治头上打伤，破皮损骨，加串藤根、柴胡、地苏木三样草药，与前君臣药共调，冲酒服下，即止痛。如若疼痛不止，再加没药、乳香各五分，并前草药冲酒服下即愈。手上伤处疼痛，加桂枝、肉桂、川芎、何首乌各五分，煎药调药，并冲酒服。倘若疼痛不止，再接大骨，碎骨草并前药冲酒服下。又治批身上胸膛、腰上两边

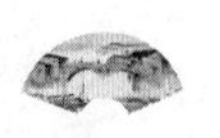

软肋，几处疼痛，喘气不止，气不接，加白蜡、朱砂各四分，并前药冲酒服下。如再不止，气不来，加麝香二分，接气止痛。

刀口伤末药方：生半夏　度松香（煎七次）　上冰片四钱　生大黄　乳香　没药（二位同制）　白芷　防风　苍术　血竭灰　以上药味研制为末，所有分两均用。

又刀斧伤药方：瓷灰煅二钱　虎骨三钱　自然铜三钱　三味研为细末，搽伤处，其骨自接，生肌散瘀于内亦效。

大岭穴：羌活二钱　川芎三钱　碎补三钱　土鳖五个　三七一钱　柴胡三钱　当归三钱　共为末，酒冲葱引。

背心穴：生地三钱　五味子三钱　陈皮三钱　桂枝三钱　防风三钱　独活三钱　广木香三钱　乳香三钱　没药三钱　甘草　研末，酒下五分，葱须引，多吃更妙。

边池穴：生地三钱　小茴三钱　甘草三钱　细辛三钱　乌药三钱　茴草二钱　桂枝二钱　研末，酒下五分，葱引。

肘足穴：牛膝三钱　大黄一钱　归尾二钱　车前二钱　五味子三钱　三七一钱　细辛三钱　白芷一钱　红花二钱　甘草一钱　研末，酒下五分，葱引。

山根穴：川乌五钱　白芷五钱　细辛五钱　陈皮二钱　白及五钱　茯苓五钱　当归一钱　甘草一钱　研末，酒冲下三分，葱引。

鲁岐穴：羌活三钱　红花三钱　沉香一钱　当归三钱　木香二钱　生地五钱　故纸五钱　川芎二钱　白术二钱　甘草二钱　研末，酒冲下三分，葱引。

内盆穴：当归五钱　生地五钱　陈皮五钱　琥珀五钱　乳香五钱　没药五钱　寻骨风五钱　三七一钱　续断五钱　肉桂五钱　研末，酒冲下五分，葱引。

五寸穴：桂枝三钱　瓜皮三钱　川芎三钱　熟地一两　红花三钱　甘草三钱　生地一两　研末，酒冲下六分，葱引。

凤翅穴：桂枝三钱　当归三钱　川芎一钱　生地一两　研末，酒冲服下，葱引。

气眼穴：三七二钱　矮脚草三钱　杜仲三钱　故纸二钱　甘草一钱　大茴三钱　青皮三钱　肚草三钱　乌药三钱　研末，童便，酒冲七分，不用引。

肛门穴：归尾三钱　五味子三钱　独活三钱　三七一钱　肉桂一钱　生大黄八分　五灵脂三钱　生地五钱　甘草一钱　研末，酒冲下五分，葱引。

昆仑穴：桂枝三钱　白芍三钱　生地三钱　桔梗三钱　然铜二钱　归尾三钱　苦芩三钱　瓜皮三钱　牛膝五钱　研末，酒冲下五分，葱引。

眼角穴：天麻四钱　白芷四钱　柴胡三钱　桔梗三钱　川乌三钱　木香二钱　三棱三钱　莪术三钱　独活三钱　儿茶三钱　研末，酒冲下八分，葱引。

龙泉穴：琥珀三钱　血竭二分　三七三钱　乳香一钱　肉桂五分　人参二分　木香五钱　研末，酒冲下五分，葱引。

肚角穴：青皮三钱　当归五钱　甘草二钱　川芎一钱　生地一钱　木通五钱　血

竭五钱　丁香六分　五味子一钱　白术一钱　研末，酒冲下七分，葱引。

子母二穴：瓜皮五钱　活血二钱　丹皮三钱　红花一钱　血竭一钱　红内消五钱　川藤四钱　木瓜四钱　甘草一钱　研末，酒冲下六分，葱引。

架梁穴：当归二钱　藁本一钱　白芷三钱　火麻二钱　羌活二钱　茴草二钱　甘草一钱　草乌二钱　研末，酒下冲服，葱引。

乔空穴：藁本三钱　天麻三钱　白芷一钱　羌活三钱　麝香五分　血竭一钱　红花三钱　甘草一钱　研末，酒冲下五分，葱引。

命门穴：麝香五分　肉桂一钱　三七八分　血竭五分　丹皮二钱　青皮三钱　白术三钱　细辛三钱　甘草五分　研末，酒冲下五分，葱引。

囟门穴：天麻五钱　广木香三钱　白芷五钱　羌活五钱　赤乌二钱　川乌二钱　青木香三钱　碎补三钱　甘草二钱　研末，酒冲下二分，葱引。

中高穴：生地三钱　熟地一两　川芍一钱　红花一钱　续断一钱　当归二钱　木香一钱　三七一钱　白术一钱　甘断一钱　研末，酒冲下一两，用葱引。

气门穴：杜仲五钱　故纸五钱　白术三钱　乳香三钱　生地一两　赤苓五钱　红花二钱　没药三钱　研末，酒冲下五分，葱引。

马闸穴：八棱麻五钱　三七一钱　归尾五钱　过山龙五钱　苡仁五钱　上肉桂二钱　五爪皮五钱　丹皮五钱　淮牛膝五钱　研末，酒冲下六分，葱引。

涌泉穴：牛膝五钱　归尾五钱　苡仁五钱　丹皮三钱　青皮三钱　矮脚草一钱　羌活三钱　硼砂二钱　八棱麻一钱　大黄一钱　木瓜五钱　车前五钱　细辛三钱　酒冲下，六分，马鞭引。

牙关穴：矮脚草三钱　柴胡五钱　川芎三钱　胆草三钱　牛膝三钱　五爪皮二钱　细辛三钱　木香三钱　活血三钱　转偏二钱　研末，酒冲下八分，葱引。

海贤穴：杜仲五钱　故纸五钱　川芎五钱　泽兰五钱　熟地一两　白术五钱　红花五钱　细辛五钱　川椒五钱　甘草二钱　　研末，酒冲下五分，葱引。

丹门穴：甘草三钱　归尾五钱　青皮三钱　马鞭三钱　车前一钱　丁香六粒　麝香五钱　木通五钱　上桂一钱　山药引　研末，酒冲下六分，葱引。

内廉穴：牛膝五钱　桂枝三钱　苡仁五钱　青皮三钱　丹皮五钱　陈皮四钱　木瓜五钱　红花四钱　羌活五钱　牛黄五钱　白芷五钱　研末，酒冲下六分，葱引。

三年穴：草乌二钱　灵仙二钱　大茴五分　桂枝五分　甘草五分　土鳖五个　厚朴三钱　川乌三钱　研末，酒酿，童便送下，除引。

肾边穴：牛膝三钱　木瓜二钱　桃仁三钱　瓜皮二钱　车前三钱　乳香一钱　没药三钱　归尾三钱　甘草一钱　虎骨藤二钱　研末，酒冲下五分，葱引。

鬼眼穴：牛膝三钱　当归三钱　熟地三钱　矮脚草三钱　甘草一钱　桂枝三钱　土鳖五个　五爪皮三钱　八棱麻三钱　研末，酒冲下七分，葱引。

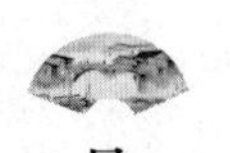

人中穴：白芷五钱　升麻五钱　血竭三钱　土鳖十个　然铜五钱　肉桂五钱　麝香一钱　甘草三钱　研末，酒冲下二分，葱引。

安定三十二穴，正大关道法治之，受伤用药医及用救命丹。周身有七十二穴，内此三十二穴不可被人所伤，伤此三十二穴者，通身变成黄肉，现似黄病一般。后化吐红痰，作久而亡。必须求药早医治，迟医实实难救故也。要依旧法而行，切不可摸用他也。

看症伤在何处

两目朝上，伤在脑门穴；单足作痹，伤在肘足穴；咳嗽不转，伤在背心穴；两手不起，伤在耳后穴；闭死在地，伤在命门穴；呕吐不止，伤在粪门穴；抬头不起，伤在大岭穴；因死不转，伤在人中穴；两足作烧，伤在囟门穴；两手无力，伤在风池穴；双目不明，伤在眼角穴；单足作烧，伤在明鬼穴；面如黄色，伤在上三穴；打死笑死，伤在肾门穴；立死不转，伤在架梁穴；移步难行，伤在池边穴；吐血不止，伤在闭门穴；眼目昏花，伤在山根穴；两足作痹，伤在鬼眼穴；气不相接，伤在气眼穴；牙关作闭，伤在唇口穴；吃饭不下，伤在喉咙穴；不知人事，伤在中高穴；全身作烧，伤在鲁岐穴；即时立死，伤在丹门穴。

按图穴道能定生死

内廉穴三年死，中高穴七日死，大岭穴半日死，背心穴三年死，边池穴五日死，肘足穴七日死，山根穴年半死，鲁岐穴年半死，内盆穴三月死，五寸穴二年死，凤翅穴半日死，气眼穴立时死，肛门穴十日死，昆仑穴一月死，眼角穴即即死，龙泉穴立时死，肚角穴半年死，子母穴一年死，架梁穴三年死，乔空穴几日死，命门穴七日死，牙关穴三日死，海肾穴半月死，丹门穴立刻死，肾边穴八日死，鬼眼穴九日死，人中穴半年死，气门穴三日死，马闸穴年半死，涌泉穴四年死。

所有受伤人，务必要求医药治过，后难救也。

六味地黄汤：大熟地四钱　砂仁（老姜同煨，蒸九晒）　山萸肉（酒蒸）四钱　山药（乳蒸）二钱　茯苓（乳蒸）一钱五分　丹皮（酒炒）一钱五分　泽泻（盐水炒）一钱　上药临用，见何经症重，以配君臣加减。如丸，即用十倍分两，炼一钱为丸。加知母、黄柏，名知柏八味丸。若要加附子、肉桂，名桂附八味丸。

四物汤：熟地　归身（酒炒）　川芎（用酒炒）　白芍（用酒炒）　女科中要紧用药

方，所用分两，看症。

按穴道图式，五十二穴内有十二穴道伤，命难医治。

此图式二十穴道诸凶。

七十式穴全图式。周身三百六十五骨，只有三十二穴正大关，难伤难损，用药难医，可被人手伤也。

此图十一穴道凶。

此图二十二穴，人图半边难治穴道，用软手掐插穴道，一指对要紧穴道，掐插戳点其正大正关穴道，每逢指头戳一点，或一月半月，或一年三年而止死，其功不小，耐受伤也。

（以上图均略）

蜡烛碎药方：萆薢二钱　杏仁七粒　当归一钱　玉竹一钱五分　防风一钱　木通八分　苡仁一钱五分　蝉蜕一钱　木瓜一钱　土茯苓五钱　升丹（先酒调）二厘　麝香三厘　轻粉一分　冰片五厘　研末，酒茶调搽。

又方：冰片一分　银朱二厘　铜绿五分　水银二分　血竭五分　琥粉二厘　以上各味，俱要研末调搽。

又一个方：珍珠五厘　玛瑙三厘　冰片三厘　铜绿五分　水银二分　银朱三分　轻粉一钱　杏仁（去心）八粒　胆片二分　血竭八分　共研细末搽。

治风气药方：红花二钱　杜仲二钱　巴戟一钱　川乌一钱　乳香八分　贝母二钱　川芎一钱　半夏一钱　茯神一钱　生地二钱　上桂一钱　草乌二钱　没药一钱　防风一钱　土苏木一钱　用生酒煎服下即愈。

四肢走马风气药方：熟地二钱　白芍一钱　川芎一钱　当归一钱五分　木瓜一钱　独活一钱　钩藤三钱　白术一钱五分　鹿胶一钱　枸杞一钱　菟丝子一钱五分　核桃仁五分　用酒煎，服下。

治杨梅疮药方：珍珠一分　冰片一分　鸡肫皮一个　共研为极细末。用千里光叶，共泥包烧，捏水调搽。吃药方于后：生地　防风　黄柏　黄芩　丹皮　赤芍　银花　甘草　连翘　木通　赤苓　大黄。

私下三官：麝香三分　胡椒七粒　巴豆（去皮）一粒　瑙砂一钱　川牛膝一两　外加化字虫（无也可）二钱　七胡椒一粒　巴豆　麝香三分　瑙砂、牛膝煎汤来服下。铁打孩儿两分家。

被疯狗咬伤药方：斑蝥四个　活石　黑牛五分　同研为末，水冲服。若人晕闷，即用新鲜肉汤。

喉闭药方：防风一钱　荆芥一钱　山豆根一钱五分　牛蒡子一钱五分　川贝母一钱　厚朴一钱　前胡一钱二分　槟榔一钱　桔梗一钱　薄荷一钱　羌活一钱　甘草五分　同煎，服下即愈。

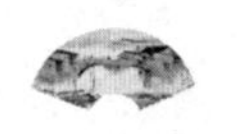

肾囊药方：肉桂　冰片　白芷　黄柏　大黄　麦冬　以上各用二分足，研为细末，用鸭子白调搽，止痛如神。

生血果疮药方：红花一钱　硫黄一钱五分　明雄二钱　荆芥一钱　银花一钱　水银一钱　蝉蜕一钱　甲珠四片　铅粉一钱（与水同炒）　以上药味研为细末，用麻油脚调搽。

吃方：僵蚕（炒去分）六条　蝉蜕一钱五分　连翘一钱五分　银花一钱八分　荆芥一钱二分　甘草一钱二分　白芷一钱　甲珠四片　同煎，浓服下。

又疮药吃方：连翘一钱五分　花椒一钱五分　荆芥一钱　当归一钱　赤石脂一钱　枳壳一钱　银花一钱　羌活一钱　黄芩五分　苍术一钱　甘草八分　同煎服下。加苦参一钱二分。

又搽方：大枫子一钱　蛇床子一钱　樟脑一钱　人言五分　花椒二钱　水银四钱　斑蝥十个　锡灰五分　槟榔一钱五分　轻粉一钱五分　硫黄一钱　炙草一钱　以上制碎末，用枯猪油调搽。

拳书（计七十二首拳法）

起手脚步为先，此拳平手出，敖步进身中腰打，金枪接前当门闩。左右高攀上下，惟进前眉尖，靠谁人拳无敢敲，一槌肚便惟桃时，落脚肚是死穴，拳中破折双推掌，披砍腰裹飚转高，当脚双推快如刀，侧开双槌上封喉，靠打拳势无可救。敲中打箍槌，脚带钩，左右边栏迈步进，哪怕网强跌千金。左别打右右别打，卖步藏身要变打，上打金朋洗，下打首，暗铁门闩双封闭，谁人打得此拳进，才高就是铁将军，难挡刻脚冲天炮，连跌倒地短打世无双。

计五十二手拳书，能打九步工系步驷法：

起手衙门定拳，边提面上打花开，插槌随跟进翅闭，当心双槌打七星，脚步左右车，妙知拳法人难进，提防盖面一把掌，身擒活拿都有破，提时打，靠身跌，双披双推望上打，脚提插心披闭肩，尖力车身左旁，连忙腿上打上撩，挡落手跌囊陵，短打世无双。

习武学拳，身法为先，六合拳书五十四首，又有十八着：

六合肩脏起手变，无穷披拳车轮，上下惟步进靠，身脚望空打跌，拳打穴中根，身插胸胚中穴，双推守门人难进，下时箍槌腰膀打，左右披砍无敲手挑开时，小肚膝，难提防，单凤朝阳边壤膝，鲤鱼进眼双箍槌，披切进步命不长，边栏迈开消步进，招拳钩搭即时进，转身擒拿，剪腿朝天跌，倒插杨柳脑上红，钩搭披拆连进步，拳打当心挑胸时，穿衣藏身巴手平，拳打脚踢上下顾，进步当心力要雄，六合拳诗世无双。

整髓药方（神效）：肉桂子，研为末，吹进鼻内，再用山豆根、五灵脂用水煎浸软，压入口内，凭他食用，过喉便好，通身上下仔细盘查一番，要割或红紫色即好，为妙。

专治实热壅盛，郁遏不得达表，气粗喘满腹胀，烦躁狂言谵语，睡卧不宁，大小便秘，毛坚面浮，眼胀若怒，并有神效，并为风寒外搏，出不快者，同治。　防风　羌活　白芷　荆芥　桔梗　地骨皮　川芎　连翘　甘草　紫草　大腹皮　鼠粘子　上为粗散，水一盅，灯心十四根，煎六分，温服。

专治痘疮，八九日浆足之后，别无他症，并以此方调理气血，资养脾胃，不论实热二症，皆可服之。惟气虚症人，九日后方加黄芪二钱、官桂少许，若有别症，再审虚实，随症加减。　当归　芍药　地黄　白术　人参　茯苓　山药　上水一盅，加枣二枚，煎六分，温服。

十二味异功散（古方）：治痘，表虚塌痒，内虚泄泻，腹胀喘嗽，闷乱烦汤，寒战咬牙，头温足冷者，急宜服之。　木香　官桂　当归　人参　茯苓　陈皮　厚朴　丁香　肉果　白术各七分　附子　半夏各五分　每服五钱，生姜三片，枣二枚，水一大盅，煎六分，温服。

十一味木香散方：治痘，灰白表虚，内虚泄泻，腹胀，其效如神，如无灰白泄泻等勿用。　木香　大腹皮　人参　桂心　青皮　赤茯苓　诃子　半夏　丁香　甘草　每服五钱，姜三片，水一大盅，煎六分，温服。

枳壳汤：治误服参芪，喘急腹胀温燥。　枳壳　陈皮　厚朴　水一盅，煎至五分，温服。

宽中汤：治误服温燥，阳盛阴虚，津液耗散，大便秘结。　枳壳　当归　赤茯苓　生地　芍药　甘草　如前煎服。

麦门冬汤：治便实燥渴，津液下耗，血枯不荣。　麦门冬　生地　当归　芍药　如前煎服。

滋阴润燥汤：治误服辛热之药，致热冲咽喉肿痛，口舌生疮、眼赤肿疼并皆治之。山栀　黄芩　连翘　荆芥　薄荷　芍药　天花粉　生地　当归　木通　鼠粘子　如前煎服。

胡荽酒：治痘不出，欲令速出。　胡荽子擂米酒煎，勿得泻气，候温去滓，微微从项下喷身令过，除面不喷，包暖即出，小儿又生秃疮，油煎敷之，及食肉中毒、吐血不止者，冷取汁服。

水杨汤：治痘出项陷，浆滞不行，或风寒久克者，俱宜用。初出收敛时或痒塌破损者不宜。水杨柳五斤，洗，冬用枝叶，锉断用。用长流水一大釜，将杨枝煎六七分沸，先取三四分，置浴器内，候汤温和，先服宜投汤剂，然后浴洗渐渐，汤浴时久，乃以灯燃照，累累然，有起势，陷处晕晕有系断将影也，后必满足，如未满足，又浴如前。有力弱者，只浴头上手足可也；若无起势，则气血败而津液枯矣，难以收救。此痘不能行浆，乃气涩血滞；腠理固密，精气虽盛，不易疏通也，此汤能令于闭塞处，暖气透逼，发泄郁蒸，和畅气血，斯浆可易成矣，且服药不过取血以成功耳，然药力差缓，难以达于手足头面，令服药之后而更以此汤取之，则药气藉此升提，先豁万足甚大，乌得为风寒？行具月魄蟾酥少许，吐月华牛黄二分，银红朱砂一钱，男王雄黄三分，梅积水片二分，五味用猪尾血为丸如麻子大，薄荷汤送下一丸，移时活动。

谈笑传金丹：治同上。　取用虎、猪、犬、羊四物四天灵盖为丸，加脐下香。

大造保童丸：治同上，兼治痘毒亦妙。　一，蛮骨人胎骨，炙过；二，娘子狗胎骨酥炙；三，猫猫胎骨炙。加脐香下。

一字金丹：治同上。　地丁紫花　地下河车　金线重楼　山慈姑

至宝丹：治同上。　戌腹粮，即将大米净室与大食饱取出其粪洗净，炙干，研细，每缕一两丁香。

粒金丹：治同上，虚症虽死者，可立活。　腽肭脐二　鸦片三　冰片二　麝一　原蚕蛾　已上六方，治危急症，有起死回生之妙。

牛李膏（一名必胜膏）：牛李子（又各鼠李子，牛诮子，猪李子，牛李子，乌罡子，随具地呼名）不拘多少　上取汁，石器中熬成膏。牛李子，野生道边，至秋结实，实黑圆成穗，或无生者，用干者为末，水熬成膏，遂丸如鼠子大，煎杏仁汤下。

百祥丸：治痘黑陷甚者。红芽大戟，上锉，用浆水煮极软，去骨，晒干后，纳入，汁尽，焙干为末，如粟子大，每服一二十丸，研赤芝麻汤下，吐利同。

猪尾膏：治痘倒靥，心神不宁，用小猪尾尖刺血二三点，和脑子少许，辰砂末一钱，研成膏，以木香汤化下五钱，效。

独神散：治痘陷入不发，黑色而气欲绝，服此渐苏红润，以山汤洗净，炙令焦黄为末，每服五分，入麝少许，煎煮香汤调下，或紫草汤入酒少许，调服。

冰肌散：治痘一齐涌出腹，此腹能敛。　柴胡　前胡　黄芩　山栀　连翘　泽泻　黄连　黄柏　犀角　地骨皮　牡丹皮　上为末，每服三钱，煎服。

糯草灰散：治痘后余毒神效。用糯草灰不拘多少，将滚汤淋去咸水，以淡水罨患处。

以上诸方乃治痘常用之要药。此后开诸附方，以补前之不治，医者参用。

稀痘保婴丹：治痘未见，点之，先预服解毒。　缠痘藤四两　真紫草（酒洗）四两　荆芥穗二两　牛蒡子二两　升麻（盐水炒）二两　甘草梢（生）二分　大辰砂三钱　防风（麻黄、紫草、荔枝、升麻四味煮过，就将其水飞辰砂一钱）二两　天竺黄（点少许舌上，麻涩者真）　牛黄（磨透甲者佳）　蟾酥（自取，赤肠者不用）　上三味各一钱二分　赤小豆　黑豆　绿豆各取九十粒（炒勿令焦）　各为细末，外又将紫草三两，入水三碗，熬膏，入生糖半盏，将前末药用紫草膏为丸，如圆眼核大，将飞过辰

砂为厚衣，未出之先，浓煎甘草汤，磨一大丸服。大人凡已发热之时，生姜汤磨服，微表之，多者可少，少者可无，大见神效。

三酥饼：解毒稀痘神效，初热，表汗用。　蟾酥（端午日捉蟾酥、小蛤蜊，眉上取，听用，每用少许）　辰砂（绢囊盛之，用升麻、麻黄、紫草、荔枝壳煮过一日夜，就将前药汤飞过，用蟾酥切捻作为细末，用蟾酥另捻作饼）　麻黄（去节，汤泡过，晒干为末，用蟾酥另捻作饼）　各加麝香少许，另捻作饼，各用瓷器盛之。辰砂解胎毒、凉心火，制过又能发痘；紫草解毒、发痘；麻黄表汗发痘；蟾酥又能驱脏腑毒，从毛窍中作汗，诚解毒稀痘之妙方也。每遇重痘，须于发热之时，每三岁者，将三饼各取一分或半分，量化大小加减，热酒化下，被盖取微汗。不能饮酒者，将消毒饮化下尤妙，若痘出红紫，属热毒盛，煎紫草红花汤或化毒汤，将辰砂、紫草二饼调下少许解之。又小儿初生，用调辰砂饼一分，以解胎毒，痘出必稀，皆妙法也，惟麻黄饼，痘后忌用。

三痘饮：治痘蕴热烦躁。　赤小豆　黑豆　绿豆不拘多少　加甘草，用新汲水煮，以豆熟为度，任意饮汁，食豆。

三首次毒汤：治痘出不快，并一切陷伏倒靥。　鳝鱼头（活者，不论大小）一个　丹雄鸡头（去毛）一个　鲜笋尖头一两　加生姜五片　淡水同煎熟，取出，令先饮汁时，加浆少许，见食鸡冠，并余不用。

麻葛根汤：治痘发热之初，表热壮盛。　升麻一钱　干葛二钱　甘草一钱　白芍一钱五分　上葱、姜各三片，水煎服。无汗，加苏叶八分。

参苏汤饮：治风寒壮热，痰涎壅盛，体痛头疼。　陈皮　半夏　白茯苓　紫苏　干葛　前胡　桔梗各一钱　甘草五分　人参七分　如前煎服。

紫草化毒汤：治痘已出未出，壅热不快，并服之。　紫草二两　陈皮一两　升麻　甘草各五分　为细末，每服水一盅，葱白三寸，煎至五分，量儿大小调服。疮疹气匀即出快。紫草滑窍，去心腹邪火；陈皮快气，升麻散热毒，甘草解毒。小便赤，加木通。

犀角地黄汤：治诸般血热失血。　犀角　牡丹皮　白芍　生地　三味煎好，犀角麻汁入之，无犀角，加升麻。

退火回生丹：治痘血热枯涩。　滑石一钱　辰砂一钱　冰片一钱　上为细末，水调服一分，睡片时，必将红活矣。

甘桔汤：治咽喉肿痛。　甘草二钱　桔梗三钱　姜一片，水煎服。

生脉散：治痘烦渴，生津液。　人参一钱　麦门冬三钱　五味子一两　煎汤当茶服。

消毒饮：治咽喉肿痛，上膈热盛。　牛旁子（炒）二钱　荆芥一钱　防风五分　姜一片　生干草五分　水煎服。一方加升麻。

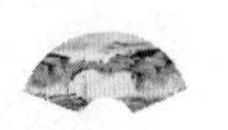

如圣饮：治痰嗽风热，声哑喉痛。　甘草　桔梗一钱　麦门冬一钱五分　牛蒡子一钱五分。

导赤散：治小便黄赤，口干烦渴。　人参　麦门冬（去心）生地　木通　甘草等分　加淡竹叶、灯心七茎，水煎服。

四苓散：治痘内热，以此利小饮。　猪苓（去皮）白术　赤茯苓（去皮）加木通，东流水煎服，或为末，白汤调下。

四顺饮：治痘，壮热或大便秘。　当归　芍药　甘草　大黄　煎服。

玄明粉散：治血热便秘。　玄明粉三钱　当归尾　煎汤冷调服。

四物汤：治痘血虚。　当归　川芎　生地　白芍　水煎服。

八珍汤：大补气血，即四物汤合四君子汤，水煎服。

托理散：解毒，补气血，通用。　陈皮　贝母　桔梗　人参　黄芩　甘草　当归　川芎　连翘　山楂　肉桂　白芍　加姜二片　水煎服。气滞加木香。

参苓白术散：治痘泻后发渴。　人参　白术　茯苓　甘草　藿香　木香　干葛　水煎服。

二神散：治痘灰白，不起无浆。　丁香九粒　干姜　为末，每服五分，白汤送下，被盖片时，返阴回阳，则痘变润矣。

人牙散：治痘不起灰陷。　人牙（好者，烧存性）为末　加麝香少许，调下。

益黄散：治胃冷呕吐而泻。　陈皮二钱　青皮二钱　丁香五分　木香五分　诃子一钱　加砂仁五分　水煎服。

何号周天散：治痘黑陷，项强目直视，腹胀喘急，发搐。　蝉蜕（净）五钱　地龙（去土）一两　为末，量儿大小，煎乳香汤调下，三四服疮起乃效。

如金散：治痘已出而复颠，其势甚危者。　紫背荷叶（霜后搭水，紫背者）白僵蚕（真者炒去丝）各等分　为细末，每服五分。胡荽汁椿酒调下。

如神汤：治腰痛。　当归　桂皮　玄胡索各等分　为末，酒下一钱。

三仙散：此治痘疔之要药。　紫花地丁草　番白草　当归尾　水一盅，酒二盏，煎服。

四圣丹：治痘疔神效。　珍珠　豌豆（烧灰）血余（烧灰）二灰等分　冰片五厘　为细末，用油胭脂调成膏，先将金银簪拨开疔口，将药填入疮口，即交红活矣。

大连翘饮：治痘后肿毒蕴热。　牛蒡子五分　连翘　当归　白芍各一钱　防风　滑石　柴胡　木通　黄芩各八分　荆芥　栀子　车前子　蝉蜕各三分　甘草三分　水盅半，姜三片，煎五分服。

十三味败毒散：治痘后肿毒。　穿山甲　当归　陈皮　白芷　赤芍　乳香　没药　甘草　天花粉　贝母　金银花　皂角　防风　酒水各半钟，煎服。

金草散：痘后肥疮疳疮疥癣，能收冰凉肌解毒。　黄丹　黄柏　黄芪　黄连　大

黄　轻粉等分　麝香少许　为末。疮湿，干糁；燥，用蜡猪油熬化，调搽。

生肌散：治疳蚀不敛，并痘后脓血杂流不收等疮。　地骨皮　黄连　五倍子　甘草　黄柏　各等分两　共为细末。

泻肝散：治痘后肝经蕴热日痛。　当归　川芎　白芍　防风　白蒺藜　荆芥　甘草　黄连　木贼　菊花　蔓荆子　加灯心水煎服。

羚羊角散：治痘后余毒不解，上攻眼目，生翳羞明，眵泪俱多，红赤肿闭。　羚羊角一钱　黄芩　黄芪　草决明　车前子　升麻　防风　大黄　芒硝各等分　水一盅，煎至半盅，稍热服此方。以羚羊角主明目为君。升麻补足太阴以实内，逐其毒也；黄芪补手太阴以实外，御其邪也，为臣。防风升清阳，车前泻浊阴，草决明疗赤痛泪出，黄芩、大黄、芒硝用以攻其固热，为使。然大黄、芒硝乃苦寒之药，当量儿虚实加减之。

复明散：治痘后目痛，红丝翳膜。　当归　川芎　白芍　生地　防风　蔓荆子　荆芥　柴胡　白芷　酒水各半煎服。

退翳散：人参　牛蒡子等分　研为细末，每服一钱，糯米饮下。

搽药方：用象牙磨水，搽入目内。

兔粪丸：治痘后翳膜。　家菊花二两　白蒺藜一两　兔粪四两　为末，蜜丸如桐子大，每服廿丸，细茶汤下。

安胎独圣散：治孕妇出痘动胎。　砂仁（炒）为末，酒调下五分。

安胎散（治同上）：八珍汤去地黄，加黄芩、砂仁、香附、紫苏、陈皮，枣三枚，水煎服。

清胃汤：治痘后牙疳肿痛。　升麻二钱　当归一钱二分　黄连一钱　牡丹皮一钱　生地一钱　用水煎服。

走马牙疳药：治牙疳臭烂。　黄连一两　白硼砂二钱　胆矾一分　冰片五厘　为末搽上。一方加人中白（烟煤烧存性）。治痘疮　温烂五分，蚕茧烧灰存性，加枯矾少许。牛粪烧存性，加麝少许，墙上败草烧存性，墙上白螺丝烧存性，松花为末，上各研细，单敷疮上俱效。

初看痘之法：大小儿痘疹，发于四时，但身作热而手足冷恶，腹痛眼困，此皆痘疹之症也。凡看痘之症，要识寒热虚实，或表寒里热，或里虚表实，或里寒表热，或泻或血虚寒等症，后之学者，可不办哉。

论表里邪气、寒热虚实。寒为虚，热为实，若吐泻腹膨胀，寒战咬牙，气冷完谷不化，二便清者，为里寒。痘疹不起发，根窠不红，淡白痒塌灰陷，身凉者，为表寒。表里俱寒，断宜用温补。若狂言发惊，气热口干，小便赤涩，大便结，燥寒里热，痘疮根窠红顶赤，发斑紫黑焦枯者。上宜温解。

论痘正气虚实。若不食，气促腹动吐利，为里虚；无此症则为表虚；若身凉，痘根不红，顶陷，为表虚此症。

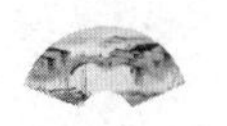

论痘疹提纲。予观痘疹，虽云多端，然学其要，不外乎寒热虚实而已。夫属虚而寒者，大抵宜用温补之药；实而热者，宜清凉解毒之剂。抑其太过，引其不及，归于中道，斯为良医。凡入门看痘，未知是否，但见心窝皮肤之内有红色，两耳尖冷，耳后红筋现出，痘之症也。

论痘疹脉诀。五指稍头冷，惊来不可当；若逢中指热，必定是伤寒；中指独自冷，麻痘症相传；男左女右手，仔细分明看。

看耳后红筋脉诀。两耳红筋，起痘必轻，紫筋者必重，往往用药攻解毒。男左女右耳，仔细分明看。水红筋，桃红筋，大红筋，紫红筋，凡遇此症，急先用药治之。

论痘疹禁忌。小儿痘疹症，禁忌要须知；瓜果休教吃，触难犯客忤；也非轻淡冷，防成泻食伤；恐不齐甘甜，莫犯此为奇。

论痘疹五色脉诀。此发痘之时，带青色，乃肝上发出，若痘带红色，乃心上发出，若痘带黄色，乃脾上发出，若痘带白色，乃肺上发出，若痘带黑色，乃肾上发出。凡入看痘，务要观其痘色，辨其虚实寒热，免得用药有误。

论脏腑阴阳之图，定木火土金水脉诀。春木青，脏腑肝胆，夏火红，心小肠，季土黄，脾胃，秋金白，肺大肠，冬水黑，肾膀胱。左心小肠肝胆肾，右肺大肠脾胃命。

论春夏季秋冬，阴阳生死五虚寒症。脉细，皮寒气少，前后泄利，饮食不入者，五虚寒也。脉细为心，皮热为肺，饮食不入为脾。脉盛，皮热腹胀，前后不通，闷瞀者，五实热也。脉盛为心，皮热为肺，前后不通为肾，闷瞀为肝。

治痘疹捷法：虚寒之症，气血衰弱，当贯脓而不贯脓，至于灰白陷伏，或外虽起胀而内则干空，失治或略有清水而不能满足，不能结靥痒塌，遍身破烂，喘渴而死。

治实热之症：毒盛不能尽出，治及攻脏腑，随变黑陷而死。

治虚寒之症：宜急服温补气血之药，使气充足，能托出痘气之毒。

治热毒之症：要在五六日已前凉血败毒，以驱出之，否则不救。痘疮未出，表热壅盛，非发汗则毒不解。里热壅实，非利下则里不解。若已出未收之时，妄汗则成斑烂，妄下则成陷伏。要解表不致于寒，调里不致于热。

治报痘三朝生死：发热三日后报痘，自报痘一日至三日，出者大小不等，红润圆顶，光泽明净如珠者，不必服药。若发痘一日，遍身红点如蚊虫咬者，此热毒风寒所过，不能发起。正痘宜煎败毒散表之。

化滞丸：制巴霜二钱　广木香二钱五分　京三棱二钱　川黄连二钱　广陈皮二钱　丁香一钱　制半夏二钱五分　蓬莪术二钱　青皮三钱

治疮方：苍术二钱　赤芍一钱五分　猬皮二钱　防风二钱　秦艽二钱　黄芩一钱　白芷一钱五分　羌活一钱五分　服后重洗二次，外搽水螺散。

心头痛方：香附末二钱五分　广木香一钱　紫叶一钱　黑栀子二钱　川郁金一钱五分　白茯苓一钱　佛手片二钱　法半夏八分　不用引。

《选古新集·拳法精明》

清·石门主人撰

少林寺六路要法

楚秦肩，肩欲强，玄女肚，肚欲闪，王士按，托欲硬，曹仁搦，擒欲紧，古中脚，飞胸踏，宋太祖，画眉架。

教之法度

横能破直，直能破横，出其不意，攻其不备，面在东西，意在南北。无桥须弄桥，有桥须断桥；有脚化无脚，无脚化有脚；虚中亦藏实，实中亦藏虚。

悟拳妙法

凡学术者，不能尽善，而不能尽善者何也？是其间见未深得意者。少拳法精微，所以弗克尽善也。盖世之最贵者，谦谦则受益，遇于妙门而得其悟，切莫可道己之术精，而有竟精之人。又弗可逢人谈机，而有知机者在焉。第历代名师要法，仅精于勤，方得称为神妙。今受我教者，当要时时学其精巧，每每権其法局，则临时变化救手为先，免致失误，后学者须要慎之、知之。

一势头名（三字）

铁门梭，离门打，吊彩打，倚机上，抱印上，大坤山，小坤山，两手直，云盖月，鱼比目，稍公抱，浮刀刚，当面残，库之戽，特缯法，胜毒蛇。

一势头名（四字）

百花点将，何公铁拐，月下挑梭，麦穗绊打，大幅旋上，竹筒流水，镰多斩竹，行粗打揭，猛虎栏路，落马金枪，掌手当打，草底藏蛇，田鳝摆尾，牛牯出性，铁扇关门，一枝香上，太公钓鱼，客鸟遇枝。

耙头法

仙人拔扇，叶下偷桃，太子镖铑，墨虎偷心。

拳法

直马紧打，双连环打，连环扣打。飞胸踏，连环打，花眉架，二寸打，双杀马，抱牌托，锁喉势。镖箭，手箭，手镖，擒搊，落羊，班弓。

临敌不可忙乱

雄拳乱舞免彷张，熟中生巧如神仙，势势相承变不竭，想他必然受损伤。

棍法守已

初执棍来欲傍身，傍身之法不非轻，五路顾盼守身密，按定进之杀无情。

要顺势入局，至身杀人

一见刚胜力来行，着力猛打他必惊，刚杀他力未尝到，柔胜他力后来行。

时行血路

子行运胆丑行肝，寅入肺腑卯大肠，辰胃巳脾午心德，未入小肠申膀胱，酉行肾间戌包络，亥行三焦而命门。

专治跌打损伤等症，药方不可轻传他人，子孙记之秘之。

哑门窍阴不可动，吊胆两胁心脾肝；水堂下阴共九处，此是命府仔细看。

脾胃右兮肝胆左，上肺下肾心居中，小肠脐下关元左，右为大肠莫乱攻。死生要诀君须记，审症用药方不同；我师心法秘传授，汤药到口立奏功。此九处命脉，伤重者即时命危，如或昏迷，不省人事，身见发热者，系血闭心窍，服药立愈。如项颈骨软，头举不起，涎出不收，身冷无气者，必死。

上部中为肺，左为肝胆，右为脾胃；下部中为小肠，左为关元，右为大肠；中部正中，心与水堂二穴，伤重即时立死，如伤轻不死，必速服药，血方消散。倘不速服药，积血攻心，久则面黄、咳嗽、咯血，不过一月必死；如重伤吊胆，立死不治；伤于肝脏，另人抽搐，角弓反张，盖肝主筋故也，服药。

和尚邱氏紫金锭，治跌打损伤骨折、肉破血流不止、乱血攻心、发热昏晕、不知人事，以及吐血，并妇人经水不调等症。 土鳖（半夏同炒）一钱 自然铜（醋制七次）一钱 乳香一钱 没药一钱 朱砂一钱 血竭一钱 归尾末一钱 骨碎补一钱 大黄三钱 共研末，每服一分五厘，厚酒送下，内有瘀血即下，气积、食积俱验，真神方也，秘之，切勿轻传。

治久伤打跌食积经验奇方：熊胆一个 牛黄一个 当归一钱半 川芎一钱半 赤芍一钱半 生地一钱半 丹参一钱半 桂枝一钱半 乳香一钱半 没药一钱半 大黄一钱半 红花一钱半 牛膝一钱半 白芷一钱半 防风一钱半 阿魏一钱半 虎碧一钱半 血竭一钱半 甘草一钱半 枳壳一钱半 桔梗一钱 陈皮一钱 丹皮一钱 半

夏一钱　骨碎补（酒制）一钱　自然铜（醋制七次）一钱　无名草一钱　胆星（姜汁制）一钱　五加皮（醋制）一钱半　虎胫骨（红酒制）一钱七分　元胡索一钱七分　泽兰一钱七分　桃仁钱半　寄奴钱半　杜仲钱半　白芍钱半　荆芥三钱　续断（酒制）三钱　朱砂（水飞）一钱　麝香二分　共十四味，用酒湿蒸熟、晒干、研末，炼蜜为丸，如龙眼肉干大，每服一丸，通用锦鸳鸯三药浸酒送下，或用药引浸酒送下。

药引开列

上部：桔梗　红花　归尾　桃仁　泽兰各一钱，浸酒送下；

中部：桔梗　归尾　小金英　寄奴　枳壳各一两，浸酒送下；

下部：牛膝　桔梗　桃仁各一钱　浸酒送下。

每日早晨用一粒，轻者用五六丸，重者用十丸，百发百中。

先师分部位各经络药方列于后：

治跌打心肝伤方：红花三钱　生地一两　羌活一两　赤芍五钱　桃仁四钱　苏木一钱　枳壳五钱　甘草一两　陈皮五钱　生姜三片　水碗半，煎七分，渣，水碗半，煎五分，半饥服。

治跌打损伤胸前方：朱砂（飞净）五钱　青蓝五钱，泽兰三钱　阿魏一钱　金不换五钱　蒺藜一钱　酒一碗，水半碗，煎五分，渣，水酒各半碗，煎五分。

治伤两胁下方：生地一钱　归尾一两　赤芍一两　泽兰一钱　黄芩一钱　枳壳一钱　香附一钱　陈皮一钱　杏仁一两　木通　甘草五钱　红花一钱　水一碗半，煎八五分，渣，水碗半，煎五分。

治伤左胁下方：大黄四钱　当归五钱　生地三钱　熟地四钱　红花一钱　桃仁一钱　牛膝三钱　郁金三钱　泽兰一钱　苏木六分　沉香（磨粉）一钱五分　桔梗四钱　用酒三瓶，浸一对时久，温热，空心服三五杯。

治右胁下伤方：大黄三钱　荆芥三钱　枳壳三钱　川贝三钱　知母三钱　红花五钱　桃仁五钱　泽兰五钱　甘草一钱　黄芩三钱　酒水各碗半，煮出味，饭后服，不拘多少。

治伤小肚方：木通一钱　香附（制）五分　枳壳四分　生地七分　羌活三分　赤芍五分　甘草五分　灯心七条　姜三片　水碗半，煎七分，渣，水一碗，煎五分，空心服之。

治伤下肚方：寄生八分　苏木二钱　红花钱半　归尾二钱　赤芍八分　血竭五分　毕澄茄六分　防风八分　朴硝三钱　乳香五分　没药五分　桃仁三钱　枳壳钱半　骨碎补二钱　大黄三钱　生地二钱　酒一瓶，炖热服之。

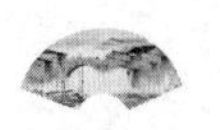

治伤脚方：红花三钱　当归五分　苏木钱半　枳壳钱半　木香钱半　泽兰三钱　五加皮钱半　金不换钱半　牡丹皮一钱　骨碎补一钱　乳香（煅）一钱　没药（煅）一钱　木瓜三钱　酒三瓶，浸一对时久，温热三五杯服之。

治打伤背后方：白茯二钱　远志二钱　当归钱半　生地钱半　枸杞一钱　益母草三钱　黄连三钱　桔梗一钱　川芎一钱　金不换一两　甘草一钱　水三碗，煎碗半服之。

治打伤外皮方：生地一钱　归尾二分　赤芍八分　泽兰一钱　红花五分　黄芩一钱　枳壳一钱　香附一钱　杏仁五钱　陈皮八分　木通钱半　甘草六分　水碗半，煎八分

治打伤心肝方：牛膝三钱　红花三钱　桑寄生四钱　苏木二钱　归尾三钱　生地三钱　血竭三钱　鸫仁一钱　青皮一钱　陈皮一钱　乳香五钱　没药四钱　生枝五钱　金不换三钱　酒水同浸，炖二枝香久，半饥饱，温服五盅。

治打伤两肩、两手并心肝胸前方：归尾　赤芍　丹皮　红花　苏木各二钱　白芍二钱　桔梗四钱　木通二钱　桃仁一钱　乳香一钱　没药一钱　桂枝一钱　寄奴二钱　泽兰二钱　杜仲五钱　牛膝一钱　甘草四钱　贝母一两　生地四钱　麦冬一钱　三七二钱　朱砂四钱　酒二升，浸一对时，久炖，热渣再浸酒一升，空心温服三五盅。

治打伤脐抽痛方：田螺（去壳）二粒　和水在碗中炖至水滚，用麝香、沉香各三钱共槌，封脐中，一支香久。

治打伤凸根，小便不通，血出不止，奇方：当归二钱　赤芍钱半　生地钱半　香附一钱　红花一钱　杏仁四钱　独活一钱　甘草七钱　木通一钱　小茴香钱半　车前草十二叶　灯心二十条　乳香四钱　没药四钱　王不留行二钱　三七多少　用无糖水、酒同浸，空心每服三五盅。先用车前草六个，蛆子草与花一撮，水洗净，椿汁，和酒少许服之后服药，汤全愈。

治打伤凸根头，小便不通方：芒根　白花乌子萱根　秋瓜根　车前草　椿汁，和蜜服之。

紫金丹再批详治打伤接骨之第一方：白土鳖（去足，用半夏三分同炒，去半夏，用土鳖）一钱　乳香（制）一钱　没药（制）一钱　锦大黄一钱　自然铜（煅，红米醋制七次）一钱　骨碎补一钱　朱砂一钱　血竭一钱　当归尾一钱　狗胎（煅存性，用新尾焙赤苏，研末听用）五个　共研末，蜜为丸，重三钱，红酒送下。如药末欲用，每服一分五厘；如欲接骨，用鹅毛管炒苏研末，称二钱六分，和药末一分，用红酒送一分。

专治跌打损伤，药水合即回生，如鼻见口臭尿气者，死症；见有些症不治。不患此二症者，用此药水一盅，米酒一盅，和匀，服之即愈。　蚂蝗（一名蜈蜞）四两　地龙（一名蚯蚓）八两　真正蜂子蜜一斤　共三味，入在罐内，埋地内一月，取起

听用。

跌打损伤周身药方：地龙（煅研末）五钱　红酒送下后，服药酒。

药酒方：白芷　白芍　白及　白茯　升麻　红花　归尾　生地　地榆　熟地　丹皮　连翘　乳香　没药　川贝　豆蔻　三七（乌心正好）　玄胡　前胡　羌活　厚朴各三分　桃仁　甘草　槟榔　山甲　桔梗　赤芍各五分　自然铜（醋制七次）一钱　用红酒一升半浸炖，早晚三五盅，温服。

治打伤胸前、心肝、头疼痛方：归尾一钱半　川芎一钱　赤芍一钱　生地一钱　苏木一钱　乳香一钱　没药八分　黄芩一钱　桔梗八分　枳壳一钱　红花一钱　青皮一钱　羌活五分　如年久不愈者，加熊胆七厘，冲服。酒八分，水二分，煎成八分，渣酒六分，水六分，煎成六分，半饥服之。

打伤痛处药膏方：剪刀菜　葱连根　姜母头　椿汁　渣再椿，入酸米醋半碗，牛皮胶条六七条，煮好入酒饼一粒，和匀封之。

接骨封方：苦楝皮　槌糯米饭封。

伤刀生草：鸡屎藤叶　槌蜜贴之，或用白糖亦可。

又方伤刀膏：生侧柏叶（即侧柏）一撮　清白糖一撮　柿饼（用肉去皮）一方块　血竭末三钱　正蜜　冰片一分　共槌成膏听用，贴上生肌。

又伤刀药灰方：白头翁（即鼠壳）煅灰，贴之至愈。或用乌浮桃灰，漯搭之立效。

少林寺法莲方师顺祥公秘方

阅五行知于脏腑致伤，按六脉以定虚实不治之法，永无误矣。

按六脉（左手心肝肾，右手肺脾命）：脉好者则春弦、夏洪、秋毛、冬石。心伤面红，肝伤面青，肾伤面黑，肺伤面白，脾伤面黄，命伤气绝。

阅症要法：汗出脱者患症，鸡母皮浮者患症，目反不见乌仁者患症，耳孔出血者患症，指甲抗于手心者患症，不服元气者患症，如印堂出汗者患症，如肚皮吐粪者患症，四体抱紧（用药开口即开）不开者患症，面向天脚叠地者患症，按足无脉者患症，目仁直观者患症，伤时发笑者患症，目闭吃牙者患症，嘴唇消吊者患症，长短气喘者患症，喉里响抽者患症，按定诸患症不治，从不有误。

周身部位七十二穴，观其部位各处所伤轻重，有春夏秋冬四季节候，药有君臣佐使，应当看人壮弱，不可轻重，当破则破，应扶则扶。药之性，若用生草之药，初时易发有验。人欲就易，若欲全功，必用君臣之药，内托外扶，能得全功。认其各穴之症，所伤有轻重，分定部位，或肿，或不肿，或枪刀、木棍、铁石、拳头以打等症。上部、中部、下部，左右分别，或骨折筋伤断，或肿，或不肿，或破，或不破，皮肉

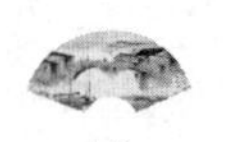

乌红赤白肿痛者。

安定症而治，能得全功，又男女老幼，或展力太过积伤，或饮食致伤之症，不觉致伤之症时，无知不求医治，致因死血久积，串入筋骨，活血行周身之部位，撞着积伤之死血，因死血不时发痛，心痛、气肚痛，久不服药。容易入于劳伤虚火之症。孤血不散，饮食不消，久则难治。若论三年二载，或三月二月，因症之轻重，治之药宜当配合，切勿魍魉服药，容易误则难当，岂不惜他人之命，败自己之手乎！须当认症治药，务知六脉虚实，当破则破，应佐则佐，方能应手乎！至慎至谨。

扻打损伤用药和性：以三七散血，定痛消肿；自然铜散瘀血，续筋骨；红花、骨碎补，破血止血；酒沙花蕊石散，化血为水；五加皮、川三七行足；吴茱行肝；归尾破血行血；乳香、没药止痛散血；珍珠去伤，烂血生色；牛黄定神，止痛清心；麝香同入部位；续断补肝通血，理筋骨，止痛生肌。

上部，头至乳二十四穴致伤，汤头药方：乳香　没药　丹皮　柴胡　山甲　归尾　杏仁　红花　生地　苏木　桔梗　香附　甘草　水碗半，煎七分，饭后服，重伤者，入熊胆、三七各五分，研末调服。

上部，总用生草药方：金不焕　一枝香　朴只叶　猪母苋　还魂草　白花鸟仔荳叶　磨蜞草各一撮　共捶汁，温热调童便一杯、蜜半杯送下。

囟门一穴，骨破血流不止，伤风入腑即死，不升上勿喘者，面不黑变，如先光亮，可治之症。　苏荷六分　川芎五分　云连三分　枳壳五分　和上部诸药，服三帖见功。

止血膏：生地七分　川三七三分　此二药捶调酒为膏，封于囟门患处。脑后一穴，怕伤对筋根，断即死；若不断，面不变色，目不闭，牙不吃紧者，可治之症。　熊胆五分　川芎五分　人参三分　和上部诸药煎服。

鼻梁一穴，只怕凹骨，气喘喉干不可治，如是面变黄色、咳嗽者，可治之症。川莲（去毛）三分　川贝三分　陈皮二分　和上部诸药煎服。

左右耳门一穴，只怕血入肺，口紧急难治，如是口勿闭，目勿带泪者，可治之症。人参二分　熊胆二分　和上部诸药煎服。

左右耳后穴，只怕筋黑，如是目不闭者，可治之症。川芎八分　川贝八分　石葛根八分　和上部诸药煎服。

两鬓二穴打着倒地，勿溃尿者，可治之症。　苗金红七分　川芎五分　熊胆三分　和上部诸药煎服。

下骨腮一穴，只怕筋板难治，如是余则可治之症。　木香三分　和上部诸药煎服。另用生地一两、大黄五分，和蜜炼膏贴患处。

喉咙管一穴，只怕气紧急，目暗反喘者难治即死，否则可治之症。　熊胆二分　人参三分　和上部诸药煎服。

喉咙两阴二穴着拳倒地，目不闭，口不开，可治之症。　性急五粒　牛黄三分和上部诸药煎服。

嫩喉一穴着拳倒地，血攻心，目反者即死，否则可治之症。　人参三分　川莲二分　犀角半分　和上部诸药煎服。

患心一穴着拳倒地，怕血攻心，目反即死，如血吐出者，可治之症。　三七五分　人参五分　熊胆三分　和上部诸药煎服。另用生地一两、大黄一两、麦面一两，调酒和膏，封于患处。

左右吊胆二穴一指，打入筋骨，口闭紧即死，口目如常者，可治之症。　川莲三分　熊胆三分　人参三分　人中白七分　童便一杯　上药炖二枝香久，取起，和上部诸药再煎服之。

心胸前左右共三穴，只怕伤第五、七骨，血毒串入肺难治，服药气拔，面青者可治也。　独活一钱　熊胆二钱　沉香一钱　木香一钱　和上部诸药煎服。

中部，乳至内离共二十六穴致伤，汤头药方：归身八分　川贝八分　陈皮五分　枳壳五分　红花六分　杏仁六分　乳香五分　没药三分　桔梗六分　川芎七分　生地一钱　甘草四钱　柴胡六分　熊胆三分　用气酒一盅，炖二枝香久取起，空心服之。

中部总用生草药方：鹅仔不食草　哆悖心　朴只心　香松心　薮仔花心　红花乌仔豆药　共五件，各一撮，共捶汁一碗，温热调童便一杯、蜜半杯，空心服。

水走口左右三穴，只怕气降血涌即死，如气勿降，血分涌可治。　哆悖心十个　朴只心七个　熊胆一钱　黄莲七分　和中部诸药煎服之。

左右骨尾三穴，着消吊勿溃尿者，则可治。　神曲五分　香附五分　中鳖五分　和中部诸药服之。

左右饭匙骨边二穴，只怕拳，拳指串入筋骨难治，或皮红色，口闭者，则可治。淹水松根　相思草　行血草各一撮　捣汁一盅，又用苏木二分、大黄二分、红曲二分、熊胆二分　将此药煎水一碗，调此药汁温服。

左右胁下背后相连，吊胆尾共四穴，着拳勿溃尿可治。　沉香六分　木香六分　酒曲六分　和上中部诸药煎服。另用生地一两、大黄一两、面一两，调和炼为膏，贴于患处。

肚脐一穴，只怕着拳肚胀大，小便不通，口闭即死，否则可治。　人参一分　陈皮一分　用猪肚一个，将药入于肚肉炖烂食之，然后服中部诸药，加三七、熊胆同煎服之。

下肚一穴，打着消吊，在小紧急即死，如大小便二经若有一经通，可治。　沉香五分　木香五分　泽泻八分　栀子八分　红曲八分　木通五分　和上中部诸药服。

软肚左右二穴，着拳头，只怕消吊，面变乌红即死，若是如常，即可治。　牛膝三钱　天冬一钱　三七一钱　熊胆五分　和上中部诸药煎服。

腰节骨一穴积伤，不能走动方：虎骨胶四两　杜仲三钱　生地一钱　牛膝二钱

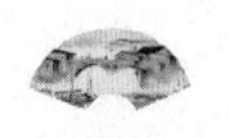

红花一钱　归尾一钱　羌活一钱　和下部诸药煎服。另用生地一两、乳香二钱、没药一钱，调酒捶为膏，封于患处即愈。

左右脚目二穴，只怕骨碎破，勿肿者则可治。　木瓜一钱　牛膝一钱　骨碎补二钱　三七二钱　白及二钱　和下部诸药煎服之。另用大黄五钱、生地五钱、红花五钱、羌汁一两、乳香三钱、没药二钱，和酒为膏封之。

周身所录不到七十二穴，因至要之穴，予概不抄录。但跌打损伤，摔着久积，登楼走马，墙壁所压，枪刃石头所伤等症，各穴所伤，轻重宜应量人虚壮而施治也。壮者用硬破之，后必须用扶之，用肝肺之药，方得全功；弱者不可破，宜当扶破相参，方得无患矣。

跌摔打损伤枪刀药：为恶物咬烂，贴之即收疮口。　象皮一两　血竭五钱　松板应（即花）五钱　江只仁五粒　红丹二钱　松香五钱　白蜡五钱　黄蜡一两　白糖一两　麻油一两　上药共研细末，将麻油同松香先熬好，水滴成珠，另将诸药末同红丹搅匀取起，将贮罐内听用，无不效验。再加入乳香五分、没药五分，同搅匀成膏更妙。

保全丹：专治跌摔打伤，不省人事将危方。　陈皮二钱　半夏二钱　胆南星四钱　金蒙石三钱　上部伤者入沉香二钱，下部伤入木香二钱，重伤者入朱砂一钱、射干六钱，再重加六钱，共研细末，每服二钱，调童便送下，先将开关散吹入鼻内，后服保全丹。

开关散，定神方：专治摔打墙压死，产后晕死，弱死，涎潮壅塞，神效。　皂夹（去皮）三钱　半夏五钱　藿香四钱　麝香一钱　共研细末，吹入鼻内，待其少醒，然后再服保全丹。

救苦散，治跌打临危方：真珠四钱　琥珀六分　牛黄四分　川连四分　中白六分　天竺黄五分　熊胆四分　麝香一分　共研细末，泡童便并酒各半盅，温热服，每服七分，神效。

跌打损伤久积海上奇方：生地一钱　甘草四钱　防风一钱　乳香五分　没药五分　白及八分　陈皮八分　桃仁八分　桔梗一钱　红花八分　赤芍八分　归尾一钱　如是重，加入熊胆三分、三七三分、丝竹根三分。

打伤在头心：入加川芎八分、朱砂五分、神砂五分。

打伤在耳门：入加川芎八分、石菖蒲八分。

打伤在颈后：入加白芷五分、钩藤一钱。

打伤在两手：入加桂枝一分、羌活五分。

打伤在吊胆：入加桔梗六分、人中白七分。

打伤在胁下：入加桔梗六分、姜黄五分。

打伤在心肝：入加桔梗六分、姜黄五分。

打伤腰：入加杜仲一钱、松叶一钱。

打伤足：入加牛膝一钱、虎骨三钱。

打伤在筋骨：入加续断一钱、骨碎补一钱。

打伤吐血不止：入加藕节一钱、侧柏叶三钱。

打伤大便不通：入加大黄一钱、皮硝八钱。

打伤小便不通：入加甘草一钱、栀子八钱、木通一钱、车前八钱。

久积者：入加莪术八钱、三棱一钱、松树叶（取下涂黄叶，落在涂下向阳之黄叶的上可也）

其余各药，照伤处折用，入水碗半，煎九分，上部饭后服，中部空心服。

另有一法：将诸药拆，便用酒一升浸，炖一枝香久，取起，早晚空心服之。

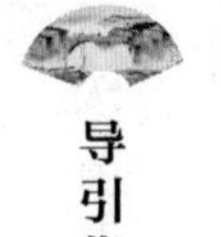

《穴道拳诀》

玄机秘授穴道拳诀卷下

清・南伯安・飞虬甫辑

清・郑芝龙　潭阳　余日荣　维日甫校

〈金疮跌打接骨秘本〉

夫金疮者，木乃春之权，金乃秋之令，春则万物发生，故曰：春属震，以为东方甲木之气。秋则万木凋零，故曰：金属兑，以为西方庚金之气也。金疮者，乃刀斧剑刃之所伤，故名金疮。其至所善者，淡红色良，万不失一；所恶者，紫红色，百无一生。金疮属金，在人肺患金疮者，则忌咳嗽、呕秽、翻胃。肺之症亦宜避风为要，盖风所属巽木，如风疮者口，肺金乃克而成破伤风，则至疮口浮肿、烘秽、溃烂，故名破伤风，变生余症。患甚者急救，须有治法，宜辨疮口浅深，脉之虚实，吉凶见矣。所善者，胃气盖旺，饮食如常，脾属土，胃气旺则元气壮，气血生。金疮宜亦戒怒、远色，怒则疮口迸裂，变生胬肉；欲则疮口腐烂，以损新肌。凡治金疮，用敷口之药，所主乳、没、竭、灵，盖乳石之类，自始至终不可不用。凡服汤药，必以助胃补血为主。疮之大略，金疮虽有变易，各有治法，偶为刀箭所伤，非用圣药，安能治之。

金疮论

《虎铃经》曰：人为兵器所伤，出血者必甚渴，切不可与水饮，所食之物，旋毛在吻，须干食肥腻之物，无所妨害，解渴而已，不可过于饮粥，则血沸出，人必死矣。

所忌者有八焉：一曰嗔怒；二曰喜笑；三曰燥急；四曰劳力；五曰妄想；六曰炎热；七曰饮酒；八曰食酸。此八者犯之，鲜有不虞矣。夫金疮不可治者有九：曰伤脑；曰伤臂中大脉；曰伤大肠、小肠；曰伤五脏。此九者皆死处。又有金疮，不可治者四焉：曰脑髓出；曰脑破而咽喉中沸声，两目直视；曰痛不在伤处者，此谓伤筋经；曰出血不止，前赤后黑，或肌肤臭冷坚实，其疮难愈。四者皆不可疗矣。除此之外，复论其脉之虚细者生，数者死，沉细者生，浮出者死，其所伤在阳处血度而脉微缓忽疾者死矣。

夫折伤者，谓为物所伤于身体，或刀斧，或坠堕险地，或伤筋挫骨皮破肉，遂致伤生有死。血出不止者，有瘀血停于脏腑，积而不散者，治之不早，则有入肠攻心之患，不可胜言。凡遇前症，当视所伤轻重。如皮未破而肉伤者，必有瘀血停积，急宜去瘀血，然后和血止痛；若肌肉破裂，流血过多者，宜调血养气兼补胃为主。

按脉法

凡看脉，先看左手寸、关、尺三部。洪大为内伤，可观两太阳并胸前，及两胁小腹，及阴囊，若暖，可救。两足脉起可治，胸前暖可治，肋动可治。凡右手寸、关、尺三部微细沉滞为外感，身发大热头痛及满身疼痛为外感风寒，要避风为上，忌生冷鲜鱼肉之类，好酒亦忌。如此症即用敷药，不必服药，不宜下药，若用汤药，可过一日，只好服疏风理气散，饮之可也；凡跌伤五脏，不省人事，宜通关散吹入鼻中，男左女右，有嚏者，有痰吐出为妙；凡跌伤打伤，牙关紧闭，必要先用霜梅肉连擦三四次，后服药也；凡走骱接骨，先用敷药，次用膏板在外扎紧，先用接骨散，次再服煎药几剂。

行拳法分轻重论

面上为顺气，平打为塞气，倒插为逆气，最凶，各样内伤，总怕倒插，即逆气，即能为患矣。

五绝症

两眼白睛上血筋色肉，瘀血赤色，或视无神，难治；扳击中指甲，放手即停还原，不还者不治；或紫黑色不治；阳物缩者不治；脚指与手指甲同看，脚底伤色蜡黄难治。五绝症内如有一二不犯者，亦或可治。

穴道不治论

囟门（即天廷）骨碎髓出不治；截梁（即鼻梁对直处）打断不治；太阳重不治；突（即结喉）断不治；塞（即喉下横骨空潭处）打伤不治；胸前塞（即横骨下一直至

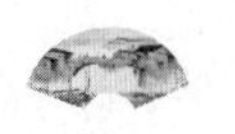

人字骨）每一节，一寸三分为一节，上一节伤，一年死；二节二年死；三节三年死，必应也；心坎（即人字骨下处）打伤之时，如昏闷，久后成血症；食肚（即坎下）若打伤，恐成反胃；丹田（脐下一寸三分）、气海（即丹田一寸三分，内即膀胱）倒插打伤，一月而亡，脉窠重不治。

背后穴道论

脑后碎（与囟门同）、天柱骨（与突骨对看）、百突劳（与塞骨对看）、两背脊（与左右脐对看）打碎，或哭或笑不治；尾宫穴打伤，当时尿出，后成脾泄；海底穴大小便二处，伤重不治。

发病穴道论

气门（左乳上动脉处）伤重即气塞，过不得三个时辰，必要急救。痰门（右乳上属痰），血海乳下软肋三根属血，两乳（左乳发棘，右乳发吻）、心坎（人字骨下处打伤久后血仉）、食肚（坎下打伤必成反胃）、心后背后相应（久伤后要成虚弱劳病）、尾宫（打伤后成脾泄）、小膀肚（打伤后劳病无力）

已上穴道更后人图在于秘诀，不可易授轻传，犹恐不肖者借此伤人，害之不浅也。

此乃周身穴道，不可轻传与人，犹恐不肖者，故意伤人，害之不浅也。如打他人，用拳头上冲起，无事插下者，气反迎者，不可受。

前穴因打他人，他人一闪，其穴不应，先以左手打去，无不应背穴，因扯发身奄，背后绷紧，故此打应如地立，在打去无有不应。

凡打他人即闪死者，将纸掌搔他鼻中，打嚏者即醒。如打他前心者，后心拍一拍即转。如打他后心者，将前心拍一拍亦转也。

用药急救经

囟门下及两太阳伤，服麻芎丸。截梁下断，服紫金丹。结喉伤，服麻芎丸。两耳打伤闷昏及脑后破伤，同服紫金丹，酒浸童便下胜金散主之，煎剂收功。喉咙有双管，气管在外，食管在内，割喉在右手持刀，易治，左手持刀，难治，喉管断，不治。气管断，先用麻药，生半夏研细末掺上，次用鹊毛尾下绒毛，佐以人参对药之，用桑白皮线缝其皮，皮上掺麻药，前后缝之，又用血竭敷其外，如无鹳毛，即用芳针花亦可。调理用甘桔汤，又可服紫金丹，酒服一次，茶匙进。缝皮禁用线，线恐其伤也。胸前下横骨三节伤，必吐血痰，服紫金丹，酒浸童便下胜金散助之，煎剂收功矣。心坎上伤，必禁心闲，行不得饭，夺命丹。右乳上下伤，先服夺命丹，蟅虫散助之，继以煎剂收功。内引经药，左右，用柴胡、青皮煎；背后，用桔梗、青皮等。伤重在牙关闭，先用吹鼻散少许，以芦管吹入鼻中，男左女右，鼻无嚏，并有痰吐出者为妙，否则凶症，不可用药。左乳伤必发嗽，先服紫金丹，助以胜金散，次六味地黄丸，加上嗽药。痰门伤，必口噤、目反、身强，五绝症一二不犯，在七日，均先服夺命丹，七日后，要剂不知，上部行不得，先服紫金丹赶下其血，后用煎剂行药。血海伤，久则成血痞，用朴硝熨法，不必吃末药，又用胡桃酒方，再贴千槌膏，其症即消，先服夺命丹，后贴膏药，再服蟅虫散一料，以愈为度。气门受伤为塞气，目反口噤身强，直如死人，遇此急症，过不得三个时辰，如救迟，其气下降，大便浊气出，必无救矣。此时不须慌张，急以我耳侧近患人口，候其气息有无，如无气者，必为倒插。养所伤，速揪其发，伏我膝上，在其背后上摩运软扬，汗冲而出，必不用药矣。左右部位受打，皆有闷昏，俱不可服表汗药，左以紫金丹，右以夺命丹。甚有至三日后发热者，可服表汗药以去其风也。凡治新伤七日内，血未归经，只可服七厘散，七日后再服药下之。骨折，先服瓜皮散，贴蜡菉膏。又在骨止痛，用运法导之，其骨自接矣。心坎以下，小肠可行，用得行药，先服虻虫散三四服，次可服行药。如肠中不痛，不可行膀胱。伤小便见结，用灸脐法小便即通，若喷嚏不止，知其膀胱碎不可治，食肚伤，煎剂下之。阴囊破碎，用参末封，并青鸟毛敷之则合，或用竹条夹之，后将油线缝之，如不便，用夹亦可也，服麻芎丸。伤腿，用两头尖膏敷之。腰脊伤，用麦皮运法，用腰痛药右。海底穴踢伤，血必上动，当时耳内响声大震，心闷昏，先服护心丸止痛，此症伤虽在下，为患在上，用活血煎剂，若便信用熨剂法。外肾伤，与上会治外肾，恐其上身，须一人靠其背后，用两手跟从小肚子两旁从上压下，不用药。如尾宫穴伤，用车前子末七钱送下，或先熨服表汗药。膀胱肚子打伤，服紫金丹，次服煎剂，加茵陈等治黄病药。上部等症以散血为主，用夺命丹，一日进三服，吃不得红花、当归等丸。小儿伤，以净为药。老人力怯，药宜减少。凡服药之日，忌食猫肉、鸭鸡子、羊肉、发物、麦醋，亦忌当风坐卧，戒色、戒怒、戒郁三月。凡去宿伤，虻虫散。吐血，紫金丹。危急，夺命丹。发表，冬瓜散。调理连成十三方，凡有不肖之人，故意用闷药，不过是生半夏、草乌二件为末。遇此毒者，过三个时辰，药毒自解，不必用解药可也。

运熏灸倒法去宿伤方

最轻者，运法。先服瓜皮散，次用运法。其次者，熏法。内宿伤皮，内外面膜浮肿，色用不行药，先服瓜皮散，谓恐其攻心也。重症者，用灸法。瘀血久伤，非服药

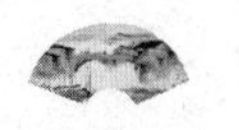

可疗，行不得者，或骨节痛，其法宜先服瓜皮散，次用灸法。最重者，倒法。患人口不开言，药不能服，须使患人吐出恶物，先后可服虻虫散。二人倒法，患人卧在被上，或四人或六人两边牵被，滚左滚右，使其不定，自然吐出，不然不治。

运　法

麦皮一升，陈黄酒半斤，酒药十丸，葱白一把，香附一两，研末，共以上五味，人中白内杵，锅中炒热，加醋少许，布包，运患处。

熏　法

困落陈小麦、紫艾叶投入锅内，三味和水煎一锅，滚透入小口缸内，拔一片肚门坐，其汗立至，虽凑着热气儿，骤然一凛，身不可动，恐其汗止，病根不尽耳。如手足落骱，即以此汤倾入瓮内，以手足浸之，棉絮裹瓮口，不可出泄热气。

灸　法

用生炭火烧红地皮，醋烹，即将稻柴铺上单被为席，使患人卧，上厚被盖暖，其汗如雨，胜金散三四服而安。

倒　法

生硫黄一钱　麝香一分　作十服，每服一分，使患人服药后卧在被上，或四人牵被，滚左滚右，使其不定，吐出恶物为度，后服虻虫散而安。

灸脐法：治膀胱小便涩神效。　麝香一分，先置脐中，将飞盐脐上如大小厚薄，盐上又用火灸三壮即通，通即去麝。

熨法：治血痞。　用干麦，量痞大小，便四围内朴硝于内，使内恶物无从逃避。若恐侧旁卸落，外以脚带缚之，又衬纸二三十重，将炭火熨之，肠腹中有响声，乃痞消之验。　朴硝易烊易炒，如凶，硝不必用。

治一切金疮封药集

止痛生肌散：治刀斧伤，出血不止。　乳香（去油）　没药（去油）　儿茶（研）

象皮（蛤粉炒） 龙骨（盐水炒） 石膏（盐水炒） 黄丹（水飞） 三七（研） 已上八味各等分，为细末掺之。

桃花散：治血不止，用濂溪黄二两、槟榔四两、黄柏（去粗皮）二两 将风化石灰用绢筛过，合前药炒至桃花色为度，其效如神。

治一切刀斧伤：出血后可用此封，为对人服，金疮收口。 丹皮五钱 寒水石（火炼）一两 乳香（去皮）二钱 没药（去油）二钱五分 辰砂二钱 血竭四钱 天灵盖一钱 共为细末，或用麻油或菜油调敷患处，立效。

人参封药：五倍子（炒黑色，研） 降香末（入锅内烘出气，研） 人参（少许，研） 共为细末敷之。恐血出不止，以青皮末掺之，血即止，然后用封药。

八宝丹升药：治刀伤长肉收口，用此药。 冰片三分 轻粉三分 乳香（去油）五钱 没药（去油）四钱 象皮（炒黄色） 血竭各五钱 儿茶七钱 龙骨（火煅）一两 赤石脂二两 共为细末，至无声如面方好，掺上长肉即愈。

治一切损伤敷药

敷药方：治一切跌扑，筋骨疼痛。 姜黄二钱 大黄二钱 羌活三钱 独活一钱 官桂三钱 川乌二钱 草乌二钱 乳香（去油）二钱 樟脑三钱 灵脂（醋炒）三钱 砖灰（醋炒）三钱 桃仁（去皮尖炒） 苏木各三钱 降香三钱 自然铜（醋淬）三钱 生半夏二钱 骨碎补（去毛）二钱 巴豆仁一钱 山栀三钱 赤芍二钱 酒药三钱 飞面三钱 续断二钱 以上共为细末，另加酒饭糟打糊，敷患处，绵纸盖上，又用旧絮盖暖扎紧，过一夜可放。

敷药：治内伤紫黑色，敷。 百草霜一钱半 山栀（研末）一钱半 酒药 飞面少许 用酒饭糟共捣烂，敷患处，其伤即发出，见效。

敷药：乳香（去油）二钱 没药（去油）二钱 血余五钱 麝香二分 白芥子 飞面各五钱 砂糖少许 酒饭糟少许 上研细末，将樟冰洗净患处，加烧酒同前药捣烂敷上。又方：小鲫鱼（去肠，捣烂）一斤 铜末（醋研）三两 桃仁（捣）三两 用老酒糟同前药捣烂敷患处。此方治法系方士秘法，殊不易得，今三代相传，屡试屡验，百发百中也。

秘传跌打丹散集

夺命丹：治接骨伤损，跌打至危，略有微气不绝者，看五绝症，一二三不犯，用

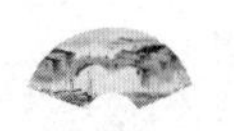

此药可无危矣。　地鳖虫（去头足，酒浸焙干）五钱　当归尾（炒研）三钱　红花二钱　没药（去油）二钱　桃仁（去皮尖油）一钱　大黄（晒研）一钱　古大钱（醋淬七次）十个　自然铜（醋淬七次）一钱　乳香（去油）二钱　朱砂（研）二钱　儿茶（研）二钱　骨碎补（去皮毛，酒炒）一钱　血竭（研）二钱　雄黄（要明透者）二钱　麝香五分　上为细末，磁瓶内更妙，取不泄气，每服一分二厘，老酒送下。临危者，灌入即时饮食，乃散血诸爽之验，一日内或一次，有进二三服，下药时先用吹鼻散打嚏，若牙关紧闭，必用开关，然后进药，又恐吐出，须将手指掩其唇下，以茶匙送进，倘不受药，便为凶症，不治。

紫金丹：治跌打损伤接骨，吐血，如神。　硼砂（研）　大黄（研）　乳香（去油）　没药（去油）　血竭　乌药　归尾（酒炒）　麻皮灰　鳖虫（去头足）　木耳灰（炒）　丁香（火研）　大眼钱（醋淬）　骨碎补（去皮毛）　加猴姜（晒）、地龙（煨炒，其蚯蚓用法，与吃饱丹，去泥，用明矾二块烧红，蚯蚓放在上，炙灰用）各一钱　已上共各研细末，每服一分。其匀接吐血者一分，血崩者一分，酒浸童便送下。其余打伤只用七厘散，看病轻重服三四服，不可多吃。

七厘散：治跌打损伤。　当归（酒炒）　乳香（去油）　血竭（研）　自然铜（火淬七次）　草乌（姜汁炒，去皮）　半两钱（火淬醋）　各等分，为细末。凡人跌打损伤，先将患处用葱汤洗，如伤重者，用药一分，轻者用药七厘，用生酒调下。（其半两钱取用外面精华，尽将火煅烧红，淬入滴醋内，又烧又淬，使钱上精华尽入醋中，必见红铜本质方止，后滤去醋，用水洗过，晒干研末入药。如无半两钱不足，用五铢钱合用亦可）

八厘散：治跌打接骨。　乳香（去油）一钱　自然铜（酒煨七次）一钱　大黄八分　血竭　硼砂　归梢　地鳖虫（去头足）　骨碎补各一钱　共为细末，每服八厘，好酒调服送下，其骨自接矣。

冬瓜散：治跌打损伤发汗，如神。　冬瓜皮（晒干）一两　牛皮胶（明净者佳）一两　二味同入勺内炒，候胶熔，即断小块，再炮松状梗子大，候冷研末，每服五钱，好酒热服，再饮微醋，厚被盖暖取微汗，过一宿不痛如初，再服他药。若未醒气，用砂糖厚调，先挑在舌上，老酒送下，若凶症危急不可用，并不可运法，须服护心散，然后用也。

胜金散：治跌扑遍身疼痛。　降香末一两　归尾（酒炒）一两　地鳖虫（酒炒）二钱　共为细末，烧炒送下二分五厘。

虻虫散：治跌打瘀血者，若骨折不可，孕妇不可服也。　牛虻虫（血饱者良，晒干去翅，用炒另储听用）二十个　牡丹皮一钱　二味上为细末，酒服方寸匕，血化为水，若有宿血在骨节中，二味等分为末。

吹鼻散：治闷气不省，吹鼻取嚏。　猪牙皂（切碎焙干）　白芷（炒）　细辛（炒）

千年霜（即倒头羹饭） 各等分，为细末，收贮听用。

开牙散：治牙关紧闭，用此擦之。 用乌梅肉，口中嚼碎，涂患人牙上，其牙渐开，然后进药，神效。

行血散：当归（酒炒）一两 川芎（醋炒）一两 羌活一两 乳香（去油）一钱 没药（去油）五钱 地鳖（制）三个 苏木五钱 自然铜（醋淬）二两 五加皮一两 桃仁（去皮尖）一两 刘寄奴二两 广木香一钱 地骨皮一两 共为细末，每服二钱，用老酒送下，新打山楂紫苏汤下，行过五六次止。

治跌闷气散：闪腰吹鼻内。 木香一钱 麝香三厘 研细吹之即愈，自用手磨患处。 麝香二厘 雄黄少许 共为细末，入瓶内，每遇闷气，将药点在眼潭内，睡一忽即愈。

郁金散：治跌打损伤瘀血，恐作痛，并远年心痛。 阿胶五钱 五灵脂（醋炒）五钱 蒲黄一两 郁金三钱 降香末五钱 用蒲黄炒阿胶，研细末，好酒送下二分，立效。

立救极刑将死，立生散：地鳖虫（研末）一钱 沉香（晒）二分 银朱五分 共为细末，刑后以热酒调服，止痛消肿，若隔夜，不宜用此药方。

治跌打接骨散：肉桂五钱 骨碎补（去皮毛）五钱 闹杨花五钱 川乌五钱 草乌五钱 地鳖虫三十个 硼砂三钱 甘草三分 上为细末，轻者三分，重者四分，好酒送下。

五劳七伤丹：赤芍药一钱五分 自然铜（醋淬七次）五钱 香附（醋炒）一钱二分 桃仁（去皮尖）一钱三分 硼砂三钱 红花三钱 归尾（酒炒）二钱 蒲黄一钱五分 虎骼骨（炙）三钱 木香二钱 蓬术一钱 五加皮二钱 玄胡索（炒）二钱 乳香（去油）五钱 桂枝一钱五分 沉香三钱 朱砂三钱 麝香一钱 地鳖虫（去头足）五钱 各研细末，陈酒送下，忌风，卧服五分。

秘传丸药集

护心丸：牛黄五分 辰砂三分 血竭一钱 乳香（去油）、没药（去油）、木耳灰各三钱 共研细末，炼蜜为丸，如芡实大，每服酒磨化下三丸，小儿一丸可也。

麻芎丸：明净天麻五钱 真川芎（麦裹微火煨，收起切片） 上二味为末，炼蜜丸如弹子大，每服一丸，好温茶送下亦可。

行药丸：治跌打损伤并伤寒感气，大小便数日不行，用朱砂一两 芦荟一两 麝香二钱 上为细末，酒酿为丸如黄豆大，每服三丸，温酒送下，孕妇忌服。

回生丹：五加皮、川牛膝各一两五钱 当归（酒炒）五钱 甘草（炙用三钱，生

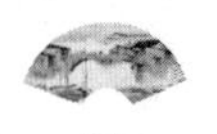

用四钱） 木耳（蜜炒炙）一两三钱 黄麻灰五钱 鹿角胶（面炒）一两一钱 穿山甲、自然铜（醋炒）各一两八钱 骨碎补（去皮毛）一两五钱 除自然铜另用，先将十味为细末，和匀，用老米饭打糊为丸，每酒化下一丸，再无害矣。

吕洞丸：子羊干血（拌川藤黄，摊在盘中，日晒干）、三七、儿茶、天竺黄、大黄、乳没各四钱 阿魏、雄黄各一钱半 牛黄、冰片、麝香各四分 同蜜为丸如豆大，三丸服下损伤除，酒服。

内伤丸：治筋骨疼痛，内伤食伤，劳伤气伤，力伤，胸膈饱闷。 五灵脂（醋炙）二两 五加皮（姜汁炒）一两 地鳖虫（大者，酒煅）四十九个 红花七钱 牡丹皮三钱 枳壳（面炒）一两 红曲三钱 赤芍药（酒炒）一两 黄芩（炒）六钱 苍术（米泔炒）一两 香附（童便浸，姜汁炒）一两 肉桂五钱 草果（炒）五钱 小茴香（炒）五钱 木瓜五钱 山棱（蜜炒）五钱 蓬术（蜜炒）五钱 甘草（炙）五分 延胡索一两 青皮（童便浸一夜）一两 归尾（酒拌晒干）一两 苏木（酒拌晒干）一两 神曲（一两炒黑另用，四两打烂） 各为细末，炼蜜为丸如梧桐子大，每服三十丸。

秘传煎药集

编成十三方：凡服末药，调理用之。 归尾（酒炒）一钱五分 红花、丹皮、生地、桃仁、苏木各一钱 自然铜五分 广皮、羌活、独活、乌药各一钱 五加皮一钱五分 甘草三分 酒煎，临起加麝少许，食远服，若服七厘散，不必用麝矣。

定痛汤：白术一钱 当归二钱 乳香一钱 没药一钱 白芷六分 羌活七分 甘草六分 升麻五分 水酒各半煎服。

清心降火饮：麦冬（去心）、当归、知母、丹皮、山茱萸（去核）、泽泻各一钱 生地一钱五分 天花粉、黄柏（盐水炒）各一钱 白芍五分 用水煎服。

跌打吐血饮：生地、地榆、茅根各一钱 元参、侧柏各八分 黄芩（酒炒）、山栀各七分 水煎服。

跌打后咳嗽或痰中见血汤：川贝母、苏子（炒研）、黄芩、山栀各八分 元参六分 天花粉、地榆各一钱 阿胶（炒研）、蒲黄（炒研）、侧柏叶各一钱 水煎服。

止痛消肿即破伤风汤：防风八分 连翘一钱 归尾八分 羌活八分 红花五分 枳壳三钱 藁本三钱 陈皮三钱 白芷三钱 续断三钱 如痛甚者，加乳香、没药（俱去油）各一钱五分，水酒各半煎服。（此内有内伤，必避风，忌食鲜鱼肉，好酒上，痛即破伤风，凡七日好，送下药，如肿者，不可下药）

跌打臂及肩瘀血痛饮：红花、丹皮、赤芍、桃仁（去皮尖）、苏梗、木瓜、姜黄、

桔梗各一钱　地鳖虫五个　海桐皮一钱　骨碎补（去毛尖）一钱五分　水酒煎服。

跌打损伤，男妇或吐血，不纳饮食，治之立效：五加皮　枳实　紫荆皮　牡丹皮　归尾　陈皮　赤芍　生地　上八味各八分　酒煎服。

跌打内伤汤：羌活、红花、枳壳各八分　桃仁（去尖）一钱五分　归尾（酒洗）、生地（酒炒）、青皮（醋炒）各一钱　五加皮二钱　五灵脂（酒洗）、芍药（炒）、续断、乌药、沉香、苏木各一钱　用酒两碗，煎八分服，凶者加童便一盅冲服（如上部加川乌，吻痛者加藿香，腰痛者加杜仲、灵仙、破故脂、沉香，脚痛加牛膝、木瓜、胡桃肉，或先用红糖、童便冲服，食前后量服更妙。

跌打力伤腰痛汤：黄芪　当归（酒炒）　生地　桃仁（去皮尖）　杜仲（盐水炒）　破故纸　官桂　延胡（醋炒）　牛膝　青皮　红花　乳香　没药　威灵仙（酒洗）　五加皮　沉香（酒磨）　苏木　加胡桃肉四个　用酒两碗煎好，加童便一盅冲服，后用腰子酒炙服，后再用韭菜白头煎酒服，盖暖出汗为妙。

跌打散瘀血饮：红花　苏木　桃仁　当归　陈皮　续断　槟榔　乳香　没药　丹皮　木香　官桂　各等分［如血滞之气加川芎，遍身作痛加子皮一钱，血凝加枳壳、香附各八分，肠中有瘀血加大黄、朴硝各三钱。下部破伤风，血出不止者，加血竭、三七各一钱，牛膝八分服。原书写“服肿”，于理不合，故改之。加青皮一钱，醋炒］，水酒各半煎服。

跌打后泻瘀血紫黑色者饮：归尾一钱　红花八分　桃仁九个　赤芍八分　三棱六分　乌药七分　枳壳七分　青皮（醋炒）七分　香附八分　苏梗八分　水煎服。

跌打损伤远年近日痛发者即愈：归尾二钱　五加皮五钱　红花二钱　蔻仁二钱　大黄三钱　桃仁（去尖）三钱　骨碎补（去毛）、老君须、地苏木、淮生地、小接骨、紫荆皮、陈皮各二钱　青木香、十大功劳各三钱　如打前后正心者，加玄胡索二钱　老酒煎服。

金疮神效方：麝香四分　樟脑八分　乳香（去油）三分　没药（去油）三分　血竭五钱　冰片四分　儿茶五钱　加黄蜡、松香、猪油熬化，将药研细末，调匀，涂在布上，贴患疮口，至晚复换一次，三日全愈，见效如神，倘疮口大，先将血竭研末涂于患处，血止，然后将药敷之其患处，将次收功，再用夹纸膏贴之。

药酒方：此方专治一身疼痛疯气，跌打损伤，应验如神。　独活一钱二分　桂枝八分　虎骨五分　防风一钱五分　当归一钱五分　蚕沙二钱　秦艽一钱　灵仙八分　杜仲二钱　五加皮三钱　牛膝八分　香附二钱　续断一钱　木香八分　肉桂五分　生地三钱　赤芍八分　鹿筋五钱　桑枝四钱　小红枣八个　圆眼十个　用好酒冲服，服陈酒送下一分五厘，重者二分，再重者三分。

膏药方：专治接骨跌打损伤入骱，远年拳泛，筋骨瘀痛，寒热湿气，泄漏肩风，周身各穴道服之，神效。　骨碎补　生地各五钱　红花一钱半　桂枝二钱半　羌活五

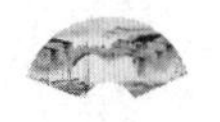

钱　杜仲三钱　赤芍药三钱　木瓜一钱半　香附三钱　独活二钱　灵脂二钱半　熟地、川乌、草乌各五钱　苏木二钱半　桃仁三十粒　丹皮二钱半　当归二钱半　防风二钱半　升麻二钱　玄胡索三钱　牛膝二钱半　荆芥一钱半　续断二钱半　威灵仙二钱　乌药一钱半　补骨脂二钱　刘寄奴二钱　虎骨五钱　每药四两，用麻油一斤煎好，后用十味细料末药　血余三钱　血竭五钱　麝香七分　肉桂（不炙，研碎）五钱　丁香（不见火）五钱　附子（不见火）一大片　木香（不见火）五钱　乳香、没药（俱去油）各一两　东丹（淘净）七两半　苏合香，候前药煎好，再入收之。

劳伤药方：赤芍一钱半　当归二钱　红花一钱　补骨脂一钱二分　五加皮二钱　青皮一钱　乌药一钱　续断　骨碎补（去皮毛）　枳壳　秦艽一钱二分　酒水各半煎服。

护心丸：受大刑法用之。　麻皮灰一钱　木耳灰一钱　自然铜（酒淬七次）一钱二分　乳香（去油）一钱　血竭一钱　胡椒一钱二分　肉桂八分　各为细末，白蜜为丸，约三钱重，临时服之。

杖下敷药方：樟脑八钱　大黄五钱　木通三钱　黄柏五钱　血竭五钱　乳香（去油）三钱　刘寄奴三钱　青黛五分　冰片五分　防风三钱　防己五钱　各为细末，罗葡汁、韭菜汁、藕汁调敷。

洗药方：刘寄奴二钱　木通、甘草、防风、荆芥各三钱　葱白十个　水煎浓，洗。

夹棍敷药方：酒药十丸　樟脑、大黄各一两　木香五钱　桂枝、麝香各三钱　自然铜（酒淬七次）八钱　狗油五钱　栀子、木耳灰各三钱　各为细末，用烧酒、糯米饭调敷。

跌打损伤筋骨瘀痛一切皆可治妙方：用土苏木根（其叶似牛舌草，稍带圆些，其比牛舌草根红些，然土苏木叶冬季亦有，红者亦有），遇伤损时，极重者，吃二钱宽止，而轻者吃八九分，验过。

跌打药酒方：当归一两半　红花六钱　五加皮、秦艽、牛膝、荆皮、杜仲、川芎各一两。

如不纳药者，难治。忌当风坐卧，并食生冷之物与寒凉药耳。如遇重伤者，先视其病人遍身形色如何，脉调和者生，不和者不治；沉细者生；山根阴囊尚有子者可治，肾子入小腹者不治，急用佛手散入病人口，略醒可救，用凤仙花子一匙，沉香磨水吞下，随用敷药，再服药可治。凡遇气管断不可治，便门破骨不出可治，食饱受伤及打三日不死可治，耳后受伤者不治，心胸紧痛青色偏心里可治，心口受伤不治，男子两乳受伤可治，妇人两乳受伤不治，肾子受伤立死，未入小腹可治，如眼未直视须重无害，口如鱼口，小腹受伤不分阳难治，两腿受伤，必然无事，囟门出髓者即死，正心口内青肿，七日内死，夹脊断者不治。

煎方二十八法列于下。

人之首原无回骱，亦无损折，验之则有跌膜碎症，见脑髓出者难治，骨青难治，骨碎如黍米者可取，大者不可取。如犯此症，先将敷血散救之，使其血不涌流，后将生肌散敷之，避风戒欲，患者自宜慎之。但平，则以疏风理气之药五六服，可俟伤口平复，再服补气汤剂三四服而安。别有伤风，牙关紧闭、角弓反张等凶症，急投飞龙夺命汤全愈。

有斗伤目落之症，先将收珠散敷之，用银针蘸井花水将药贴眼珠上血筋，次用旧青布绢温汤挪上，服还魂汤二三贴，得之平复，再用明目生血散服之而愈。

有鼻梁骨断，先将接骨散敷之，看骨接，次用生肌散，菜油调敷，再用活血止痛散而安，然后平复而愈。

有缺唇之症，先用代痛散敷之，次用油线缝合后将生肌散敷之，内服活血止痛散而安，然后平复全愈。

有下颏偶落之症，言语饮食不便，或肾虚者多患此症，此骱如剪刀骰环相连扭，先用宽筋散煎汤熏洗，次以绵裹大指入口，余指抵住下边，缓缓指下推进，和肾气汤而愈。

凡天井骨急难损折，或登高倾跌，多犯此症，其骨相对，次用接骨散服之，外以绵包裹，连背心络之，又以顺气活血汤投之，三四剂而愈。

凡骨折，头不能相对，后非吊嗽饮马能治此症，外用接骨散敷之，内服生血补髓汤，数贴而安。

凡上豚最难治，血出则伤腹内，使患者侧卧，出内手外手，随外上手衬住其腰下，手捧住豚，将膝鞠其上，出左拔于右，向右拔伸而上也，出右拔于左，向左拔伸而上也，内服生血补髓汤而安。豚骱易折，在于人之两腿，伤之则为两断，医者右于绑缚，先服宽筋散煎汤熏洗，使患者侧卧，于患足处取齐，次用接骨散敷之，用绵布包裹，必用杉木板八片，每长四寸，俱以绵纸里外，以绵绳三条与杉板均齐绑缚，内服活血止痛散三四贴，用壮筋续骨丹间服而愈。

膝盖骨又名冰骨、油盖骨，在上盖之，其骱有送出于上治之，用线箍，患者仰卧，一人抬起脚踝，若使出于左，随左而下，出于右，随右而下，医者缓缓双手扶襟线箍至于膝下，手把住其脚弯，出于右下，手偏左，使正对膝下手，襟其下手，则抬起必上矣，先用接骨散敷之，绵布裹线箍接患处，内服生血补髓汤三四贴，次服壮筋续骨丹而安。

小膀有二骨，一大一小，跌折则偶劈断则难治，若有骨伤皮破之凶候，则与大腿同治。犯此症必骨在皮肉，烂上则用药散去其肉，将骨封上，不可熏洗，恐伤毒入内，次将生肌散敷之，如骨折皮肉不破，可将接骨散敷之，后照绑缚法，用杉板六片，每长三寸五分，上骨断，上板长五分，下骨断，下板长五分，取其担力，先服生血补髓汤，次服壮筋续骨丹，数服愈。

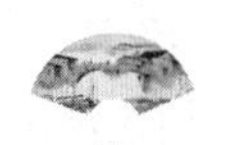

脚踝骱易出，上之亦难，一手推住脚踝，一手扳住其腕，下伸而上，必服宽筋活血散。

肩骨与膝骱相对，其膝骱送上，肩骱送下，有力可上之，先将一手上接其肩，下按住其手，缓缓转动，使其筋舒，患者坐低处，一人抱住其身，医者两手叉捏其肩，抵住其骨，将膝夹住，其手各力而上也。用绵裹如鹅蛋大，络其胯下，敷用接骨散，次用生血补髓汤。

臂骱出于上，一手抬住其腕，一手按住其膝踝，先掬其上，而后抬其手腕，一伸可也，敷用接骨散，棉布包裹，服生血补髓汤。

手骱送出，一手按住五指，一手按其血掌，掬手骱，掬下伸而上也，乃会脉之所，必服宽筋活血散，骱出不用绑缚，先服接骨散敷之，棉布包裹，用阔板一片按住患处，其用杉木四片，长三寸，绑缚七日可放。

手指有三骱，惟中指节掇出者有之，易出上也。两指极伸而上，服活血止痛散。

大臂与小臂折伤，与大小腿伤同治，惟下部加牛膝，上部加桂枝。

大抵筋失舒，用宽筋散煎汤洗净为主，手足之筋皆在于指动，动者此即执此筋，用汤绑洗，微微缓动伸舒。失枕，使患人低处坐定，一手握其头，一手扳其下骸，缓缓伸之直也。

有金疮戳者，看其伤处深浅，不深者无大害，若深恐伤内脏者，难治。伤口直者，先服止血定痛散；伤深者，将绵裹药掺其口待血止，即将生肌散封其口，内服护风托里散。

有刀斧硬伤头额者，防其寒热，一见护风为上，脉沉细者可生，洪大者难治。若伤硬处，视其浅深，看其骨之伤否，骨伤先疗骨伤，内即生肌。刀斧硬砍伤，敷用生肌散为主，服护风托里为要，更详前原论内掺用之。如锁骨散穿故，后将生肌散封固，内服生血补髓汤而愈，若碎骨未尽者不愈，用心看取，自然可安。

有人自勒其喉，看其刀口，平而有弯者深，无弯者浅，两刀勒看易，一刀勒者难，若破其食管，取油线缝之，麻皮亦可，用人参封口药敷之而愈。

有腹皮伤而肠出者，此症故险而亦无害，医者当去其指甲，破肠而及受伤害耳，但内脏不伤，汤药饮食如常，可保终吉，用纺车一部，对患处顺摇，勿使风伤，其患将温汤揉下，取油线缝之，将生肌散封外，内服通阳活血汤而安，桑白皮线缝亦可。

人之一身，十指最要紧，若使伤其一指，则连心之痛难忍，中指比余指犹甚，况易染破伤风，先将止血散敷之。

如有人咬伤并伤指者，必捏出其血，用敷药，再投护心丸以安其心。如有病人咬伤者，十有九死，难治之症。

有人咬碎如粉者，看其伤处，破则必多碎骨，不则用锁骨散穿故，后将生肌散封固，内服生血补髓汤而愈。若碎骨未尽者，用心看取，自然而安。

凡人含刀割其舌，将落不落者，急用鸡子皮内软衣袋舌，以破血丹蜜调，敷舌断处，以蜜蜡和稀，调敷鸡子衣上，故性软薄，须以药入口易溶，勤勤添敷三日，即用蜜蜡调药敷之，七日愈。学者观此变活法妙，不在师傅，如无速效，取金疮药参考治之。

此说略言，其意如后，要学必择贤者传之，使得其要，口传心授，大抵骨折在于绑缚杉板，取其轻软，折伤者，皆于此药有制度之法，煎剂在活变，不可执一而治，有执别病而得此症，兼而用药，其在上骱之术，一言而可得，亦细别之，不可轻忽，外有促筋、失枕、刀斧伤碎骨，云：奇要细讲。

接骨药性，夫自然铜，接骨之要药，除敷不用，其汤药内不可少，续五加皮为佐，活血当归、红花为主，枳壳、青皮理气破血，桃仁、苏木为君，血以顺气为先，足用木瓜，手用桂枝。方虽在于家传，用药在于随变，制度修合不可不精也。

接骨补要药方

止血定痛散：血如水涌，不可惜药，多敷之，再为齐者不止。 白石脂一两 血竭五钱 儿茶一钱 黑豆三合 共为细末掺之。

生肌散：寒水石一两 赤石脂三钱 乳香（去油）二钱 没药（去油）二钱 血竭五钱 小鼠春石灰一两 各为细末，或干掺或菜油调敷。

疏风理气汤：防风 荆芥 独活各八分 羌活 枳壳 细辛 灵仙各七分 川芎 红花 花粉 白芷 黄芩各六分 牛蒡 当归 陈皮各一钱 甘草八分 加皮三片 水二碗煎服。

补血顺气汤：归身 生地 血竭 黄芩 陈皮各一钱 杜仲 香附 熟地各六分 枳壳 青皮 白术各七分 红花 查肉 自然铜（煨） 加皮各八分 甘草三分 加枣二枚 水煎服。

飞龙夺命汤：羌活 独活 细辛 藁本 蔓荆各八分 防风 荆芥 蝉蜕各一钱 僵蚕 灵仙 川芎 花粉 当归 陈皮各七分 白芷 薄荷 天麻各五分 甘草三分 水煎。

收珠散：龙骨五分 血竭一钱 乳香（去油）二钱 没药（去油）六钱 冰片 共为细末，井花水调，用银针点上。

还魂汤：谷精草 生地各一钱 甘菊 柴胡 黄芩 羌活各八分 芍药 连翘各七分 枳壳六分 川芎七分 荆芥穗（煨）一钱。

接骨散：羌活 独活 荆芥各一钱 续断 自然铜（醋淬七次） 马兰 白及各一两 乳香五钱 皂荚核二十个 五加皮八钱 没药（去油）三钱 共为细末，酒、酱

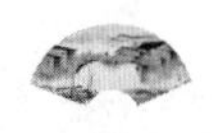

调敷。

活血止痛散：当归　芍药　羌活　荆芥　苏木　桃仁各八分　续断　木通　乌药　川芎　陈皮各七分　甘草　水煎服。

代痛散：川乌二钱　草乌一钱　乳香（去油）一钱　共细末，敷患处。

喘气汤：川芎六分　白芷六分　桔梗一钱　杏仁八分　桂枝七分　甘菊七分　陈皮七分　麻黄（去根）一钱　皂荚末五分　甘草三分　青盐　竹沥五分　水煎，临卧服之而愈。

花蕊石散：封药方，治刀斧伤，止血收口。五倍子（炒黑）三两　旧毡帽（烧灰存性）五个　降香节（研末）三两　松香五钱　共为细末，待急需掺之。

《三十六穴伤门图》

李氏珍藏

真正刀伤秘本誓不给人看

太阴太阳穴受伤，血串损目，晕倒在地，目中流血，服后方七厘散：琥珀三分 然铜一钱 血竭四分 红花一钱 山羊血一钱 川三七五分 紫金一钱三分 人中白一钱 陈皮一钱 共研细末，每服三分，看症轻重虚实，酒冲服。

伤架梁穴用后方：当归三钱 红花三钱 白芍三钱 茯神三钱 黄芪一钱 香附一钱 青木香一钱 甘草四分 灯心引，好酒温服。

伤擒宫穴服后方：桂枝一钱三分 泽兰三钱 法夏一钱 升麻八分 红花一钱 白芷一钱 陈皮一钱 香附一钱 甘草四分 葱头引，酒温服。

伤咽宫穴服后方：血竭一钱 剪草一钱 桔梗一钱三分 独活一钱 杜仲一钱 白术一钱 红花 侧柏一钱 连翘一钱 葱头引，酒温服。

开宫穴通脚筋伤重者晕死，要推拿，服后方：灵芝三钱 乌药一钱 当归三钱 木通一钱 山药一钱 木香五分 茯苓 甘草五分 矮脚樟三钱 童便引，酒温服。

对口穴伤重者，舌尖露出，饮食不进，语言不清，抬头不起，乃伤筋骨也，要推拿，服后方：肉桂四分 茯苓一钱三分 白芷三钱 红花一钱 熟地三钱 枳实一钱三分 广木香五分 防风一钱 甘草五分 泡之为引，好酒温服后，若舌尖不能收，再服萝卜汤即愈，再服后方（香砂平胃散）。

香砂平胃散：苍术五钱 陈皮三钱 厚朴三钱 甘草三钱 黄芪四钱 砂仁四钱 乳香三钱 没药三钱 枸杞三钱 香附三钱 菟丝子三钱 共末，每服三钱，酒送下。

牙腮为小穴，伤左右边移上，伤左右边掇上，服后方：牙皂八分 细辛一钱 乳香一钱三分 没药一钱 碎补一钱 升姜一钱 葱头三个 栀子一钱 庄黄一钱 共捣，灰面调酒炒，用布扎上敷之，服后方：防风一钱 荆芥一钱 牙皂一钱 细辛一钱 红花一钱 血竭一钱 生地一钱 赤芍一钱 冰片三分 甘草八分 葱头引，好酒温服，再服后方：铁马鞭三钱 碎补三钱 五加皮三钱 活血丹八分 麻骨八分 刘寄奴三钱 金不换一钱 血见愁八分 川牛膝一钱 泽兰一钱 白牙皂一钱 矮脚樟五分 不加引，温酒服。

伤咽喉穴，饮食不进，气血不行，此乃牙闭。晕死在地，食管受伤，用推拿，服后方（名为五虎下西川）。

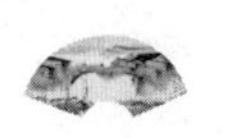

五虎下西川：麝香五分　玄参一钱三分　丹竹根一钱　射干　木通　山楂　青木香　法夏各一钱　共末，酒冲服二钱，后看轻重，倘服药不纳，再服后方。

千金分气散：木通一钱　法夏一钱　桂枝一钱　赤芍一钱　茯苓一钱　羌活一钱　青皮三钱　桑皮一钱　紫苏八分　红花一钱　乳香一钱　没药一钱　甘草五分　好酒温服，服后若气血不行，再服后方：麝香一分　木香五分　羌活二钱　独活一钱　桃仁八分　云苓三钱　木通一钱三分　生地一钱　活血丹五分　甘草四分　川山七五钱　藕节三节引，酒温服。

舌腌穴受伤，服后香砂平胃散，此是小穴。

香砂平胃散：苍术二钱　陈皮一钱三分　厚朴一钱三分　加皮一钱三分　香附一钱　砂仁八分　甘草四分　不加引，酒温服，再服后方活血丹。

活血丹：桃仁四钱　加皮四钱　寄奴四钱　土鳖四钱　红花三钱　牛膝三钱　元胡三钱　丹皮三钱　香附三钱　莪术二钱　青皮二钱　苏木二钱　枳实二钱　降香二钱　川芎二钱　三棱二钱　凌消花二钱　赤芍二钱　灵仙二钱　冰片三分　乳香一钱　没药一钱　大黄八分　陈酒煮干，共为细末，每服二钱，壮者三钱　陈酒送下，外吃核桃四个，与药齐下。

项圈是小穴，连凤膊受伤，项与凤膊要用移掇，服后方：土鳖四对　红花五钱　碎补五钱　乳香五钱　没药七钱　栀子四钱　花椒四钱　加皮一两　韭菜根二两　共末，灰面作饼敷之，再服后方：土鳖一钱　红曲一钱　红花一钱　乳香一钱　没药八分　木香五分　虎骨二钱　鹿角二钱　山甲一钱　龙骨二钱　红枣二枚引酒温服。

将台苍血鸯穴受伤，三年必吐血，忍血者阳明周腕受伤，二气不相接，饮食少进，渐成瘦弱，宜服后方：官桂八分　桔梗二钱　元苓一钱　川一金一钱　陈皮二钱　青皮二钱　沉香五分　砂仁五分　朱砂三分　木香五分　红花一钱　香附一钱　甘草三分　童便引酒温服，再服后方：朱砂三分　红花一钱　神曲一钱　七厘一钱　乌药半钱　枳壳一钱　川山七四分　厚朴一钱　菟丝子二钱　川芎八分　生姜一片引，酒温服，再服沉香顺气散。

沉香顺气散：沉香三钱　茯苓三钱　赤芍一两　乌药二两　血竭三钱　木香五钱　红花五钱　川三七三钱　熟地二两　紫草五钱　神砂三钱　白芍二两　木通　乳香三钱　没药三钱　白芷一两　甘草三钱　旱糯米半升　共末，炼蜜为丸如梧子大，每服二钱，酒送下。

二僊传道穴受伤重者，四肢麻木，宜服后方：当归二钱　桂枝半钱　羌活一钱　红花一钱　细辛一钱　射干一钱　木香三分　猴骨一钱　乳香五分　没药五分　牛子一钱　元胡一钱　灵芝一钱　桔梗　灶心土五钱引，酒温服，再服后方：川芎一钱　川山七三分　没药八分　沉香三分　灵芝一钱　红花五分　杏仁一钱　当归三钱　楂

肉二钱　山棱一钱　莪术一钱　童便引，酒温服。

乳旁穴左为血气血仓，右为血门血气，受伤三朝一七必死，血气乃养命之源，四肢不举，上下不接，宜服后方：苍术二钱　陈皮一钱　厚朴一钱　甘草五分　枳壳一钱　香附五分　木香五分　神曲一钱　加皮一钱　菟丝一钱　桔梗一钱　川郁金八分　葱头引，酒温服，又用金针煨肉吃，再服通行破血汤。

通行破血汤：生军二钱　芒硝八分　苏木一钱　红花一钱　桃仁一钱　小茴一钱　牛子一钱　桑寄生一钱　巡骨风一钱　甘草五分　不加引，酒温服，后若血有紫黑，再服后方：朱砂二分　川山七五分　故纸一钱　桔梗一钱　赤芍一钱　茯苓一钱　乌药一钱　独活一钱　归身片二钱　甘草四分　红枣三枚引，酒温服，若虚肿未清，再服后方：人参一分　黄芪二钱　熟地二钱　山药二钱　当归二钱　白芍二钱　官桂乌药一钱　甘草五分　泡之，红枣三枚引，酒温服。

血门血气穴受伤，闭死倒地，要用推拿法，宜服后方：木通一钱　桂枝一钱　赤芍一钱　茯苓一钱　法夏一钱　甘草四分　红花一钱　青皮一钱　陈皮一钱　桑皮一钱　腹毛一钱　紫苏八分　葱头引，酒温服，再服后方：桃仁一钱　红花一钱　乳香五分　没药五分　当归二钱　木通一钱　虎骨二钱　薏苡仁一钱　甘草四分　生姜引，酒温服。

天平针乃大穴也，人心为主，口中吐血，心如刀割，不饮不食，冷汗不止，夜间烦躁，此症命在旦时，看他缘法，宜服后方：金砂五分　银砂五分　血竭一钱　虎骨二钱　然铜二钱　川山七一钱　人中白　山羊血一钱　甘草五分　灶心土一钱引，酒温服，若效再服后方，无效则不必服药，命必亡矣！

后方：朱砂五分　沉香五分　当归二钱　红花一钱　三棱一钱　莪术一钱　官桂麦冬（去心）一钱　枳实一钱　神曲一钱　橘红一钱　龙骨八分　甘草五分　生姜引，再服后方：当归二钱　生地二钱　杜仲一钱　良姜八分　腹皮一钱　丹皮一钱　广木香五钱　甘草四分　好酒煨服。

中脘乃是大穴，能翻肠肚，饮食不钠，气往上逼，宜服后方：朱砂三分　石乳五分　枳壳一钱三分　厚朴八分　砂仁八分　白芷八分　茯苓　腹皮一钱　故纸八分　甘草四分泡之引，酒煨服，再服后方：白蜡一钱　白术一钱三分　贯众一钱　柴胡一钱　薄荷一钱　大茴八分　木通一钱　甘草五分　红枣引，酒煨服，服后看他呕不呕，若效再服后方：黄芪二钱　桔梗二钱　木香五分　粟壳八分　附子一钱　黄芩一钱　丁香二钱　枳实一钱　龙骨八分　甘草五分　生姜引，酒煨服，如不呕，再服后方：香附一钱　木香八分　连翘八分　加皮一钱　红花一钱　乳香八分　没药八分　陈皮一钱　故纸八分　甘草五分　童便引，酒煨服。

背漏人宫穴，伤者一年半载，咳嗽黄肿，四肢无力，子午潮热，宜早治之，服后方：当归二钱　泽兰二钱　碎补一钱　刘寄奴一钱　地榆一钱　乳香一钱　金毛

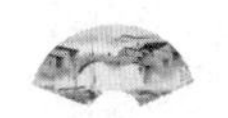

狗一钱 没药一钱 菟丝子一钱 冰片五分 红花一钱 澄茄八分 甘草五分 泡之引酒煨服，重者再服后方：当归一钱 桃仁八分 乳香八分 没药八分 秦艽一钱 续断一钱 枸杞八分 木香五钱 桑寄生一钱 甘草五分 灵僊一钱 黑豆一撮引，酒温服，再服后方：苍术二两 陈皮一两 菟丝六钱 加皮二两 黄芪八钱 砂仁八钱 枸杞五钱 厚朴一两 甘草五钱 共末，炼蜜为丸，梧子大，每服三钱，酒送下。

背脊为顶梁穴，受伤四肢无力，头晕不起，疼痛难当，宜服后方：土鳖一钱 桃仁一钱 红花一钱 猴骨一钱 寄奴一钱 粟壳一钱 木香一钱 龙骨一钱 牡蛎一钱 碎补一钱 乳香八分 没药八分 甘草五分 红枣引，童便兑酒温服。

敷药方：乳香一钱 没药一钱 金毛狗一钱 土鳖四对 韭菜根一钱 北芥子一钱 共捣烂敷，再服后方：茯苓一钱 白芷一钱 秦艽一钱 沉香八分 桔梗一钱 姜活八分 杜仲一钱 续断一钱 龙骨一钱 甘草八分 海螵蛸一钱引，酒温服。

血脘净瓶穴受伤，作寒作热，一年半载咳嗽吐血，血虽不多，潮热不歇，再服后方：川山七一钱 桃仁二钱 红花二钱 乳香一钱 没药一钱 生地一钱 归尾一钱 血竭一钱 广木香一钱 川郁金一钱 苍术一钱 升麻一钱 苏木一钱 紫草一钱 桔梗一钱 藕节引，酒温服后方。

敷药方：水银二钱 牙皂二钱 细辛二钱 碎补二钱 红花二钱 栀子二钱 加皮四钱 地骨皮三钱 小鸡一只，共捣烂敷，再服后方：茯苓一钱 白术一钱 七厘一钱 干葛一钱 生地一钱 桑皮一钱 莪术 木香八分 官桂八分 地萸八分 甘草五分 藕节引，酒温服。

血路穴伤重，咳嗽不止，不过三年，气血两虚，渐成痨虐，服后方：灵芝二钱 肉桂五分 茯苓一钱 苡仁一钱 红花一钱 丹皮一钱 腹皮一钱 赤芍一钱 碎补一钱 乳香八分 没药八分 甘草八分 童便藕节引，酒温服，再服后方：生地一钱 茜草一钱 山药一钱 乌药一钱 白芷一钱 赤芍一钱 附子一钱 红花一钱 桃仁一钱 木香八分 血竭八分 川山七四分 甘草五分 藕节引，酒温服。

凤翅盆弦穴大穴伤也，伤者三朝一七气往下逼，口中无味，饮食不进，宜服后方：羌活一钱 乌药一钱 法夏一钱 丹皮一钱 红曲一钱 木通八分 钟乳八分 红花八分 血竭八分 榔片八分 木香八分 升麻八分 童便引，酒冲服，再服后方：肉桂五分 川山七八分 红花一钱 青皮一钱 陈皮一钱 枳壳一钱 厚朴一钱 加皮一钱 牛子一钱 使君子一钱 杏仁八分 甘草五分 红枣引，酒冲服，再服后方：故纸一钱 砂仁八分 乳香八分 没药八分 红花一分 桂皮八分 桔梗一钱 黄柏八分 连翘八分 木香八分 木通一钱 甘草五分 童便引，酒温服。

命门子宫穴受伤，小便闭塞，服后方：枳壳一钱 麦冬一钱 细辛一钱 菟丝一钱 砂参一钱 归尾一钱 然铜一钱 灵芝一钱 厚朴八分 血竭八分 红花八分

七厘八分　车前一钱　木通一钱　甘草五分　红蚯蚓（焙干）数条　童便引，酒温服，服后方：川芎一钱　七厘一钱　独活一钱　白芷一钱　瓜蒌一钱　苡仁一钱　桔梗一钱　升麻　前子一钱　木通一钱　滑石一钱　白蜡一钱　桃仁一钱　红花一钱　附子一钱　甘草一钱　生姜引，酒温服。

肚角穴是大穴，饮食不纳，伤往下攻，肠中肿痛，冷汗不止，是大肠受伤也，宜服后方：小茴一钱　故纸一钱　紫草一钱　青皮一钱　枳实一钱　红花一钱　白芍半钱　杏仁八分　甘草八分　藕节二节引，酒温服，再服后方：茯苓一钱　枳壳一钱　厚朴一钱　熟地一钱　柴胡八分　腹皮八分　丹皮八分　肉桂五分　木香五分　生姜引，酒温服，服后看他轻重如何，重者再服后方：黄芪一钱　当归一钱　赤芍一钱　山药一钱　白术一钱　乌药一钱　乳香八分　没药八分　木香八分　甘草二分　藕节引，酒温服。

六宫穴是大穴，伤者汗如雨洗，四肢麻痹，肠中疼痛，伤于脏腑，上呕下泻，两气不接，不可乱医，宜服后方：人参五分　生地八分　薄荷八分　红花八分　桔梗一钱　龙骨一钱　乌药一钱　乳香八分　没药八分　白蜡八分　故纸二钱　甘草五分　生姜引，酒温服，重者再服后方：槐角一钱　元胡一钱　当归一钱　小茴一钱　茯苓一钱　腹皮一钱　地榆八分　苍术八分　木香八分　甘草五分　藕节引，酒温服，若伤重，肚肿不食，再服后方：灵砂仁二钱　红花二钱　血竭二钱　然铜二钱　厚朴二钱　乳香二钱　三七二钱　没药二钱　白蜡二钱　小茴二钱　紫荆皮二钱　龙骨二钱　木香二钱　人中白二钱　茯苓二钱　麝香三分　共末，将酒冲服二钱，再用敷药：当归三钱　麝香一分　白蜡三钱　朱砂一钱　苍术三钱　小鸡一只　共捣烂，敷肚脐上。

风翅穴盆弦处短骨即是，此乃大穴也，伤重者气血不行，眼肿疼痛，人又黄肿，定是断风翅，若断者血必有余，大便不通，身体不和，宜服后方：桑寄生一钱　鹤虱风一钱　故纸一钱　法夏一钱　加皮一钱　虎骨一钱　土鳖一钱　山甲一钱　甘草八分　葛根八分　红花八分　木通八分　乳香八分　没药八分　肉桂五分　木香五分　藕节引，酒温服，再敷后方：乳香二钱　没药二钱　碎补二钱　红曲二钱　土鳖四对　桃树皮一两　共末，合糯米饭捣烂，敷在患处，再服后方：秦艽二钱　土鳖十只　红花一钱　麻骨八分　木通一钱　续断一钱　肉桂四分　熟地二钱　加皮一钱　甘草八分　童便引，酒温服。

双燕入洞穴，穴在肋下，伤四肢无力，黄瘦吐血，伤右半身不遂，血妄走于七孔，看他缘法，宜服后方：桂枝一钱　羌活一钱　青皮一钱　陈皮一钱　桑皮一钱　腹皮一钱　胆草一钱　桃仁　柴胡一钱　莪术一钱　赤芍一钱　苏木八分　甘草八分　生姜引，酒温服，再服后方：桂枝一钱　陈皮一钱　桑皮一钱　苏叶一钱　腹皮一钱　茯苓一钱　官桂一钱　丹皮一钱　桃仁一钱　红花一钱　青皮半钱　甘草八分　橘红

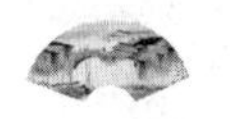

八分　乳香　没药八分　莲子引，酒温服，再服后方：苍术一钱　人参八分　茯苓二钱　银花二钱　香附一钱　川三七四分　红花八分　藕节引，酒温服。

胁下穴左右同，宜服：当归二钱　白芷二钱　苡仁八分　赤芍一钱　川芎一钱　血竭八分　桃仁一钱　红曲一钱　秦艽一钱　沉香八分　朱砂三钱　甘草八分　童便引，酒温服。

止血推拿法（祖师罗师传，度师陈国泰）传授

不拘何处出血，男左女右，脚后跟大筋用力一捏，其血立止，须要用大力，必使出血者抖痛可也。又方：用生艾叶捣敷不妨，血如涌泉，药上立止。

图（略）

拔刺方：锥木虫敷之即出。又方：推车虫，用酒糟共捣烂，敷处即出。

铁子不出，推车虫吸石磨水，调敷二次即出。

竹木刺入肉内，羊屎烧灰存性，敷之即出。又方：牛膝捣烂，敷之亦可。又方：萆麻子捣烂，敷之即出。

刺入指甲及身，生粟子嚼敷之，以布包，三时即出。又方：鹿屎烧灰存性，水调敷之，即出。又方：用蝼蛄捣烂敷之，即出。

针折在肉，鼠脑捣烂敷之，即出。

铳子入肉，陈腌肉，取肥的敷之，即出。

衫带丹：活土鳖（酒浸过炒黄）四只　地龙蝉（尿浸）五条　七厘二钱　蚱虎（酒浸过，炒黄）四对　蝇虎（酒浸过，炒黄）三对　共研极细末，临上打伤时，衫带含入口中，打不知痛。此方拐子传。

夹棍神效方：木耳（童便浸过，晒干）一斤　用口嚼烂，敷患处。

内服方：五加皮三钱　地龙三钱　土鳖（刺死，烧灰）四对　枯绳（烧灰）三钱　共为末，酒调服。

五灵丹：乳香二钱　没药二钱　上七厘二钱　黑铅二钱　硫黄二钱　共研细末，酒调服二钱。

救刑英雄丸：土鳖二对　地龙（烘干）五钱　孩儿骨四钱　磁石三钱　然铜三钱　乳香五钱　没药五钱　花椒五钱　木鳖三钱　银朱二钱　陀参三钱　沉香三钱　共研细末，糊丸如弹子大，临刑化三丸，打不知痛。又方：人参三钱　孩儿骨五钱　朱砂三钱　银朱二钱　龙骨四钱　白朱砂二钱　血竭四钱　上肉桂二钱　然铜三钱　乳香五钱　没药五钱　甘草二钱　共为细末，用酒调服。

打板方：生大黄五钱　生黄柏四钱　生南星三钱　生半夏三钱　生白芷四钱　生甘草四钱　共研细末，麻油调敷患处。

跌打总穴（师传，潘希圣传授）

将台穴、太阳穴、太阴穴、天平穴、乳傍穴、耳宫开宫穴、背漏人宫穴、牙腮穴、天庭穴、舌腌穴、娇宫穴、上中下腕穴、对口穴、背脊穴、顶梁穴、咽喉穴、血腕净瓶穴、顶圈穴、风翅盆弦穴、乳二仙传道穴、肋下双燕入洞穴、净瓶下血路命宫子宫穴、肚脐穴、六宫穴、卦旁穴、腰间穴、铜壶滴漏穴、下窍穴、两肘穴、两腿穴、两膝穴、弯穴、肩井穴、童骨穴、手眼穴、鬼眼穴、地脉穴、曲尺穴、风尾穴、龟尾穴。

梅峰高毅山氏录，董西温承之传

末本一良，末本二良，传与天下上良，未成良，即时良，未成消，即时消，梧桐树上插金刀针。左插左不痛，右插右不痛，上插上不痛，下插下不痛，中插神在中。五奉元始，三日决针，其俗立愈。（祖师罗师传，师王洪顺传，度师陈国泰）

军门总论

夫治跌打损伤者，皆因血死不流动，或成痞血，或红肿瘀血，令人昏迷，血热往来，日轻夜重，变症多端，皆由气血滞也。凡治者，先宜表汗、疏通水道，次宜活血止痛，后可复表，先黑色变为红色，其血自活，切不可破血，或轻重症候，精理调治，毋失至理，庶成不误。

看受伤不治总诀

凡食饱受伤，三日不死可治；当心受伤服药不愈；顶门受伤，骨入即死；心窝一点，七日即死；胸前骨断可接，男子两乳受伤可治，女子两乳受伤不治；阴户有伤不治，天股不明难治，两边有伤不治；牙关紧，气未绝，急灌药下咽可治；阴囊无子不治，伤肺未死，过七日必死；血出尽者难治，血气急者不治，老人左腹压碎难治，缠风不治，肠断不治，顶门外破、内未破者可治，天门骨入内者可治；大凡鱼际穴及行山穴，有脉俱可治。

军门跌打六戒

一风寒，二生冷，三毒味，四房事，五劳动，六喜怒多言。

看损伤验诀法

凡脑者，诸阳所聚之处，太阳、脑门、顶盖诸穴，一有碎伤重者，即为命所关系，治者亦宜精微，不可怠惰。凡头有伤，就于伤处剪去头发，然后用药搽之，四肢遍身

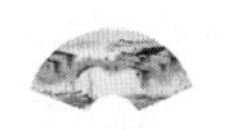

有破头伤风，当作伤风后治之。

一有损伤最难调治者：若打眼目出外，难以复入，用神圣散敷之。若黑眼破者，其目为坏，若有胞内未破者，将手轻轻拨转归原，用神圣散贴之，外用住痛散敷之。牙关骨断，将手拨归原位，用神圣散贴之，将手巾托住下颏。

一打头顶，令伤者仰睡，用绢托住下颏，用力随以伸归原位，用神圣散贴之，内服住痛散。

一咽喉折断者，用黄腊丝线抽缝之，用断血药敷之，再用蜜调神圣散敷之，若全断者，无治。凡刀伤腹者，伤于肝肺则不治。若疮干燥，以清肝散为末，以木瓜煎汤调服。

一伤脏腑，以及胞血咳嗽者，用桃花散固住四围疮口，宜服清肝散加生地汁，又服住痛散，次以润肺丸，若至疮口润活，用丝线缝之，若疮头碎破者，不可擂药。凡骨断者，俱用手法，次用敷药，上夹三日要放夹，换过软夹，专用活血止痛接骨为先。

此军门总论损伤方法，若无仁义之人，誓不传诀。

跌打各经，看症用引，开列于后。

重伤牙关紧禁，急用正方加羌活、荆芥、黄连，将药末灌入口中即活。切忌生冷风寒

一治牙关盖血在口，用三圣散治之。春加子苏，夏加扁豆、麻黄，有汗不加；呕血加人中白、半夏、藿香，若过七日，加红花、苏木、西香；头顶加藁本，头痛加白芷、川芎，手上加桂枝、桔梗；下肋痛加青皮、木香、西香、羌活；一臂痛加元胡一钱、乳香五钱、没药五钱；胸骨痛加桔梗、枳壳、杏仁、乳香、没药、干葛。

一干呕抽吐，加荔枝核一个；吐血加炒蒲黄、红花、西香；服药有汗，加麻黄根，内去羌活；头顶痛去山棱、莪术；正心痛加菖蒲、金偏心、红花、西香；腹痛加桔子、艾叶；去血过多腹肿，加艾叶一两；腰痛加故纸、杜仲、小茴、羌活、酸枣仁、查草；小腹痛加灵芝、元胡；肚肠痛加桔子、白芪、艾叶；遍身久不止痛加乳香、没药、羌活、防风；腹痛加灵芝、元胡、赤芍、西香；肾子痛加川楝、冬葵、小茴、桔子；腿痛加续断、石斛、五加皮、秦艽；脚痛加苡仁、木瓜、五加皮；膝痛加虎胫、川牛膝；惊惕加茯神、远志、枣仁、石菖蒲、神砂；膀胱痛加桂子、川楝；身有寒加马前子、黄芩；头痛加羌活、升麻、川芎、白芷；咳嗽加杏仁、柴胡、麦冬；咳不止加白豆蔻、丁香、砂仁；衄血加阿胶、童便；皮肉碎加南星、生地；吐血加蒲黄、红花、人中白、川三七；泄泻加白茯苓、白术、前子、法夏；呕吐加藿香、砂仁、白豆蔻、丁香；咳痰加半夏、川贝母、干葛、杏仁；破水伤风，先治风，香附、乌药，或用小茴、故纸、茯苓；小便不通加猪苓、泽泻，车前子为君；小便热加滑石、淮通、瞿麦。

一打后作寒战咬牙，乃是血气两虚，及三部虚寒，用附、桂为君。

总 论

打扑金刀损伤是不因而病生外，外受有形之物所伤，乃肉筋骨受伤，非六淫七情之病，有气血之分也。所以损伤一症专从血论，不过瘀血凝滞、亡血过多两症而已。若扑打皮未破而肉损者，必有瘀血，非攻利之药不能治；金刀伤皮而血出者，亡血必多，症兼补而行之可也。治法原有不同，须察上中下轻重浅深之异，筋络气血通滞之殊，先用散瘀血，通筋络，和血止痛，然后养血调气，补益胃气，无不效矣！

损 伤

按堕车、落马、打扑、刀伤，此损伤也，专从血论，皮破而亡血多者，血虚也，宜兼补而和之。皮未破而积瘀血者，血实也，宜破而攻利之。亡血过多者，脉虚细者生，数实大者死。损伤瘀血胀满，脉兼强者生，脉弱者死。俗医惟知瘀血停滞一症而已，故予并载之。

跌打刀枪伤在人，看伤用药在乎我，药有分君臣，方有变易、加减，五脏六腑内症也，是为大穴，最难分辨，手足四肢外痛是为小穴，仅须调敷而已。七孔亦为大穴，看伤用药，药须细心，上焦之症，饮食必甘；中焦之症，饮食不纳；下焦之症，二便通行不止，此乃一身之病也。大概用药，不宜寒冷，恐伤血气也。

各穴名

人有十八大穴，三十六小穴，共计五十四穴。何为大穴？何为小穴？如棍打天庭，此乃死穴。口中吐血，血出七孔，看他二窍缘法。若要治，先用翅鸡尾水洗净血水，即用马前子末敷后，用八宝丹掺之。

诸经药性

然铜接骨最速，若未掇好，不必急下，白朱砂即细磁，烧红，酒内淬七次，能治腰子。

治世之道，莫先于医；疗病之攻，莫先于药。医乃九流之魁，首药乃百草之根苗。丸散未修，药性未论。钢砂有烂肉之功，巴豆有通肠之力。丁香和胃，干姜快胸。熟地黄补虚损大有奇功，生地黄能通血脉。青皮、陈皮能理气，石脂、龙骨能生肌。良姜性热，得菖蒲好治心痛。芒硝甚寒，兼大黄可通肠腑闭结。乳香、没药止痛，荆芥、薄荷消风。金覆草、款冬花能治咳嗽，天南星兼半夏最化痰涎。五灵脂专能治气，元胡索佐之尤良。黑牵牛能引小便，滑石兼之力更强。朱砂、神砂祛邪药，西角力能治风狂。扁豆、瞿麦治膀胱，芫花、甘遂治水央。芦荟、蟾蜍疗儿疳，蛇床子治诸疥痒。河北团参治咳嗽，江南蛤蚧治肺痿。黄连、厚朴兼洗眼，槟榔下气有可推。甘菊清心

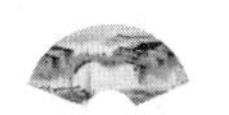

能明目，赤苓利水破气随。枳壳、厚朴宽肠气，枳实、桔梗开胸膈。香附治血滞腹痛，碎补接骨又止痛，木香、沉香分气降，麻黄、桂枝发汗止。当归活血，茵陈退瘟，生姜止呕，党参润肺，白术去湿，猪苓去水，五味生津，乌梅止渴，川乌、草乌入骨搜风，附子、天雄回阳还本，缩砂、豆蔻消食补虚，栀子、连翘开心利热，葛根止渴，又能除风。

上部损伤，如破见髓，或伤风于内： 羌活　防风　半夏　升麻　当归　赤芍　陈皮　生地　甘草　川芎　白芷　茯苓　天南星　天花粉　蔓荆子　姜三片　外加血余炭、落得打，以数味各一钱，研末冲服。

中部末药： 如手折之类。　羌活　防风　当归　赤芍　陈皮　白芷　甘草　秦艽　黄芪　茯苓　生地　官桂　花粉　破故纸　姜三片　外加五加皮、血余炭各一钱，研末冲服。

下部损伤，如腿足伤： 当归　没药　陈皮　牛膝　木瓜　防已　川芎　茯苓　羌活　白芷　白术　秦艽　生地　甘草　姜三片　外加血余炭各一钱，研末冲服。

上部末药方： 川芎一钱　蔓荆子二钱　归尾八分　赤芍一钱　白芷一钱　共为细末，每服七分，加黄荆子二钱，麻油炒。如伤重者，加接骨丹、轻粉三分，陈酒送下。

中部末药方： 杜仲（童便炒）二钱　赤芍六分　生地六分　秦艽六分　红花二钱　桃仁一钱　归尾一钱　元胡索一钱　紫荆皮（酒炒）二钱　共研细末，每服一钱，加黄荆子一钱。若伤重者，加接骨丹五分、轻粉五分，陈酒送下。

下部末药方： 牛膝八分　黄荆子八分　山龙八钱　千年矮八钱　归尾八钱　防风七钱　海桐皮八钱　独活七钱　赤芍六钱　秦艽六钱　木瓜六钱　共为细末，每服一钱，若伤重，加接骨丹六分，轻粉五分，酒送下。

雨打雪： 琥珀八钱　金箔五片　共研末，冲服和气。丁香治四肢，三七（酒制）二两　广木香一两　对中部伤。止痛用乳香、没药各五钱。四肢作冷，肉桂、牛膝各一钱　冰片二分　木瓜、青皮五钱　土鳖芋（酒制）　归尾一钱　如日久，用当归（酒制）一钱　脚伤骨用碎补（去毛）、虎骨（新瓦焙，用肉汤浸三次）各五钱　龙骨（制烧黄色，共虎骨、童便制三次）　止痛散血加磁石（童便制三次）各五钱　四肢加然铜（如前制）五钱　朱砂、辰砂各一两　金留、白及为丸，朱砂一钱，每服酒下。

又方： 青香　碎补　龙骨　加皮　红花　虎骨（醋制）各一钱　然铜（制）　血竭　肉桂各二钱　土鳖（酒制）十个　射干五分　杏仁一钱　川乌（姜制）一钱　草乌（姜制）一钱　乳香二钱　没药五钱　共末，酒下。

又方： 川乌　草乌（姜制）　杏仁各一钱　青皮　川牛膝　虎骨（醋制）　肉桂　无异（制）各三钱　然铜（制）　碎补　血竭　龙骨各二钱　土鳖（酒制）十个　麝香五分　红花二钱　乳香　没药（炙）各二钱　共末，酒下。

末药方： 并治接骨。　当归（酒炒）　乳香　没药俱炙　苏木　然铜（制）　白蜡

紫金皮　红花各一钱　碎补（炒去毛）　香附（醋制）　木香（研，忌火）　肉桂（研，忌火）各一钱　土鳖（制）七只　山楂（炒黑）五钱　蚯蚓（焙干）十条　麝香五钱　川乌（米泔水浸一日，火煨）五钱　共末，重者服一钱，轻者服其半。头，加当归二钱　藁本一钱　生地一钱　灵仙八分　白芷一钱　防风一钱；胸前，加生地　桔梗一钱四分　山楂十粒；积血肚痛，用人中白一钱　用大黄一钱；腰上，枸杞　苁蓉　故纸　续断　杜仲各一钱　威灵仙一钱　五加皮一钱；两手，荆芥　生地　桂枝　首乌　秦艽一钱　防风一钱；两足，归尾二钱　木瓜　续断　加皮　紫金　首乌各一钱　白头翁一钱；大小肚，归身一钱　红花八分　枳壳　小茴　牛膝　生地　俱用水酒煎冲药末服。

腰背受伤：当归　杜仲　故纸　乌药　灵仙　贝母　泽兰　肉桂　桃仁　陈皮各一钱　红花　川乌　草乌　首乌各八分　槟榔　良姜各一钱六分　生地　加皮各一钱　木香一钱　干姜　生酒煎服。

大小肚受伤：归尾　红花　故纸　北辛各八分　槟榔一钱　独活　防已各一钱　生地　加皮各一钱　青皮　木瓜各一钱　川牛膝　苎麻根引，生酒煎渣敷。

胸前受伤：当归　川芎各五钱　槟榔　生地各一钱　木香　草乌五钱　川乌　首乌各八分　白芷一钱六分　桔梗一钱六分　生酒煎服。

两手受伤：红花　归尾　陈皮各一钱　槟榔　秦艽各一钱　生地　加皮　桂枝各一钱　防风一钱　川乌　草乌　首乌各五分　生酒煎服。

治中部华盖偏心用：三棱钱半　莪术钱半　苏木二钱　红花二钱　乌药一钱　灵芝一钱　赤芍钱半　冰片五分　归尾二钱　枳壳一钱半　大黄二钱　芒硝二钱　石菖蒲钱半　杜仲二钱　共为末，煎酒温服。血在腹内，倍加干漆。

治打伤呕血：人中白（蒸燥）五钱　为末，酒调服。

打烂脑方：白附子二钱　天麻一钱半　白芷二钱　川芎二钱　藁本二钱　共为末，酒调敷。

头上及两手擂药：羌活二钱　生地三钱　川七一钱　桃仁二钱　枳实一钱半　赤芍二钱　桔梗一钱　黄芩一钱　归尾一钱半　细辛一钱　白芷一钱　元胡一钱半　香附二钱　川芎一钱半　西香一钱半　柴胡一钱　升麻一钱　七厘二钱　乳香二钱　没药二钱　用水煎，好酒冲服。有肿，加丹参、防己；头顶，加藁本；两手，加桂枝。

两足擂药：独活二钱　香附二钱　木瓜二钱　五加皮二钱　南竹一钱半　西香一钱　三七一钱　续断一钱　归尾一钱半　生地半钱　一捻金一钱　赤芍一钱半　乌药一钱　枳壳一钱　好酒冲服。

上部伤方：桂枝四钱　羌活四钱　红花二钱　广皮二钱　独活四钱　西香二钱　生草乌一钱。

中部伤方：羌活四钱　独活四钱　当归四钱　杜仲六两　故纸四钱　碎补四钱

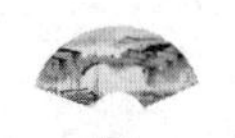

小茴五钱　青皮二钱　月石二钱　生草乌一钱　甘草一钱。

下部伤方：南竹四钱　厚朴二钱　牛膝五钱　木瓜四钱　羌活四钱　灵仙四钱　枳壳二钱　苡米四钱　防己四钱　年健二钱　黑铅二钱　生草乌二钱　甘草二钱。

以上中下三部之药，俱用壶煮酒，伤上部，饭后吃，伤下部，空心服。

住痛散：乳香五钱　没药五钱　血竭五钱　羌活五钱　独活五钱　当归一两　生地一两　白芷一两　木瓜一两　川厚朴五钱　大茴一两　小茴一两　穿山甲一两　麝香一钱　川乌一个　沉香五钱　木香五钱　甘草五钱　共研细末，每服二钱，或酒或汤送下。

《巢氏病源补养宣导法》

隋·巢元方著

清·廖平纂辑

隋·巢元方原著，清·廖平辑撰。平，四川井研人，尝考导引之法，创自黄岐《素》《灵》，为道家修养却病之法，其法多散见各道书。隋·巢元方著《诸病源候论》，广集能治病之各法，录于各病源之后，以代药治。井研廖平汇辑成编，名曰《巢氏病源补养宣导法》，惜乎哉，辑其半，尚非全璧。炳章复辑其佚，并再考修养各书之各疗病法，汇集续编，附刊于后，以补药治之不足，俾人人得悉养生之法，以锻炼精神，强健体格，崇尚武精神，谋兴家保国之需要，诚摄生要览也。

鄞县曹炳章圈校

腰痛候

《养生方》云：饮了勿即卧，久成气病，令腰疼痛。又曰：大便勿强努，令人腰痛目涩。

又云：笑多即肾转腰痛。又云：人汗次，勿企床悬脚，久成血痹，两足重及腰痛。

《养生方导引法》云：一手向上极势，手掌四方转回，一手向下努之，合手掌努指，侧身欹形转身，向似看，手掌向上，心气向下，散适如气下缘上，始极势，左右上下，四七亦然，去髆并肋腰脊疼闷。

又云：平跪长伸两手，拓席向前，待腰脊须转遍身，骨解气散。长引腰极势，然始欲跪，便急如似脊内冷气出。许令臂髆痛，痛欲似闷痛。还坐来去二七，去五脏不和，背痛闷。

又云：凡人常须觉脊强，不问时节缩咽。转内似回，搏内似面，努搏并向上也。头左右两向按之，左右三七一住，待血行气动，定然始更。用初缓后急，若无病，人常欲得旦起，午时日没三辰。如用辰别三七，除寒热脊腰颈痛。

又云：舒两足，足指努上，两手长舒，手掌相向，手指直舒。仰头努脊，一时极势，满三通。动足相向一尺，手不移处，手掌向外七通，更动足二尺。手向下拓席，极势三通。去遍身内筋脉虚劳，骨髓痛闷。长舒两足身角，上两手捉两足指急搦，心

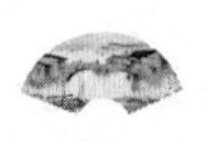

不用力，心气并在足下，手足一时努纵，极势三七。去踹臂腰痛，解溪足气，日日渐损。

又云：凡学将息人，先须正坐膝头足，初坐先足指指相对，足跟外扒坐上，少欲安稳，须两足跟向内相对坐上。足指酸觉闷痛，渐渐举身似款便，两足上待共坐相似，不痛，始双竖足跟而上，足指并反而向外。每坐常学，去膀胱内冷、面冷、风膝冷、足痛、上气腰疼，尽自消适也。

风偏枯候

其汤熨针石，别有正方。补养宣导，今列于后。《养生方导引法》云：正倚壁不息，行气从头至足止。愈疽疝大风，偏枯诸风痹。

又云：仰两足指，五息止。引腰背，痹偏枯。令人耳闻声，常行眼耳诸根，无有挂碍。

又云：以背正倚展两足及指，瞑心从头上引气，想以达足之十趾及足掌心。可三七引，候掌心似受气止。盖谓上引泥丸，下达涌泉是也。

又云：正柱倚壁不息，行气从口趣，令气至头始止，治疽痹大风偏枯。

又云：一足踏地足不动，一足向侧相转。身欹势，并手尽急回，左右迭三七，去脊风冷，偏枯不通润。

风四肢拘挛不得屈伸候

《养生方导引法》云：手前后递，互拓极势三七，手掌向下，头低面心，气向下至涌泉、仓门。欲努一时，取势散气，放纵身气，平头动髆，前后欹侧。柔转二七，去髆井冷血，筋急渐渐如消。

又云：两手抱左膝伸腰，鼻内气七息，展右足，除难屈伸，舞起胫中痛萎。

又云：两手抱右膝著膺，除下重、难屈伸。

又云：踞坐，伸右脚，两手抱左膝头，伸腰。以鼻内气自极七息，展左足著外。除难屈伸，拜起胫中疼痹。

又云：立身上下正直，一手上拓，仰手如推物势，一手向下，如捺物极势。上下来去，换易四七。去髆内风，两髆井内冷血，两掖筋脉挛急。

又云：屈伸左脚，两手抱右膝，生腰。以鼻内气，自极七息，展左足著外。除难屈伸，拜起胫中疼。

风身体两足不随候

《养生方导引法》云：极力右掖振两臂，不息九通，愈臂痛劳倦，风气不随。振两臂者，更互踶踊，犹言厥，九通中间偃伏，皆为之名虾蟆，行气不已，愈臂痛劳倦，风气不随，久行不觉痛痒，作种种形状。

又云：偃卧合两膝，布两足生腰，口内气，振腹七息。除壮热疼痛，两胫不随。

又云：治四肢疼闷及不随，腹内积气。壮席必须平稳，正身仰卧，缓解衣带，枕高三寸。握固者，以两手各自以四指把手拇指，舒臂，令去身各五寸，两脚竖指。相去五寸。安心定意，调和气息，莫思余事，专意念气，徐徐漱体泉者，以舌舐略唇口牙齿，然后咽唾，徐徐以口吐气，鼻引气入，喉须微微缓作，不可卒急强作，待好，调和引气，勿令自闻出入之声。每引气，心心念送之，从脚趾头使气出，引气五息六息，一出之为一息，一息数至十息，渐渐增益，得至百息二百息，病即除愈。不用食生菜、鱼、肥肉，大饱食后，喜怒忧恚，悉不得行气。惟须向晓清静时，行气大佳，能愈万病。

风痹手足不随候

《养生方导引法》云：左右拱手，两臂不息九通，治臂足痛，劳倦，风痹不随。

偏风候

《养生方导引法》云：一手长舒仰掌合掌，一手捉颏挽之向外，一时极势二七，左右亦然。手不动两向侧势急挽之二七，去头骨急强，头风脑旋，候痹髆内冷注偏风。

又云：一足踏地，一手后向长舒努之，一手捉涌泉，急挽足努手挽，一时极势左右易，俱二七。治上下偏风，阴气不和。

风不仁候

《养生方导引法》云：赤松子曰：偃卧屈两胫，两手足外踵指相向，以鼻内气，

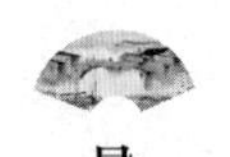

自极七息，除死肌不仁足寒。

又云：展两足上，除不仁胫寒之疾也。

风湿痹候

《养生方导引法》云：任臂不息十二通，愈足湿痹不任。行腰脊痹痛，又正卧叠两手，著背下伸两脚，不息十二通，愈足湿痹不任。行腰脊痛，痹有偏患者，患左压右足，患右压左足，久行手亦如足用，行满十方止。

又云：以手摩腹，从足至头。正卧　臂导引，以手持引足住任臂，闭气不息十二通，以治痹湿不可任，腰脊痛。

风湿候

《养生方真诰》云：栉头理发，欲得多过，通流血脉，散风湿，数易栉，更番用之。

风痹候

《养生方》云：一曰以右踵拘左足拇指，除风痹；二曰以左踵拘右足拇指，除厥痹；三曰两手更引足趺置膝上，除体痹。

又云：因汗入水，即成骨痹。

又云：偃卧合两膝头，翻两足，伸腰坐，口内气，胀腹，自极七息。除痹痛热痛，两胫不随。

又云：踞坐伸腰，以两手引两踵，以鼻内气，自极七息，布两膝头，除痹呕引两手。

又云：忍尿不便，膝冷成痹。

又云：偃卧端展两手足臂，以鼻内气，自极七息，摇足三十而止，除胸足寒，周身痹厥逆。

又云：正倚壁不息，行气从头至足止，愈大风偏枯诸痹。

又云：左右手夹据地，以仰引腰五息止，去痿痹，利九窍。

又云：仰两足指，引五息止，腰背痹枯，令人耳闻声，久行眼耳诸根，无有挂碍。

又云：踞伸右脚，两手抱左膝头，生腰，以鼻内气，自极七息，除难屈伸，拜起胫中痛疼痹。

又云：左右拱两臂，不息九通。治臂足疼劳倦，风痹不随。

又云：凡人常觉脊倔强而闷，仰面努髆，井向上头左右两向挼之，左右三七一住，待血行气动定然，始更用初缓后急，不能先急后缓。若无病人，常欲得旦起、午时、日没三辰。如用辰别二七，除寒热病脊，腰颈项痛，风痹两膝颈头。以鼻内气，自极七息，除腰痹背痛，口内生疮、牙齿风、头眩尽除。

又云：大汗勿偏脱衣，喜偏风，半身不随。

《养生经要集》云：大汗急敷粉，著汗湿衣，令人得疮，大小便不利。

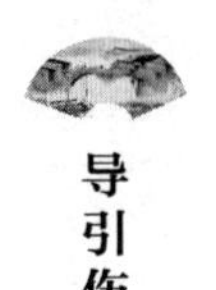

《易筋经》

宋少保岳鹏举鉴定

本衙藏板

《易筋经》上卷（略）

《易筋经》下卷

韦驮献杵第一势

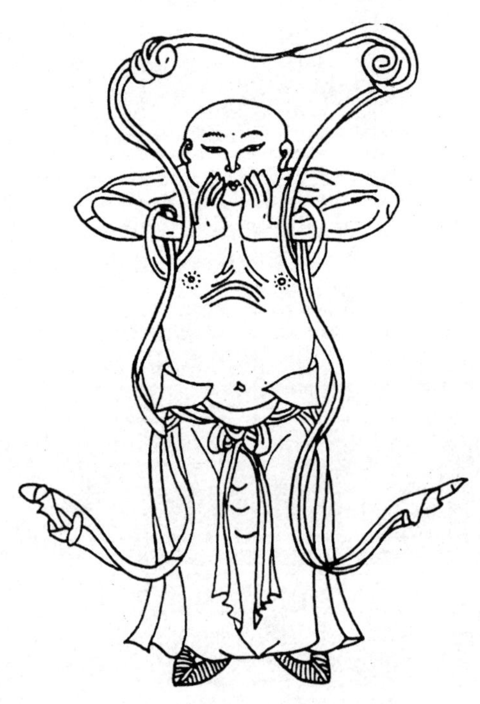

韦驮献杵第二势

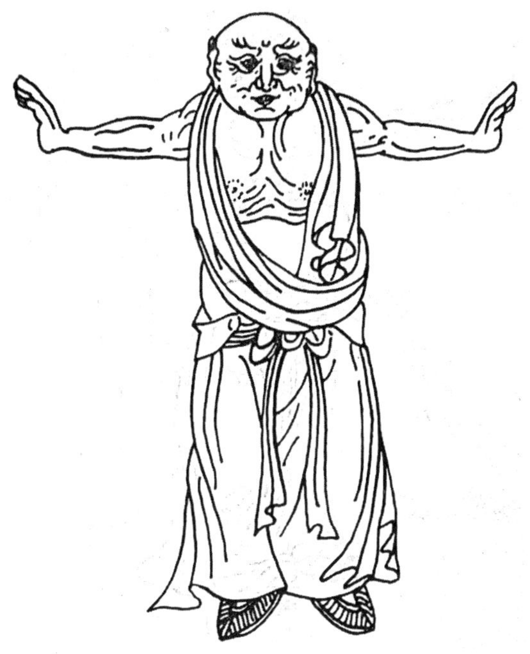

韦驮献杵第三势

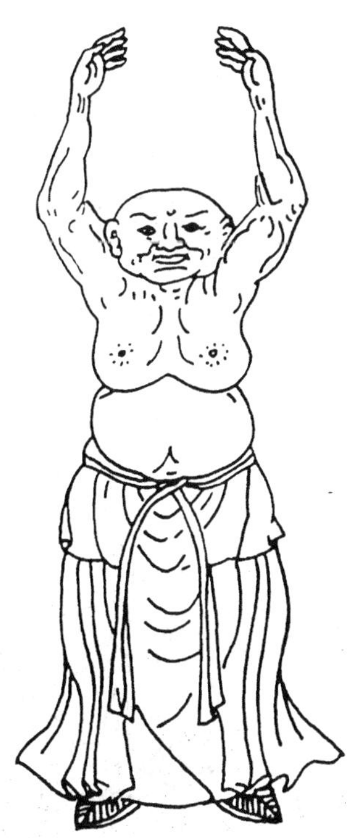

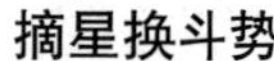

摘星换斗势

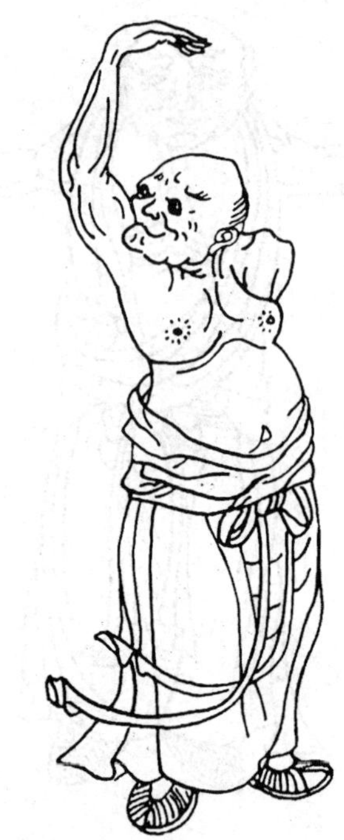

出爪亮翅势

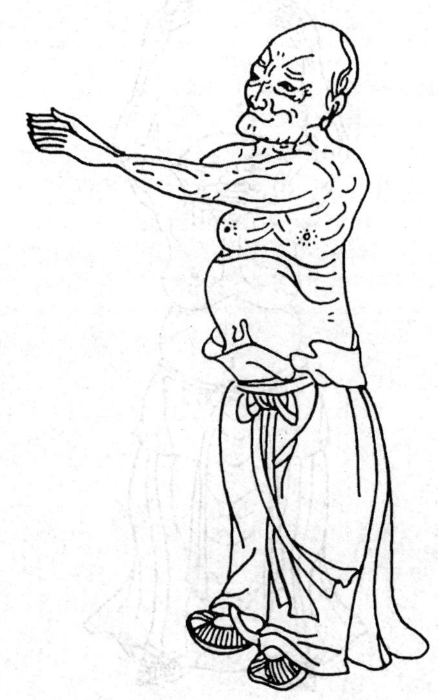

倒拽九牛尾势

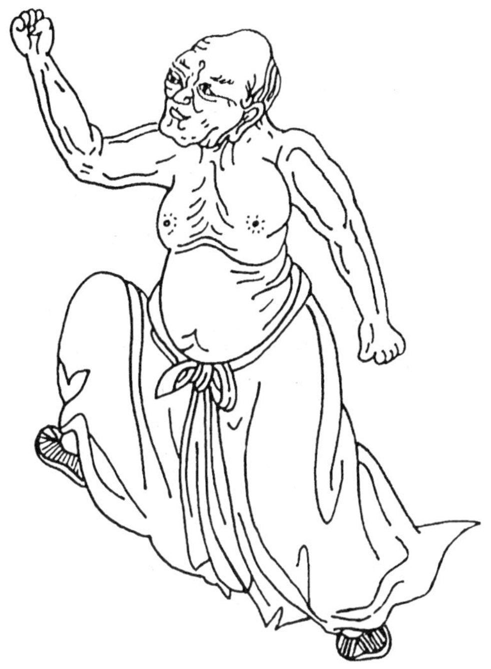

九鬼拔马刀势

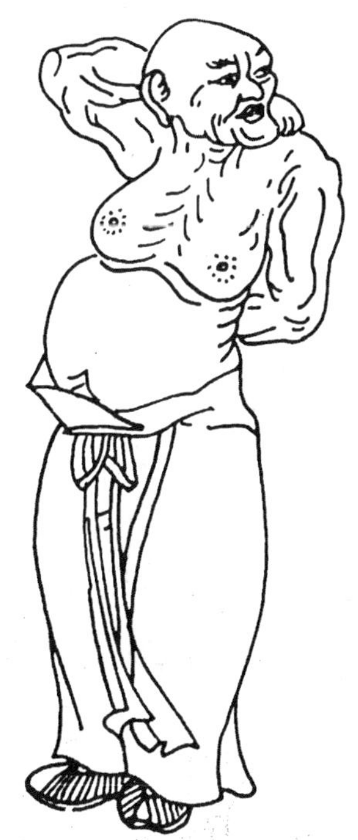

三盘落地势

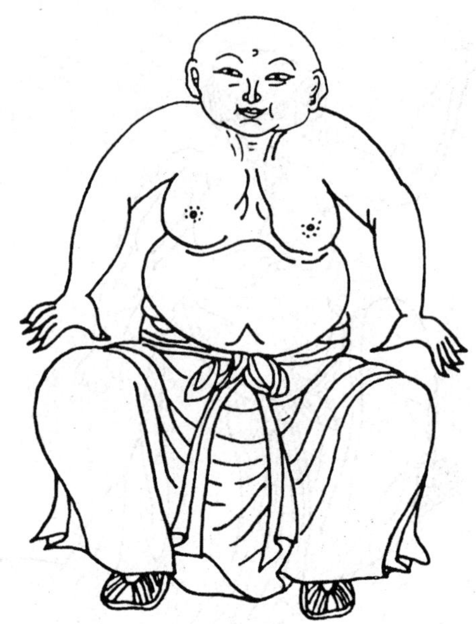

青龙探爪势

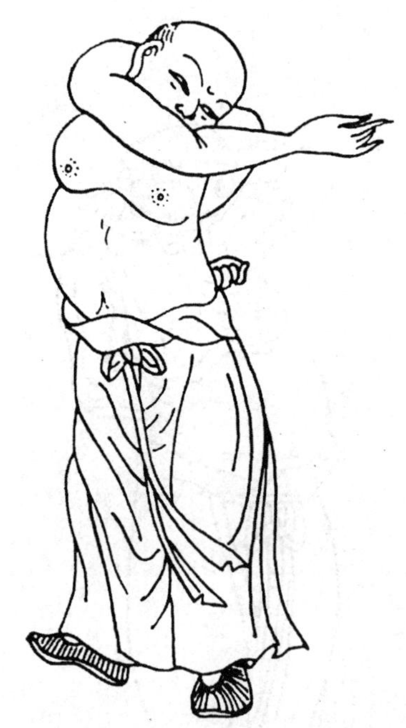

卧虎扑食势

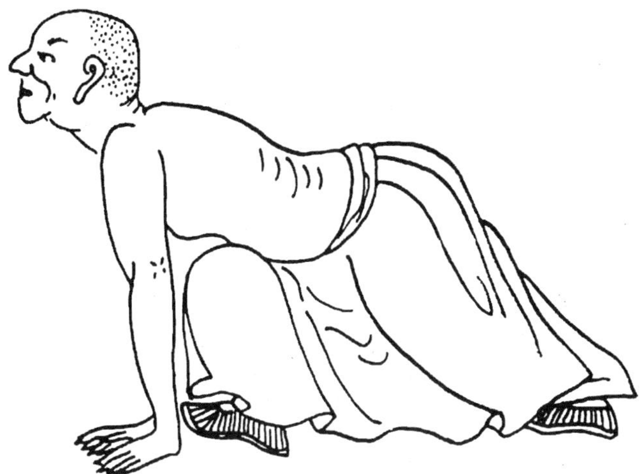

打躬势

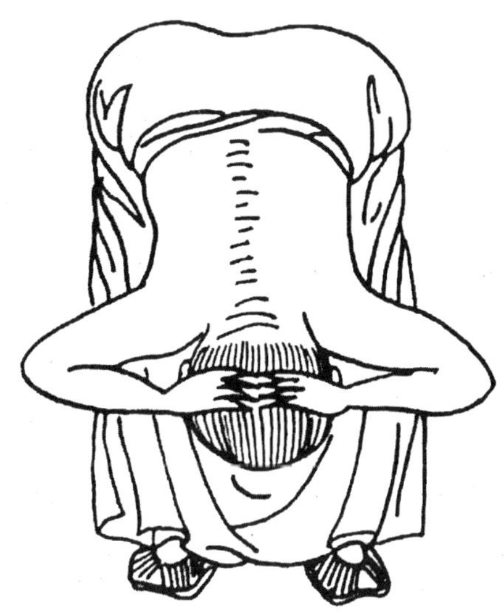

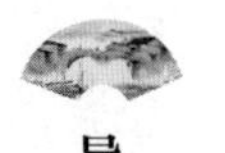

掉尾势

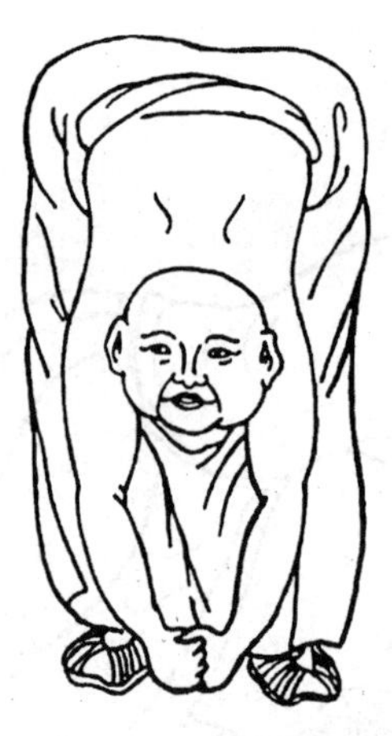

十八炼录

搓膀腕法

行功毕，先伸左膀，用法以两手合擎虎口，用力搓之，由渐而增。初如搓以十数把，渐加至百把为度。右亦如之，务使两膀手腕发热透骨。

挞炼手足

初炼量力。缝做夹布口袋一个，装米砂五六十斤，悬挂架上。用功毕，常用掌推拳击，足踢脚蹬，务致动摇。仍用拳脚踢打迎送，日久渐加砂袋重量。

炼指法

量自力之大小。拣圆净一二斤重石子一个，用五指抓拿，撒手掷下，不令落地，仍用手指赶抓。如是掷抓，初惟十数次，日久渐加次数暨石子斤数，则五指自觉有力矣。又法，每于坐时，不拘时刻，以左右五指着座，微起身躯，指自出力。无论群居独座，皆可行之，日久自能见效。

《易筋经》附录

来章氏辑

玉环穴说

《天录识余》云：《铜人针灸图》载脏腑一身俞穴有玉环，余不知玉环是何物。张紫阳《玉清金华秘文》论神仙结丹处曰：心下肾上，脾左肝右。生门在前，密户居后。其连如环，其白如绵。方圆径寸，密裹一身之精粹，此即玉环。医者论诸种骨蒸，有玉房蒸，亦是玉环。其处正与脐相对，人之命脉根蒂也。

言鲭云：二气之运行，出入于身中。一时凡一千一百四十五息，一昼夜计一万三千七百四十息。至入之息，以踵存于至深渊默之中，气行无间，绵绵若存，寂然不动，与道同体。若盛气哭号，扬声吟诵，吹笛长歌，多言伤气，皆非养身之道。《遵生八笺》曰：凡存心中有日象，大如钱，在心中赤色有光芒。从心中上出喉，至齿间，即不出，起回还胃中，如此良久，临目存见，心中、胃中分明，乃吐气讫，咽液三十九遍止，一日三为之，日出时、食时、日中时行之，一年除疾，五年身有光彩，十八年得道，日中行无影，辟百邪千灾之气。常存日在心，月在泥丸中，昼服日，夜服月。服月法，存月光芒白色，从脑中入喉，又复至齿而咽入胃。一云：常存月，一日至十五日以前服十日，以后不服，月减光芒损天气，故即止也。

附录经验药方（四则）

打虎壮元丹：人参一两　鹿茸一对　朱砂四两　附子三两　远志八两　牛膝四两　木瓜四两　白蒺藜四两　肉苁蓉四两　巴戟四两　川乌四两　白茯苓四两　杜仲四两　麦冬四两　枣仁四两　天冬四两　砂仁四两　蛇床子四两　木香二两　共为细末，炼蜜为丸，每服一钱。

又方：朱砂　当归各一两　白蒺藜四两　陈皮四两　甘草三钱　人参五钱　肉桂五钱　川白术一两　长姜（滚水泡去皮，夏用一钱）一钱　大附子一钱　连翘二钱　遂仁少许（夏加茯苓二钱，上行加川芎一钱，中行加杜仲一钱，手行加肉桂一钱，腿行加牛膝一钱，脚行加防己一钱）紫苏（夏加五钱，冬加一两）共为细末，炼蜜为丸，白水下。

大力丸：上蒺藜（炒）半斤　全当归（酒炒）四两　牛膝（酒炒）四两　枸杞四两　鱼胶四两　续断四两　补骨脂（盐水炒）四两　菟丝饼四两　螃蟹（炒黄）半斤　虎骨（酥炙，要前腿骨）四两　上药共为细末，炼蜜为丸，每丸一钱，酒下。凡人衰竭，则百脉由此空虚，血盛则形盛，血衰则形衰。血者难成而易亏，可不谨养乎。

洗手仙方：川乌　草乌　南星　蛇床各二两　半夏　百部　花椒　狼毒　透骨草　藜芦　龙骨　海牙　地骨皮　紫花地丁各一两　青盐四两　硫黄（一块）二两　用醋五碗，水五碗，熬至七碗，每日荡洗。止用三料，全效。历见壮筋骨药方，率皆欲速见效，妄投猛烈药物，虽气力遽见增长，而致戕生者颇多。是以余抄集经验方内，择其屡经屡验，药性平温，不致决烈者录之，以为用功之一助云尔。

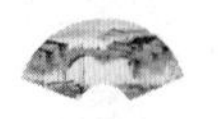

木杵图，木槌图

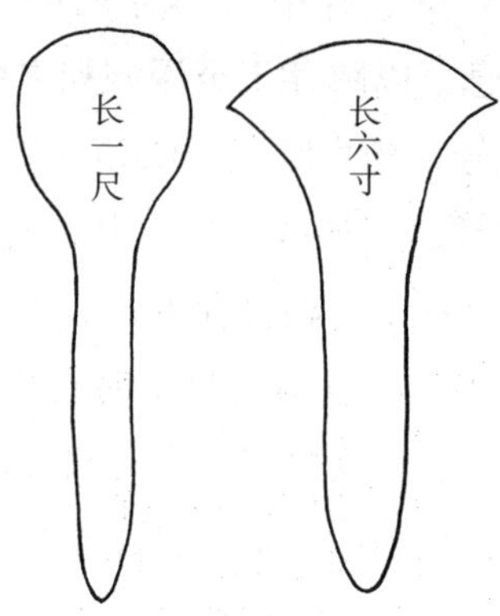
长一尺
长六寸

任脉之图

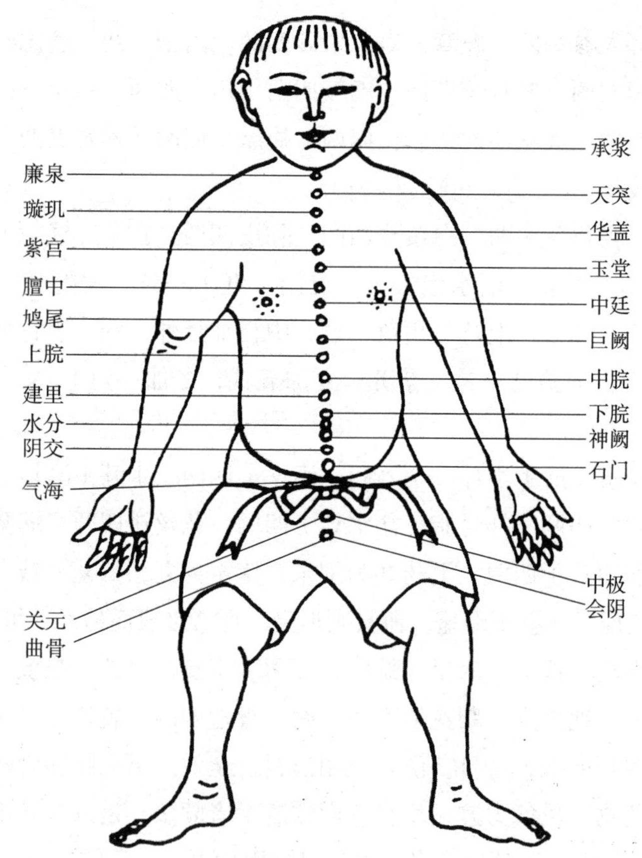
承浆
廉泉
天突
璇玑
华盖
紫宫
玉堂
膻中
中廷
鸠尾
巨阙
上脘
中脘
建里
下脘
水分
神阙
阴交
石门
气海
中极
会阴
关元
曲骨

任脉者，起于中极之下，以上毛际，循腹里，上关元至咽喉，属阴脉之海也。中行凡二十四穴。

颐前：承浆一穴（一名天池，在颐前唇下陷中，是阳明之会）。

颔下：廉泉一穴（在颔下、结喉上，舌本阴维、任脉之会，仰而取之）。

膺腧：天突一穴（一名玉户，在项结喉下一寸宛宛中）。

璇玑一穴（在天突下一寸陷中）。

华盖一穴（在璇玑下一寸六分）。

紫宫一穴（在华盖下一寸六分）。

玉堂一穴（一名玉英，在紫宫下一寸六分）。

膻中一穴（一名包络，在玉堂下一寸六分）。

中庭一穴（在膻中下一寸六分）。

腹中行：鸠尾一穴（在两歧下一寸。曰鸠尾者，言其骨垂下，如鸠尾形也）。

巨阙一穴（在鸠尾下一寸，心之幕也）。

上脘一穴（在巨阙下一寸五分，去蔽骨三寸，任脉、手太阳、足阳明之会也）。

中脘一穴（在脐上四寸，胃幕也，三阳任脉之会，谓土纪也）。

建里一穴（在中脘下二寸）。

下脘一穴（在建里下一寸，足太阳，任脉之会，为幽门）。

水分一穴（在下脘下一寸）。

神阙一穴（在脐中）。

阴交一穴（在脐下一寸）。

气海一穴（一名脖胦，名下肓，在阴交下五分）。

石门一穴（在脐下一寸三分，三焦幕，女子禁灸）。

关元一穴（在脐下二寸。小肠幕，谓下纪也，三阴、任脉之会）。

中极一穴（在脐下四寸。一名气海，足三阴之会）。

曲骨一穴（在横骨上、中极下一寸，毛际陷中动脉处，足厥阴之会）。

会阴一穴（在大便前、小便后。一名尾翳，两阴间是也）。

濒湖李时珍曰：任为阴脉之海，其脉起于中极之下，少腹之内，会阴之分（在两阴之间）。上行而外出，循曲骨（横骨上，毛际陷中）上毛际，至中极（脐下四寸，膀胱之幕）同足厥阴、太阴、少阴并行腹里；循关元（脐下三寸，小肠之幕，三阴、任脉之会），历石门（即丹田，一名命门，在脐下二寸，三焦幕也）、气海（脐下一寸半，宛宛中，男子生气之海）会足少阳、冲脉于阴交（脐下一寸，当膀胱上口，三焦之幕）；循神阙（脐中央）、水分（脐上一寸，当小肠下口）会足太阴于下脘（脐上二寸，当胃下口）；历建里（脐上三寸），会手太阴、少阳、足阳明于中脘（脐上四寸，胃之

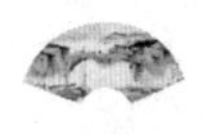

幕也），上上脘（脐上五寸）、巨阙（鸠尾下一寸，心之幕也）、鸠尾（蔽骨下五分）、中庭（膻中下一寸六分）、华盖（璇玑下一寸）、璇玑（天突下一寸）；上喉咙，会阴维于天突、廉泉（天突在结喉下四寸，宛宛中，廉泉在结喉上，舌下中央）；上颐，循承浆，与手足阳明、督脉会（唇下陷中），环唇上，至下断交，复出分行，循面系两目下之中央，至承泣而终（目下七分，直瞳子陷中二穴）。凡二十四穴。

督脉之图

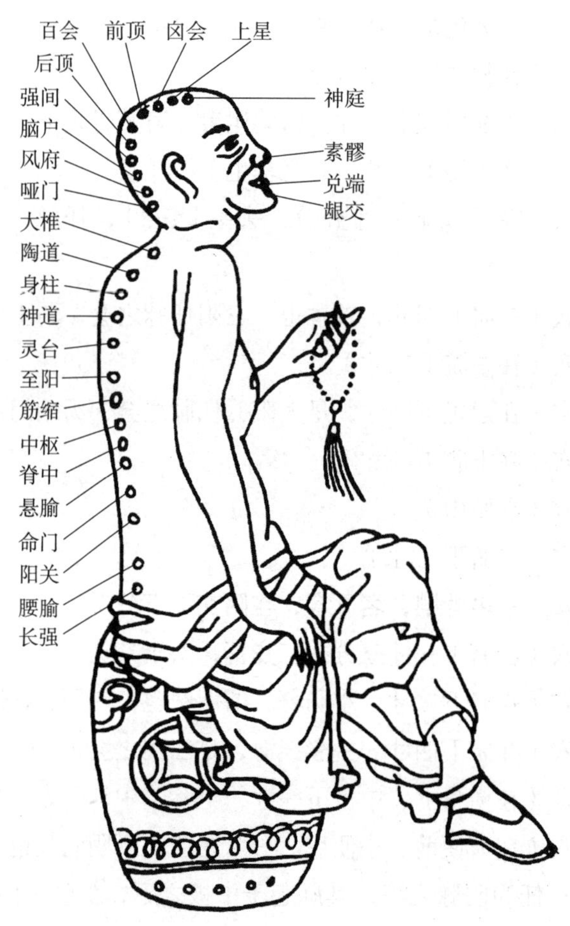

督脉者，起于下极之腧，并于脊里，上至风府，入脑上巅，循额至鼻柱，属阳脉之海也，中行凡二十七穴。

鼻柱下：素髎一穴（在鼻柱上端准头）。

水沟一穴（一名人中，在鼻柱下人中，督脉、手阳明之交会，上唇取之）。

兑端一穴（在唇上端）。

龈交一穴（在唇内齿上，督、任二脉之会）。

额上行：神庭一穴（直鼻上，入发际五分。督脉、足太阳、阳明三脉之会）。

上星一穴（在神庭后，入发际一寸）。

囟会一穴（在上星后一寸五分）。

前顶一穴（在囟会后一寸五分）。

百会一穴（一名三阳五会，在前顶一寸五分，顶中央旋毛中，陷可容豆，督脉、太阳之会交）。

顶后至项：后顶一穴（一名交衡，在百会后一寸五分）。

强间一穴（一名大羽，在后顶后一寸五分）。

脑户一穴（一名迎风，一名合颅，在枕骨上强间后一寸五分，督脉、足太阳之会）。

风府一穴（一名舌本，入项发际一寸，脑户后一寸五分，项大筋内宛宛中）。

哑门一穴（在项后，入发际五分）。

督脊下：大倾一穴（在第一倾上陷中，三阳、督、任所发）。（按：倾亦作椎）

陶道一穴（在项大倾节下，而督脉、足太阳之会，俯取之）。

身柱一穴（在第三倾节下间，俯而取之）。

神道一穴（在第五倾节下间，俯而取之）。

灵台一穴（在第六倾节下间，俯而取之）。

至阳一穴（在第七倾节下间，俯而取之）。

筋缩一穴（在第九倾节下间，俯而取之）。

脊中一穴（在第十一倾节下间，俯而取之，禁不可灸，令人伛偻）。

悬枢一穴（在第十三倾节下间，俯而取之）。

命门一穴（在第十四倾节下间，俯而取之）。

阳关一穴（在第十六倾节下间，俯而取之）。

腰腧一穴（在第二十一倾节下间）。

长强一穴（在脊骶骨端，伏地取之）。

濒湖李时珍曰：督乃阳脉之海，其脉起于肾下胞中，至于少腹，乃下行于腰横骨围之中央，系溺孔之端。男子循茎下至篡，女子络阴器合篡间，俱绕篡后屏翳穴（前阴、后阴之间也），别绕臀，至少阴与太阳中络者，合少阴上股内廉，由会阳（在阴尾、尻骨两旁各二穴）贯脊，会于长强穴，在骶骨端与少阴会，并脊里上行，历腰腧（二十一椎下）、中枢（十椎下）、筋缩（九椎下）、至阳（七椎下）、灵台（六椎下）、冲道（五椎下）、身柱（三椎下）、陶道（大椎下）、大椎（一椎下），与手足三阳会合，

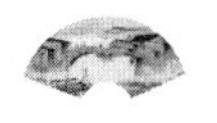

上哑门（顶后入发际五分），会阳维，入系舌本，上至风府（顶后入发际一寸，大筋内宛宛中），会足太阳、阳明，同入脑中，循脑户（在枕骨上）、强间（百会后三寸）、后顶（百会后一寸半），上巅，历百会（顶中央旋毛中）、前顶（百会前一寸半）、囟会（百会前三寸，即囟门）、上星（囟会前一寸），至神庭（囟会二寸，直鼻上，入发际五分），为足太阳、督脉之会；循额中，至鼻柱，经素髎（鼻柱顶也）、水沟（即人中），会手足阳明，至兑端（在唇上端），入龈交（上齿缝中），与任脉、足阳明交会而终。凡三十一穴。督脉别络自长强走任脉者，由小腹直上，贯脐中央，贯心入喉，上颐环唇，上系两目之下中央，会太阳于目内眦睛明穴（见阴跷下）。上额，与足厥阴同会于巅，入络于脑。又别，自脑下项，循肩髀，与手足太阳、少阳会于大椎，第一椎下，两旁去脊中一寸五分陷中，内夹脊抵腰，中入循齐络肾。《难经》曰：督脉、任脉各四尺五寸，共合九尺。

《灵枢经》曰：颈中央之脉，督脉也，名曰风府。

张洁古曰：督者，都也，为阳脉之都纲。任者，妊也，为阴脉之妊养。

王海藏曰：阴跷、阳跷，同起跟中，乃气并而相连。任脉、督脉，同起中极之下，乃水沟而相接。

滑伯仁曰：任、督二脉，一源二歧。一行于身之前，一行于身之后。人身之有任督，犹天地之有子午。可以分，可以合。分之以见阴阳之不离，合之以见浑沦之无间。一而二、二而一者也。

濒湖又曰：任督二脉，人身之子午也，乃丹家阳火阴符，升降之道，坎水离火，交媾之乡。故魏伯阳《参同契》云：上闭则称有，下闭则称无，无者以奉上。上有神德，居此两孔，穴法金气亦相须。崔希范《天元入药镜》云：上鹊桥，下鹊桥。天应星，地应潮。脉之所系，出入于此，其用在脐下，为天地之根元，牝之门通。厥阴分三歧为三车，一念之非，降而为漏。一念之是，守而成滔。升而接离，补而成乾。阴归阳化，是以还元。至虚至静，道法自然，飞升而仙。

王启元曰：脑户乃目脉、足太阳之会故也。

（**按：**本节可参《内外功图说辑要》）

骨　数

人有三百六十五骨节，按周天三百六十五度。男子骨白，妇人骨黑。

髑髅骨，男子自项及耳并脑后，共八片（蔡州人有九治），脑后横一缝，当正直下至发际，别有一直缝。妇人只六片，脑后横一缝，当正直下，无缝。

牙有二十四，或二十八，或三十六。胸前骨一条，心骨一片，状如钱大。

项与脊骨，各十二节。

自项至腰共二十四椎骨，上有一大钟骨。人身项骨五节，背骨十九节，合之得二十有四，是项之大钟即在二十四骨之内。

肩井及左右饭匙骨，各一片。

左右筋骨，男子各十二条。八条长，四条短。妇人各十四条。男女腰间各有一骨，大如掌，有八孔，作四行样。手脚骨各二段，男子左右手腕及左右臁筋骨边皆有髀骨（妇人无）。两足膝头各有颇骨，隐在其间。如大指、大手、脚板各五缝。手脚大拇指，并脚第五指，各二节。余十四指，并三节。

尾蛆骨若猪腰子，仰在骨节下。男子者，其缀脊处凹，两边皆有尖瓣如棱角，周布九窍。妇人者，其缀脊处平直，周布六窍，大小便处各一窍。

筋　络

足太阳之筋，起于足小指，上结于踝，斜上结于膝，其别者结于腨腘，中结于臀上，挟斜上项。其支者入结舌本，其直者结于枕骨。上头下颏结于鼻。其支者为目上纲，下结于脊鸠。

足少阳之筋，起于小指次指，绕外踝，结于膝下。其支者上走髀，前者结于伏兔，后者结于尻，其额角交巅上，下走颔结于鸠。

足阳明之筋，起于中二指，结于跗。上加辅骨，上结于膝。土脾枢，上胁属脊，其直者循伏兔，上结于髀，聚于阴器。上腹而布至缺盆。上颈，挟口合于鸠，下结于鼻上，合于太阳。太阳为目上纲，阳明为目下纲。

足太阴之筋，起于大指之端，上结于内踝。其直者络于膝，循阴股结于髀，聚于阴器。上腹结于脐，循腹里，散于胸中，着于脊。

足少阴之筋，起于小指之下，斜走内踝之下踵。上于内辅之下，循阴股，结于阴器。循脊内上至项，结于枕骨，与足太阳之筋合。

足厥阴之筋，起于大指之上，结于内踝。上循胫，上结内辅之下。上循阴股，结于阴器，络诸筋。

手太阳之筋，起于小指之上，结于腕。上循臂，结于肘，入结于腋下。其支者，上绕肩胛，循颈结于耳后完骨。其支者入耳中，直者出耳上，属目外眦。

手少阳之筋，起于小指次指之端，结于腕。上循臂，结于肘，上肩走颈。其支者，入系舌本。其支者上曲牙，循耳前，属目外眦。

手阳明之筋，起于大指次指之端，结于腕，循臂结于肘，上臑，结于髃。其支者，绕肩胛挟脊。

手太阴之筋，起于大指之上，结于鱼际。上循臂，结肘中。上入腋，下出缺盆，结髃上。下结胸里，散贯贲下，抵季肋。

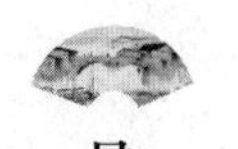

手厥阴之筋，起于中指，结于肘。上臂阴，结腋下，挟胁。其支者，入腋散胸中，结于臂。

手少阴之筋，起于小指之内，结于锐骨。上结肘，入腋挟乳，里结于胸中，下系于脐。

气血说

休宁汪氏曰：人身之所恃以生者，此气耳，源出中焦，总统于肺，外护于表，内行于里，周通一身，顷刻无间，出入升降，昼夜有常，曷尝病于人哉。及至七情交致，五志亡发，乖戾失常，清者化而为浊，行者阻而不通，表失护卫而不和，里失营运而勿顺，气本属阳，反胜则为火矣。人身之中，气为卫，血为营。经曰：营者，水谷之精也，调和五脏，洒陈于六腑，乃能入于脉也。生化于脾，总统于心脏，藏受于肝，宣布于肺，施泄于肾，灌溉一身。目得之而能视，耳得之而能听，手得之而能摄，掌得之而能握，足得之而能步，脏得之而能液，腑得之而能气。出入升降，濡润宣通，靡不由此也。饮食日滋，故能阳生阴长，取汁变化而赤，为血也，注之于脉，充则实，少即涩。

《易筋图说》

北魏·达摩

青莱真人编

第一套

第一式

面向东立，首微上仰，目微上视，两足与肩宽窄相齐，脚站平，不可前后参差，两臂垂下，肘微曲，两掌朝下，十指尖朝前，点数七七四十九字，十指尖想往上翘，两掌想往下按，数四十九字，即四十九翘按也。

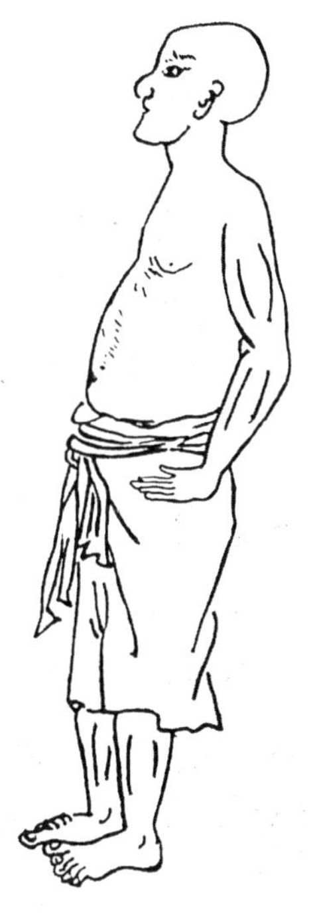

第二式

接前式，数四十九字毕，即将八指叠为拳，拳背朝前，两大指伸开不叠，拳上两大指翘起，朝身不贴身，肘微曲。每数一字，拳加一紧，大指翘一翘，数四十九字，即四十九紧、四十九翘也。

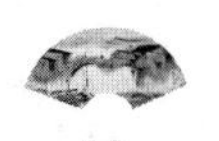

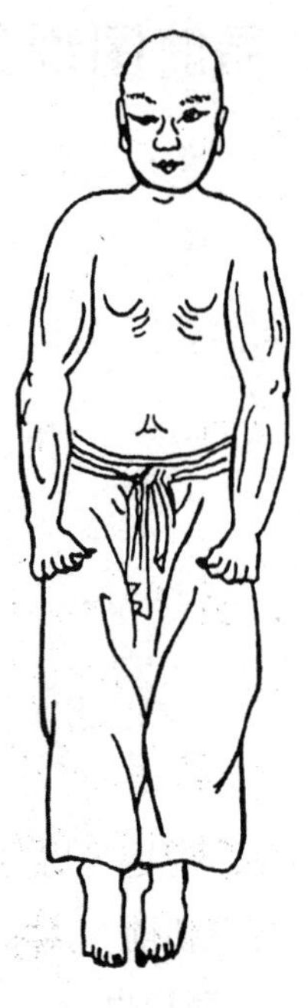

第三式

接前式，数四十九字毕，将大指叠在中指中节上为拳，趁势往下一拧，肘之微曲者至此伸矣。虎口朝前，数四十九字，每数一字，拳加一紧，即四十九紧也。

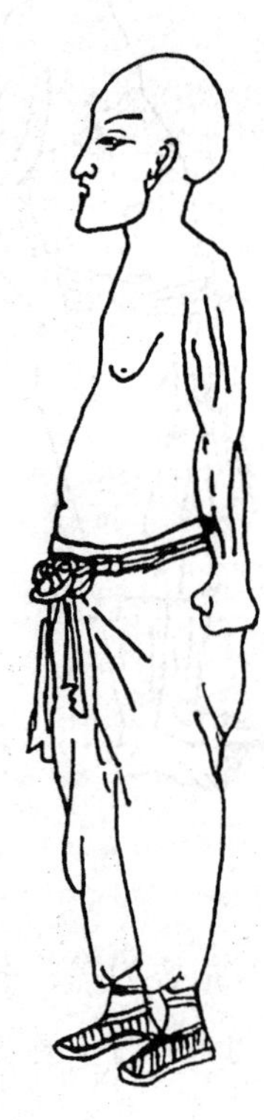

第四式

接前式，数四十九字毕，将两臂平抬起，伸向前，拳掌相离尺许，虎口朝上，拳与肩平，肘微曲，数四十九字，拳加四十九紧。

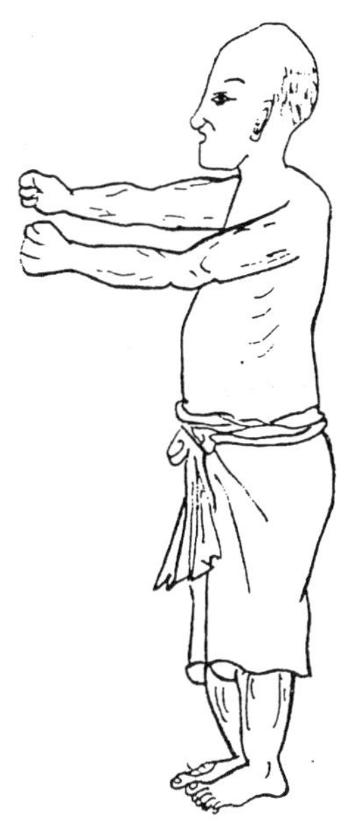

第五式

接前式，数四十九字毕，将两臂直竖起，两拳相对，虎口朝后，头微仰，两拳不可贴身，亦不可离远。数四十九字，每数一字，拳加一紧。

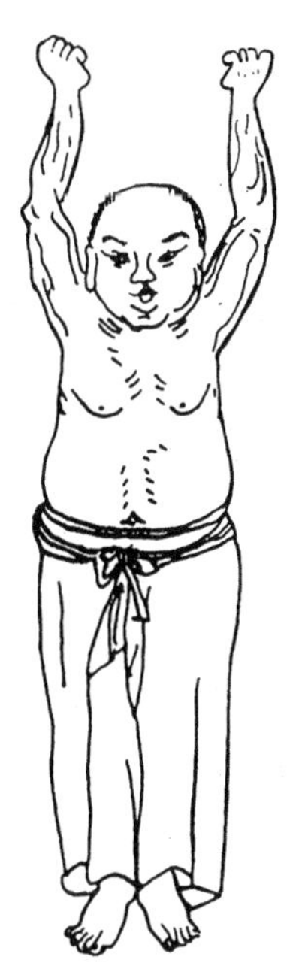

第六式

接前式，数四十九字毕，两拳下对两耳，离耳寸许，肘与肩平，虎口朝肩，拳掌朝前，数四十九字，每数一字，肘尖想往后用力，拳加一紧。

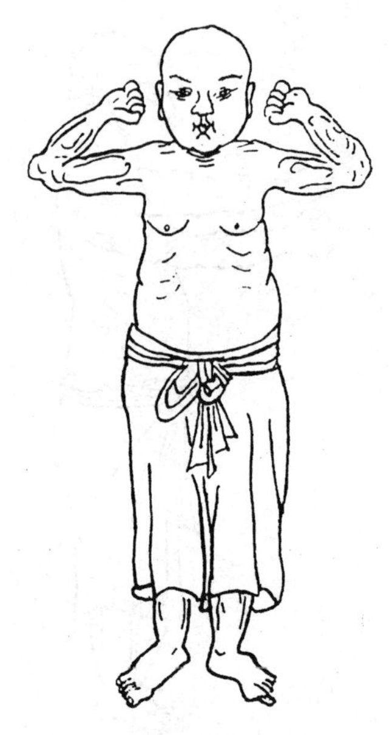

第七式

接前式，数四十九字毕，全身往后一仰，以脚尖离地之意，趁势一仰，将两臂横伸直与肩平，虎口朝上。数四十九字，每数一字，想两拳往上往后用力，胸向前合，拳加一紧。

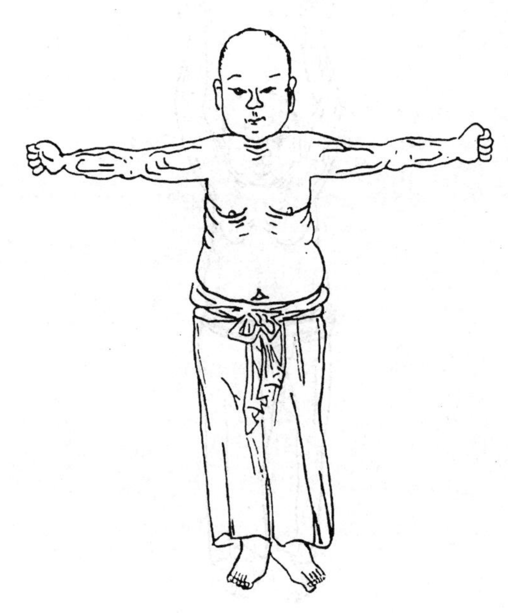

第八式

接前式，数四十九字毕，将两臂平转向前，与第四式同，但此两拳略近些，数四十九字，每数一字，拳加一紧。

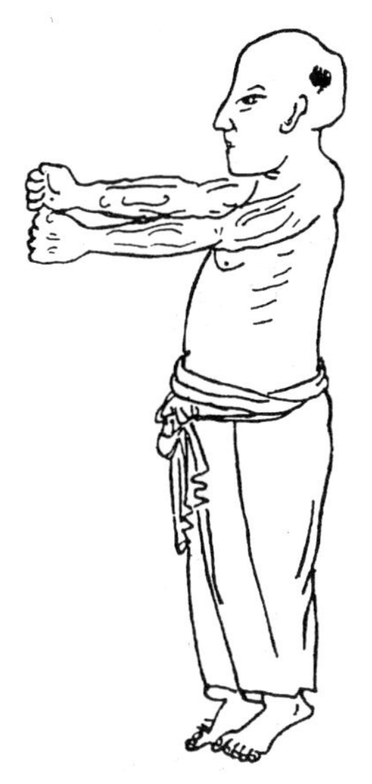

第九式

接前式，数四十九字毕，将两拳掌收回，向胸前两乳之上些，一抬即翻拳掌，向前上起对鼻尖，拳背食指节尖即离鼻尖一二分，头微仰。数四十九字，每数一字加一紧。

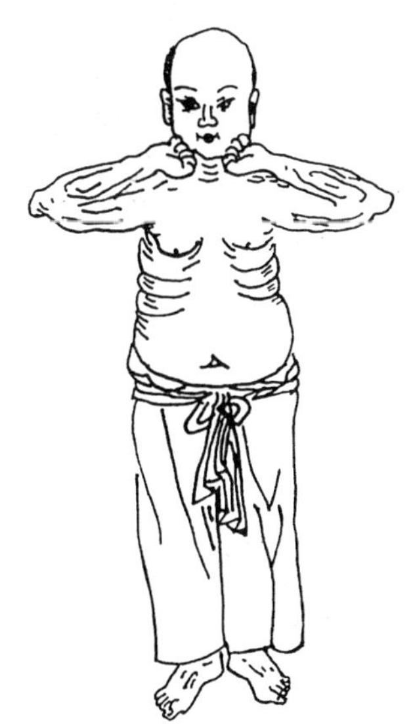

第十式

接前式，数四十九字毕，将两拳离开，肘与肩平，两小臂直竖起，拳掌向前，虎

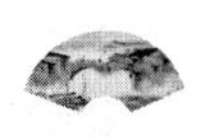

口遥对两耳，数四十九字，每数一字，拳加一紧，想往上举，肘尖想往后用力。

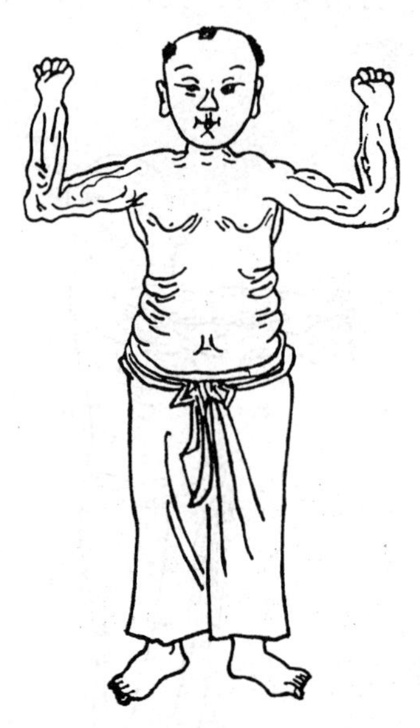

第十一尾一式

接前式，数四十九字毕，将两拳翻转向下至脐，将两食指之大节与脐相离一二分。数四十九字，每数一字，拳加一紧。数毕，吞气一口，随津以意送至丹田，如此吞送气三口。

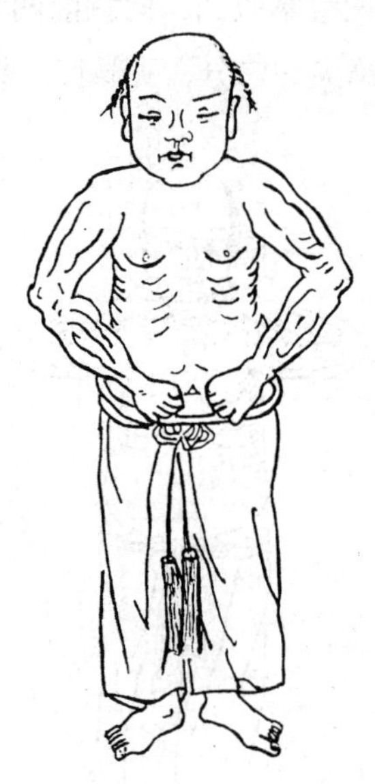

第十二式尾二式

吞气三口毕，不用数字，将两拳松开，两手垂下，直与身齐，手心向前往上端与肩平，脚跟微起，以助手上端之力，如此三端，俱与平端垂物之用力相同。再将两手叠作拳，举起过头，同用力摔下，三举三摔，再将左右足一蹬，先左后右各三蹬毕，仍东向静坐片时以养气。

如接行第二套者，于吞气后接下来，不须平端捽手蹬足也。如欲接行第二套，即不用行此前套第十二尾二式，头从前套第十一尾一式，吞气三口送丹田之后，接行第二套第一式便合。

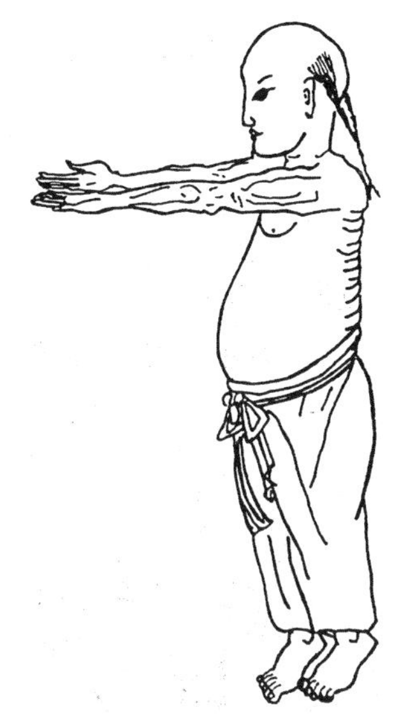

第二套

第一式

接头套，吞气三口毕。将两拳伸开，手心翻向上端至乳头上寸许，十指尖相离二三寸。数四十九字，每数一字，想手心翻平，想气贯十指尖。若行此第二套第一式，须接前套第十一尾一式，吞气三口即接行之，不用行前套第十二尾二式也。

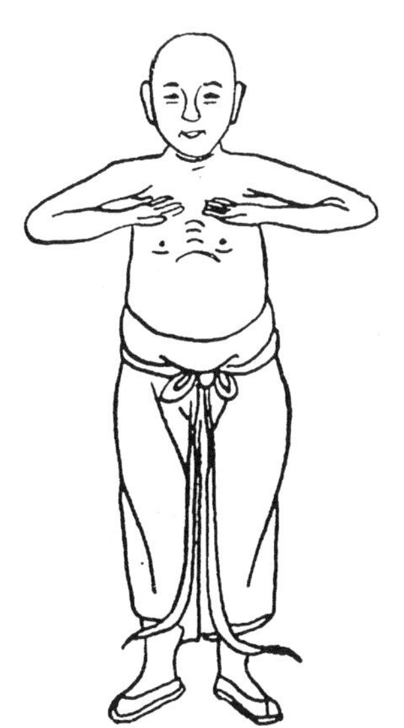

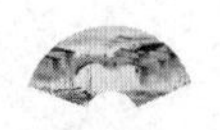

第二式

接前式，数四十九字毕，将两手平分开，横如一字与肩平，手掌朝上，胸微向前。数四十九字，每数一字，手掌手指想往上往后用力。

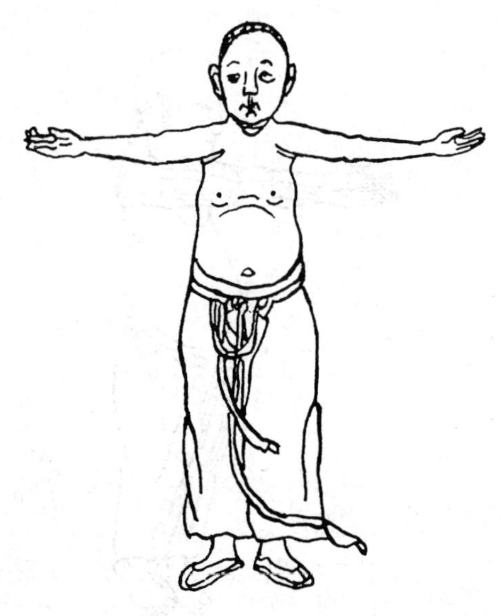

第三式

接前式，数四十九字毕，两臂平转向前。数四十九字，每数一字，想气往十指尖上贯，平掌朝上微端。

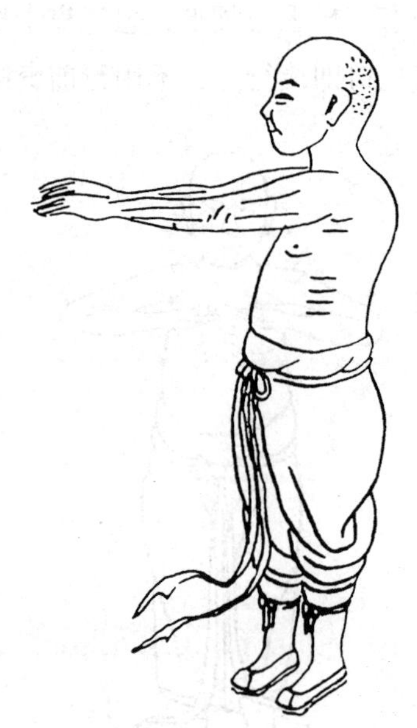

第四式

接前式，数四十九字毕，将两手为拳撤回，拳掌朝上，拳背朝下，两肘夹过身后。数四十九字，每数一字，拳加一紧，两臂不可贴身，亦不可离远。

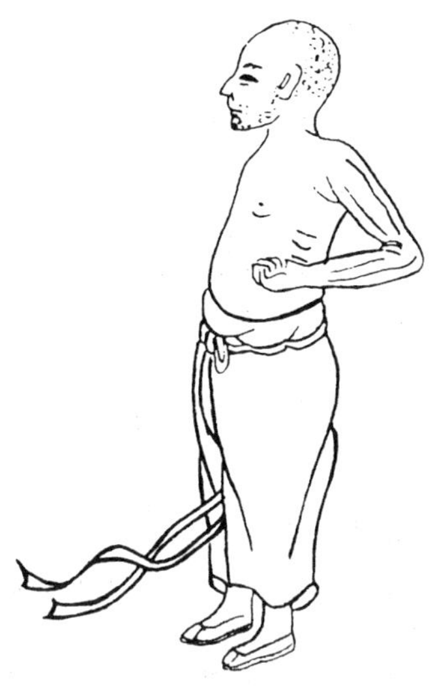

第五式

接前式，数四十九字毕，将拳伸开指尖朝上，掌往前如推物之状，以臂伸将直为度。每数一字，掌想往前推，指尖想往后用力，数四十九字毕，如前尾式数字、吞气等法行之。此第二套五式，行毕若不歇息，连欲接行第二套，则于此套数字毕，照前套十一尾一式，吞气三口，送入丹田之后，即接行第三套，仍减行前套第十二尾二式可也。功行至此，第二套第五式意欲歇息养神，必须将前套第十一式吞气之法及第十二式诸法全数补行于此第二套五代之后，方能歇息也。

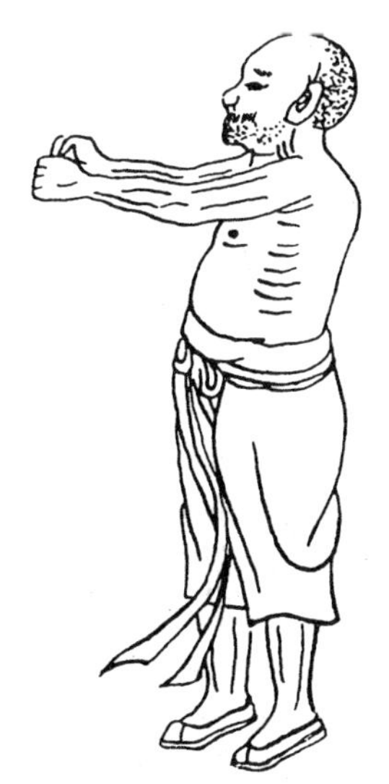

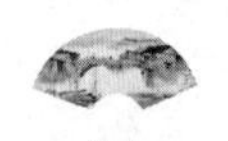

第三套

第一式

接前吞气后，将两手心朝下，手背朝上，两手起至胸前乳上，趁势往下一蹲，脚尖略分开些，脚跟离地二五分，两手尖相离二三寸，数四十九字，每数一字，两臂尖想往后用力，想气贯至十指尖上。

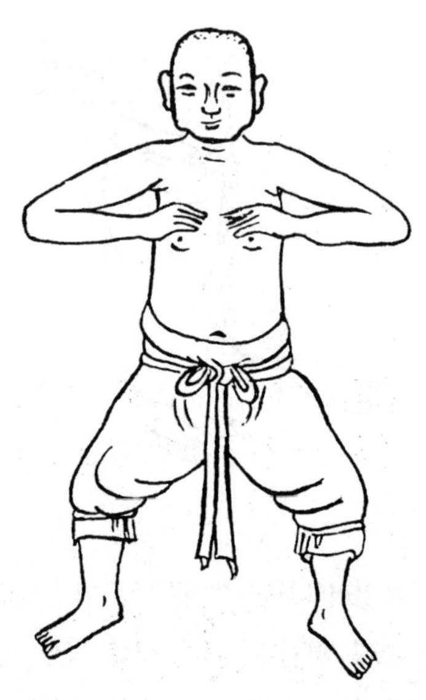

第二式

接前式，数字毕，将身一起，趁势右手在内，左手在外，右手掌向左推，左手掌向右推。数四十九字，每数一字，右手掌向左用力，指尖往右用力，左手掌向右用力，指尖往左用力。

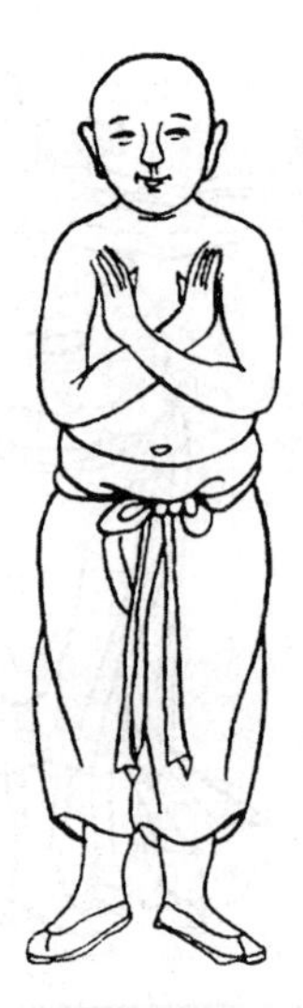

第三式

接前式，数四十九字毕，将两手分开如一字，两臂与肩平，手心朝下，胸微往前。数四十九字，每数一字，两手想往上往后用力。

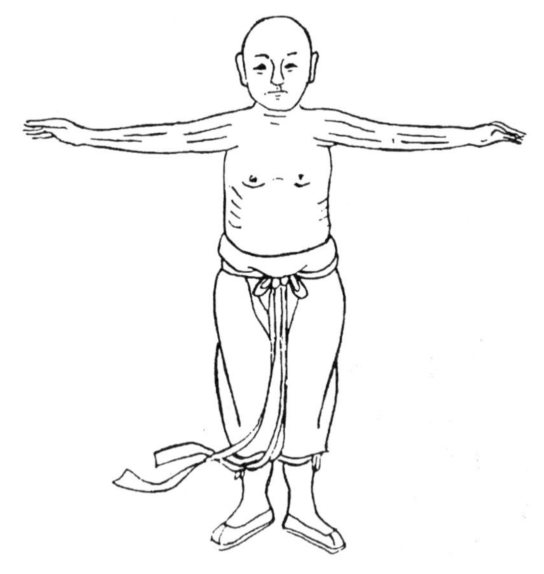

第四式

接前式，数四十九字毕，左手及臂在上，右手及臂在下，左手臂朝下，右手臂朝左，两臂皆曲向。数四十九字，每数一字，想气贯十指尖为度，两臂不可贴身。

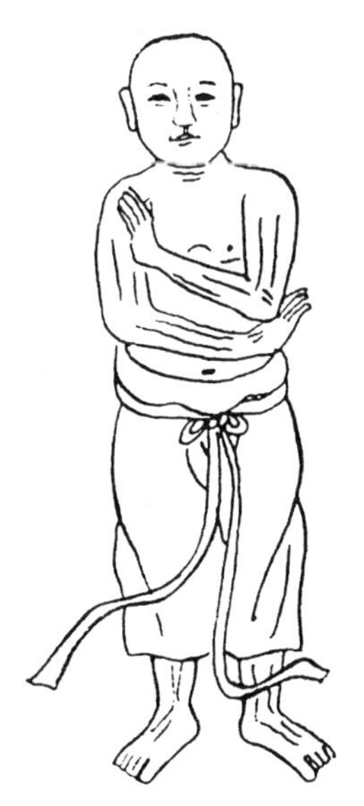

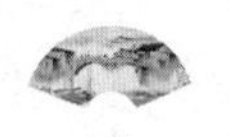

第五式

接前式，数四十九字毕，将两臂垂下，手心翻转向后，肘曲，十指尖亦曲，每数一字，想气贯十指尖为度，俱照前式。数四十九字毕，每照前尾式，照字吞气，平端捽手蹬足毕，向东静坐片时，不可说话用力。如要上顶为者，于五十日后行到第三套一蹲之式，眼往上蹬，牙咬紧，将前左右各三扭，以意贯气至顶上则为贯顶上矣。六十日后，以意贯气至下部，则为达下部矣。

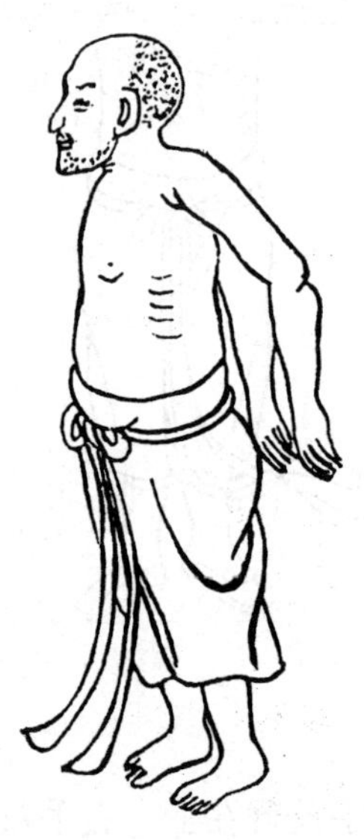

《易筋洗髓经》

西竺圣僧般刺密谛译
义南洲白衣海岱游人订正
山左祝阿马一贞竹君校刊
友竹山房藏板（壬申年）

《易筋洗髓经》序

《易筋》《洗髓》二经皆达摩祖师传道之书，与老氏《道德经》、释氏《金刚经》同一义理。《洗髓经》世不多见，且意旨深邃，非得此中三昧者，不能解，唯《易筋》一经，规模尚可寻觅。然摩祖传此经文，非为人事外功，原示人以成仙作佛之梯航，奈世人未能洞见本原，往往舍本逐末，遂至流为技击。余身列儒林，性沉内典，暇则取释、道两门书，时时玩索，见三教总归一本，又遇名人指授，于正道旁门，亦能区别泾渭，第知其大略，而妙蕴微言，尚未深悉，虽然诞登道岸，余固未能而善，与人同窃，尝自失。尝考《易筋》一经，系教外别传，世人每奉为枕中秘，未肯公诸同好吁。遗经既渺，世无传人，释门之道不几几歇绝耶。迩年购得《易筋经》抄本数种，其中篇异，其句句异，其字亥豕鲁鱼在所不免，爰略集诸本参互考订，纂成一册，非敢云善，只求讹谬之略少耳。至《洗髓经》，甫于今年得见，细心寻绎，洵为最上一乘真谛，篇中间有一二语难诠解者，岂字句亦有错误耶？抑经义渊深，未易窥测耶？惜无他本校对，又未敢擅自改易，谨录原文置案头，以供探讨。若夫按经修道，窃愧根行浅薄，响慕徒殷然，以天下之大，讵无夙慧根之心坚力果者，设未得见是经，欲从末由，易生退阻，又恐久而失传，是以略辑二经，付诸剞劂，以公斯也，倘有藏书家出其善本，就未经更正处一一校订，以折衷于至是，实深欣幸，望有志进修者奉是经为宝筏，寻流溯源，藉可成仙作佛，则达摩祖师之道得以大彰，亦不负余刻是书之意云尔，是为序。

道光二十三年癸卯仲冬望日

祝阿马一贞书

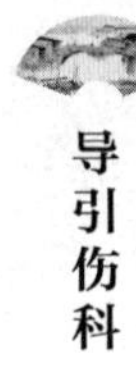

《易筋经》序二（同《易筋洗髓二经》，略）

（大唐贞观二年，春三月朔三原李靖药师甫题）

《易筋经》序三（同《易筋洗髓二经》，略）

（大宋绍兴十二年，宏毅将军牛皋鹤九甫序）

《易筋经》序四（同《易筋洗髓二经》，略）

（大元中统元年，庚申秋九月，海岱游人题）
（余内容均与《易筋洗髓二经》同，略）

洗手臂方

菟丝子　覆盆子　蛇床子　地骨皮　骨碎补　南青盐　凤仙花　本蚯蚓粪　上药一斤，分作七分二两三钱，共合一处，用水煎洗，以白布一块，搓手臂，洗后以白布五寸宽条，将臂缠紧，七日后再煎再洗，以四十九日为期。

般剌密谛付巨龙禅师内北口诀（口诀歌）

《易筋经》之炼气诀，分明仔细与君说。祖师留下壮身法，子前午后君休错。定气凝神锁心猿，两手插抱趺足坐。识得先天太极初，此处便是生身路。瞑目调息万缘空，念念俱无归净土。气透通天彻地寒，无出无入一吸间。海气滚滚浪千层，撞入北方坎水渡。河车逆运上昆仑，白云朝顶生甘露。背后三关立刻开，金光射透生死户。气走须弥顶上流，通天接引归神谷。水火升降此时求，白虎锁入青龙窟。龙虎一会神气生，再运六六三十六。三十六兮少人知，窍妙分明在坎离。颠倒配合妙通玄，来似金刚去似绵。达摩留下修身药，上至泥丸下涌泉。气至脐兮白鹤飞，倒像芦芽穿膝时。

行住坐卧君须记，精满神全气自回。神气足兮光不灭，又与诸家有分别。有人识得此消息，硬如金石坚如铁。行行步步谨提防，此是神仙真口诀。君须牢记易筋经，浑身煅炼如生铁。只此飞身到金阙。

《易筋经》意篇

天地间惟人为贵，内有五脏，外有五官。若五官不治，五脏即伤。久视伤肝，久听伤肾，多视伤脾，多虑伤心。世人罕知，予得是经，真五气朝元之功也。行功之始，先仰卧以定神，含眼光而不视，肝气莫耗也。收耳韵而莫听，肾气莫耗也。匀鼻息而勿喘，肺气莫耗也。用手揉胃宽大，脾气莫耗也。守中至要，是为法。揉而后杵，杵而后槌，槌而后打，如是百日工夫，五气皆足，神凝精满，却病延年，不饥不寒，再行功完。前任后督，二脉充盈，修仙成佛之基也。不由此而进修，学道无根。达摩东来，授此《洗髓》《易筋》二帙，实吾人之大幸也。夫禽有鹤而能寿，兽有狐而亦仙。世之不得此经者，将禽兽之不若也。得之而不行，或疑其事为虚诞，或畏其功太长久，直自弃耳。若能信而行之，三年之后，将见勇若项王，力迈乌获，终身坚壮，不畏饥寒，房战取胜，泥水探珠，犹小用耳。修仙成佛，要不外是。有缘者行之，自有应验，彼时始知予言之不谬也。

《易筋经》跋

余读《易筋经》译义，为之三覆。见其中之德性功业，一以贯之，未尝不掩卷而叹曰：大哉斯经之所蕴乎，真仙佛两途之宝筏也。然古今求道者甚众，而入道者累世不一见也。非斯道之不可仰企也，是犹入水而不知行船，登山而不知循径，欲以臻彼岸跻绝顶也难矣。故佛家以智慧为入门，即老氏亦曰知止则泰定。总言欲奏其效，必先溯洄其功之法也，使不得其法，则于行功之次等，茫然莫辨。如功之宜行于前者，或昧焉行之于后，则有舍本图末之失。功之宜施行于后者，或贸焉行之于前，则有躐等而进之患，又何怪夫入道之难而累世不一见哉。是经天地之寒暑，必参之而稽其候。于日月之盈虚，必察之而著其光。虑夫器之长短、广狭、轻重、尖圆，难于中节也。为之定其规制，虑夫则有高下，用有利弊，恐取之失其美也。为之精其选窍，又虑夫药之有定数，洗炼有定法，恐人之失其制也。为之列方而示以准则，纤毫有所必详。至于周身之上下、内外、左右、前后无间，皮膜、筋骨、血气、经络之类，更无不贯悉，夫功之浅深次第，使人开卷一览，了如指掌。循其序而求之，可以平入圣境而绰

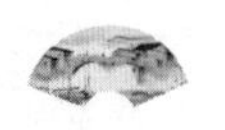

有余裕矣，由是而气盈力健，骨劲膜坚。以文武神圣之奇男女，作掀天揭地之大事业，可垂手而得之。非所云性功德业，一以贯之哉。继此功愈醇而愈进，则入水不濡，入火不焚，天地不能为之害，寒暑不能为之贼，可以命自我立，与天无极矣。想昔达摩大师所言，基此作佛成仙之语，为不诬。后之君子，于是经信而好之。所以服其全功，收其全效，庶不负圣圣相传，引人入道之意。余不能无厚望云尔。

紫凝道人跋

《易筋经》后跋

紫凝道人曰：予读《易筋经》，因悟世之缁黄两家学道者多若牛毛，而成道者稀如麟角，非道之难成，实由行者未得其门，因无其基，故禅定则有入魔之患，导引则有倦废之虞，泥水则有进鼎之忧，服食则有饥渴之虑，皆未得是经故也。若得而行之，引而伸之，大则可以立功业，小则可以保身家。农则可以易耨深耕，商则可以任重致远。病者可安，弱者可强。无子可以广嗣，垂老可以返童。易人而成佛，移凡以为仙。小炼小成，大炼大成。是《易筋经》一书，诚天地间之至宝，无有复加于此者也。在信而好者以求至乎其极，斯不负历代祖师传留援引之意云耳。

翻译《洗髓经》意序

《易筋》《洗髓》，俱非东土之文章，总是西方之妙谛，不因祖师授受，子安得而识之，又乌自而译之也哉。我祖师大发慈悲，自西徂东，飧风宿露，不知几经寒暑，登山航海，又不知几历险阻，如此者岂好劳耶。悲大道之多歧，将愈支而愈离。恐接绪之无人，致慧根之淹没。遍观诸教之学者，咸逐末而忘本。每在教而泥教，谁见流而溯源。忽望震旦，白光灼天，知有载道之器，可堪重大之任，此祖师西来之大义也。初至陕西敦煌，遗留汤钵于寺。次及中州少林，面壁跏趺九年。不是心息参悟，亦非存想坐功。总是因缘未至，姑静坐久留，以待智人参求耳。及祖师示人为第一义谛，问者多固执宿习，不能领略再请，予何人斯。幸遇至人，耳提面命，顿超无上，正传正觉，更有教外别传。《易筋》《洗髓》二帙，惟《洗髓》义深，精进无基，初学难解，其效亦难，至是为末后之究竟也。及其成也，能隐能显，串金透石，脱体圆通，虚灵长活，聚而成形，散则为风，然未可一蹴而至也。《易筋》义浅，而入手有据，初学易解，其效易臻，堪为筑基之初修。是必易筋之功竟，方可因之而洗髓。予得师传，行《易筋》已效。将《易筋》原本一帙，藏之少林壁间，俟有缘者得之。惟《洗髓》一帙，附之衣钵，远游云水，后缘行至，果获奇应。曾不敢轻以告人，又恐久而失传，辜负祖师西来之意。于是不揣鄙陋，翻为汉语，止求不悖经文，不敢致饰于章句，依经详译于后，并为序言于前，以俟智者之玩味而有得也。

释慧可谨序

翻译《洗髓经》总义

如是我闻时，佛告须菩提。易筋功已竟，方可事于斯。此名静夜功，不碍人间事。白日任匆匆，务忙衣与食。运水及担柴，送尿与送屎。抵暮见明星，然灯照暗室。晚夕功课毕，将息临卧具。大众咸酣睡，忘却生与死。默者独惊醒，黑夜暗修持。抚体叹今夕，过了少一日。无常迅速身，同少水鱼头。然而如何救，福慧须两足。四恩未能答，四缘未能离。四智未现前，三身未归一。默观法界中，四生三有备。六根六尘连，五蕴并三途。天人阿修罗，六道各异趣。二谛未能融，六度未能具。见见非是见，无明未能息。道眼未精明，眉毛未落地。如何知见离，得了涅槃意。若能见非见，见所不能及。蜗角大千界，蟭眼纳须弥。昏昏醉梦间，光阴两俱失。流浪于生死，苦海无边际。如来大慈悲，演此为洗髓。须习易筋后，每于夜静时，两目内含光，鼻中微息运。腹中竟空虚，正宜纳清煦。朔望及两弦，二分并二至。子午守静功，卯酉温沐浴。一切惟心造，炼神竟还虚。静中常醒醒，莫被睡魔拘。夜夜长如此，日日续行持。惟冀能容纳，饱食非所宜。谦和护保身，虚风宜紧避。借假可修真，四大须保固。柔弱可持身，暴戾灾害逼。渡河须用筏，到岸方弃之。造化生成理，从微而至著。一言透天机，渐进细寻思。久久自圆满，未可一蹴至。成功有定限，三年九载余。从容在一纪，决不逾此期。心空身自化，随意任所之。一切无窒碍，圆通观自在。隐显度众生，弹指趋无始。专报四重恩，永灭三途苦。后人得此经，受持可奉行。择人相授受，叮咛视莫轻。

《洗髓经》（同《易筋洗髓二经》，略）

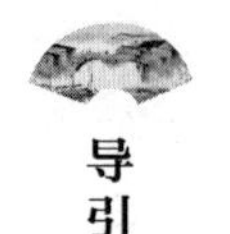

《易筋洗髓二经》

北魏·达摩

黄竹斋稿本

序　一

后魏孝明帝太和年间，达摩大师自梁适魏，面壁于少林寺，一日谓其徒众曰：盍各言尔所知，将以占尔等之功行造诣。众因各述其进修。师曰：某得吾皮，某得吾肉，某得吾骨，某得吾毛肤，惟慧可能得吾髓。而后人漫解之，以为喻入道之浅深耳，盖不知实有所指，非谩语也。迨九年功毕，示化葬熊耳山，却乃携只履西归。去后面壁处碑砌坏于风雨，寺僧修葺之，得一铁函，无封锁，有际会，百计不能开。一僧悟曰：此必胶漆之固也，宜以火函遂开，乃熔蜡满注而四著故也。得所藏经二帖：一曰《洗髓经》，一曰《易筋经》。《洗髓经》者，谓人之生感于爱欲，一落有形，悉皆滓秽，欲修佛谛动障，真如五藏六府、四肢百骸，必先一一洗涤净尽，纯见清虚，方可进修入佛智地。不由此经，进修无基，无有是处。读至此，然后知向者，所谓得髓者，非譬喻也。易筋者，谓髓骨之外，皮肉之内，莫非筋，连络周身，通行血气，凡属后天，皆其提挈，借假修真，非所赞襄，立见颓靡，视作泛常。曷臻极至舍，是不为进修不力，无有是处。读至此，然后知所谓皮肉骨者，非譬喻，亦非漫语也。昔者一客问东方朔曰：先生有养生诀乎？答曰：无他术。吾能三千年一洗髓，三千年一伐毛，吾已三洗髓、三伐毛矣。客以为滑稽之语也，孰知果有是事哉。吾意达摩大师必得东方朔之诀者，《洗髓经》帙归于慧可，附衣钵共作秘传，后世罕见。惟《易筋经》留镇少林，以永师德。第其经字皆天竺文，少林诸僧不能遍译，间亦译得十之一二。复无至人口传秘密，遂各逞己意，演而习之，竟趋旁径，落于技艺，遂失作佛真正法门。至今少林僧众，仅以角艺擅长，是得此经之一斑也。众中一僧，具超绝识，念惟达摩大师既留圣经，岂惟小技，今不能译，当有译者。乃怀经远访，偏历山岳。一日抵蜀，登峨嵋山，得晤西竺圣僧般刺密谛，言及此经，并陈来意。圣僧曰：此佛祖心传妙印之先基也，然此经文义渊深，皆通凡达圣之事，非一时可以指陈精意。乃止僧住于山，教以进修法，至百日而身极固，再百日而身充周，又百日而身如金石。欲驯此僧入佛而登圣域，僧果志坚，不落尘世，乃随圣僧化行海岳，不知所之。徐鸿客遇之海外，得其秘谛，授之虬髯客，虬髯客复授与余，余尝试之，辄有奇验，始信佛语真实不虚。惜乎未得洗髓之秘，不能游观佛境。又惜余立志不坚，不能如僧有不落尘世之愿，乃仅借六花小技以勋伐终，虽一时受知遇于圣天子而取公侯禄，然此心终为愧歉也。此经妙义，世所未闻，仅序其由，俾知颠末，企望后之学者务期了道成佛，切勿效区区作人间勋业事，庶不负达摩大师壁经之意，亦不负余传经之心也。若曰勇足以名世，则古之以力闻者多矣，奚足录哉。

大唐贞观二年　春三月朔

三原李靖药师甫题

序　二

予武人也，少未学文，好弄长枪大剑，驰马弯弓以为乐。值中原多故，徽钦北狩，泥马渡河。江南多事，予因应少保岳元帅之命，署为裨将，屡立战功，遂擢大将。忆昔年奉少保将令出征，迨后旋师还鄂途中，忽见一僧，状貌奇古，类阿罗汉相，手持一函入军营，嘱予致少保。叩其故，僧曰：将军知少保有神力乎？予曰：不知也，但见吾少保能挽百钧弓耳。僧曰：少保神力，天赋之欤？予曰：然。僧曰：非也，予授之耳。少保幼曾从学于予，神力成功，予嘱其相随入道，不从而去作人间勋业事，名虽成，患将至，志难竟，呜呼！天也，命也，运也，奈若何，而今将及矣。致此函，或能反省，获免其厄，亦未可知也。予闻言，不胜悚异。叩姓氏，不答。叩所之，曰：西访达摩师。予慑其神威，不敢挽留，竟飘然而去。少保得函，读未竟，泣数行下曰：吾师神僧也，不吾待，吾其休矣。因从襟袋中出一册付予，嘱曰：好掌此册，择人而授，勿使进道法门，斩焉中绝，有负神僧也。不数月，少保果为奸相媾害，予以伤少保冤愤莫伸，视功勋若粪土，固无复人间想矣。念少保之嘱，不忍负恨。武人无巨眼，不知斯世谁具证道根衍，堪传此册者，择人既难，妄传无益。今将此册藏于嵩山石壁中，俟有道缘者自得之，以衍进道之法门，庶免予妄传之咎，可酬对少保于天上矣。

大宋绍兴十二年

宏毅将军牛皋鹤九甫序

序　三

予少时惟耽诗书，暮年好与方外人交暇，则游吟于海岱之间。一日至太白山，偕友人挈盖榼携壶于海滨，藉草而饮，远眺霜林老叶，红映水光，正在诗兴勃然，忽一西羌人自西而东，经此憩息。予见其修雅可亲，乃止而饮。问所之？曰：胶崂访师。又问何长？曰：神勇。在座俱茫然。请问神勇之故？曰：吾并指可贯牛腹，侧掌可断牛头，拿拳可碎虎脑，不信请试。于腹乃以木石铁锤，令壮士击之，若罔知也。以巨绳击其睾丸，缀以牛之轮，压以巨石，曳轮而走若驰。又系其两足跟，令三四壮者曳之，屹立不移。众愕然曰：有是哉，天付之欤？亦人力欤？曰：人也，非天也。叩其用？曰：却病一，永不生虚疾二，终身壮健三，饥寒不迫四，多男灵秀五，房战百胜六，泥水探珠七，御侮不惴八，功成不退九，此皆小用者也。基之成佛了道，乃其至耳。问其所得？曰：吾师僧，僧师神，递有传授。乃出书一册，众阅之，乃知神勇之由。筋可易而积力，生于积气也。酒已，羌人欲去，挽之不得。曰：观尔言，志异于众，愿以此书赠。吾访神师，频游佛地，不暇留此也。予再四思惟，读圣贤书五十余年，学圣贤，不能至，落得一迂腐老儒，凡事斤斤论理之有无，不知理之外别有天地，非迂儒辈所能探索者。此书为药师序，药师岂妄语哉。盖思上古称有勇力者，殷王受、荡舟奡，乌获、孟贲、夏育、北宫黝、伍子胥、项籍、朱亥、东海壮士皆以力闻于世，惟孔子有神勇，不以力闻。凡此岂皆天赋，亦出于人为，应亦载之经籍，或经秦火而失耳。

经云：基之作佛。此则西竺古先生之超越处，非中原人所可貌观焉者。噫！吾安能起卫公、武穆，与之共访神僧于世外也哉。惜吾老矣，不能用，且珍藏笥中，俟有佛骨者呈之，以为一助云尔。

大元中统元年　庚申秋九月

海岱游人题

序　四

顺施则凡，逆施则道，亘古及今，万仙万佛不能外此而别有造化。顺逆者，阴阳也，阴阳交而万物生，阴阳隔而天地否。易曰：一阴一阳之谓道。此理之在天下，荐绅先生或有能言之者，慨自释迦把断要津，金钵盂遂沉海底，释部谈空，真机罕露，彼人只知权、顿、渐三法，不知精、气、神三宝，人皆知三教一原，又孰知三教一法乎。祖祖相传，同是这个，惟此圣神功用，运之于内则成道，运之于外则成力，运之以求嗣则中的，运之于御女则无敌。祖师慈悲，但愿举世尽成仙佛，读者其知所轻重矣。吾闻有道之士，神威慑人，揭地掀天，排山倒海，叱逐风雷，翰旋造化，意之所至，无不披靡，力云乎哉小矣。是书无刻本，传写甚讹，兹得黄舆山人秘本，用校鲁鱼，付梓公世。

大清道光三年岁次　癸未花朝日

济一道人傅金铨　题于合阳丹室

易筋经（卷上）

西竺达摩祖师著

西竺圣僧般刺密谛译义

总　论

译曰：佛祖大意，谓登正果者，其初基有二：一曰清虚，一曰脱换。能清虚则无障，能脱换则无碍，始可入定，始可出定，知乎此，则进道有基矣。所云清虚者，洗髓是也，脱换者，易筋是也。其洗髓之说，谓人之生感于情欲，一落有形之身，而藏府肢骸悉为滓秽所染，必先洗涤净尽，无一毫瑕疵之障，方可步超凡入圣之门，不由此，则进道无基。所言洗髓者，欲清其内；易筋者，欲坚其外。果能内清虚而外坚固，登圣域在反掌之间耳，何患无成。易筋者，谓人身之筋骨虽由胎禀，而受之各异，有筋弛者、筋挛者、筋靡者、筋弱者、筋缩者、筋壮者、筋舒者、筋劲者、筋和者，种种不一，悉由胎禀。如筋弛则痪，筋挛则瘛，筋靡则痿，筋弱则懈，筋缩则亡，筋壮则强，筋舒则长，筋劲则刚，筋和则康。若其人内不能清虚而有障，外不能坚固而有碍，岂许入道哉！故入道莫先于易筋以坚其体，壮内以助其外，否则道亦难期。所谓易筋者，易之为言大矣哉。易者，乃阴阳配合之道也。易，即变易之易也，易之变化虽存乎阴阳，而阴阳之变化实存乎人。弄壶中之日月，搏掌上之阴阳，故二竖系之在人，无不可易，所以为虚为实者易之，为寒为热者易之，为刚为柔者易之，为静为动者易之，高下者易其升降，先后者易其缓急，顺逆者易其往来，危者易之安，乱者易之治，祸者易之福，亡者易之存，气数可以易之挽回，天地可以易之反覆，何莫非易之功也。至若人身之筋骨，岂不可以易之哉。夫筋，人身之经络也，骨节之外，肌肉之内，四肢百骸，无处非筋相联络贯通，周行血脉，而为精神之外辅。如人肩之能负，手之能提，足之能履，通身之活泼灵动者，皆筋使之然者也，岂可容其弛挛靡弱哉，

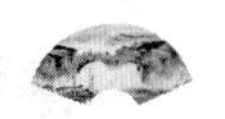

而瘓瘫痿懈者，又宁许其入道乎。佛祖以挽回翰旋之法，俾筋弛者易之以和，筋挛者易之以舒，筋靡者易之以壮，筋弱者易之以强，筋缩者易之以长，即绵泥之身，可以立成铁石，何莫非易之功也。勇力，身之利也，圣之基也，此其一端耳。故阴阳为人握，而阴阳不得自为阴阳，人各成其阴阳也，不为阴阳所罗，以血肉之躯而易为金石之体，内无障，外无碍，始可入得定去，出得定来。然此功夫，实非细故，功有渐次，法有内外，气有运用，行有起止，至若药物器制，节候岁月，饮食起居，各有征验。入斯门者，务宜先办信心，次立虔心，奋勇坚往，精进如法，行持而不懈，自无不立跻圣域矣。

般刺密谛曰：此篇就达摩大师本意，言易筋之大概，译而成文，毫不敢加之臆见或创造一语。后篇行功法，则具详原经译义。

膜 论

夫人之一身，内而五脏六腑，外而四肢百骸；内而精气神，外而筋骨肉，乃共成一身也。脏府之外，筋骨主之；筋骨之外，肌肉主之；肌肉之内，血脉主之。周身上下活泼动摇者，此又主之于气也。是故修炼之功，全在培养气血。即如天之生物，亦不过随阴阳之所至，而百物生焉，况于人之生乎，又况于修炼乎。夫精、气、神，无形物也，筋、骨、肉，有形身也。无形者，有形之本，此法必先炼无形者为有形之培，有形者为无形之辅，是一而二、二而一者也。若专培无形而弃有形，则不可，专炼有形而弃无形，则更不可。所以有形之身必得无形之气相倚而不相违，乃成不坏之体。设相违而不相倚，则有形者亦化而无形矣。是故炼筋必须炼膜，炼膜必须炼气。然而炼筋易而炼膜难，炼膜难而炼气尤难也。先从极难处立定脚跟，向不动不摇处认斯真法，务在培其元气，守其中气，保其正气，护其肾气，养其肝气，调其肺气，理其脾气，升其清气，降其浊气，避其邪恶不正之气，勿伤于气，勿逆于气，勿忧思悲怒损于其气，使气清而平，平而和，和而畅达，能行于筋而串于膜，以至通身灵动，无处不行，无处不到。气至则膜起，气行则膜张，能起能张，则膜与筋齐坚齐固矣。若炼筋不炼膜，而膜无所主；炼膜不炼筋，而筋无所依；炼筋炼膜而不炼气，则筋膜泥而不起；炼气而不炼筋膜，则气痿而不能宣达流串于筋膜，气不能流串则筋不能坚固，此所谓参互其用，错综其道也。俟炼至筋起之后，必宜倍加功夫，务使周身之膜皆能腾起，与筋齐坚固，外著于皮并坚其内，始为了当，否则筋坚无助，譬如植木，无土培养，岂全功哉。

般刺密谛曰：此篇言易筋以炼膜为先，炼膜以炼气为主，然此膜，人多不识，不可为脂膜之膜，乃筋膜之膜也。脂膜，腔内物也，筋膜，骨外物也。筋则联络肢体，膜则包贴骸骨。筋与膜较，膜软于筋；肉与膜较，膜劲于肉。膜居肉之内、骨之外，乃包骨衬肉之物也，其状若此。行此功者，必使气串于膜间，护其骨，壮其筋，合为一体，乃曰全功。

内壮论

内与外对，壮与衰对。壮与衰较，壮可久也；内与外较，外可略也。盖内壮言道，外壮言勇；道植圣基，勇仅俗务；道成百劫不化之身，方是金刚之体矣。凡炼内壮者，其法有三。

一曰：守此中道。守中者，专于积气也，积气者，专于眼耳鼻舌身意也。其下手之妙要在于揉，其法详后。凡揉之时，解襟仰卧，以手掌著其胸腹之间，即名曰中。惟此中乃存气之地，应须守之。守之之法在乎含其眼光，凝其耳韵，匀其鼻息，缄其口气，逸其身劳，锁其意驰，四肢不动，一念冥心，先存想其中道，后绝去诸妄念，渐至如一不动，是名曰守，斯为合式。盖揉在于是，而守在于是，则一身之精气神俱注于是，久久积之，自成其庚方一片矣。设如杂念纷纭，驰想世务，神气随之而不凝，乃虚其揉矣，何益之有。

二曰：勿他想。人身之中，精神气血不能自主，悉听于意，意行则行，意止则止。守中之时，意随掌下，是为合适。若或驰意于各肢，其所凝积精气神随即走散于各肢，即成外壮而非内壮矣。揉而不积，是虚其揉矣，有何益哉。

三曰：待其充周。凡揉与守，所以积气，气既积矣，则精神血脉悉皆附之。守之不驰，揉之且久，气惟中蕴而不旁溢，气积而力自积，气充满而力自周遍，即孟子所谓浩然之气，至大至刚，塞乎天地之间者。设未及充周，驰意外走，散于四肢，不惟外壮不壮，而内壮亦不坚，则两无是处矣。

般剌密谛曰：人之初生，本来原善，若为情欲杂念分去，则本来面目一切抹倒，又为眼耳鼻舌身意分损灵气，蔽其慧性，以致不能悟道，所以达摩祖师面壁少林九载者，是不纵耳目之欲也。耳目不为欲纵，猿马自被其锁缚矣。故达摩得斯真法，始能只履西归而登正果也。此篇乃达摩佛祖心印真经，法在“守中”一句，其用在“含其眼光”七句，若能如法行之，则虽愚必明，虽柔必强，极乐世界可立而登矣。

揉　法

夫揉之为用，意在磨砺其筋骨也。筋骨磨砺而后能壮，磨砺者，即易之之谓也。其法有三段，每段百日。

一曰揉有节候。如初春起功，初行时其春寒，难以裸体，只可解襟；次行，二月中旬，天道渐和，方能现身下功，渐暖方能通便任意行也。

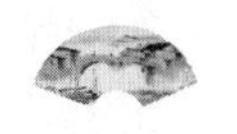

二曰揉有定式。人身右气左血，凡揉之法，宜从身右推向于左，使气入血分，令其通融。又取胃居于右，揉令胃宽，能多纳气。又取揉者右掌有力，用而不劳。

三曰揉宜轻浅。凡揉之法，虽曰人功，实法天地，天地生物，渐次不骤，气至自生，候至物成。揉之之法，但取推荡，徐徐往来，勿重勿深，久久自得，是为合适。设令太重，必伤皮肤，恐生瘢疵；深则伤于肌肉筋膜，恐生热肿，不可不慎。

采精华法

太阳之精，太阴之华，二气交融，化生万物，古人善采咽者，久久皆仙。其法秘密，世人莫知，即有知者，苦无坚志，且无恒心，是谓虚负居诸，而成之者少也。凡行内炼者，自初功至于功成，不少间断，以至于终身勿论闲忙，勿及外事，若采咽之功，苟无间断，则仙道不难于成。其所以采咽者，盖取阴阳之精华益我神智，俾凝滞渐消，清灵日长，百病不生，良有大益。采咽之法，日取于朔，谓与月初交，其气方新，堪取日精；月取于望，谓金水盈满，其气正旺，堪取月华。设朔望日值阴雨或不暇，则取初、二、三、十、六、七，犹可凝神补取，过此六日，则日昃月亏，虚而不足取也。朔取日精，宜寅卯时，高处静对，调匀鼻息，细吸光华令满口，闭息凝神，细细咽下，以意送至中宫，是为一咽，如此七咽，静守片时，然后起行，任从应酬，毫无妨碍。望取月华亦如前法，于戌亥时采咽七次，此乃天地自然之利，惟有恒心者乃能享用之。此为法中之一部大功，不可忽也。

服药法

炼壮之功，外资于揉，内资于药。行功之际，先服药一丸，约药入胃，将化之时，即行揉功，揉与药力两相迎凑，乃为得法，不然过犹不及，皆无益也。行功一次，服药一次，照此为常。

内壮丸药方：野蒺藜（炒，去刺） 白茯苓（去皮） 白芍药（煨酒炒） 朱砂（水飞） 熟地黄（酒制） 炙甘草各五两 人参 白术（土炒） 全当归（酒洗） 川芎各一两 上十味，共为细末，炼蜜为丸重一钱，每服一丸，汤酒任下。一云：多品合丸，其力不专，另立三方，只须一味，任取用。

一方：蒺藜炒，去刺，炼蜜为丸，每服一二钱。

又方：朱砂水飞，每服三分，蜜水调下。又

方：白茯苓去皮，为末，蜜丸，或蜜水调下，或作块，浸蜜中，每服一钱，久服愈佳。

荡洗水药方

行功之时，频宜盐水荡洗，盖取咸能软坚，功力易入；凉能散火，不致聚热。一日一洗，以此为常，功成乃止。法用地骨皮、食盐各宜量，用煎水乘热荡洗，则气血融和，皮肤舒畅。

初月行功法

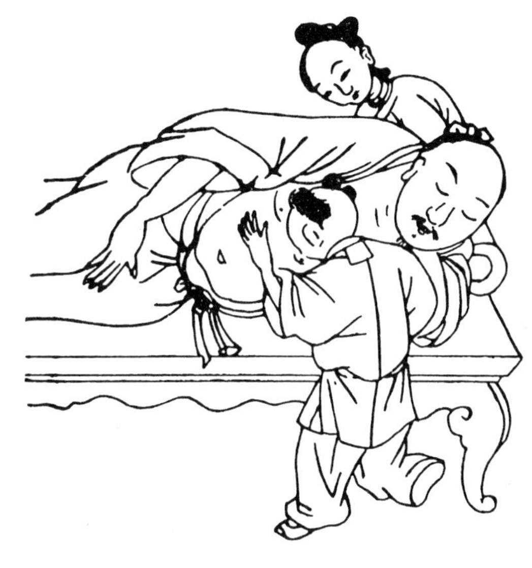

初行功时，择童子数人更换揉之，取其力小，揉推不重，更取其少年血气壮盛。未揉之，先服药一丸，约药将化时即行揉法，揉与药力一齐运行，乃得其妙。揉时当解襟仰卧，心下脐上，适当其中，按以一掌，自右向左，推而揉之，徐徐往来均匀，勿轻而离皮，勿重而著骨，勿乱掌，勿移动，斯为合式。当揉之时，冥心内观，守中存想，勿忘勿助，意不外驰，则精气神皆附注一掌之下，是为如法火候。若守中纯熟，揉推均匀，正揉之际竟能睡熟，更为得法，胜于醒守也。如此行持，约略一时，时不能定，则以大香二炷为则，寅、午、戌共行三次，日以为常。如少年火盛，只宜早晚二次，恐其太骤，致生他虑。行功既毕，静睡片时，清醒而起，应酬无凝。

二月行功法

初功一月，气已凝聚，胃觉宽大，其腹两旁筋皆腾起，各宽寸余，用力努之，硬如木石，是其验也。两肋之间，自心至脐，软而陷者，此则是膜，较深于筋，掌揉不及，不能腾起也。

此时应于前所揉一掌之旁各开一掌，仍如前法，徐徐揉之，其中软处，须用木杵深深捣之，久则膜皆腾起，浮至于皮，与筋齐坚，全无软陷，始为全功。此揉捣之功亦准香二炷，日行三次，以为常则。

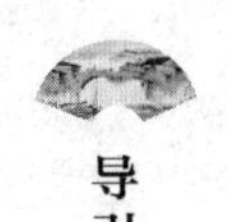

三月行功法

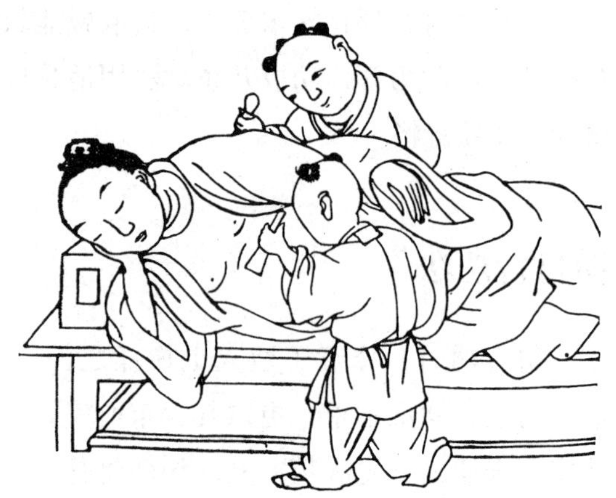

功满两月，其间陷处至此略起，乃用木槌轻轻打之。两旁所揉各宽一掌处，却用木槌如法捣之。又于其旁至两肋稍各开一掌，如法揉之，准以二香为则，日行三次。

四月行功法

功满三月，其中三掌皆用槌打，其外二掌先捣后打，日行三次，俱准二香，功逾百日，则气满筋坚，膜亦腾起，是为有验。

易筋经（卷下）

西竺达摩祖师著

西竺圣僧般刺密谛译义

行功轻重浅深法

初行功时，以轻为主，一月之后，其气渐盛，力渐加重，乃为合宜，切勿太重，以致动火，切勿游移，或致伤皮。初功用揉，取其浅也，渐次加力，是因气坚，稍为增重，仍是浅也；次功用捣，方取其深；再次用打，打外虽尚属浅，而震入于内则属深。俾内外皆坚，方为有功。

两肋内外功夫功逾百日，气已盈满，充塞周遍。譬之涧水平岸，浮堤稍有决导则奔放他之，无处不到，无复在涧矣。当此之时，切勿用意引入四肢，所揉之处，切勿轻用槌杵捣打，略有引导，则入四肢，即成外勇，不复归于骨内，不成内壮矣。其入内之法，为一石袋，由心口至两肋梢骨肉之间密密捣之，兼用揉法，更用打法，如是久久，则其所积充满之气，循之入骨有路，则不外溢，始成内壮矣。内外两歧，于此分界，极当辨审。倘其中少有夹杂，若轻用引弓弩拳打扑等势，则气趋行于外，永不能复入内矣，慎之慎之。

木杵木槌式

木杵木槌皆用坚木为之，降真香为最佳，文楠、紫檀次之，花梨、白檀、铁梨又次之。杵长六寸，中径半寸，圆头尖尾即为合适。槌长一尺，周围四寸，把细顶粗，中处略高少许，取其高处著肉，而两头尚有间空，是为合适。

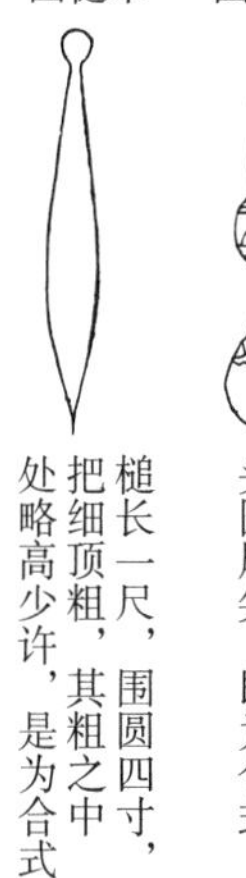

石袋式

木杵木槌用于肉处，其骨缝之间悉宜石袋打之。石取圆净、无棱角，大如葡萄，小如榴子，生于水中者，乃堪入选；生于山中者，燥燥能动火，土中者，郁气不宣畅，皆不可用。若棱角尖硬，定伤筋骨，虽产诸水，亦不可选。袋用细布缝作圆筒，如木杵形圆，其颈大者长约八寸，其次六寸，再次五寸。大者用石一斤，其次十二两，小者半斤，分置袋中，以指挑之，挨次扑打。行持既久，骨缝之间膜皆坚壮矣。

五、六、七、八月行功法

功逾百日，心下两旁至肋之梢已用石袋打而且揉，此处乃骨缝之交，内壮、外壮于此分界。能于此时不向外引，则其积气即向骨缝中行矣。气循打处逐路而行，宜自心口打至于颈，又自肋梢打至于肩，周而复始，不可逆打。日行三次，共准六香，勿得间断。如此百日，则气满前怀，任脉充盈，功将半矣。

九、十、十一、十二月行功法

功至二百日，前怀气满，任脉充盈，则宜运入脊后，以充督脉。从前之气已至肩颈，今则自肩头照前打法兼用揉法，上循玉枕，中至夹脊，下至尾闾，处处打之，周而复始，不可倒行。脊旁软处，以掌揉之，或用杵槌随便捣打，日准六香，共行三次，上下左右揉打周遍，如此百日，气满脊后，百病俱除，督脉充满。凡打一次，用手搓遍，令其匀润。

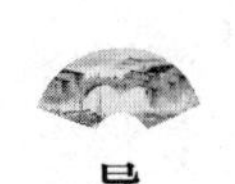

配合阴阳法

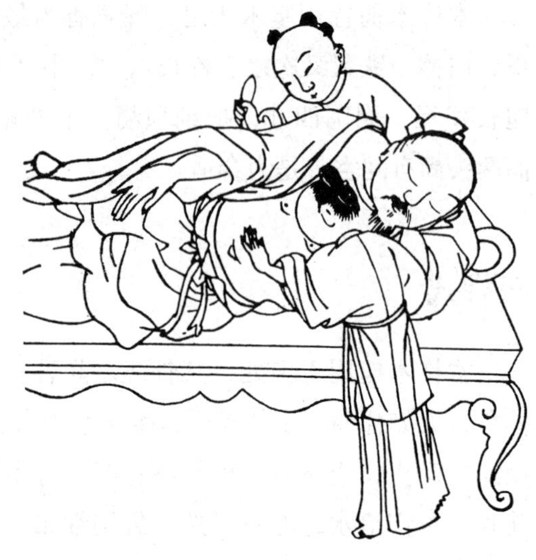

天地一大阴阳也，阴阳相交而后万物生。人身一小阴阳也，阴阳相交而后百病无。此一阴一阳互用之妙，内而气血交融自然无病，无病则壮，其理分明。然行此功亦借阴阳交配之义，盗天地万物之玄机也。凡行此功，始信却病，凡人身中，其阳衰者，多犯痿弱虚惫之疾，宜用童子、少妇依法揉之。盖以女子外阴而内阳，借取其阳以助其衰，诚为至理。若阳盛阴衰者，多犯火病，宜用童子、少男依法揉之，盖以男子外阳而内阴，借取其阴以制其盛，亦是玄机。至于无病之人行此功者，则从其便。若用童男、少女相间揉之，令其阴阳和畅，行之更妙。

下部行功法

积气至三百余日，前后任督二脉悉皆充满，乃行此下部功夫，令其通贯。盖以任督二脉在母胎时原自相通，出胎以后，饮食出入，隔其前后通行之道。其督脉自上龈循顶，行脊间，下至尾闾；其任脉自承浆循胸，行腹下，至会阴，两不相贯。合行此下部之功，则气至可以通接而交旋矣。

行此功夫，其法在两处，其目有十段。两处者，一在睾丸，一在玉茎。在睾丸曰攒、曰挣、曰搓、曰拍；在玉茎曰咽、曰摔、曰握、曰洗、曰束、曰养。以上十字，除咽、洗、束、养外，余六字用手行功，皆自轻至重，自松至紧，自勉至安，周而复始，不计遍数。日以六香，分行三次，百日成功，则其气充满超越万物矣。凡攒、挣、拍、摔、握、搓六字，皆手行之，渐次至重。若咽，则初行之始，先吸清气一口，以意消息咽下，默送至胸，再吸一口送至脐，又吸一口送至下部行功处，然后乃行攒、挣等功。握字功，要努气至顶，方为得力，日以为常。洗者，用药水逐日荡洗一次。洗有二意：一取透和气血，一取苍老皮肤。束字者，功毕洗毕，用软帛作绳，束其根茎，松紧适宜，取其常伸不屈之意。养者，功成物壮，鏖战胜人是其本分，犹恐其嫩，或致他虞，先用旧鼎时或养之。养者，谓安闲温养，切勿驰骋，务令惯战，方能无敌。

功满百日，久之益佳，弱者强，柔者刚，缩者长，病者康，居然伟丈夫也，虽木石、铁槌亦无所惴，以之鏖战应无敌手，以之采取可得玄珠，以之求嗣则百斯男。吾不知天地间更有何药复加于是。

行功禁忌

自上部初功起至此，凡三百余日，勿多近内，盖此功以积气为主，而精神随之。初功百日，全宜禁忌，百日功毕后方可进内一次，以疏导其留滞，多或二次，万不可三次，向后皆同。行功至下部时，五十日间疏放一次，以去旧生新，以后慎加保养，固守作壮之本，万勿浪用，俟功成气坚，收放在我，顺施则人，逆施则道，非凡宝可喻价也。

下部洗药方

行下部功，当用药水日日荡洗，不可间断。盖取药力通气和血，苍老皮肤，且解热退火，不致他变也。法用蛇床子、地骨皮、甘草各等分量，用煎汤洗，先温后热，缓缓荡烫之，每日一二次，以为常则。

采　战

精气与神，炼至坚刚永固之期，用立根基，希仙作佛，能勇猛精进也。设人缘未了，用之临敌对垒时，其功要处在于意有所寄，气不外驰，则精自不狂，守而不走。设欲延嗣，则按时审候，应机而射，一发中的，无不孕者。设欲鏖战，则闭气存神，按队行兵，自能无敌。若于下炼之时，加吞咽吹吸等功相兼行，熟则为泥水采补，最上神锋也。

内壮神勇

壮有内外，前虽言分量，尚未究竟，此再明之，自行胁肋打揉之功，气入骨内，令至任督二脉气充遍满，前后交接矣。尚未见力，何以言勇，盖以气未到手也。法用石袋照前打之，先向右肩，以次打下，至于右手中指之背，又从肩背后打至大指、食指之背，又从肩前打至无名指、小指之背，后从肩里打至掌内大指、食指之梢，又从肩外打至掌内中指、无名指、小指之梢。打毕用手处处搓揉，令其匀和，日限六香，分行三次，时常烫洗，以疏气血。功毕百日，其气始透。乃行左手，仍准前法，功亦百日。至此则从骨中生出神力，久久加功，其臂腕指掌迥异寻常，以意努之，硬如铁石，并其指可贯牛腹，侧其掌可断牛头，努拳可碎虎胫，然此皆小用之末技也。

炼手余功

行功之后，余力炼手，其法常以药水频频荡洗，初温次热，最后大热，自掌至腕，皆令周遍，荡毕勿拭，即乘热摆撒其掌，以至自干，摆撒之际，以意努气至于指尖，是生力之法。以黑绿二豆拌匀置斗中，以手插豆，不计其数。一取荡洗和其气血；一取二豆能去火毒；一取磨砺坚其筋骨，厚其皮肤。如此功久，则从前所积之气行至于手而力充矣。其皮肉筋膜与骨相著，不软不硬，不用之时与常人无异，用时注意一努则坚如铁石，以之搏击诸物，应手而碎。盖此力自骨中生出，与世俗所谓迥不相同。内外之分，看筋可辨。内壮者其筋调畅，其皮细腻而力极大；若外壮者，其皮粗老，其掌腕与臂处处筋皆盘结，状如蚯蚓，浮于皮外，其力虽多，终无基本，此内外之辨也。

外壮神力八段锦

内功既成，骨力坚凝，然后方可引达于外。盖以其内有根基，由中达外，方为有本之学也。炼外之功，概以八法：曰提、曰举、曰推、曰拉、曰揪、曰按、曰抓、曰拧。依此八法努力行之，各行一遍，周而复始，不计其数，亦准六香，日行三次，久久功成，力充周身矣。用时照法取力，无不响应，骇人听闻。古所谓手托城闸，力能举鼎，手格猛虎，拽舟于陆，挟舟而趋，植麾于风，窃舟于壑，俱非异事。其八法若逐字单行，以次相及，更为精专，任从其便。

神勇余功

内外两全，方称神勇，其功既成，以后常宜演练，勿轻放逸。一择园林树木之中大而茂盛者，是得木土旺相之气，暇时即至树下，任意行功，或槌或抱，或推拉踢拔，诸般作势，任意为之。盖取得其生气，以生我力，不懈成功也。一择山野大石，挺立秀润，光洁殊众者，时就其旁，亦行推按种种字法，时常演之。盖木石得天地之钟英，我能取之，良有大益。稽古大舜与木石居，非漫然也。

运力势法

其法，用意蓄气，周身处处运之，立必挺直，撤顶踵，无懈骨，卷肱，掌指稍屈，两足齐踵，相去数寸立定，两手从上如按物难下状，凡至地，转腕从下托物如难上，过其顶，两手稍侧，则又攀物如难下，至肩际，转腕掌向外，微拳之，则卷肱立如初，乃卷两肱开向后者三之，欲令气不匿膺间也。却舒右肱拦之，欲右者，以左手逮于左，左之爪相向矣。如将及之，则左手撑而极左，右手拉而却右，左射引满，引满右肱，卷之如初矣，则舒左肱拦之，右手撑，左手扯，扯之且满。以上法，左右互者各三之，则卷两肱立如初。左手下附左外踝，踝掌胫劲相切也，则以右手推直，务使左倾，倾矣故曳之，使右倚肩际，如是者三之，则右手以下，左手推曳之，如左法者三之，则卷两肱立如初。平股掇重者，举之势极则扳，盖至乳旁而卷矣。握附左右间不附腹也，高下视脐之轮则臂右卷，据右肩旁一强，务至左足外踵，转腕托上，托尽而肱且直，则投而下至右肩际，拳之右拳据右腰眼，左右互者各三之，徐张两拳而前交叉，手举势极则转腕，举者，掌下十指端上也，攀者，掌上十指端下也。又掌上拱著顶圆筐腋下皆为举攀焉。就其势倒，而左入左足外地，以前势起倒，而左右互者各三之。凡人倒左者，左膝微诎，倒右者，右膝微诎，不诎者法也。乃取盐荡洗濯，右手背指濡之，平直右肱横挥之燥，则濯左，左挥之燥，复右，互者各三之。计挥且数十矣，自是两肱不复倦矣。乃蹬右足数十次，左亦如之数。蹬以其踵则抵之颈，以其指插之地，则屹立敛足举踵，顿地数十，已而两足蹲立，相去以尺，乃挥右拳前击数十，左亦如之。乃仰卧，复卷肱如立时，然作振脊欲起者，数十而功竣焉。凡用势，左右各以其拳，但凡蓄气，必迄其功，凡功日二三，必饮食后一时行之，行之时则以拳遍身捶打，勿使气有所息，揸五指头捣户壁，凡按久而作木石声焉。坐屈肘前上之，屈拳前上之。卧必侧面，上手拳而杵席坐卧，各因其左右拳皆握固焉。

木杵图（略）

木杵长六寸，中径寸半，头圆尾尖即合适。

木槌图（略）

槌长一尺，围圆四寸，把细顶粗，粗之中处略高少许，是为合适。

易筋经

韦驮献杵第一势

（注：取本衙藏版《易筋经》之图，本书十二图略）

立身期正直，环拱手当胸。气定神皆敛，心澄貌亦恭。

韦驮献杵第二势

足指柱地，两手平开。心平气静，目瞪口呆。

韦驮献杵第三势

掌托天门目上观，足尖着地立身端。力周髋胁浑如植，咬紧牙关不放宽。舌可生津将腭抵，鼻能调息觉心安。两拳缓缓收回处，用力还将挟重看。

摘星换斗势

只手擎天掌覆头，更从掌内注双眸。鼻端吸气频调息，用力收回左右眸。

出爪亮翅势

挺身兼怒目，推手向当前。用力收回处，功须七次全。

倒拽九牛尾势

两髋后伸前屈，小腹运气空松。用力在于两膀，双拳须注双瞳。

九鬼拔马刀势

侧头弯肱，抱头及颈。自头收回，弗嫌力猛。左右相轮，身直气静。

三盘落地势

上腭坚撑舌，张眸意注牙。足开蹲似踞，手按猛如拿。两掌翻齐起，千斤重有加，瞪睛兼闭口，起立足无斜。

青龙探爪势

青龙探爪，左从右出。修士效之，掌平气实。力周肩背，围收过膝。两目注平，息调心谧。

卧虎扑食势

两足分蹲身似倾，屈伸左右腿相更。昂头胸作探前势，偃背腰还似砥平。鼻息调元均出入，指尖着地赖支撑。降龙伏虎神仙事，学得真形也卫生。

打躬势

两手齐持脑，垂腰至膝间。头惟探胯下，口更齿牙关。舌尖还抵腭，力在肘双弯。掩耳聪教塞，调元气自闲。

掉尾势

膝直膀伸，推手至地。瞪目昂头，凝神一志。起而顿足，二十一次。左右伸肱，以七为志。更作坐功，盘膝垂眦，口注于心，息调于鼻。定静乃起，厥功维备。总考其法，图成十二。谁实贻诸，五代之季。达摩西来，传少林寺。有宋岳侯，更为鉴识。却病延年，功无与类。

十二段锦

闭目冥心坐，握固静思神

盘腿而坐，紧闭两目，冥亡心中杂念。凡坐要竖起脊梁，腰不可软弱，身不可倚靠。握固者，握手牢固，可以闭关却邪也。静思者，静息思虑而存神也。

叩齿三十六，两手抱昆仑。

上下牙齿相叩作响，宜三十六声，叩齿以集身内之神使不散也。昆仑即头，以两手十指相叉抱住后颈，即用两手掌紧掩耳门，暗记鼻息九次，微微呼吸，不宜有声。

左右鸣天鼓，二十四度闻

记算鼻息出入各九次，毕即放所叉之手，移两手掌擦耳，以第二指叠在中指上作力，放下第二指，重弹脑后，要如击鼓之声，左右各二十四度，两手同弹共四十八声，仍放手握固。

微摆撼天柱，赤龙搅水津，鼓漱三十六，神水满口匀。一口分三咽，龙行虎自奔

天柱即后颈，低头扭颈向左右侧视，肩亦随之左右招摆各二十四次。赤龙即舌，

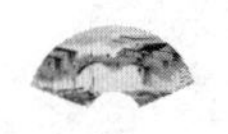

以舌顶上腭，又搅满口内上下两旁，使水津自生，鼓漱于口中三十六次。神水即津液，分作三次，要汩汩有声吞下，心暗想、目暗看，所吞津液直送至脐下丹田。龙即津，虎即气，津下去，气自随之。

闭气搓手热，背摩后精门

以鼻吸气闭之，用两掌相搓擦极热，急分两手摩后腰上两边，一面徐徐放气从鼻出。精门，即后腰两边软处，以两手磨三十六遍，仍收手握固。

尽此一口气，想火烧脐轮

闭口鼻之气，以心暗想，运心头之火下烧丹田，觉似有热，仍放气从鼻出，脐轮即脐丹田。

左右辘轳转

曲弯两手，先以左手连肩圆转三十六次，如绞车一般；右手亦如之，此单转辘轳法。

两脚放舒伸，叉手双虚托

放所盘两脚，平伸向前，两手指相叉，反掌向上，先安所叉之手于头顶，伸力上托，要如重石在手托，上腰身俱著力上耸，手托上一次，又放下，安手头顶，又托上，共九次。

低头攀足频

以两手向所伸两脚底作力扳之，头低如礼拜状，十二次，仍收足盘坐，收手握固。

以候神水至，再漱再咽津。如此三度毕，神水九次吞。咽下汩汩响，百脉自调匀

再用舌搅口内，以候神水满口，再鼓漱三十六，连前一度，此再两度，共三度毕。前一度作三次吞，此两度作六次吞，共九次。吞如前，咽下要汩汩响声，咽津三度，百脉自周遍调匀。

河车搬运毕，想发火烧身。旧名八段锦，子后午前行。勤行无间断，万病化为尘

心想脐下丹田中似有热气如火，闭气如忍大便状，将热气运至谷道即大便处，升上腰间、背脊后、颈脑后、头顶止。又闭气，从额上两太阳耳根前两面颊降至喉，下

心窝、肚脐、下丹田止，想是发火烧，通身皆热。

以上系通身合总行之要，依次序，不可缺，不可乱。此功访自释门，以禅定为主，将欲行持，先须闭目冥心，握固神思，屏去纷扰，澄心调息，自神气凝定，然后依次如式行之，必以神贯意注，毋得徒具其形。若心君妄动，神散意驰，便为徒劳其形，而弗获实效。初炼动式，必心力兼到，静式默数三十，数日渐力增，至百数为止，日行三次，自二十日成功，气力兼得，则可日行二次，气力能凝且坚，则可日行一次，务至意念不兴乃成。

洗髓经

西竺达摩祖师著

济一子金溪傅金铨校

总 意

如是我闻时，佛告须菩提。易筋功已竟，方可事于斯。此名静夜功，不碍人间事。白日任匆匆，务忙衣与食。运水及搬柴，送尿与送屎。抵暮见明星，燃灯照暗室。晚夕功课毕，将息临卧具。大众咸酣寝，忘却生与死。明者独儆醒，黑夜暗修持。抚髀叹今夕，过了少一日。无常来迅速，身同少水鱼。显然如何救，福慧须两足。四思未能答，四缘未能离。四智未现前，三身未皈一。默观法界中，四生三有备。六根六尘连，五蕴并三途。天人阿修罗，六道各异趣。二谛未能融，六度未能具。见见非是见，无明未能息。道眼未精明，眉毛未落地。如何知见离，得了涅槃意。若能见非见，见所不能及。蜗角大千界，瞧眼纳须弥。昏昏醉梦间，光阴两俱失。流浪于生死，苦海无边际。如来大慈悲，演此为洗髓。须从易筋后，每于夜静时。两目内含光，鼻中微息运。腹中竟空虚，正宜纳清煦。朔望及两弦，二分拜二至。子午守静功，卯酉温沐浴。一切惟心造，炼神竟还虚。静中常醒醒，莫被睡魔拘。夜夜长如此，日日续行持。惟冀能容纳，饱食非所宜。谦和护保身，虚风宜紧避。借假可修真，四大须保固。柔弱可持身，暴戾灾害逼。渡河须用筏，到岸方弃之。造化生成理，从微而至著。一言透天机，渐进细寻思。久久自圆满，未可一蹴至。成功有定限，三年九载余。容纳在一纪，决不逾此期。心空身自化，随意任所之。一切无失碍，圆通观自在。隐显度众生，弹指超无始。专报四重恩，永灭三涂苦。后人得此经，受持可奉行。择人相授受，叮咛视莫轻。

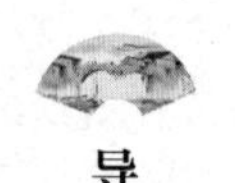

元始钟气篇

宇宙有至理，难以耳目契。凡可参悟者，即属于元气。气无理不运，理非气莫著。交并为一致，分之莫可离。流行无间滞，万物依为命。穿金与透石，水火可相并。并行不相害，是曰理与气。生处伏杀机，杀中有生意。理以气为用，气以理为体。即体以显用，就用以求体。非体亦非用，体用两不立。非理亦非气，一言透天机。百尺竿头步，原始更无始。悟得其中意，方可言洗髓。

四大假合篇

元气常氤氲，化作水火土。水发昆仑巅，四达注坑谷。静久生暖气，水中有火具。湿热乃蒸腾，为雨又为雾。生人又生物，利益人间世。水久澄为土，火乃气之燠。人身小天地，万物莫能比。具此幻化质，总是气之余。本来非有我，解散还太虚。生是未曾生，死又何尝死。形骸何可留，垂老后天地。借假以合真，超脱离凡类。参透洗髓经，长生无尽期。无假不显真，真假浑无隙。应作如是观，真与假不二。四大假合形，谁能分别此。

凡圣同归篇

凡人多吃饭，美衣饰其体。徒务他人观，美食日复日。人人皆如是，碌碌天地间。不暇计生死，总被利名牵。一朝神气散，油尽而灯灭。身死埋旷野，惊魂一梦摄。万苦与千辛，幻境无休歇。圣人独忍真，布衣而蔬食。不贪以持己，岂为身口累。参透天与地，与我同一气。体虽有巨细，灵明原不异。天地有日月，人身两目俱。日月有晦明，星与灯相继。纵或星灯灭，见性终不没。纵成瞽目人，伸手摸著鼻。通身俱是眼，触著知物倚。此事心之灵，包罗天与地。能见不以目，能听不以耳。若能常清净，不为嗜欲起。自知原处来，归向原处去。凡夫与圣人，眼横鼻长直。同来不同归，因彼多外驰。若能收放心，提念生与死。迩此强健身，精进用心力。洗髓还本原，凡圣许同归。

物我一致篇

万物非万物，与我同一气。幻出诸形相，辅助生成意。有人须有物，用作衣与食。药饵及器皿，缺一即不备。飞潜与动植，万类为人使。造化恩何洪，妄杀成暴戾。蜉蝣与蚊蝇，朝生而暮死。龟鹤麋与鹿，食少而服气。乃得享长年，人而不如物。只贪衣与食，忘却身生死。若能绝嗜欲，物我皆一致。

行住坐卧篇

行如盲无杖，自然依本分。举步低且慢，踏实方更进。步步皆如此，时时戒急行。世路忙中错，缓步保安平。住如临崖马，亦如到岸舟。回光急返照，认取顿足处。不离于当念，存心勿妄动。得止宜知止，留神守空谷。坐定勿倾斜，形端身自固。耳目随心静，止水与明镜。事物任纷纷，现前皆究竟。坐如山岳重，端直肃容仪。闭口深藏舌，出入息与鼻。息息归元海，气足神自裕。浃骨并洽髓，教外别传的。卧如箕形曲，左右随其宜。两膝常参差，两足如钩钜。两手常在腹，扪脐摸下体。睾丸时挣搓，如龙戏珠意。倦则侧身睡，睡中不自迷。醒来方伸足，仰面亦不拘。梦觉浑无异，九载见端的。超出生死关，究竟如来意。行住坐卧功，只此是真谛。

洗髓还原篇

易筋功已毕，便成金刚体。外感不能侵，饮食不能积。还怕七情伤，元神不自持。虽具金刚相，犹属血肉躯。须遵洗髓经，少食多进气。搓摩干沐浴，按眼复按鼻。摸面又捻耳，不必以数拘。闭眼常观鼻，合口任鼻息。每去鼻中毛，切戒唾远地。每日五更起，吐浊纳清气。开眼去小便，切勿贪酣睡。厚褥跏趺坐，宽解腰中系。右膝包左膝，调息舌抵腭。胁腹运尾闾，摇肩手推捌。分合按且举，握固按双膝。鼻中出入悠，绵绵入海底。有津续咽之，以意送入腹。叩齿鸣天鼓，两手俱摩脐。伸足扳其趾，出入六六息。两手按摩竟，良久方拳立。左脚亦如然，按摩功已毕。徐徐方站起，行稳步方移。忙中恐有错，缓步为定例。三年并九载，息心并涤虑。浃骨更洽髓，脱壳飞升去。渐几浑天化，末后究竟地。

即说偈曰：口中言少，心头事少，腹内少食，自然睡少，知此四少，长生不老。

洗髓经跋

前译经文，后译口意。文言各异，意义可通。梵语达摩，华言法空。诸所有见，即不离人。执理不通，分门别户。我慢自高，同己则许，异己则毁。老死范围如此之，人迂而且鄙，坐井观天，蟪蛄为期。祖师圆通，东游西归，只履独步，熊耳灭迹。不惟空尘，且更空理。无挂无碍，得大自在。噫嘻祖师，生于黔底，幼而颖异，少游印度，穷诸教谊，不泥言筌，直见渊源。特来东土，直指性地。解缠出缚，人天师资，感祖洪恩，遗兹妙谛，后之见者，慎勿漠视。

《易筋经外经图说》

易筋经外经图说

（外壮练力奇验图）

凡行外壮功夫，须于静处，面向东立，静虑凝神，通身不必用力，只须使其气贯两手，若一用力，则不能贯两手矣。每行一式，默数四十九字。接行下式，毋相间断。行第一式，自觉心思法则俱熟，方行第二式。速者半月，迟者一月，各式俱熟，其力自能贯上头顶。此练力练气，运行易筋经之法也。务须严谨有恒，戒酒色，日夜行五次，工无间断，食饭四五顿，专心练习至百日，能长千斤之力，此指少壮者言也；即软弱无力之人，亦可练功五六百斤力；倘年老精气不足，肯如法操练，日行二三次，亦能健食延年，除一切疾病，真神妙也。

余气体素弱，中年多病，适于友人处见《易筋经图说》一书，朝夕按图练气，不数月间，果觉身体舒畅，诸病全消，年叨八旬以外，谓非此书之功力欤，志数言以信来者。

第一式

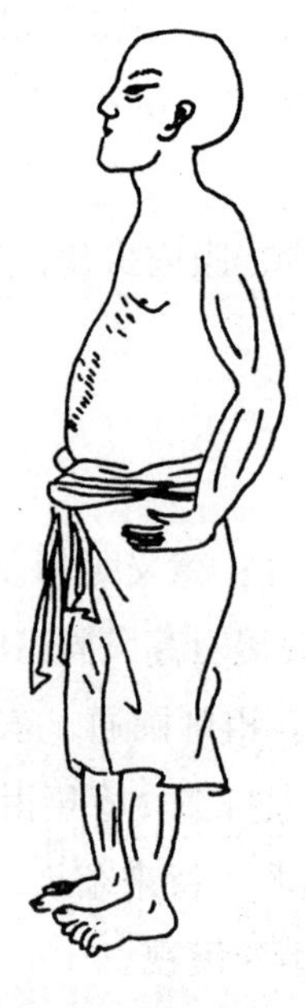

面向东立，目上视，两脚站平，宽与肩齐，不可参差，两手垂下，肘微曲，掌背朝上，掌心朝下，指尖仰翘朝前，默数四十九字，每数一字，指想朝上翘，掌想朝下按，如此四十九翘按，四十九宫也。

第二式

前式数字毕，将十指曲为拳，拳背朝前，以两大指朝身，每数一字拳一紧，大指一翘，数四十九字，即四十九紧，又即四十九翘也。

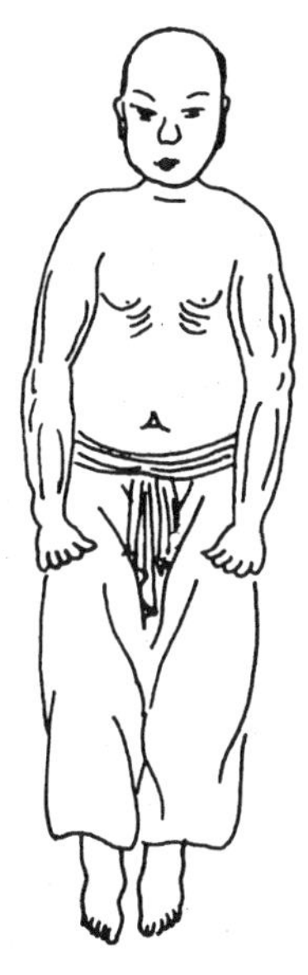

第三式

前式数字毕，将大指叠在掌心，捏紧为拳，趁势往下一伸，肘之曲者从此而直。以虎口向前，每数一字，拳加一紧，亦数四十九字，四十九紧也。

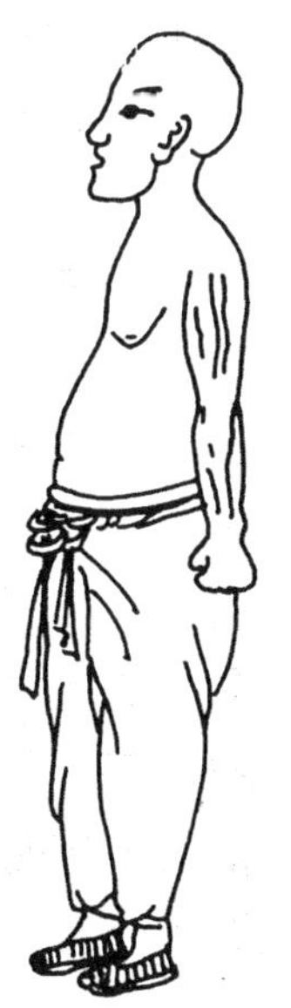

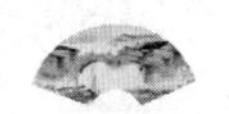

第四式

前式数字毕，将臂平抬，拳伸向前，与肩齐平，两肘微曲，虎口朝上，拳掌相离尺许，数一字，拳一紧，数四十九字，四十九紧也。

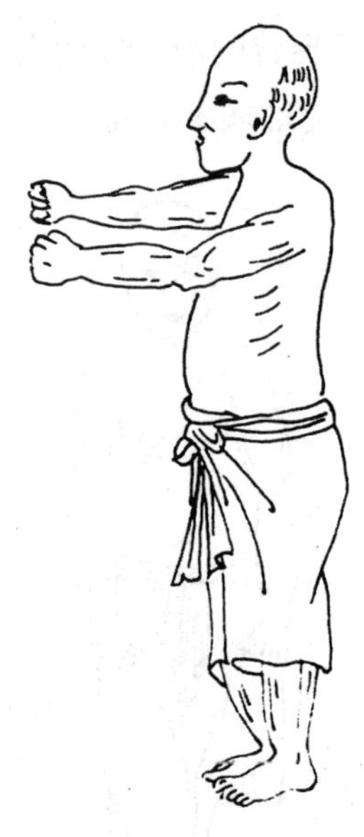

第五式

前式已毕，即接此式，将两臂竖起，虎口向后，手不可贴头，拳紧如前，四十九字。

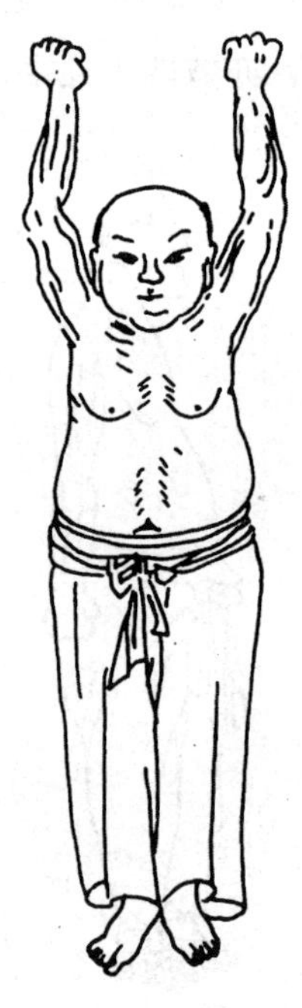

第六式

前式已毕，即接以两拳下，对耳一寸远，以虎口向两肩，数一字，拳一紧，想前两肘尖往后用力，四十九字。

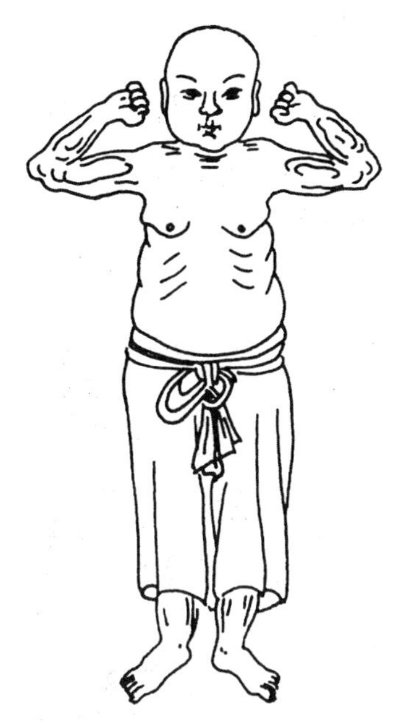

第七式

前式已毕，将身往后一仰，以脚尖离地为度，趁势将两手分开，宜以肩齐，虎口向上，数一字，拳一紧，两拳往上，后胸微向前合，数四十九字。

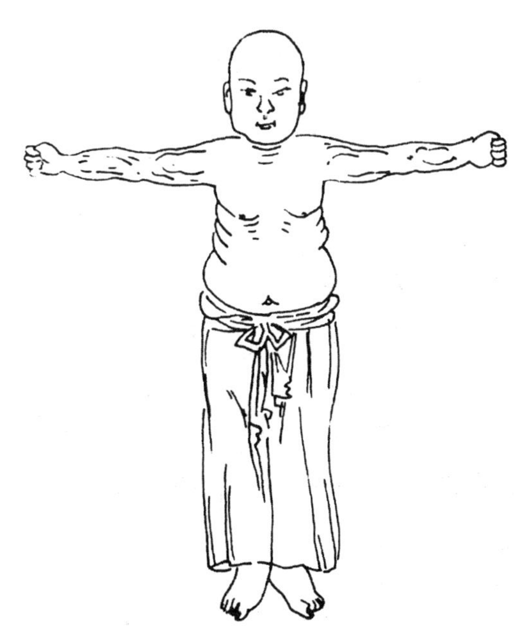

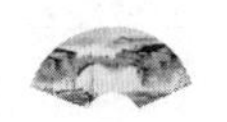

第八式

前式即毕，将两手收回，两拳向前合对，与第四式相同。而不同者，手直，肘不微曲，拳对相近只离五寸远，数一字，拳一紧，亦合四十九字。

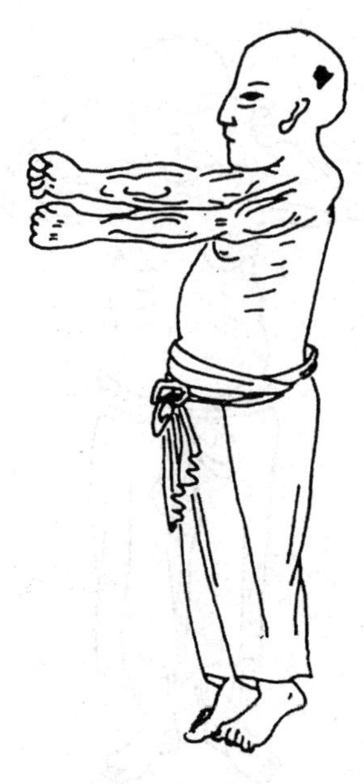

第九式

前式已毕，将两拳收回两乳之上抬起，即翻拳向前起对鼻准头，拳背食指大节骨去鼻二三分，数一字，拳一紧，合四十九字。

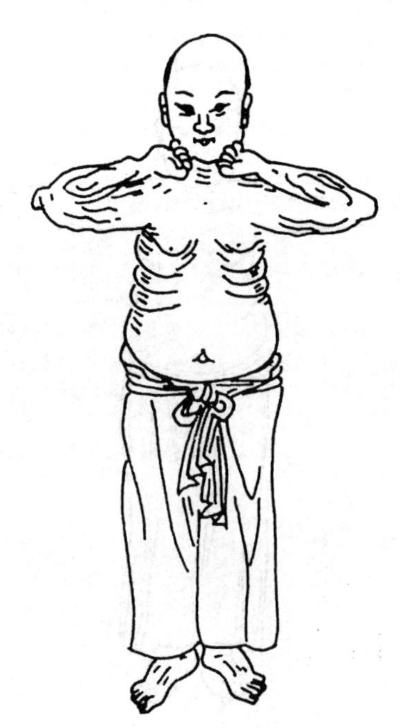

第十式

前式已毕，将两手分开，虎口对两耳，如山字形，每数一字，拳一紧，拳想上举，肘想前近合，数四十九字。

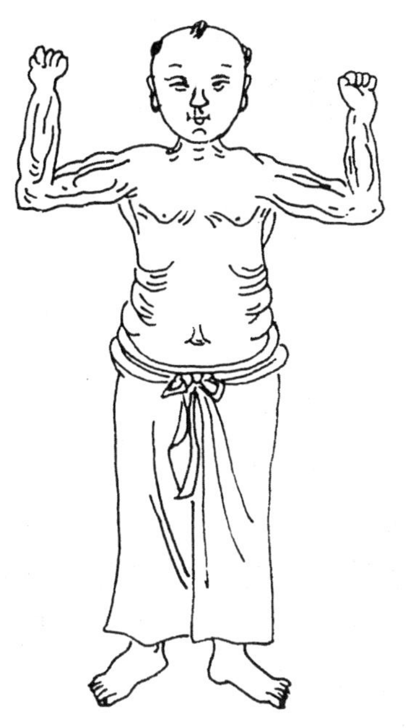

第十一式

前式已毕，将拳翻转至脐下两旁，以两食指大节离脐一二分远，数一字，拳一紧，数四十九字毕，即呵吞气三口，随津送至丹田。

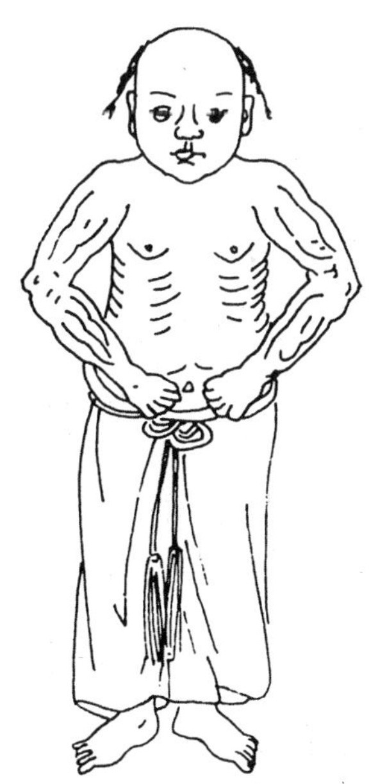

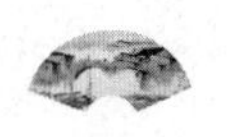

第十二式

此尾也，吞气毕，不数字，两手松开，手垂下，掌脐向上三端，与肩平时，脚后跟微起，以助其力，如端重物之状，再将拳三举，肘亦往下三扎，左右足，先左后右，三跌收足，全功。

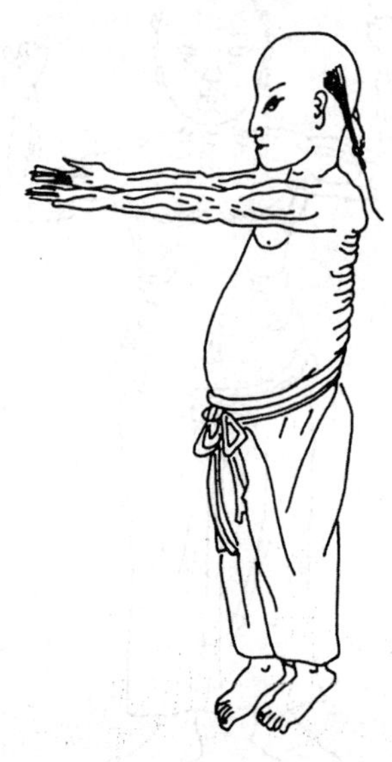

易筋经十二图

韦驮献杵第一势（图）

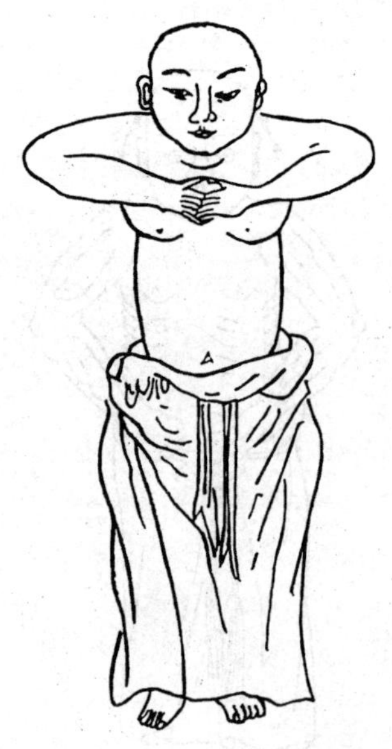

立身期正直，环拱手当胸。气定神皆敛，心澄貌亦恭。

韦驮献杵第二势（图）

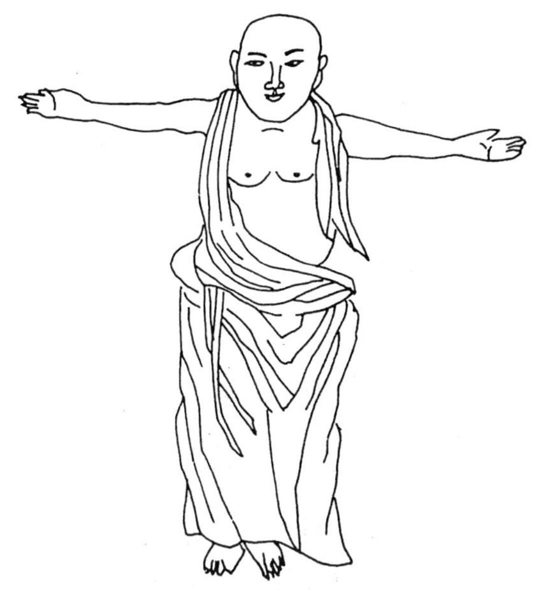

足指挂地，两手平开，心平气静，目瞪心呆。

韦驮献杵第三势（图）

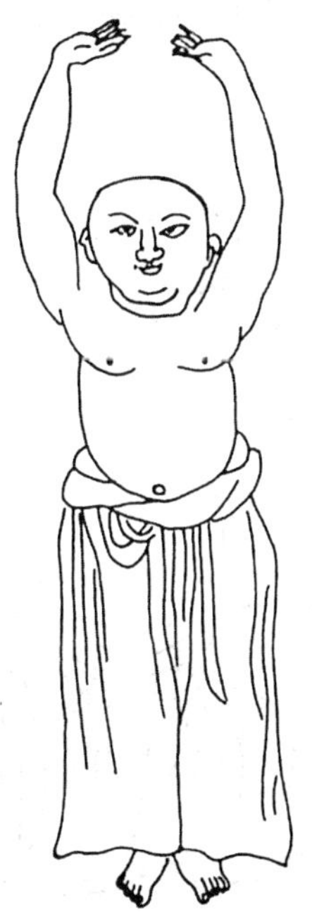

掌托天门目上视，足尖着地立身端。力周髋胁浑如植，咬紧牙关不放宽。舌可生津将腭抵，鼻能调息觉心安。两拳缓缓收回处，用力还将挟重看。

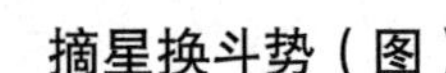

摘星换斗势（图）

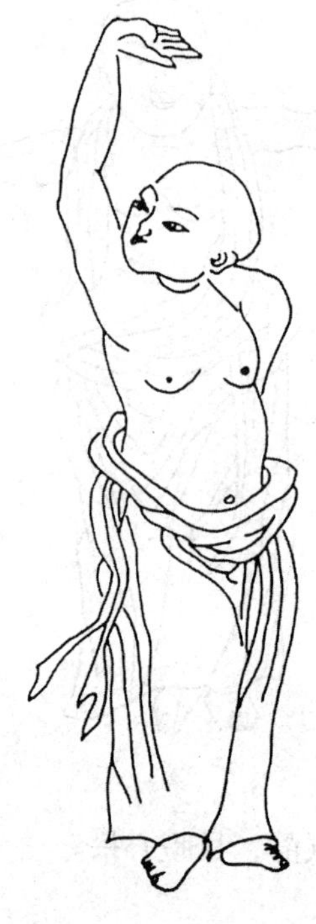

只手擎天掌覆头，更从掌内注双眸。鼻端吸气频调息，用力收回左右眸。

倒拽九牛尾势（图）

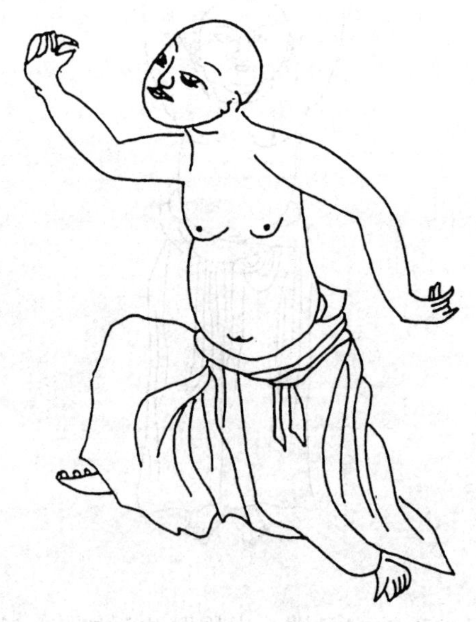

两髋后伸前屈，小腹运气空松。用力在于两膀，观拳须注双瞳。

出爪亮翅势（图）

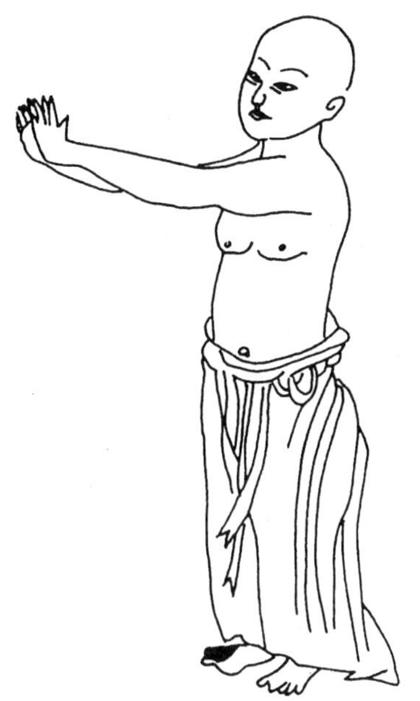

挺身兼怒目，推手向当前。用力收回处，功须七次全。

九鬼拔马刀势（图）

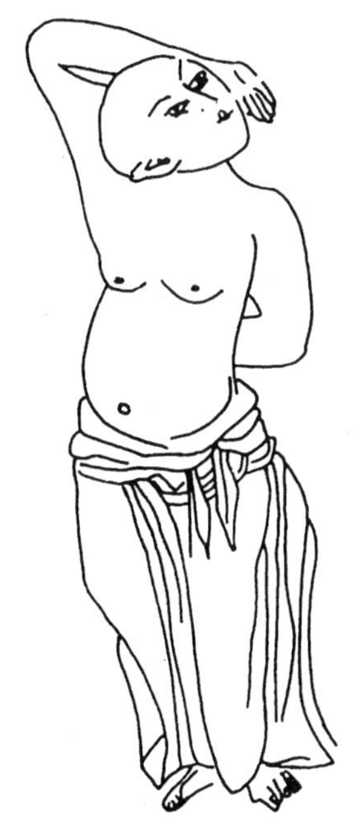

侧首弯肱，抱顶及颈，自头收回，弗嫌力猛，左右相轮，身直气静。

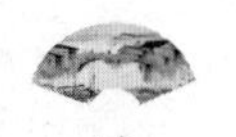

三盘落地势（图）

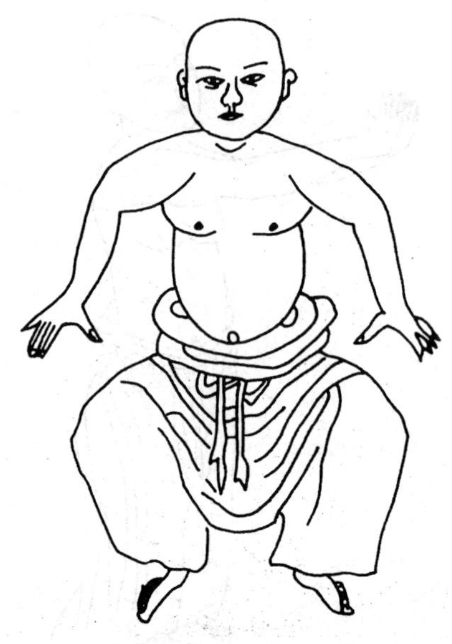

上腭坚撑舌，张眸意注牙。足开蹲似踞，手按猛如拿。两掌翻齐起，千斤重有加。瞪睛兼闭口，起立足无斜。

青龙探爪势（图）

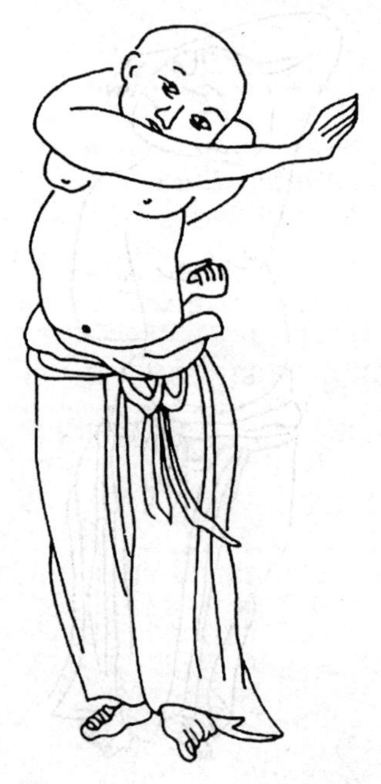

青龙探爪，左从右出，修士效之，掌平气实，力周肩背，围收过膝，两目注平，

息调心谧。

卧虎扑食势（图）

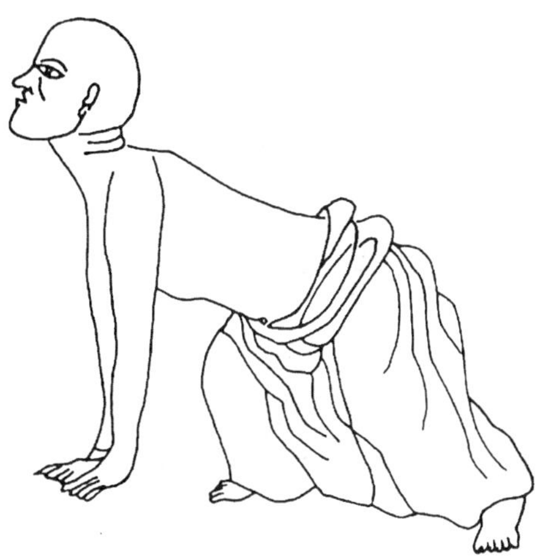

两足分蹲身似倾，屈伸左右髋相更。昂头胸作探前势，偃背腰还似砥平。鼻息调元均出入，指尖着地赖支撑。降龙伏虎神仙事，学得真形也卫生。

打躬势（图）

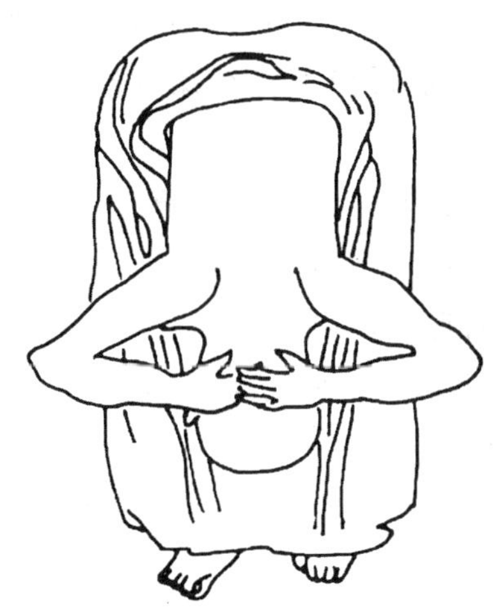

两手齐持脑，垂腰至膝间。头惟探胯下，口更齿牙关。掩耳聪教塞，调元气自闲。舌尖还抵腭，力在肘双弯。

掉尾势（图）

膝直膀伸，推手自地。瞪目昂头，凝神一志。起而顿足，二十一次。左右伸肱，以七为志。更作坐功，盘膝垂眦。口注于心，息调于鼻。定静乃起，厥功维备。总考其法，图成十二。谁实贻诸，五代之季。达摩西来，传少林寺。有宋岳候，更为鉴识。

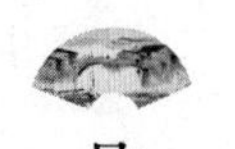

却病延年，功无与类。

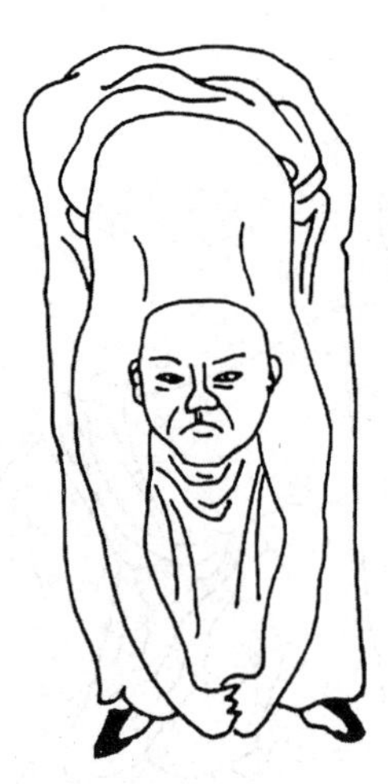

却病延年法

第一，以两手中三指按心窝，由左顺揉，团转二十一次。

第二，以两手中三指，由心窝顺揉而下，且揉且走，揉至脐下高骨为度。

第三，以两手中三指，由高骨处向两边分揉而上，且揉且走，揉至心窝，两手交接为度。

第四，以两手中三指，由心窝向下，直推至高骨，十一次。

第五，以右手由左绕摩脐腹二十一次。

第六，以左手由右绕摩脐腹二十一次。

第七，以左手将左边软胁下腰肾处，大指向前，四指托后，轻捏定。用右手中三指，自左乳下直推至腿夹二十一次。

第八，以右手将右边软胁下腰肾处，大指向前，四指托后，轻捏定。用左手中三指，自右乳下直推至腿夹二十一次。

第九，揉摩毕，遂趺坐。以两手大指押子纹，四指拳屈，分按两膝上。两足十趾亦稍钩屈，将胸自左转前，由右归后，摇转二十一次毕，又照前，自右摇转二十一次。

前法，如摇身向左，即将胸肩摇出左膝，向前即摇伏膝上。向右即摇出右膝，向后即弓腰后撤，总不以摇转满足为妙，不可急摇，休使著力。凡揉腹时，须凝神净虑，于矮枕平席正身仰卧，齐足屈趾，轻揉缓动，将八图挨次做完为一度。每逢做时，连做七度毕，遂起坐，摇转二十一次。照此清晨睡醒时做，为早课；午申做，为午课；晚间临睡时做，为晚课，日三课为常。倘遇有事，早晚两课必不可少。初做时，一课二度。三日后，一课五度。再三日后，一课七度。无论男妇皆宜，惟孕者忌之。

附八段锦图

两手托天理三焦（图）：

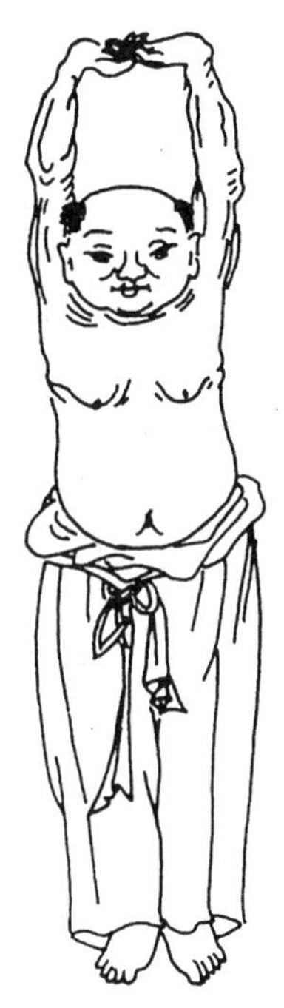

左右弯弓似射雕（图）：

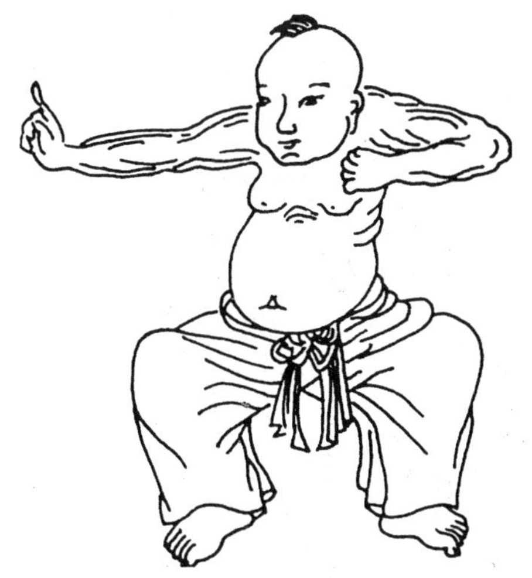

调理脾胃须单举（图）：

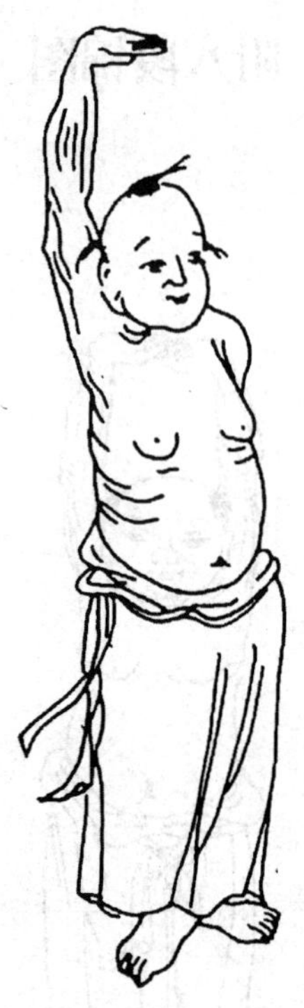

五劳七伤望后瞧（图）：

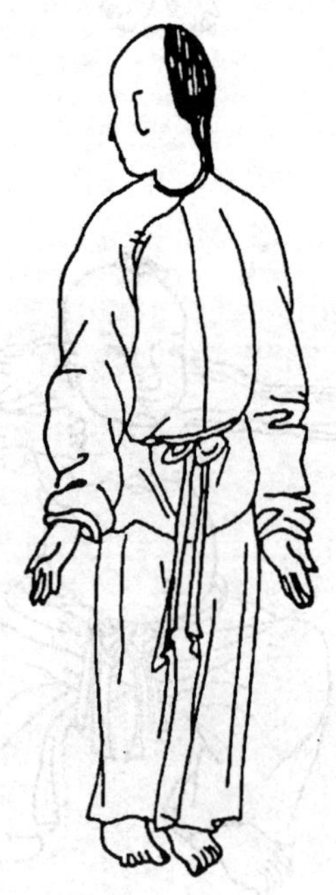

摇头摆尾去心火（图）：

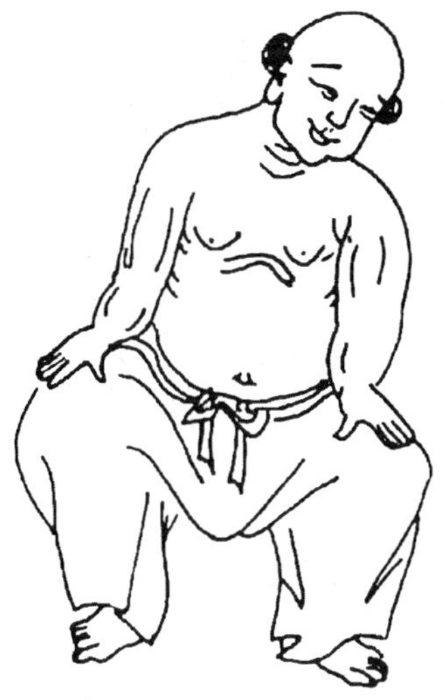

背后七颠百病消（图）：

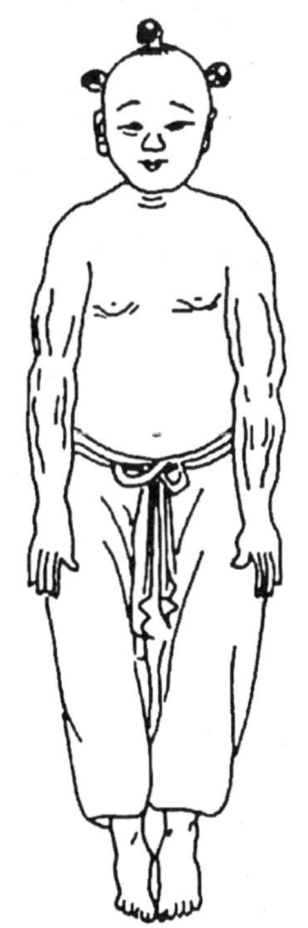

攒拳怒目增气力（图）：

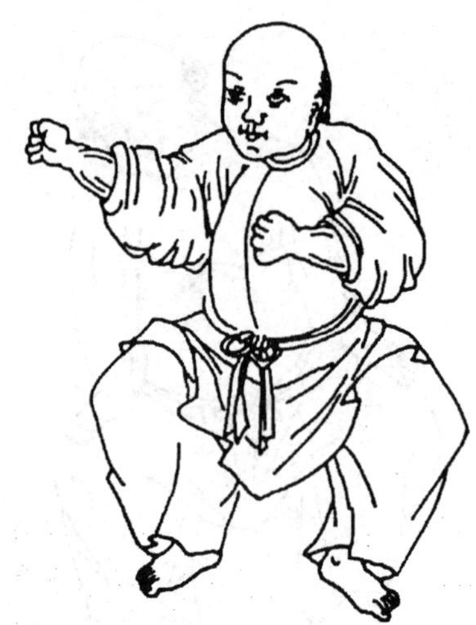

两手攀足固肾腰（图）：

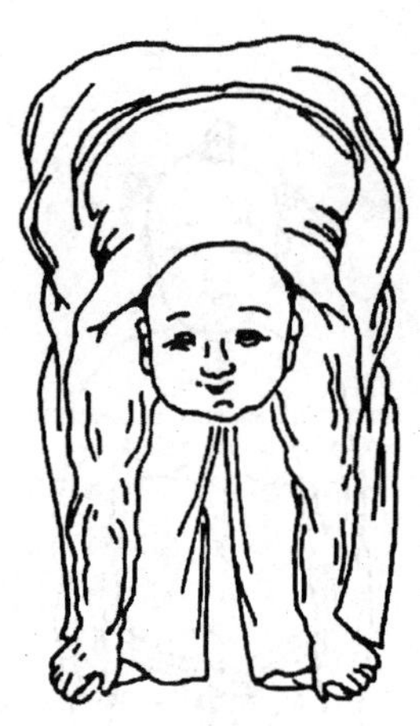

《真本易筋经洗髓经（合刊）》

萧天石主编

真本易筋经上卷（略）

真本易筋经下卷（略）

秘本洗髓经

退火法

初行揉法，外能助火，内服丹药，中有聚气，三气相合，自有生火窍。凡内火一动，或耳鸣腮肿，相火游行，身有毒疹红晕。内火发烧，阳火夜逸，梦思异境，种种不一之变。如有此症，盘膝面东正坐，两手握固，叉腰吸气，满入腹中，闭气三息，或五息、七息、九息，以多为益。紧提谷道，细细吐之。少寄一时，又吸清气满腹内，照前法行之。

服　药

十锦丸方：野蒺藜（炒，去刺，浸晒干净）十二两　白芍（火煨，酒浸，蒸）十两　白茯苓（去皮，勿见水，用石臼打碎，人乳浸）十二两　熟地（老酒浸，蒸九次，晒干）十两　甘草（去皮，长流水浸三日，炙熟）十两　朱砂（水飞，研细，过二三次，晒干）十两　真西党（人乳浸三炷香，阴干，打细研末）十两　白蒺藜（米泔浸三日，切片黄土炒，去土）二两　当归（酒浸三次，晒干）二两　川芎（酒拌晒干三次，不见水，切碎）二两　共为细末，炼白蜜丸，约重一钱，每服一丸，汤酒送下。复行法，如用脑前功夫，丸内加酥炙龟板四两、炒黄山药三两；如用背后功夫，

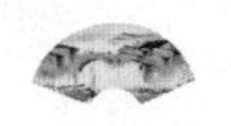

加酒浸金毛狗脊二两、炒黄芪二两、牛脊髓三两；如用内壮中和聚气之法，加酥炙鹿筋十二两、沉水香四两，打细，酒浸三次；如阳虚，先服五生丸四十服，令童男先揉四十日，再服十锦丸入常功；如阴虚，先服五成丸四十服，令童女揉至三十日后，再服十锦丸入常功；如遗精有病，先服十全丸四十日，下用丝带束其根，不时用大周天、小周天、河车返复上昆仑之法，再加揉法，不住升提谷道，万事扫净，一念归中，方可服十全丸。炼气四十日，病痊，方好进行修炼常功，大药方可入正直道路也。

五生丸方：真西党　黄精　白茯苓　白蒺藜（炒）　炙草　等分为末，白蜜为丸，约重三钱，日服二丸，或养炼一月，或二十一日，然后再服十锦丸。

五成丸方：河车　当归　川芎　大熟地　白芍　以上制过，熟药等分为末，用红蜜为丸，重三钱，日服二服，或静养一月，或二十一日，然后再行十锦大药。

十全丸方：海石蛹（火煅）　牡蛎　龙骨　白粉（皆同上）　白秋石　韭子（炒）　金樱子　大赤金五十张　朱砂（飞）五钱　莲肉（炒）一两　共为末，用银杏肉十两，煮熟取出，入臼内捣成泥，加前药，杵丸桐子大，每服五钱，空心青盐汤下。午用酒下，夕用炒杏仁汤下，一日三服，揉练三次，方入其境。

便方：

白蒺藜（盐水炒）十两　黄精（九蒸九晒）十两　仙茅（人乳蒸）十两　为末，蜜丸，重三钱，日服三丸，汤酒任下，以代前药。

朱砂（水飞）　雄黄（水飞）　木香各十两　生蜜为丸，黄豆大，日服三丸，三次用下。

白茯苓（人乳浸，蒸）　白蒺藜（米泔浸炒）　等分为末，蜜丸重三钱，汤酒任下。

建莲肉（去心）　白茯苓（蜜浸）　等分为末，蜜丸，每服三钱，白滚水下。

真本易筋经内炼三部秘方

平起服方：揉三百日之后，要用鼎举平起之力，方用此方。西番顶骨一两　朱砂三两　番打麻一两　沉香一两　桑寄生一两　土鳖一两　乳香一两　没药一两　真西党八钱　红铅一罐　半两钱廿四个　共研细末，将飞过红铅加入，再研千杵，白蜜为丸，重一钱，日服二丸，水下，行功二炷香。

平起洗方：地骨皮　羊角蒿　云盘灵　甲指挑　食盐　马蹄　灵芝草各一两　共六味，入与布袋内煮水，一日洗三次。

横开服方：行功二百日后，将力发出于两臂，方用此方，火候口诀不录于书。混元面一料　桂枝二两　白蒺藜二两　海石蛹十个　木香一两　雄黄二两　全当归一两　川芎一两　红银（水飞）一罐　海蟹（雌雄）两个　上十味，先研细末后，加入飞过红铅，再研千杵，白蜜为丸，重一钱，日服二丸，白滚水下，行功二炷香。

横开洗方：铁线草　壮筋草　丹阳草　仙人掌　黑粉　川乌各一两　入细布袋内煮水，一日洗二次。

下进法：功行三百日后，气满丹田，任督相通，方行此法。从丹田运气至玉茎，拿气至龟头，梗如铁杖。

下进服方：白茯苓一两　杞子一两　黄鱼鳔一两　韭菜子一两　菟丝子一两　蝙蝠一个　破故纸一两　真川椒八钱　鹿茸一对　红铅（水飞）一罐　共为细末，研千杵，白蜜为丸，重一钱，日服二丸，炼二炷香。

下进洗方：木贼　赤石脂　白蒺藜　当归　川椒　大茴　牡蛎　蔓荆子　紫梢花　朴硝　三柰　官桂　甘遂　吴茱萸　干瓦松　牛蒡　甘草　川乌　草乌　蛇床子　兰杨花　巴豆　狼毒　半夏　石榴皮　生南星　九头草　青核桃皮　以上各三钱，煮水洗六七次，药不用。

炼红铅法：山矿铅　南倭釜　明雄黄　千叶金雌各二两　倭硫黄五钱　共入阳城罐内封口，文武火炼五炷香，上水下火，合结成药，取下研细，水飞入药用。

造代掌式：用沉香、降真香造成圆球，一寸八分，人乳浸过方可用之。如无上等材料，或黄杨、白檀香，或多耳老柏木心，或红心枣木，为之亦可。

补初行功服方：白蒺藜（去刺，鸡蛋黄拌蒸，洗去蛋黄，炒）一斤　线鱼胶（牡蛎炒）八两　杞子（酒拌，烘脆）　茯苓（乳拌，蒸炒）　淮牛膝（酒蒸熟，炒）各四两　沙苑（酒蒸，炒）六两　广皮（炒）五钱　磨末，炼蜜丸，丸重三钱，行功前半时，酒服一丸。

无敌神功秘法（三十二段）

一、身面端正项须直，两脚尖进后跟出。

肩前若覆手后悬，腰下收裆谷道撮。手捏空拳大指伸，两胯平分弯下膝。舌抵上腭口目闭，咽津如辘静调息。

此段为下焦筑基功夫，以五寸香为度，日行三次完全运，左右旋转各七或二七或三七。两掌摩两膝四五十。叉腰胁，是归跟三。叩齿三十六，洒手臂腿脚各三，缓步百步。

二、肩落肘弯臂方平，手指旋转如螺形。

各作一圈常带劲，不可捏紧与直伸。

此段为中焦功夫，行气血到胸胁，直至涌泉穴。余悉照下焦法行。

三、落肩弯肘臂同平，两手合掌齐眉心。

余悉照下法行。此段为上焦功夫，气血自到眉眦，通于四肢。

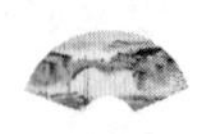

四、两脚踏实叉双手，向上盘挪换左右。

此段为两胁肾功夫，左右各以二十口气为度。

五、头竖腰落身磕前，脱肩伸臂合掌连。

此段为腰背功夫，以二三十口气为度。

六、倒竖头顶着凳上，并脚踏地方弯膝。从颈至膝一字平，两手挽后捧腰脊。

此段为头颈功夫，以三十口气为度。

七、并脚立住腿膝伸，脊背项头直至顶。环跳分折倒身垂，手抱顶门齐足胫。

此段为头顶功夫，流通头顶气血。

八、功夫运用依前法，惟有双手直上伸。

此段领血气归头。

九、盘坐两脚底相齐，头垂顶门涌泉对。手抄腿弯抱顶门，背弯脊圆平头面。

此段为通督脉，加之心功，脏腑自坚，以五十口气为度。起时用双手向膝头左右揉十数余次，叩齿三通。

十、平坐落肩臂腿直，手指扳着脚指尖。左顾右视右顾左，运以神行血气法。

此段行气血到左右手指及脚指腿弯，各以三十息轮转。

十一、头竖面正脚踏实，后腿膝弯前腿直。落肩两臂向前伸，两手开掌并推出。

此段通行四肢气血，左右转换，各三十口气。

十二、面正眼看一手托，落肩更须伸直膊。一手挽下捏空拳，脚一舒长一弯曲。

此段领气血到四肢，活周身筋骨。左右轮换，各以三十口气为度。

十三、肩落时方手指叉，脚尖指地膝弯下。

此段通周身气血，直至手指脚尖，随力为度。

十四、手指两挝若相叉，盘依左右似腾拿。

此段流通两肩臂血脉，随意为之，不计遍数。

十五、肩落时方手上平，头回眼视运动行。一手叉腰身正直，两脚踏实无偏倾。

此段领气血到手，左右转换，手酸为度。

十六、上手指向内平托，下手须捏挽掌腰。

余照前指向外托法行。此段领气血到手四指，左右转换，亦以手酸为度。

十七、两手捏拳大指伸，落肩方时上外直。头回眼视运前功，下须挽臂顶腰骨。

此段能令大指坚硬，血气流通。左右轮换，各随力为度。

十八、捏拳向背项住脊，脊梁梁中无错失。舒掌胸前顺下摸，心口丹田不可逆。

此段领气血归下部，左右轮换，各三百余度。

十九、金鸡独立臂手伸，三息一换上下匀。

此段领气血到两腿，好做下进功夫，左右各五六十度。

二十、脚底踏实平指钟，左右舒张如射弓。

此段能令气力归于手足，左右各五十度，或百度，量力为之。

二一、双手托钟而上举，脚尖独掂定其身。更有横开引臂力，左右分为四段行。

此能令气力归足，轮换左右，随力为度。

二二、脚尖掂定两尖胼，横开仍照前法行。

此能令两足坚硬。

二三、一脚尖掂一小胼，功夫四段照前行。

此归劲力于两足，即能四面上马。

二四、身面端正脚尖掂，落肩伸手两横开。还有向前抱颈法，扳勾左右换手来。

此能令气到手足指尖。

二五、身面端正脚并排，落肩伸臂手前推。

此引气血到两肩臂弯手掌。

二六、手指叉撑，脚尖掂定。落腰竖颈，左右腾运。

此运用身气力，归于手足指尖。

二七、仰卧头起，手脚并举。臀背提定，尾脊着住。

此能令大腹坚硬，耐人打踏，随力为度。

二八、盘坐仰头身正直，眼常存想后枕骨。手掌外搭脚背前，大指内摩涌泉穴。一呼一吸细调匀，一息一摩一推出。仰视十息用心功，眼转左右十回歇。

此为交通心肾功夫，共以五百息为度。完从盘坐，单搭脚。以水晶公醮玉浆滚，从大如小，五六十下。

二九、双手抄膝弯，左右回抱时。身脊须要圆，地角对膝守。

此为运气聚丹田功夫，以呼吸百余息为度。

三十、两脚盘坐身顶直，双手捧托肾囊前。眼视鼻息观心法，呼吸归气下丹田。

此为运气到茎卵功夫，以数百余口为度。

三一、尻骨坐盆，身顶取直。一脚勾颈，双手抱膝。

此为通任督工夫，左右各呼吸十余次为度。

三二、脚排八字开，遮日指相接。肩前臂肘平，身相对日月。日朔一二三，月望五六七。朝采阳精吞，夜取阴华吸。闭息归中宫，各满七口毕。如逢阴雨天，勿为采取急。此在山顶上，采取日月精华法也。前面功夫做足，再加此次功夫，便成神勇。

线球式

大红绢线作一圆球，径一寸八分。用以推摩节穴，令血气流通。

铅球式

大球重斤许，小球重半斤，务须细腻光圆。药水煮过，用以揩摩节穴，令节空坚密。

铅条式

大者一握粗，小者如指大，总取光滑，药水煮过。用以摩砺骨缝，令其坚固。

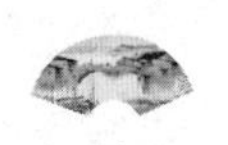

铅滚球式（即铅车）

阳球四个，中有圆孔，贯以铁梗，便于推滚。亦须药水煮过，用以推滚周身，令皮内筋骨俱致坚劲。

铅把式

把如橄榄，约重三斤，用以揩摩肌肉，令其坚结。

煮铅器药方法：熟地　天冬　杞子　黄柏　知母各八钱　冬青子　五味子　巴戟　肉桂各三钱　牡蛎　三七　鹿角霜　山萸各四钱　透骨草（冬月以麝香少许代之）一两　浓煎药水两大碗，纳铅器药汁中，煮二炷香取出，晒干再煮，如是七次，收尽药汁为度。

铅屑袋式

缝细布如袋石子袋，盛满铅屑，做成，用以捣打，令筋骨缝间坚硬。

大铅锤式

柄长一尺七八寸，围圆二寸，其下座子约围圆一尺二寸。扁式重念四斤一对。另做铅饼四对，随力增减套上。用手提做平举横开之功，劲力自生。

擦铅锤药方法：茯苓　熟地　生地　天冬　麦冬　补骨脂　杞子　枣仁　当归　三七　白术　肉苁蓉　杜仲　肉桂　鹿角　巴戟　黄芪　冬青子　五味　首乌（比前药各减半）煎浓汁，涂擦铅锤周遍，晒干再擦，如是七次，入鼻清香为佳。

行功要诀

人生天地间，畏寒恶热，而不能久于世者，非造物之本，然惟人自迫之耳。故求道者，莫先于保精神、养气血、导筋骨。盖精神足，则气血足。气血足，则力亦足。筋骨导，则气血通畅，百病不生矣。今人但知血盛则力亦壮，而不知血生于气，气足而后力壮也。然则人生有血气，即有其力，用之则存，忽之则亡，其要法不外乎行功。筑基运用铅器，筑基之道，或起于子，或起于午，或起于子午，或起于午子，变化多端。颠倒阴阳，更转互属。苟能昼夜不息，时刻无讹，则天人会一。功至七七，气血充足。功至十十，仙亦日成。行功至要，务于静中求动，动中求静。绵密不间，渐入佳境。静中动者，静则易昏，最宜默照。动中静者，动则易散，最宜收敛。默照之诀，即返火之诀也。收敛之诀，即添水之诀也。火不返，则飞。水不添，则竭。其法在守天关、定地轴而已。守天关者，即午子之功，返火之诀也。定地轴者，即子午之功，添水之诀也。二者相兼，久久行法，其间千变万化，皆不外此根源。而又运用铅器，以渐渐疏通其凝滞。在左以顺于右，在右以顺于左，使左右逢源，气血充足，焉有寒冷夭丧之患乎。求道者守此妙法，一线串成，至诚无息，则大道入门，天机自得矣。勉之勉之。

《八段锦坐立功图说》

山阴娄杰（寿芝）手辑

芳草轩藏版清·光绪丁丑年刊本

序

盖闻体正肤充身之肥也，有自心安神泰年之永也，可期琼乎，尚矣。至若服药求仙饵芝得道，草木恐无其灵，金石反罹其毒，又何取焉。夫动静贵乎交养，气血取其相资，苟调创之有方，乃刚柔之兼克。是术也，即身而具，从心不逾，俯仰屈伸有其节，雨肠寒燠不为灾，时而上下，其乎抗坠咸宜，时而高卑，其容周旋悉中，具旋乾转坤之力，有阳开阴阖之功，喜占无药效，岂中医方本出于青囊，妙即同乎丹诀。谨志数言，聊资一嘘。

光绪丁丑上元前二日

谨斋吕慎修作序

凡例（六则）

坐功旧有图说，然所传闻多异同，兹刻悉就《遵生八笺》青莱真人原本校定，其有他说可采者，另于图内缀录一二，以备参考。

立功原诀，即两手托天理三焦云，云词既太俚，作法又未明晰。今将歌诀略为润色，并依坐功例增以图说，细为疏注，以公同志。

立功八正式外，尚有出手入手十式，权以天干系目用，便稽核至各式中，有应停顿者（凡应停者，初习停三息，渐习渐加，愈久愈妙，其各正式，尤宜多年停数刻），有宜直接下式者，说中虽已著明，仍于应停各式上加一墨圈，庶使学者对图摹效，一望而知。其各正式图，则加双圈以别之。

坐功与立功不同，坐功重在养心，立功重在练形。坐功以杜绝妄念为要，习之无所苦，而颇不易致。立功以高下如法为要，初习四肢不免酸痛，然而三月后便可纯熟，

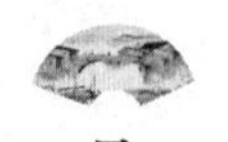

此坐立功之大校也。

功夫作法虽于图中细注，终难详尽，总之齐整自然，四字足以蔽之，要在学者善于领会耳。坐立两功，一动一静，足可相辅，故为合刻。学者或专习或并习，各听其便。然必立定课程，每日几次，以不间断为妙。

八段锦坐功

青莱真人著

八段锦法乃古圣相传，一日之间，得有身闲心静处，便可随行。行时口中不得出气，惟鼻中微放清气。行之久久，自能蠲疾除病，渐觉身轻，能勤劳不怠，则仙道不远矣。

握固二字，人多不考，盖趺坐时，以左脚后跟曲顶肾茎根下动处，不令精窍漏泄云尔。

第一，叩齿集神式

此法先须闭目冥心，盘坐握固，静思集神，叩齿三十六，叉两手向颈后，数九息，勿令耳闻。乃移手，各掩耳，以第二指压中指，击弹脑后二十四次。

第一，叩齿集神图

凡坐，要竖起脊梁，腰勿软，身勿倚靠。

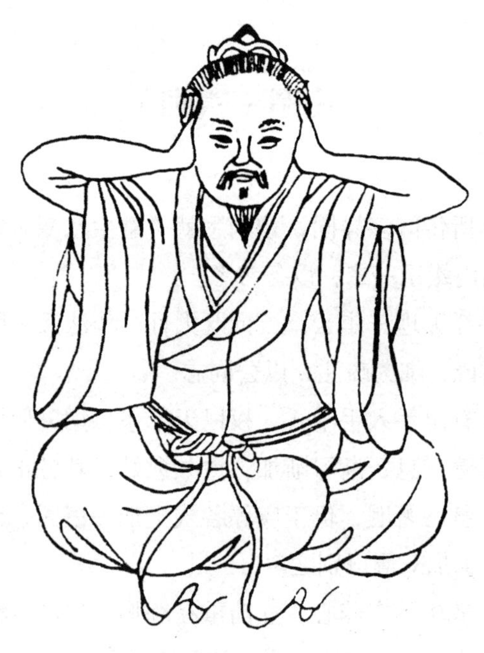

第二，摇天柱式

此法先须握固，乃摇头左右顾，肩膊随动二十四次。

第二，摇天柱图

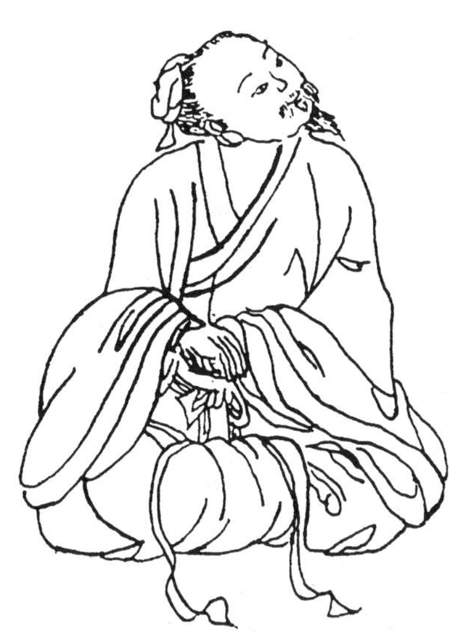

第三，舌搅漱咽式

此法以舌搅口齿并左右颊，三十六次。待津液生，再漱三十六转，至盈口，分作三口，如咽硬物咽之。

第三，舌搅漱咽图

咽津要汩汩有声，瞑目暗视所咽津液直送至脐下丹田。

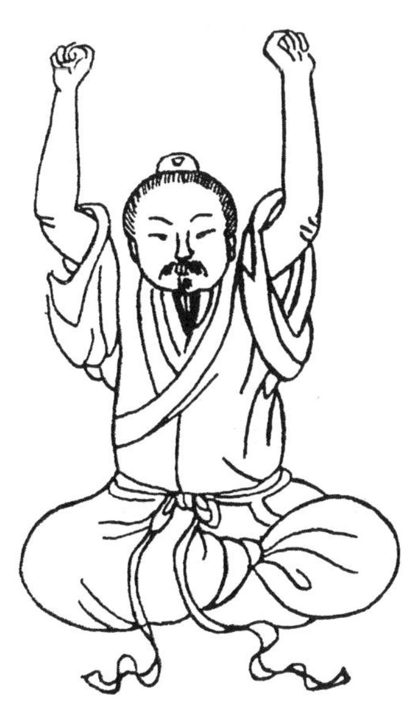

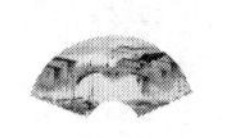

第四，手摩肾堂式

此法以鼻引清气，一口咽之，少顷搓手令热，后摩肾堂三十六次，仍收手握固。再咽清气一口，想心火下烧丹田，觉热极，行后法。

第四，两手摩肾堂图

肾堂即精门，在腰后两边极软处。

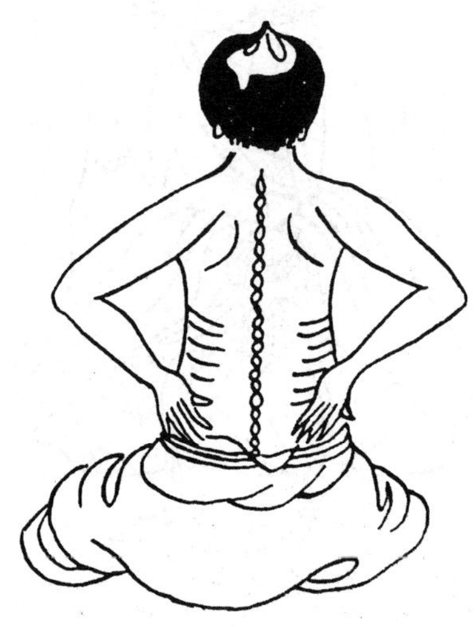

第五，单关辘轳式

此法须俯首摆撼左肩三十六次，右肩亦三十六次。

第五，单关辘轳图

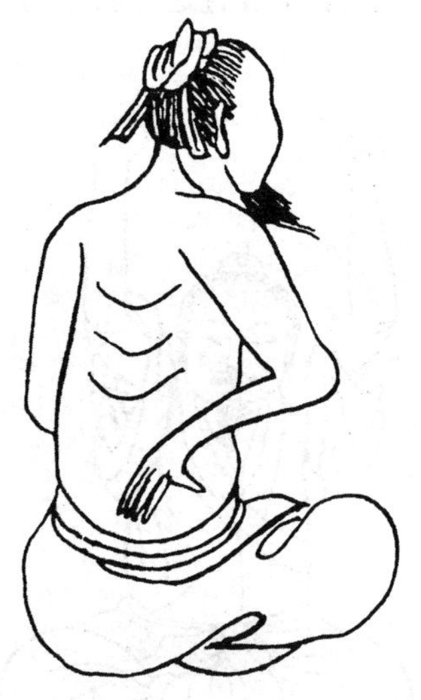

第六，双关辘轳式

此法两肩并摆摇三十六数，想火自丹田透双关、入脑户。鼻引清气一口，后伸两脚。

第六，双关辘轳图

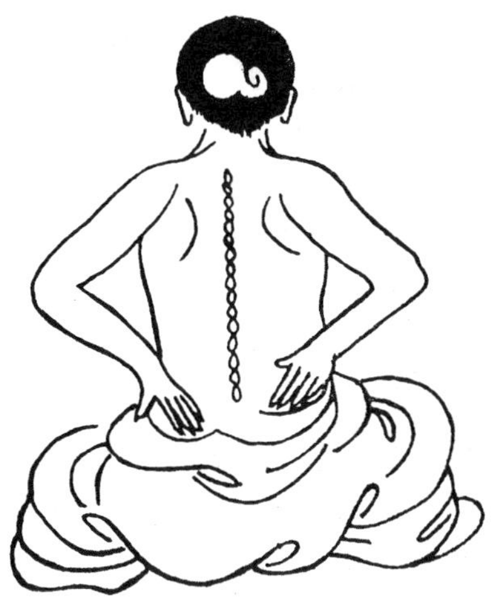

第七，托天按顶式

此法两手相叉，向上托空按顶，各九次。

第七，托天按顶图

托要用力，如重石在手，腰身俱极力上耸。

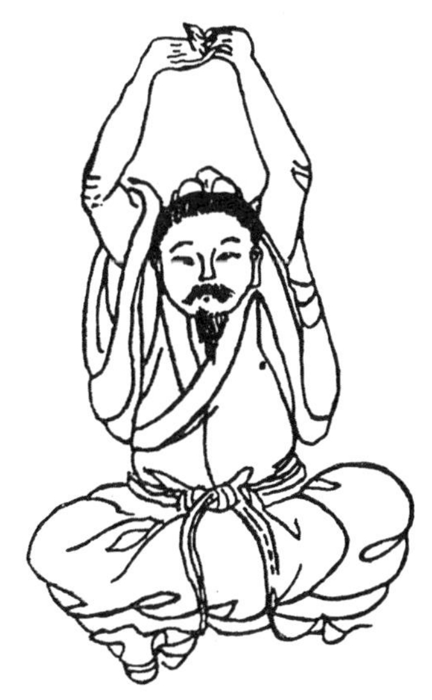

第八，俯首勾攀式

此法以两手向前攀脚心十二次，乃收足端坐。候口中津液生，再漱再吞。一如前法，摆肩并身二十四。再转单双辘轳各二十四次。想丹田火自下而上，遍烧身体。静

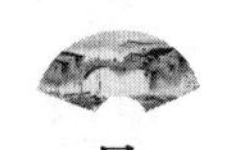

坐少顷，此为八段毕。

第八，俯首勾攀图

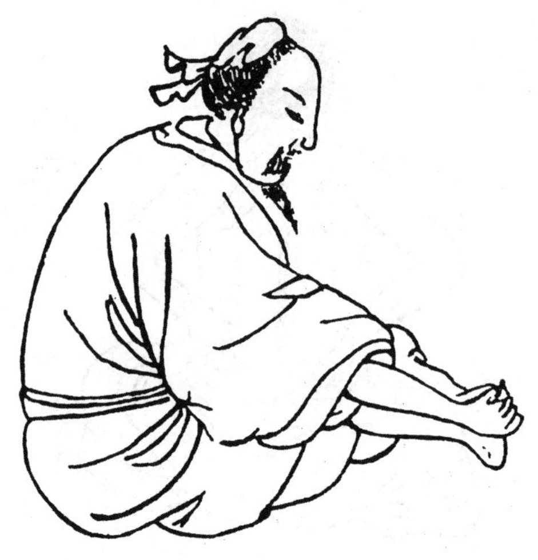

八段锦立功

山阴娄杰述

歌诀

手把碧天擎（擎天式）
雕弓左右鸣（关弓式）
鼎凭单臂举（举鼎式）
剑向半肩横（负剑式）
擒纵如猿捷（猿蹲式）
威严似虎狞（虎踞式）
更同飞燕急（飞燕式）
立马告功成（立马式）

甲字式

平身正立，静息凝神，并足垂肩，凸胸凹腹（凡立身作势，胸腹皆须如此），两臂微开，手心向地，指尖朝身。然后开两踵（足跟）、开两趾（足指），再开两踵两趾，再开两踵，使足尖微抱（自始至终两足如此，不可移动），立定，为甲字式。

甲字式图

小臂直，大臂微斜，手掌平，指尖离身寸许，微向后跨。

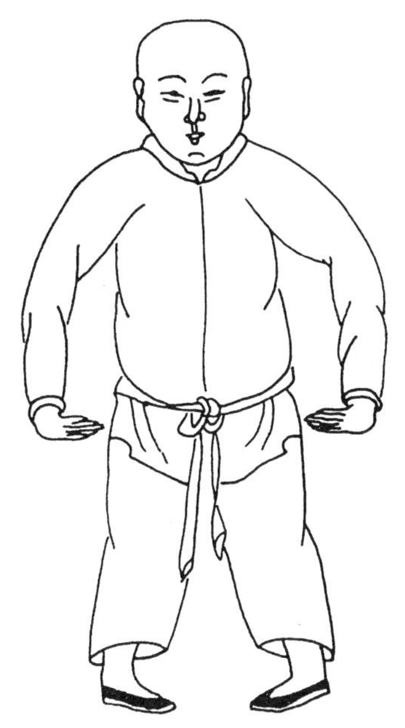

乙字式

前式少停，随提手至耳后，掌心向前，为乙字式。

乙字式图

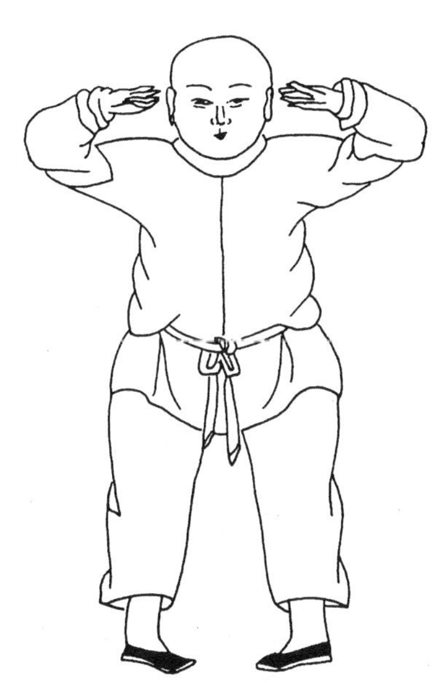

丙字式

行至前式，即以指尖抹耳，尽力向前推出，就势下蹲，为丙字式。

丙字式图

蹲须身子挺直，胯与膝平，如坐马式，两臂要直，其宽窄高下，视肩为准，手掌

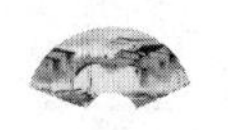

要平，指尖微翘，十指相对，约离二三寸。

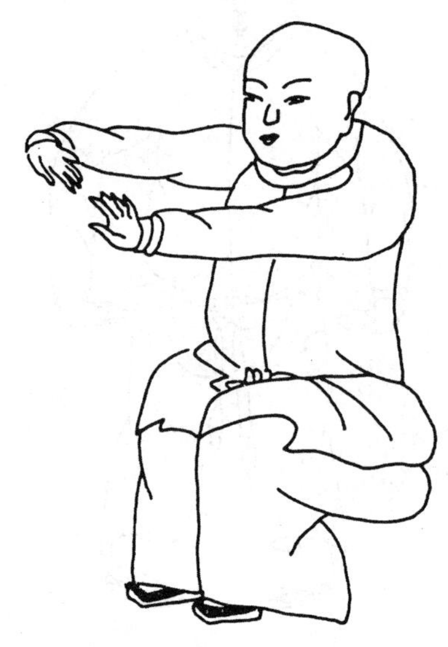

丁字式

前式稍停，两手展开，向下抱拢，臂直指屈，如掀巨石，为丁字式。

丁字式图

两掌相对，手指朝上。

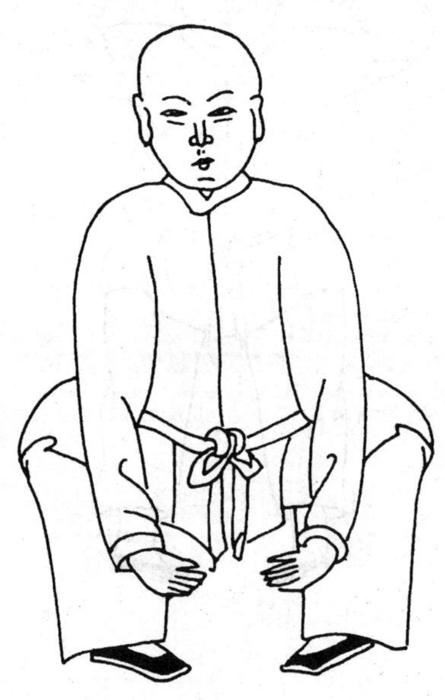

戊字式

前式稍停，缓缓将手上提，就势起身，手提至口，为戊字式。

戊字式图

提手时，肩不可耸。

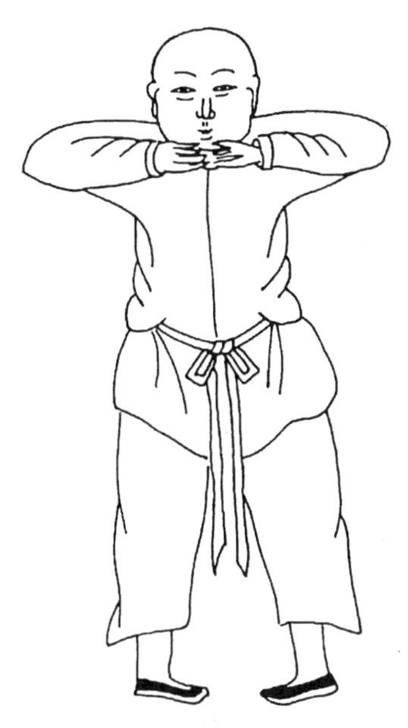

第一，擎天正式

行至前式，随翻手向上，两手分开，十指遥遥相对，为擎天式。

第一，擎天正式图

大臂横平，小臂直竖，手心向天，方正为度。

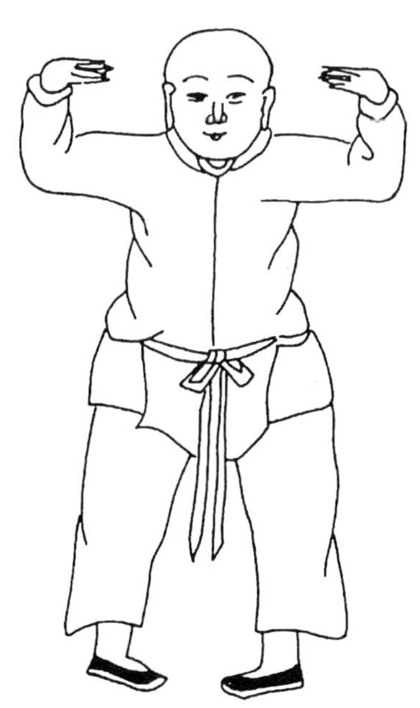

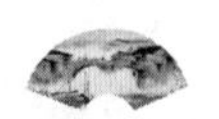

己字式

前式稍停，翻手对额，十指微屈，如攀重物，为己字式。

己字式图

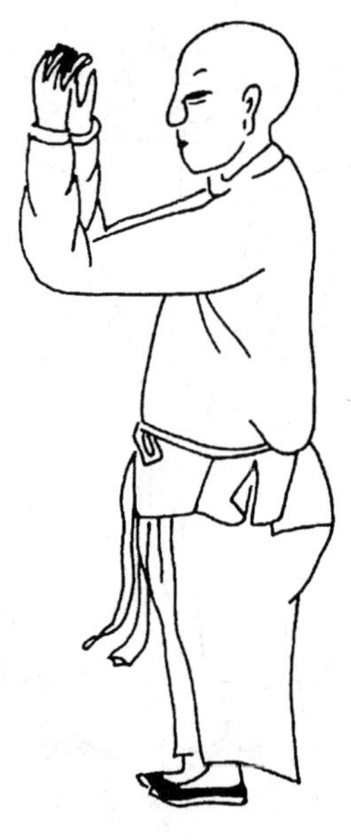

庚字式

由前式下攀至颊，翻手外推，蹲身如丙字式，接行丁字、戊字式。俟提手至口，翻掌下按，气亦随手下降，为庚字式。此为一段毕。

庚字式图

两臂直，十指尖相对，约离二寸。

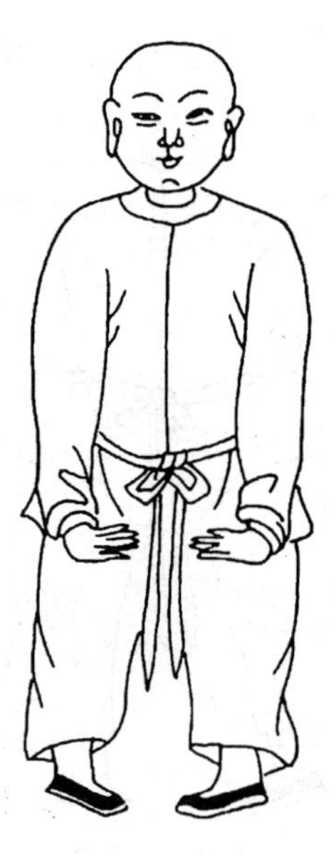

第二，关弓正式

由庚字式两手平抬，转首左顾，左手推出，右手弯曲状，如关弓少停。回首向右，舒右臂屈左臂，如前。为关弓正式。

第二，关弓正式图

两臂要平，左射，目注左手，右射，目注右手。

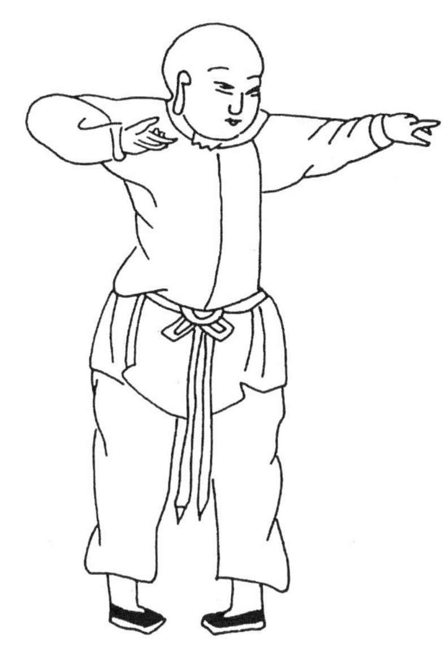

辛字式

前式稍停，正身舒臂，掌心向前，为辛字式。随即提手至身后，如乙字式。接行丙、丁、戊、庚四字式。此为二段毕。

辛字式图

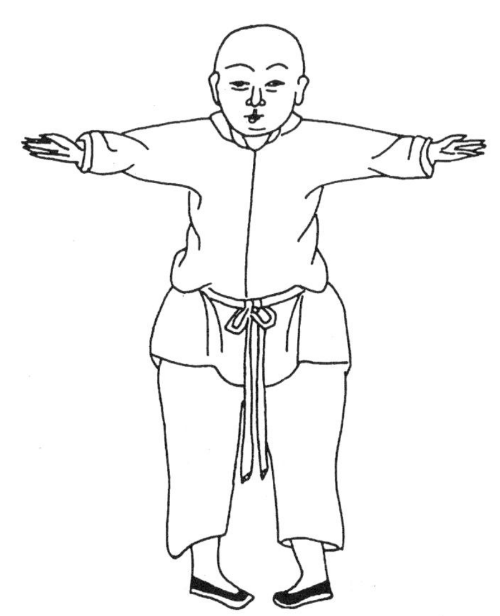

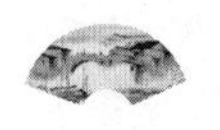

第三，举鼎正式

由庚字式转戊字式，提手至口，左手翻上，右手翻下后，指微屈，尽力举按，使两手背上下遥对，为举鼎式。

第三，举鼎正式图

胸要少挺，目微上视。

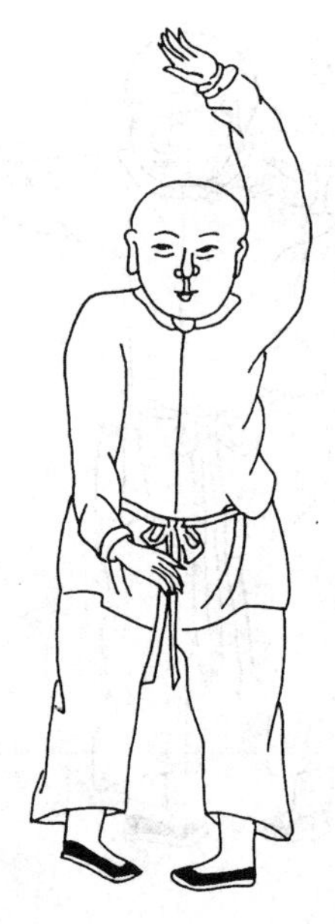

壬字式

前式少停，两手猛翻，缓缓凑合，就势下蹲，为壬字式。随即起身，左手上，右手下，举按如前。至此举鼎式方毕，仍归壬字式。两手凑合，翻掌外推，蹲身如丙字式，接行丁、戊、庚三字式。此为三段毕。

壬字式图

翻掌时，目注上手。

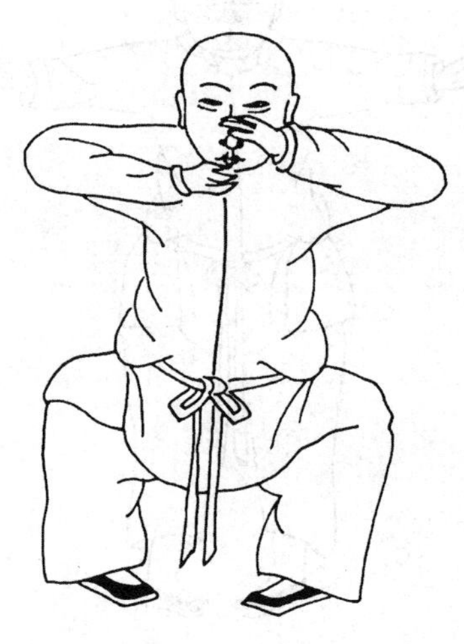

第四，负剑正式

由庚字式左臂背转，右臂轮上，回首向左后顾右踵。少停，转身左臂上右臂下，回首向右，顾左踵如前，为负剑式。少停，正身舒臂，作辛字式，接行乙、丙、丁、戊、庚五字式。此为四段毕。

第四，负剑正式图

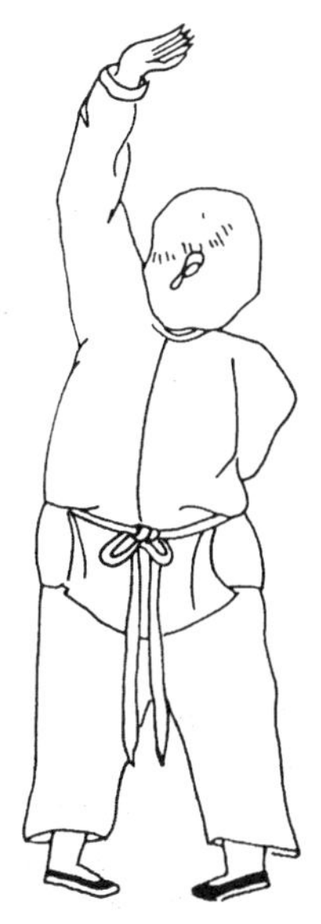

第五，猿蹲正式

由庚字式转戊字式，提手至口，紧握两拳，就势下蹲，掌心朝下，用力向前抵出，随翻手舒掌，握回至胸。复转拳抵出如前，如是三抵，舒掌收回至口，翻手外推如丙字式。接行丁、戊、庚三字式。此为五段毕。

第五，猿蹲正式图

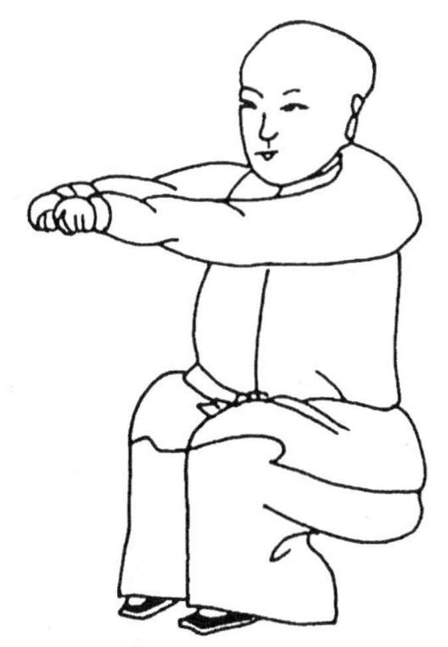

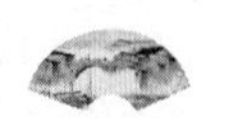

癸字式

由庚字式转戊字式，提手至口，八指交叉，翻掌尽力上举，为癸字式。

癸字式图

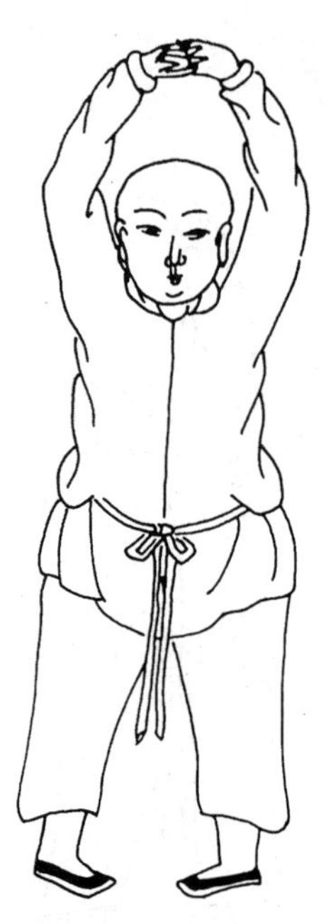

第六，虎踞正式

前式略顿，弯身下按（初按可至膝下，渐习渐低，至地为度），为虎踞式。少停，缓起，两手分开，上提至口，随复下蹲，转掌外推，如丙字式。接行丁、戊、庚三字式。此为六段毕。

第六，虎踞正式图

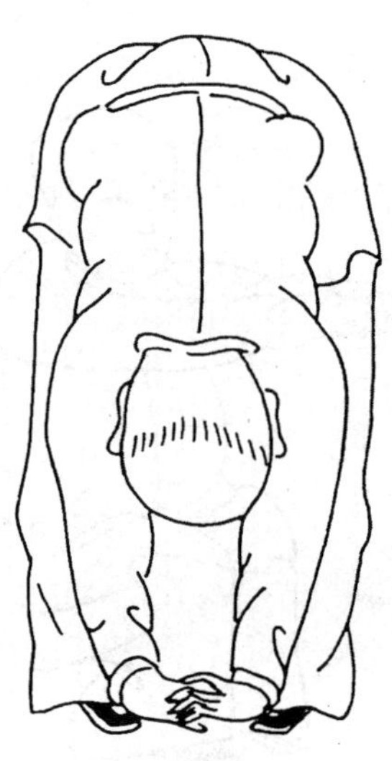

第七，飞燕正式

由庚字式转戊字式，随将两手分开，使与肩平，掌心向下，微微后仰，为飞燕式。少停，提手至耳后如乙字式，接行丙、丁、戊、庚四字式。此为七段毕。

第七，飞燕正式图

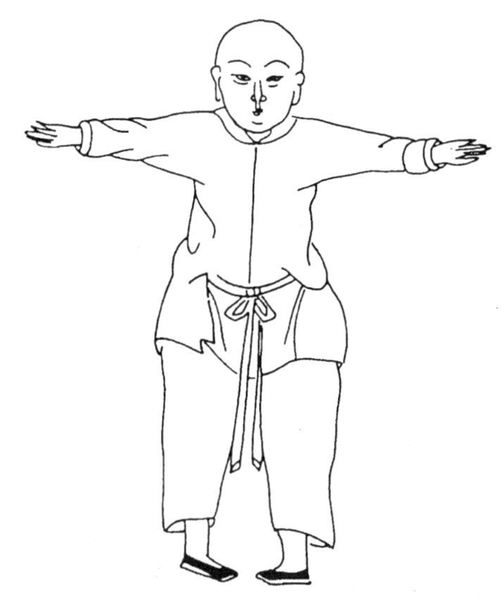

第八，立马正式

就庚字式，足跟立地，用力下顿三次，为立马式。顿毕，闭目调息，缓放两臂，略略行动，然后左足右踢，右足左踢，又两足各外踢，皆十数下，复以两手前后甩动十数下。此为八段毕。

第八，立马正式图

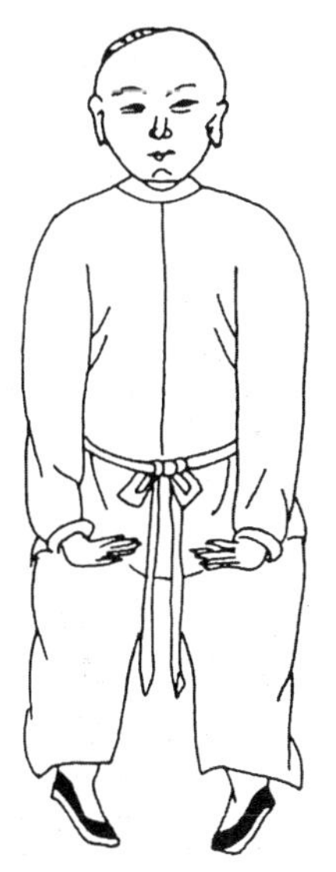

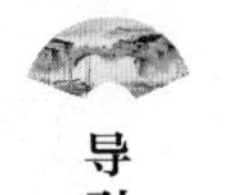
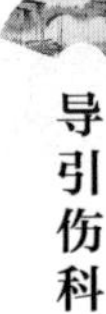

《内外功图说辑要》

席锡蕃辑

五禽舞功法图说

丹药龙虎口诀之秘，余因授师旨，尝谓予曰：曾得古之仙诀，及汉时有道之士，精为导引之术，龙径虎顾，挽引腰体，摇动关节，以求不老。吾今得师传一诀，名曰五禽舞，功法像物而动。一曰虎，二曰熊，三曰鹿，四曰猿，五曰鸟。此五者大能却病，兼利手足。闭息其气，毋使气太过，微微轻放，令汗才出，气爽神和，以粉涂身，然后能轻其体也。今予开方便之门，发泄师奥，图像其形，传诸继来，女真之学者宿生庆幸，有缘遭遇，须要决烈英雄，死心苦行，如醉如愚。倘或遇之而不明此理，天何疑经运，恐事物丧逐大患，不慎反以无益而有损也。其成物之心，为何如因，是世之室女初真之习。先须要静，令熟积气，气积运行，周流百脉，方得气盈。用此五禽势法，其动使却病生育消长之理，有逐令行之机，然后方得入室，静炼行功，再得炼药，际遇诚为易哉，听便使焉，而不中也。咦！听我语，欲得长生不死理，从此下功夫。

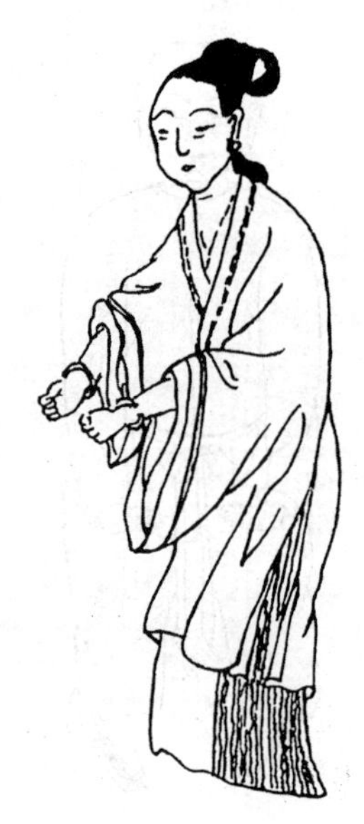

一曰虎

诀曰：如虎形，须闭气，低头，捏拳，战如虎发威势，两手如提千斤铁重。起来莫放气，平身吞气入腹，使神气自上而下，复觉得腹内如雷鸣，或五七次。以上如此行持，一身则气脉调和，精神爽快，驱除万病矣。

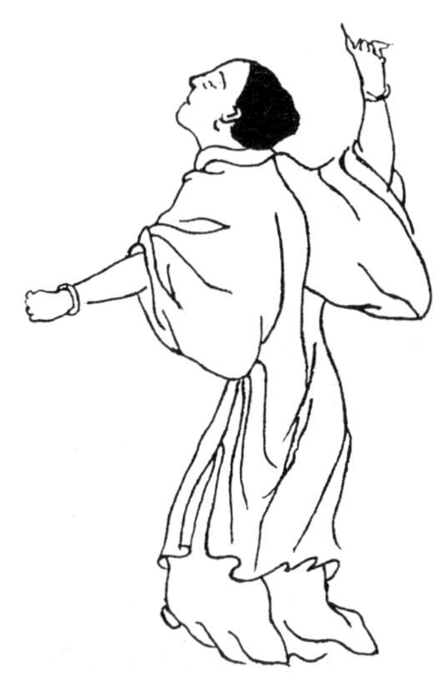

二曰熊

诀曰：如熊形，闭气，捏拳，如熊身侧起，左右摆脚要前后立定，使气归于两旁，夹胁骨节皆响，亦能动腰力，除膨胀，或三五次止，亦能舒筋骨而安神养血也。

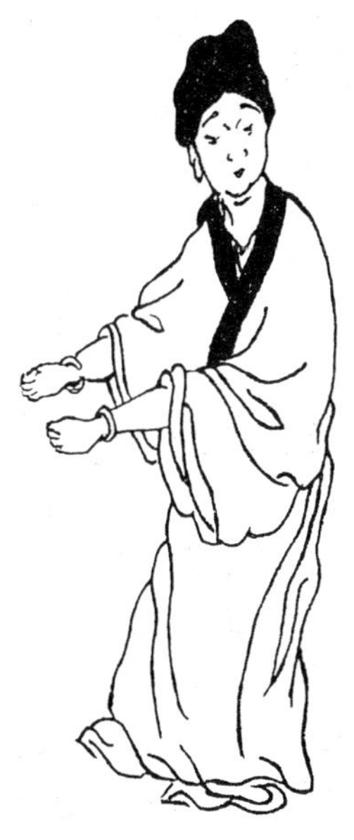

三曰鹿

诀曰：如鹿形，须闭气，低头，捏拳，如鹿转头顾尾，平身端，缩背立，脚尖着

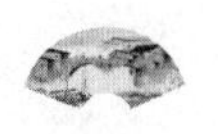

地，脚根连，天柱通，身皆振动，或三两次，每日一次亦可，逢下床时演一次更妙。

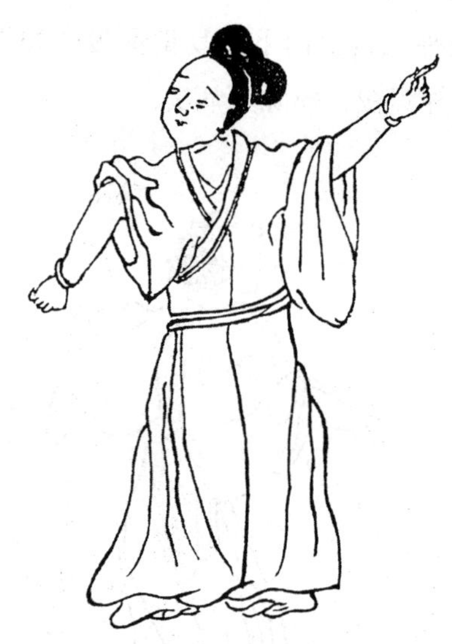

四曰猿

诀曰：如猿形，闭气如捻拳，一手扑树，一手捏拳，一脚虚抬，起脚根，转身后，握固神气，连吞入腹，觉得汗出，住功。

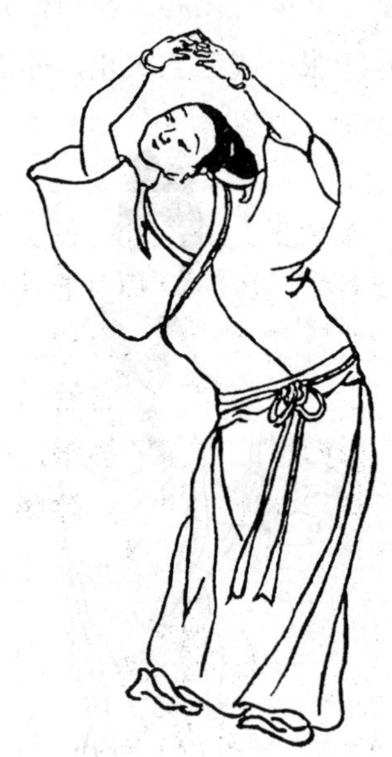

五曰鸟

诀曰：如鸟飞形，闭气欲起，吸尾闾气，朝顶上，虚双手，躬身向前，头要仰起，迎神破顶，又疑人礼拜，此乃五气朝元，六府调和，元气无损，从此百病不生。

圣人以真阴、真阳取喻青龙、白虎，以两弦之气取喻真铅、真汞也。今仙翁诗曲中，复以龙之一物，名曰赤龙、曰震龙、曰天魂、曰乾家、曰乾炉、曰玉鼎、曰玉炉、曰扶桑、曰下弦、曰东阳、曰震男、曰赤汞、曰水银、曰朱砂鼎、曰离日、曰赤凤，皆此类青龙之一物也。又以虎之一物，名曰黑虎、曰地魄、曰兑虎、曰坤位、曰坤鼎、曰金炉、曰金鼎、曰华岳、曰前弦、曰西川、曰少女、曰朱砂、曰偃月炉、曰坎月、曰黑龟，皆此类白虎之一物也。又以龙之弦气曰真汞、曰姹女、曰木液、曰青娥、曰朱里汞、曰性、曰白雪、曰流珠、曰青衣女子、曰金乌、曰离女、曰牝龙、曰真火、曰二八姹女、曰玉芝之类一物也。又以虎之弦气曰真铅、曰金翁、曰金精、曰水中金、曰水中银、曰情、曰黄芽、曰金华、曰素练郎君、曰玉兔、曰坎男、曰雄虎、曰真水、曰九三郎君、曰刀圭之类一物也。二物会时，情性合者即龙虎也。青龙在东属木，木能生火，龙之弦气为火，曰性，属南方，谓之朱雀也。白虎在西属金，金能生水，虎之弦气为水，曰情，属北方，谓之玄武也。火木金水合龙虎情性，通四象，会中央，功归戊己土。丹者，土也，此谓之真五行，全戊己为媒娉者，木在东而金在西，两情间隔，谁为媒娉？惟有黄婆，能打合牵龙执虎作夫妻。戊己属土，谓之黄婆。龙虎虽处东西，黄婆能使之欢会。金木虽然间隔，黄婆能使之交并。两者异，真一之气潜；两者同，真一之气变。真人自出现，此外药之法象也。丹熟人间功成，天上九霞光里，两腋风生，非夙植灵根，广垂阴骘，其孰能语与于此哉。

附男女入手功夫秘诀图识

图：乾道初坐图

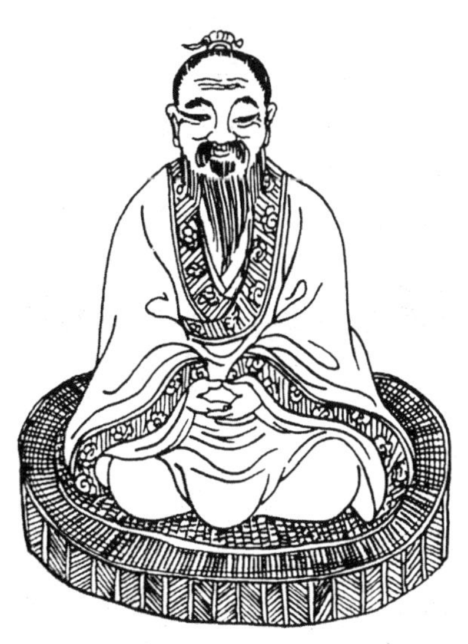

诀曰：入手之功，须以心意静定为主，然此四字实非易为，兹将体会而得之者揭而出之，俾有心金丹大道者，得其门而入也。

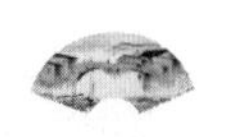

其法，首先将身平坐，坐前用小香炉点香一支，然后以左足压于右腿之下，右足压于左腿之上（是名单盘）。久久习惯，则右足仍是，而左足可以翻上，压于右腿之上矣（是谓双盘）。久久习之，功高者可至数昼夜不动（此系后文，兹不多赘）。单盘坐定，须将两目垂帘（不可闭之太紧，须留一线之光，是乃阳光，倘将双目紧闭，即已入于阴道，虽坐无益），两目珠凝视鼻梁，默念净心神咒三遍，吕祖宝诰一遍。存想吕祖法身，身穿黄色道袍，腰系丝绦，足登乌靴，头戴道巾，五绺长髯，仙风瓢逸，注我天庭之中。如是一念存想，则心意自然静定。初坐以二寸香，逐渐递加至半支香、一支香，久久行持不懈，功候自能日进。功既日进，而即日有不同之境象，境象日换，则丹功即随之渐深矣。虽曰如是，但心意两者，必须在若有若无之间，万不可用意用力。若或稍涉意力，魔即随之而生，可不慎之又慎。是故须持定，若有若无，久之自登上乘。倘不自慎，只将力意孤行，则非惟入于歧途魔道，反恐于身命有关，深望学者加意行持，慎之慎之。

莫厘抱仁子识

图：坤道入手图

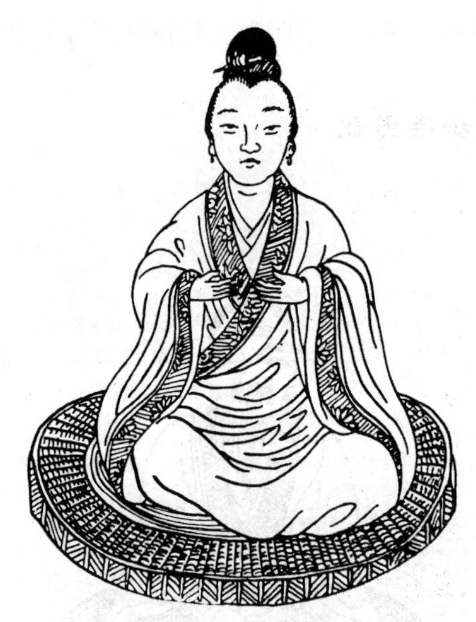

诀曰：入手坐功，一时心难静定者，须将身盘坐，以一足抵住阴户，两目垂帘，不可全闭，必得露一线阳光，两珠凝视鼻梁，默念吕祖宝诰、净心神咒，不计遍数。然后存想吕祖身穿黄道袍，腰系黄丝绦，五缕长髯，头戴道巾，注吾天庭之中。如是存想，则心自可静定矣。久久静定，功即日有不同之境来矣。惟须静守自然，在若有若无之间，庶为上乘，反是而稍一用意，便即入于歧途魔道矣。慎之慎之。（抱仁子宣秘）

图：内功正面图

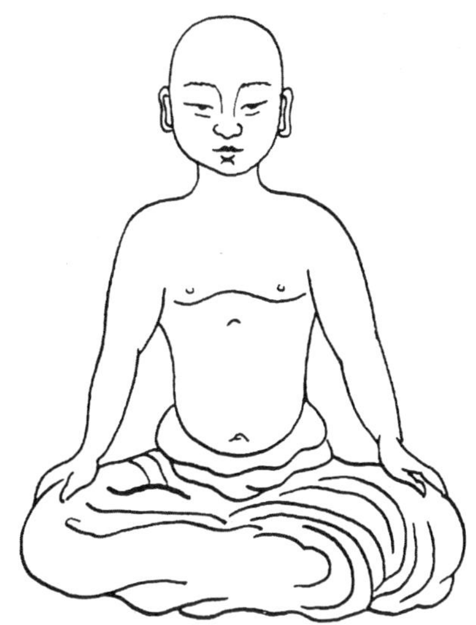

图：内功背面图

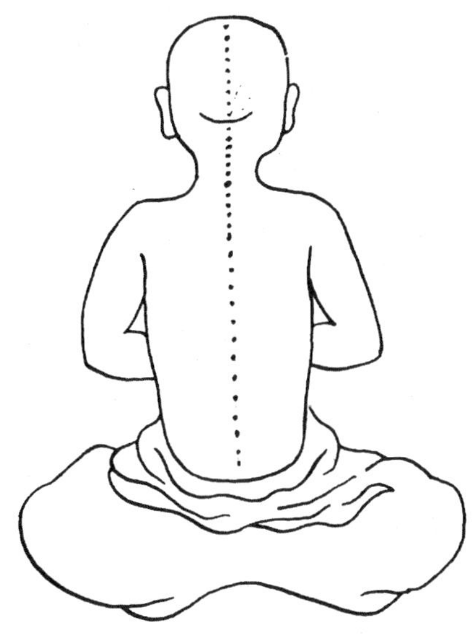

四照图总说

普照图之上一层者，直指心源性海之窍；中一层者，直指黄中正位之窍；下一层者，直指关元气海之窍。此谓前三关也。返照图之下一层者，指出尾闾太玄之窍；中一层者，指出夹脊双关之窍；上一层者，指出天谷泥丸之窍。此谓后三关也。丹阳云：前三三，后三三，收拾起，一担担。是此义也。时照图者，发明阳升阴降之机，四象环中之妙；内照图者，指示五脏六腑、二十四椎、任督两脉，使内观者知有下手处。

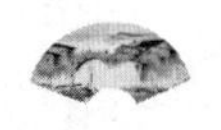

若人不明窍而言修，犹人未能立而言行也。从古诸仙皆口口相传，心心相授，不敢明将此窍示人，是惧泄天机之故耳。吾师尹公开佛之正知，见等众生如一子，绘此四图，接引后之迷者，意在普度有缘，同出生死苦海。

普照图三岁之窍，窍中有妙。妙窍齐观，是为普照。

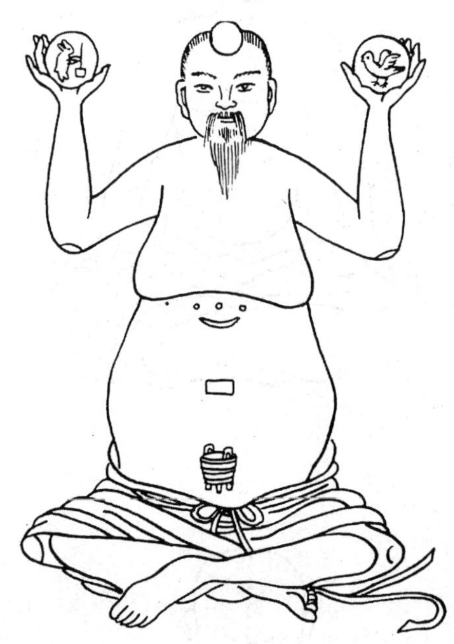

反照图

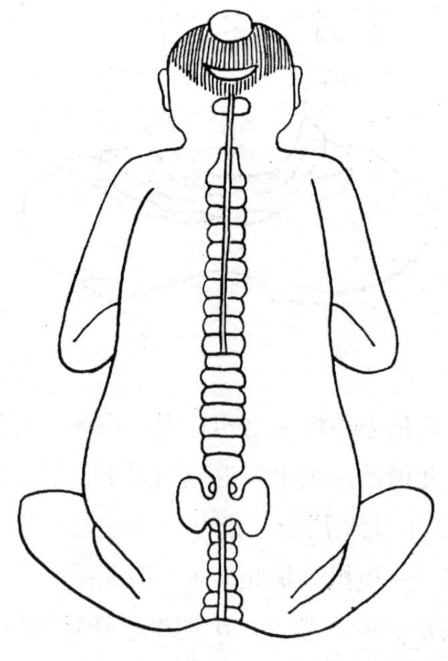

时照图

人之元气，逐日发生，子时复气到尾闾，丑时临，气到肾堂；寅时泰，气到玄枢；卯时大壮，气到夹脊；辰时央，气到陶道；巳时乾，气到玉枕；午时姤，气到泥丸；未时遯，气到明堂；申时否，气到膻中；酉时观，气到中脘；戌时剥，气到神阙；亥时坤，气归于气海矣。

人身有任督二脉，为阴阳之总。任脉者，起于中极之下，循腹里，上关元，至咽喉，属阴脉之海；督脉者，起于下极之腧，穿脊里，上风府，循额至鼻，属阳脉之海。鹿运尾闾，盖能通其督脉也。龟纳鼻息，盖能通其任脉也。人能通此二脉，则百脉皆通而无疾矣。

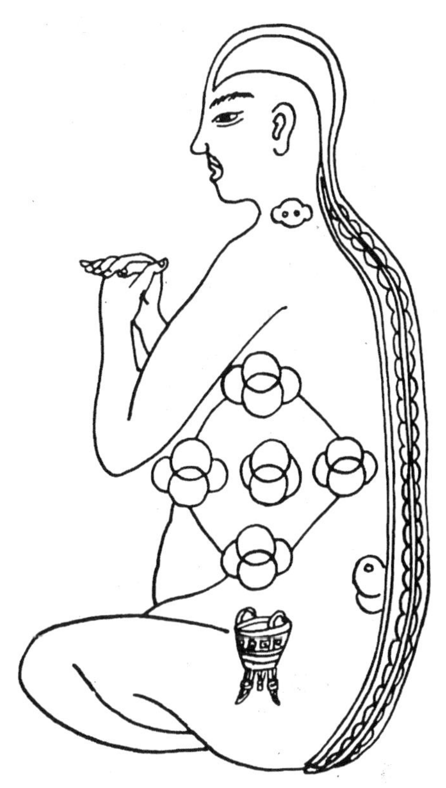

内照图

心者，君主之官也，神明出焉；肺者，相傅之官，治节出焉；肝者，将军之官，谋虑出焉；胆者，中正之官，决断出焉；膻中者，臣使之官，喜乐出焉；脾胃者，仓廪之官，五味出焉；大肠者，传道之官，变化出焉；小肠者，受盛之官，化物出焉；肾者，作强之官，伎巧出焉。脑者，髓之海，诸髓皆属之，故上至尾骶，俱肾主之。膻中在两乳间，为气之海，能分布阴阳，为生化之源，故名曰海。膈膜在肺，不与胁腹周围相着，如幕以遮浊气，使不熏蒸上焦。幽门在大小肠之间，津液渗入膀胱，滓秽流入大肠，变化出矣。

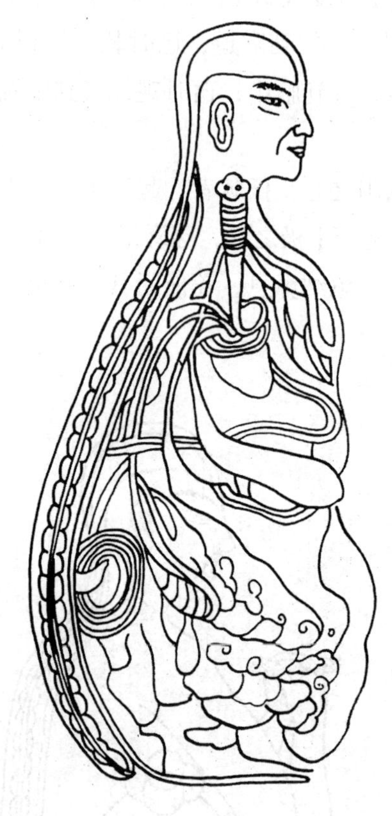

诸仙导引图

八卦周天图

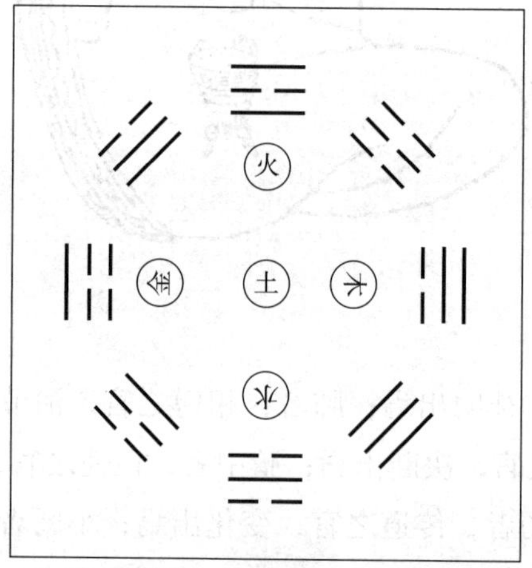

万卷仙经语总同，金丹只此是根宗。依他坤位生成体，种自乾家交感功。莫怪天机俱漏泄，都缘学者自愚蒙。若能了得诗中意，立见三清太上翁。

李老君抚琴图

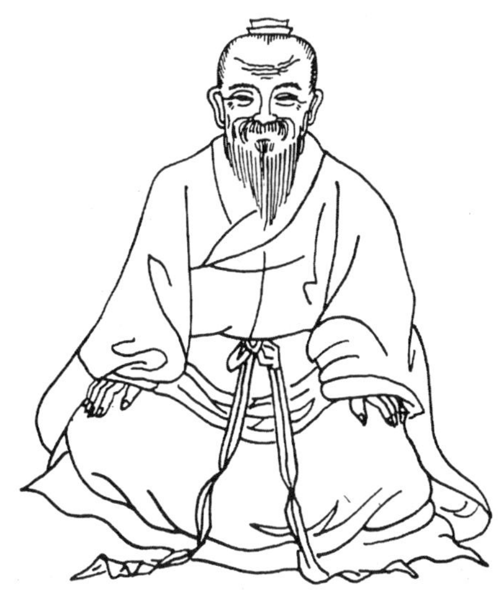

治外病黄肿，默坐，以两手按膝，尽力搓摩，存想候气行遍身，复运气四十九口，则气通血融，而病除矣。

东矾丸：玄矾（煅过）二钱　陈皮三钱　苍术二钱　砂仁三钱　干姜二钱　枳壳三钱　槟榔三钱　人参三钱　上为末，煮枣肉和捣为丸，早晚各一服，每服四十九丸，米汤下，忌鸡、鹅、生冷、油腻。

诗曰：太极未分浑是阴，一阳动处见天真。阴舒阳泰相符合，大道参求造化深。

太清祖师尊真形

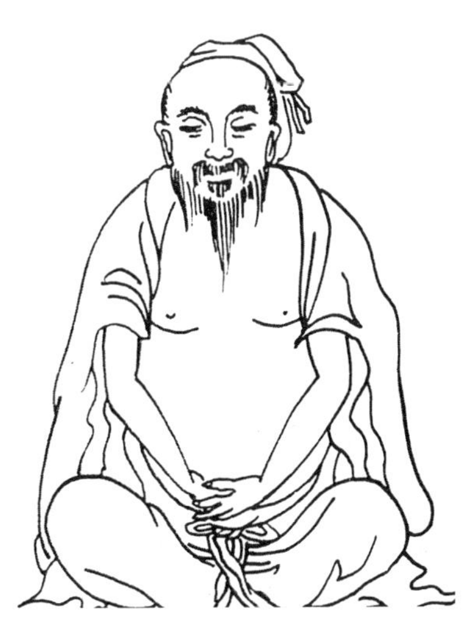

治腹痛乍寒乍热，端坐以两手抱脐。不待丹田温暖，行功运气四十九口。

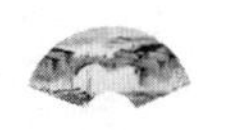

导气汤：苍术　香附　川芎　白芷　茯苓　神曲　陈皮　紫苏　干姜　甘草　各等分，水煎服。

诗曰：身中若遇发生时，坎中取阳去补离。北斗南辰颠倒转，一时一刻立根基。

徐神翁存气开关法

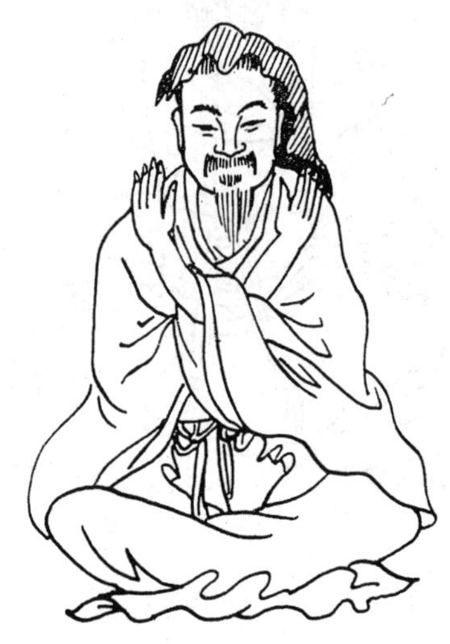

治肚腹虚饱气，坐定，用两手搬两肩，以目左视，运气十二口，再转右目视，呼吸同前。

保和丸：山楂肉二两　神曲（炒）半夏（姜汁制）茯苓各一两　萝卜子（炒）陈皮　连翘各五钱　上为末，以神曲打糊为丸，每服三五十丸，白汤送下。

诗曰：玉炉夜夜烹铅候，金鼎时时治汞干。息火不差七百二，泥丸霹雳觉生寒。

铁拐仙指路诀

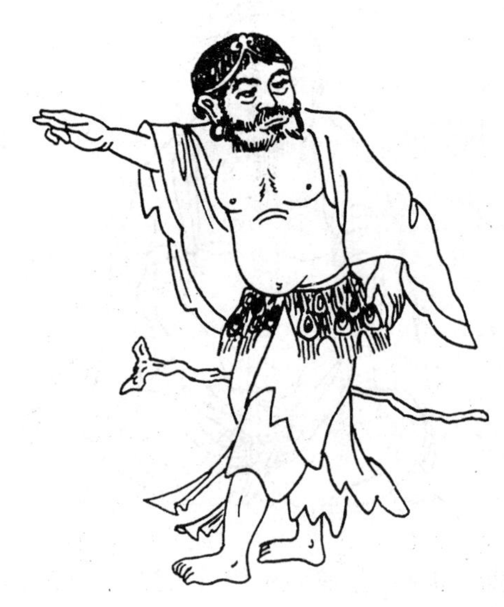

治瘫痪，立定，用右手指右，以目左视，运气二十四口，左脚前指左，右视，运气二十四口，右脚前。

顺气散：麻黄　陈皮　乌药　白僵蚕　川芎　白芷各一钱　甘草　桔梗　干姜各五分　枳壳一钱　上加姜三片，水煎服。

诗曰：一日清闲一日仙，六神和合自安然。丹田有宝休寻道，对镜无心莫问禅。

何仙姑久久登天势

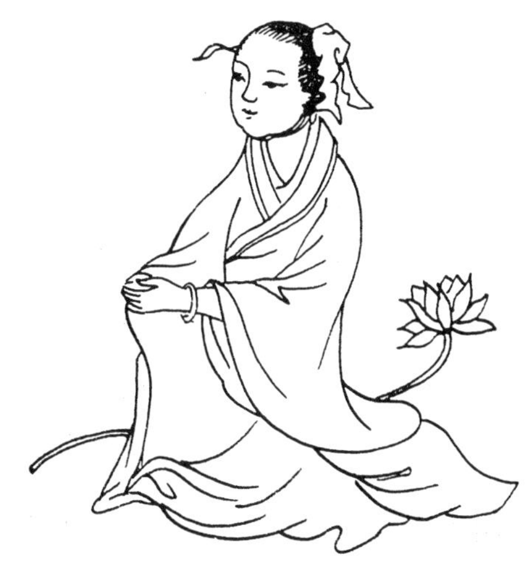

治绞肠痧腹痛，侧坐，以两手抱膝齐胃，左右足各蹬搬九次，运气二十四口。

盐汤探吐法：用盐汤多灌，探吐之自愈。

诗曰：人生何物是金丹，恍惚真阳向内观。天上风吹清浪拂，地中雷起紫龙蟠。

白玉蟾虎扑食形

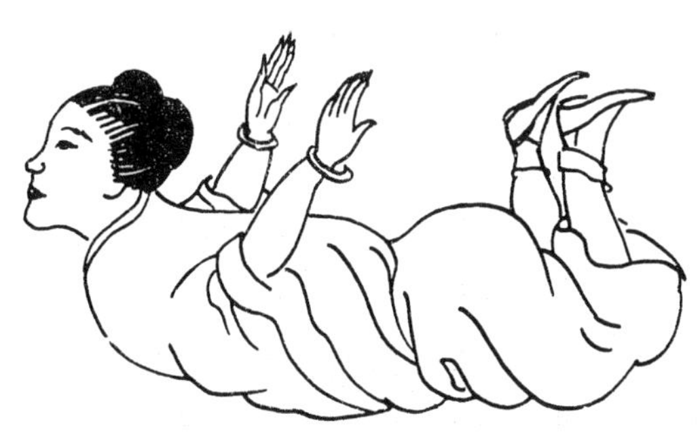

治绞肠痧，肚腹着地，脚手着力朝上，运气十二口，手足左右摇动三五度，复坐定气行功，或十四口。

清毒散：黄芩　黄连　大黄　白芷　羌活　防风　金银花　连翘　当归　荆芥　甘草　天花粉　各等分，水煎服。

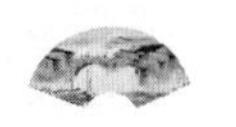

诗曰：撞透三关夺圣机，冲开九窍入精微。黄河倒转无凝滞，好到蟾宫上下飞。

陈泥丸拿风窝法

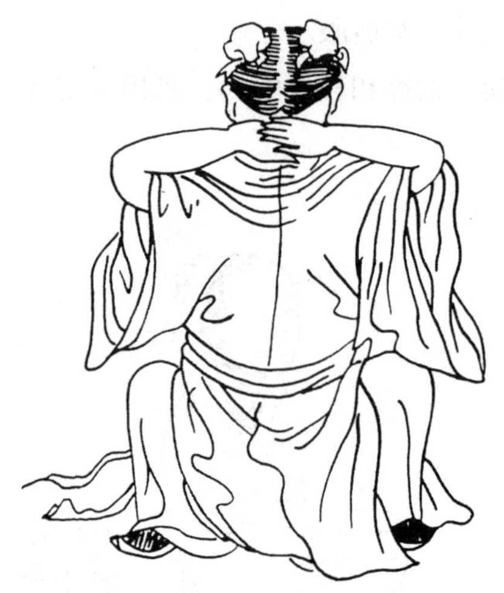

治脑头风，背坐，以双手抱耳连后脑，运气一十二口，合掌一十二次。

建中大补汤：人参（多） 白术（多） 茯苓（多） 甘草（少） 当归（中） 白芍（多） 川芎（中） 熟地（多） 黄芪（多） 肉桂（少） 杜仲（中） 肉苁蓉（中） 破故纸（中） 上加姜枣，水煎，不拘时服。

诗曰：施入棍裆莫乱传，如来即是大金仙。波斯半夜思乡曲，吹上潇湘归渡船。

汉钟离鸣天鼓法

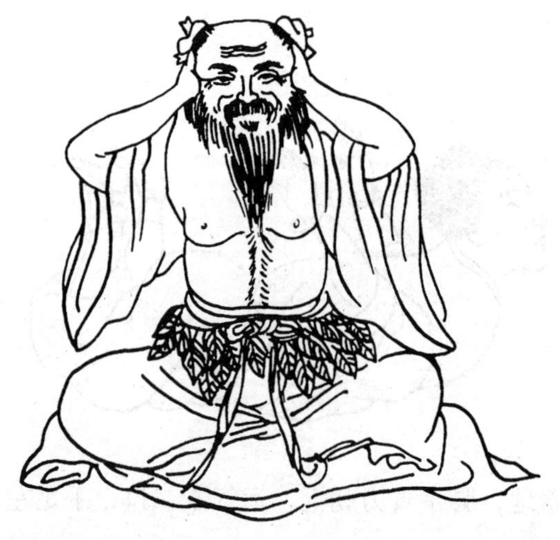

治头昏，咬牙端坐闭气，用双手掩耳，鸣天鼓三十六通，复叩齿三十六遍。

加味白虎汤：石膏（煅）三分 知母一钱 甘草一钱 半夏二分 麦冬八分 竹

叶五个　粳米一撮　加生姜三片，水煎服。

诗曰：心如明镜连天净，性似寒潭止水同。十二时中常觉照，休教昧了主人翁。

赵上灶搬运息精法

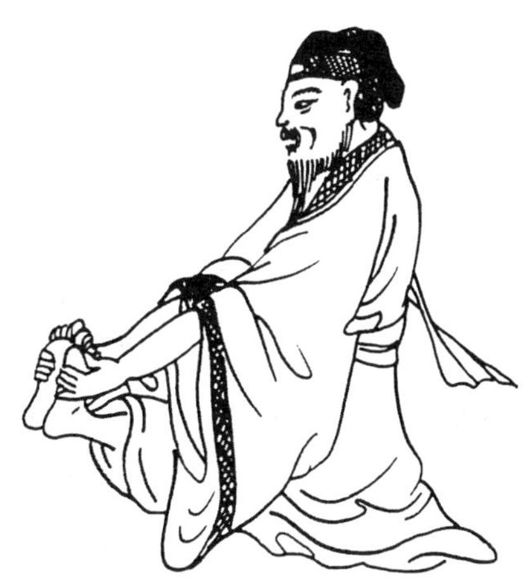

治夜梦遗精，侧坐，用双手扳两脚心，先扳左脚心，搓热，行功运气九口，次扳右脚心，行功同左。

五关丸：人参六钱　枣仁　牡蛎（煅）　五倍子　枯矾　龙骨各五钱　茯神一两　远志（去心）一两五钱　上煮枣肉为丸，每服五六十丸，空心莲子汤下。

诗曰：得道时来未有年，玄关上面打秋千。金乌好向山头宿，玉兔常居海底眠。

虚静天师睡功

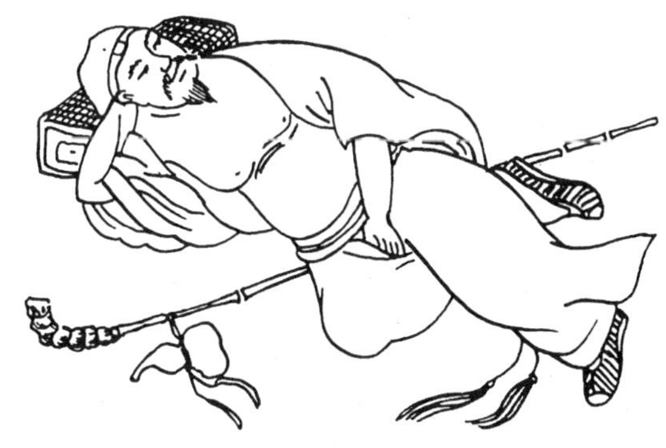

治梦中泄清，仰卧，右手枕头，左手捏固阴处行功，左腿直舒，右腿拳曲，存想运气二十四口。

养心汤：人参　山药　麦冬　茯神　酸枣仁　归身　白芍　远志　莲须各等分　加姜、枣、莲肉，水煎服。

诗曰：莫道修身都不知，家家有路透玄机。登程离国难说话，主人辞客好孤凄。

李栖蟾散精法

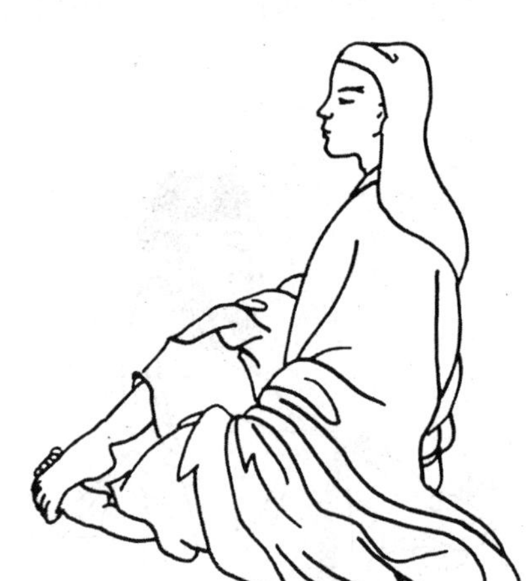

治精滑、梦遗，端坐，挺起两脚，搓摩两脚心令热，施功运气，左右各三十口，故精散不走。

固清丸：知母（炒） 黄柏各一两 牡蛎（煅） 龙骨（煅） 芡实 莲心 茯苓 远志 山茱萸各二两 上为细末，炼蜜为丸，朱砂为衣，每服五十丸，空心淡盐汤下。

诗曰：复姤抽添宜谨慎，屯蒙沐浴要攻专。若能识得生身处，十月胎完出世仙。

张真奴神注图

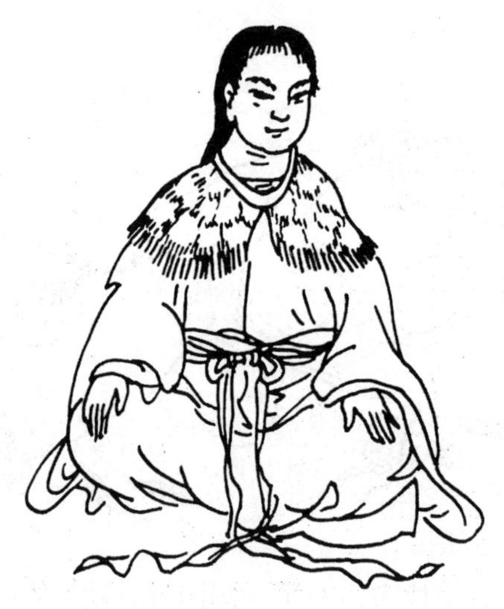

治心虚疼痛，端坐，两手按膝，用意在中，右视左提，运气十二口，左视右提，运气十二口。

却痛散：五灵脂一两 蒲黄（炒）一两 当归二两 肉桂八钱 木香七钱 石菖蒲八钱 上为细末，每服四钱，水煎，入盐、醋少许。

诗曰：一气熏蒸法北起，三车搬运向东边。自非漏泄天机半，切恐愚人爱乱传。

魏伯阳破风法

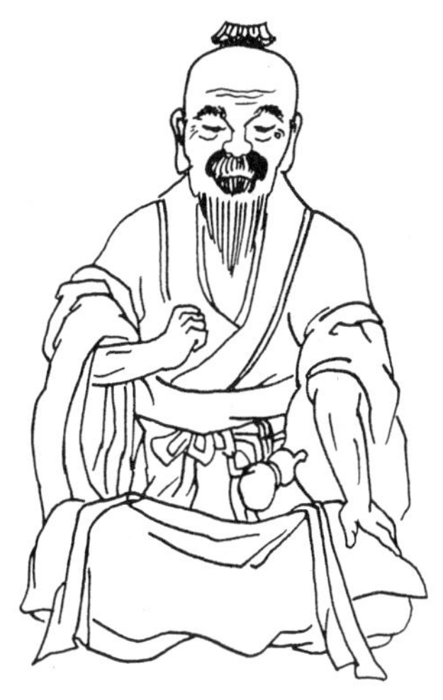

治年久瘫痪，端坐，右手作拳主右胁，左手按膝舒拳，存想运气于病处，左右各六口。

养生虎骨散：当归　赤芍　川续断　白术　藁本　虎骨各一两　乌梢蛇肉半两　上为末，每服二钱，温酒送下。

诗曰：七宝林下竹根边，水在长溪月在天，意马心猿拴住了，不难依旧世尊前。

薛道光摩踵形

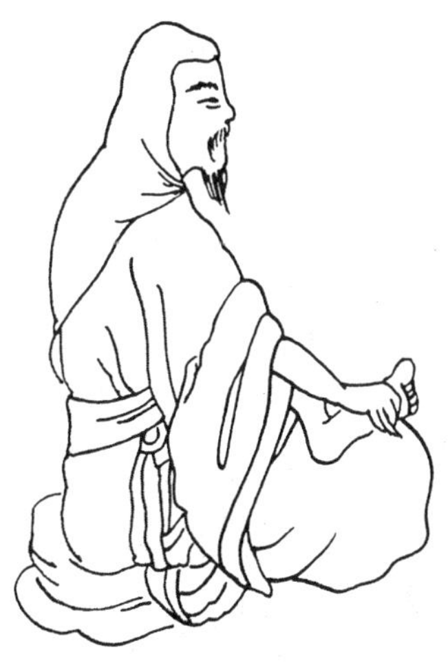

治专养元精，端坐，用手擦左脚心热，运气二十四口，后以手擦右脚心热，行功如左。

龟鹤二仙膏：鹿角十斤　龟板五斤　枸杞子三十两　人参十五两　用罐如法熬膏，以酒化服二钱至三四钱，空心下。

诗曰：谁信男儿却有胎，分明脐下产婴孩。四肢五脏筋骸就，白日飞升到碧台。

葛仙翁开胸诀

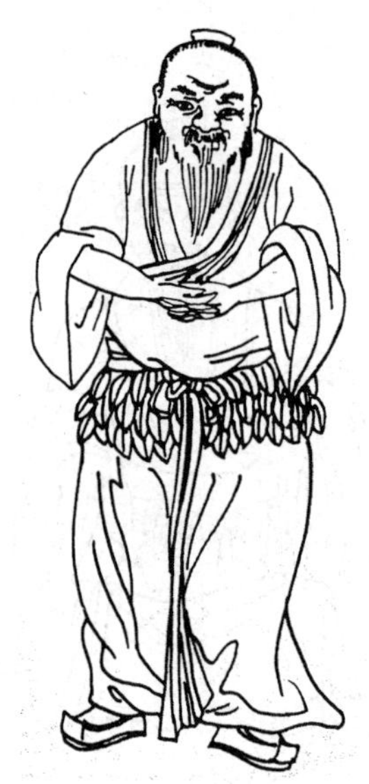

治胸膛痞闷，八字立定，将两手相叉，向胸前往来摩到无论遍数，运气二十四口。又法：以左手用力向左，而右手亦用力随之，头则力向右，目力内视，运气九口，换左同。

宽中散：枳壳（炒） 桔梗 茯苓 半夏 陈皮 厚朴 香附 砂仁 各等分，加姜片，水煎服。

诗曰：吾人不与世人同，曾向华池施大功。一粒丹成消无劫，双双白鹤降天宫。

王玉阳散痛法

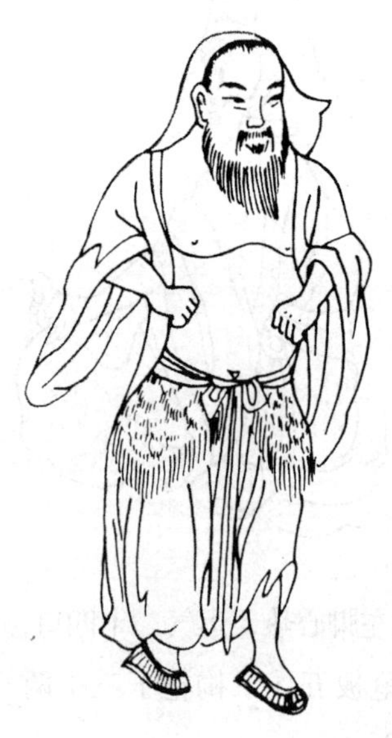

治时气遍身作痛，正身踏定，将左脚向前，右脚向后，两手握拳按肚，运气

二十四口，左右功同。

人参顺气散：川芎（中） 桔梗（中） 白芷（中） 陈皮（多） 枳壳（多） 甘草（多） 麻黄（中） 乌药（多） 人参（中） 羌活（多） 水煎服。

诗曰：海外三山一洞天，金楼玉室有神仙。大丹炼就炉无火，桃李开花知几年。

麻姑磨疾诀

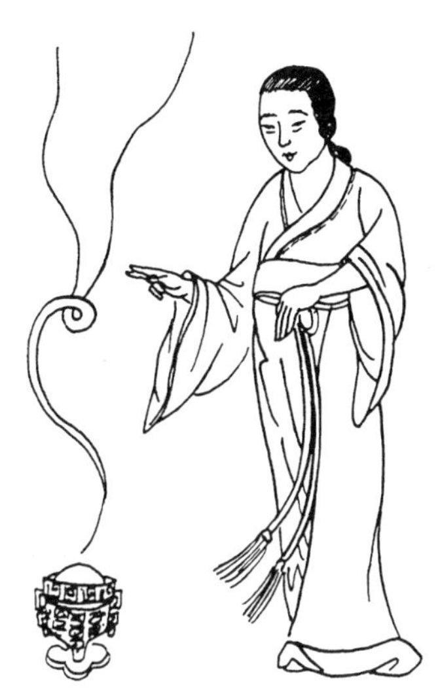

治气脉不通，立定，左边气脉不通，右手行功，意引在左；右边不通，左手行功，意引在右，各运气五口。

木香流气饮：半夏 青皮 甘草 莪术 槟榔 香附 草果 白芷 木瓜 人参 木通 藿香 丁香 陈皮 紫苏 肉桂 厚朴 木香 麦冬 白术 菖蒲 大腹皮 赤茯苓 上加姜三片，枣一枚，煎服。

诗曰：曹溪教外别留传，悟者何人有后先。性地圆融成一片，心珠明朗照三田。

果老抽添火诀

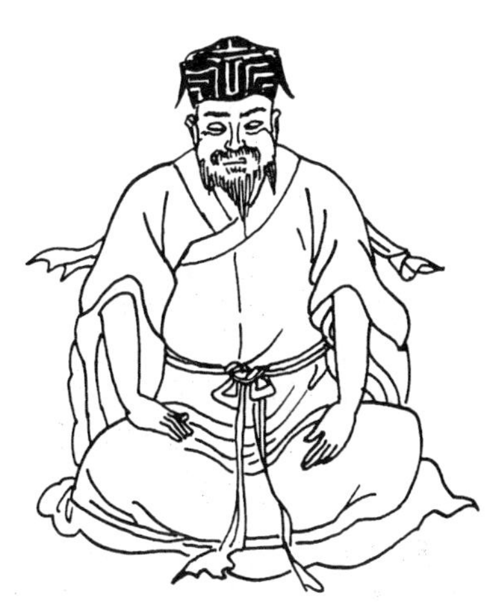

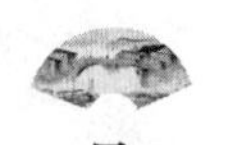

治三焦血热上攻，眼目昏暗。正坐，用手摩热脐轮后，按两膝，闭口静坐，候气定为定，运气九口。

菊花散：羌活　木贼　黄连　川芎　荆芥　防风　当归　白芍　甘草　黄芩　甘菊花　蔓荆子　各等分，水煎，食后服。

诗曰：一步为足未悠游，吾今背痛甚堪忧。磨手顶弓真消息，昆仑冰雪不能流。

陈自得大睡功

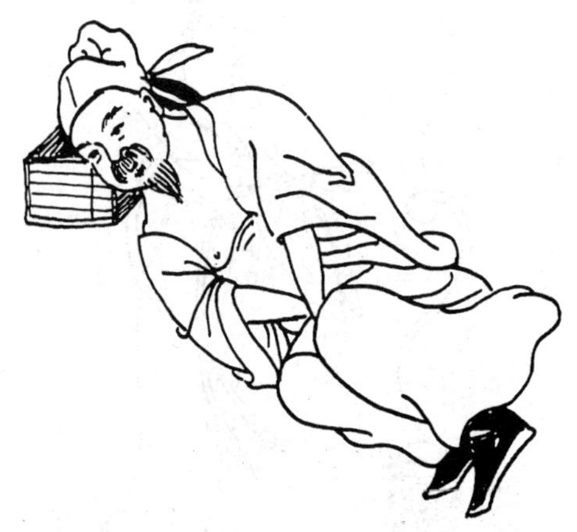

治四时伤寒，侧卧，起两脚，用两手擦摩极热，抱及阴囊，运气二十四口。

羌活如效散：羌活（多）　独活（多）　白芷（中）　陈皮（中）　紫苏（中）　山楂（中）　草果（中）　防风（多）　干葛（中）　半夏（中）　甘草（中）　苍术（中）　柴胡（中）　黄芩（中）　川芎（中）　加姜三片、葱三根，水煎热服，取汗。

诗曰：谁识栽花刘道子，骑龙跨虎打金球。被吾搬在天宫里，赢得三千八百筹。

石杏林暖丹田诀

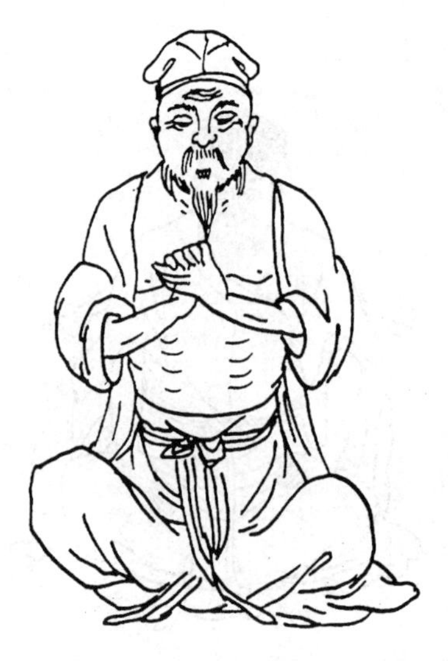

治小肠气冷疼，端坐，以两手相搓摩令热极，复向丹田行功，运气四十九口。

加味五苓散：猪苓　泽泻　白术　茯苓　官桂　茴香　槟榔　木通　金铃子　橘核仁　加水煎服。

诗曰：河车搬运周三关，滚滚漕溪不敢闲。补泻泥丸宫内去，逍遥归上玉京山。

韩湘子活人心形

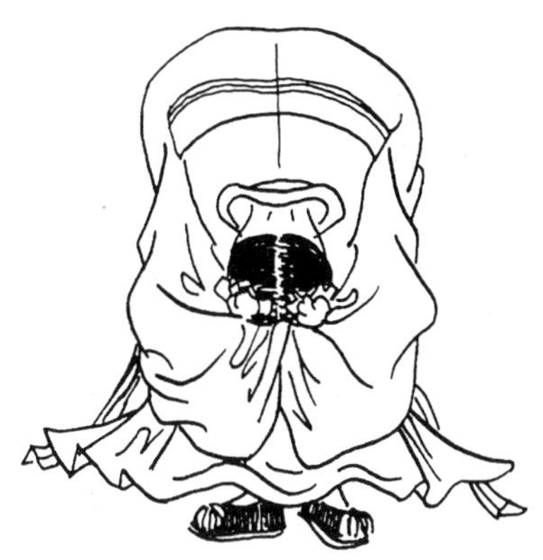

治腰曲头摇，立定，低头弯腰，如揖拜下行功，其手须与脚尖齐，运气二十四口。

舒经汤：羌活　防己　白术　当归　白芍　片子姜黄各一两　甘草　海桐皮一两　每服三钱，姜十片，煎服。

诗曰：日月分明说与贤，心猿意马想丹田。真空觉性常不昧，九转功成作大仙。

昭灵女行病诀

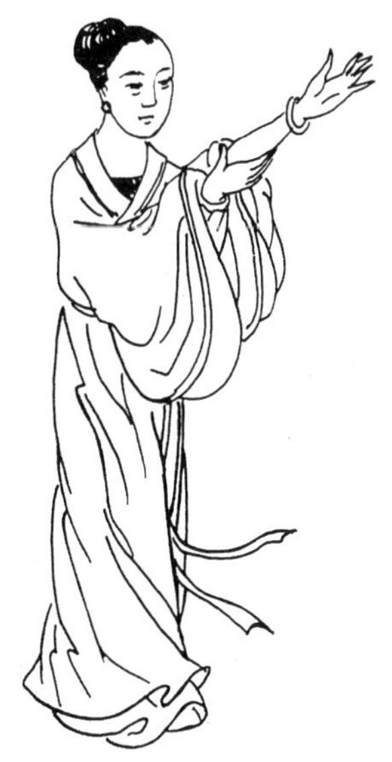

治冷痹腿脚疼痛。立定，左手舒指，右手捏臂肚，运气二十四口。

防风天麻散：天麻　防风　甘草　川芎　羌活　当归　白芷　滑石二两　草乌头

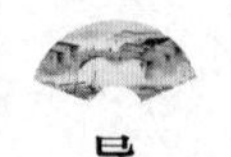

白附子　荆芥穗各五钱　上共为末，热酒化蜜少许，调药半钱，加至一钱服，觉药力运行，微麻为度。

诗曰：性命二字各自别，两般不是一枝叶。性中别了阴山鬼，修命阳神超生灭。

吕纯阳任脉诀

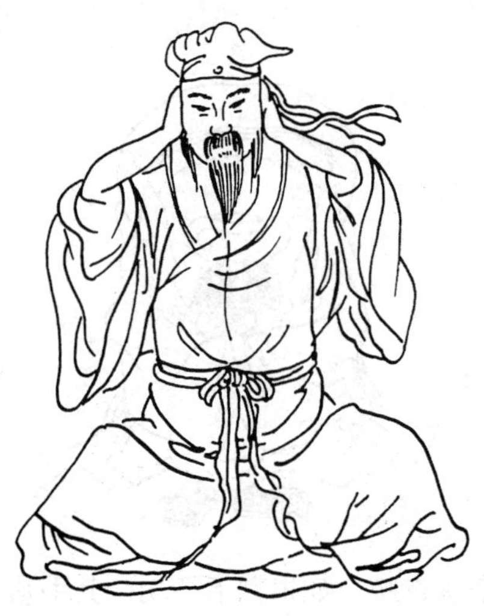

治百病，端坐，将两手按日月两旁穴九次，运气九口。又法：两手按膝，左右扭身，每运气十四口。

治百病简易方：用威灵仙一味，于冬月丙丁戊己日采，阴干，捣筛为末，温酒调下二钱，忌茶茗，宜于不闻水声处采之者良，饮者空心服，夏无瘟疫，秋无疟痢，百病俱宜。

诗曰：返本还原已到乾，能升能降号飞仙。此中便是丹还理，不遇奇人誓不传。

陈希夷降牛望月形

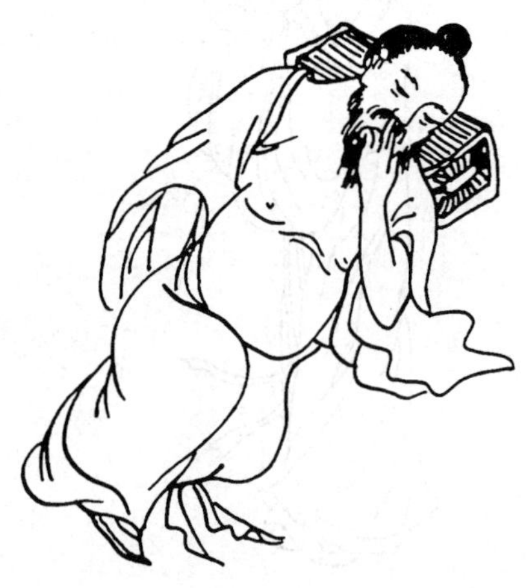

专治走精。精欲走时，将左手中指塞右鼻孔内，右手中指按尾闾穴，把精截住，运气六口。

神芎汤：人参　枸杞　升麻　川芎　远志　黄芪　甘草　归身　杜仲（炒）白术　地骨皮　破故纸（炒）各等分，加生姜一片，莲子（去心）七个，水煎服。

诗曰：婴儿在坎水中坐，姹女在离火内居。匹配两家作夫妻，十月产个定颜珠。

孚右帝君拔剑势

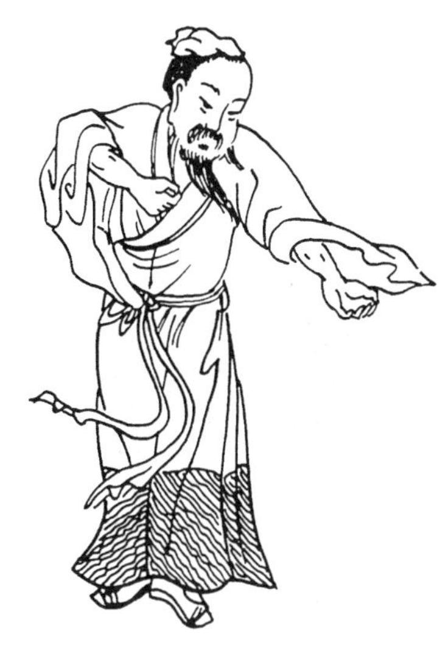

治一切心疼，丁字立定，以右手扬起视左，如左手扬起视右，运气九口，其转首四顾，并同。

落盏汤：玄胡索　五灵脂（烧至烟尽）建蔻仁各六分　良姜　石菖蒲　厚朴　陈皮　藿香各一钱　枳壳　苏梗各六分　用水煎服。

诗曰：一月三旬一遇逢，以时易日法神功。守城野战知凶吉，增得灵砂满顶红。

徐神祖摇天柱形

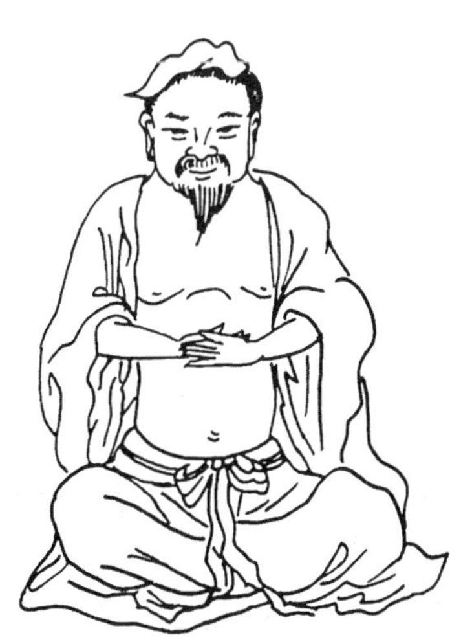

治头面肩背一切疮疾，端坐，以两手端按于心下，摇动天柱，左右各运气，呵吹

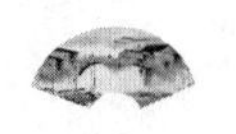

二十四口。

清热胜湿汤：黄柏（盐水拌，炒） 羌活 泽泻 苍术（制） 杜仲（炒） 白芍（酒炒） 木瓜 威灵仙 陈皮各一钱 甘草五分 牛膝八分 加姜三片，水煎服。

诗曰：朝朝金鼎透飞烟，气色河车运上天。日露遍空滋味汇，灵泉一派涌长川。

李朴童子拜形

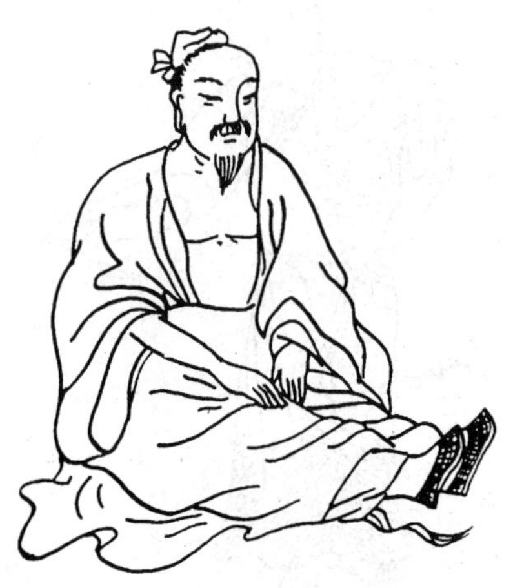

治同前，以身坐定，直舒两脚，用手按大腿根，以意引存想，运气十二口。

羌活白芷汤：柴胡 茯苓 防风 荆芥 黄连 泽泻 当归 白术 蔓荆 石膏 苍术 辛夷 生地 川芎 藁本 甘草 白芷 羌活 黄芩 细辛 芍药 各等分，加生姜，水煎服。

诗曰：独步坤方合圣功，回还干地老阳中。八卦周流搬运转，丹成咫尺即天宫。

曹国舅脱靴势

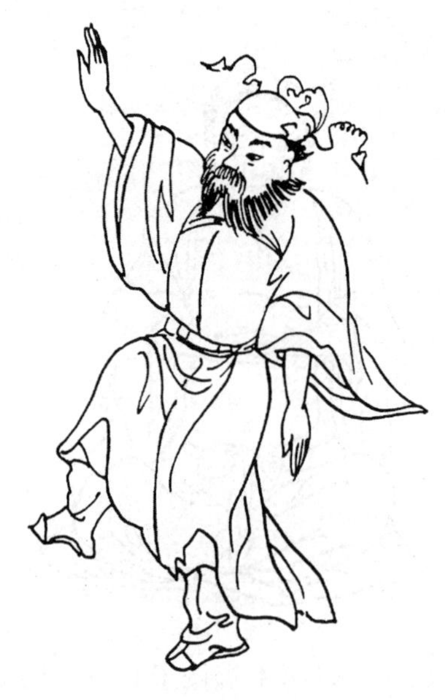

治脚腿肚腹疼痛，立定，右手作扳墙势，左手垂下，右脚向前虚蹬，运气一十六口，左右同。

羌活鞠越汤：羌活　川芎　苍术（炒）　白芷　南星（制）　当归　神曲各一钱　砂仁　桂枝　防己　木通各八分　加姜三片，水煎服。

诗曰：猛火烧身无奈何，时光影里苦无多。车轮又向心中转，霎时请出古弥陀。

曹仙姑观太极图

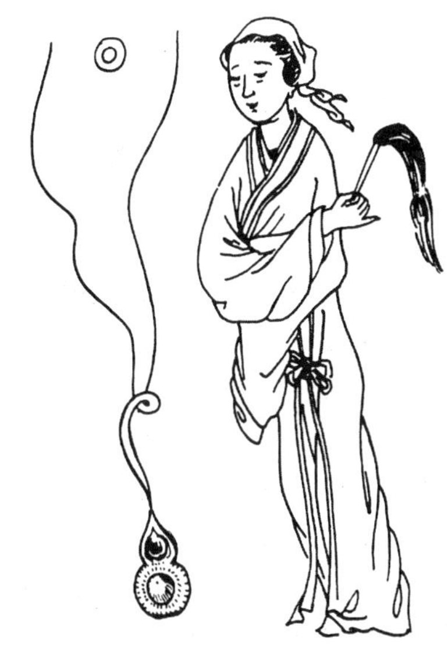

治大眼肿痛，以舌抵上腭，目视顶鼻，将心火降涌泉穴，肾水提上昆仑，一时行三次，每放火三十六口。

明目流气饮：当归　白芍　生地　龙胆草　柴胡　黄连　栀子　丹皮各一钱　大黄（酒煮晒干，又煮又晒三七次为度）二钱　上，用水煎服。

诗曰：降龙伏虎说有年，龙不降兮虎不眠。若把两般相制伏，行看沧海变桑田。

尹清和睡法

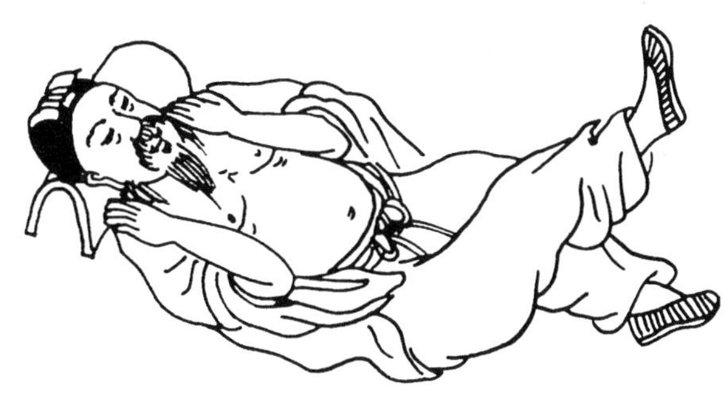

治脾胃虚弱，五谷不消。以身仰卧，右脚架左脚上，直舒两手扳肩，肚腹往来行

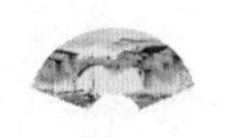

功，运气六口。

健脾方：白术（土炒） 枳实（炒） 陈皮 麦芽（炒） 神曲（炒） 山药 茯苓 苍术（炒）各一两 厚朴（制）八钱 木香五钱 以陈米粉糊为丸，每服六七十丸，米饮下。

诗曰：大喊一声如霹雳，共君相守不多时。今日方知金乌意，撒手常行独自归。

孙玄虚乌龙探爪形

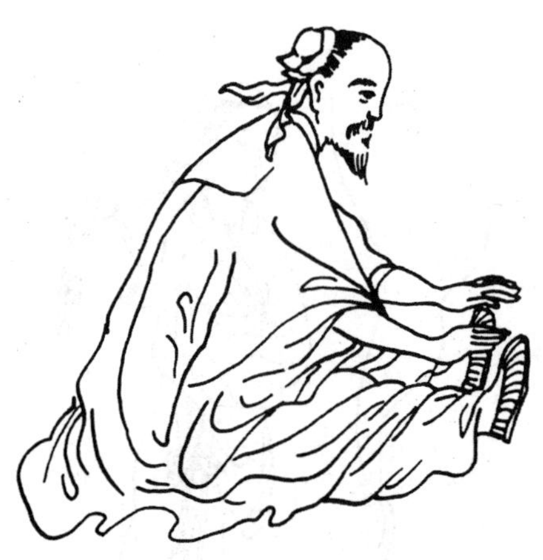

治腰腿疼痛，就地坐定，舒两脚，以两手前探扳两足齐，往来行功，运气十九口。

牛膝酒：地骨皮 五加皮 薏苡仁（炒） 川芎 牛膝各二两 甘草 生地三两 海桐皮一两半 羌活一两 杜仲（炒）二两 用无灰好酒如法煮熟，每服一二杯，日常三四次，常令酒气不脱。

诗曰：火取南方赤龙血，水涌北山黑虎精。和合二物居一处，婴儿养就是长生。

高象先凤张势

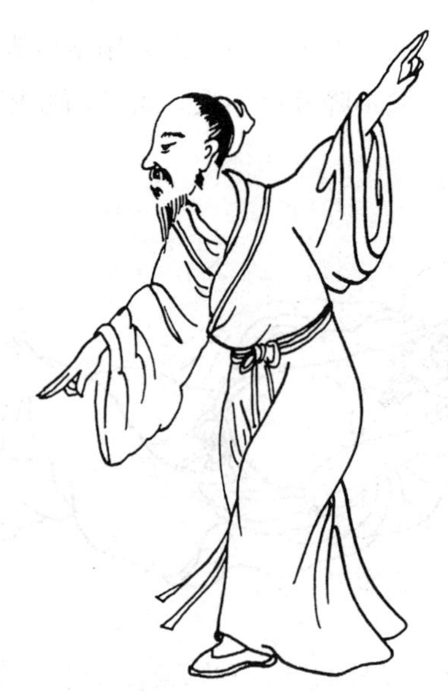

治同前，以身蹲下，曲拳弯腰，起手过顶，口鼻微出清气三四口，左脚向前，右脚尖顶左脚跟，运气十口。

流气饮：羌活　苍术　川芎　当归　香附　白芍　陈皮　半夏　木香　枳壳　木通　甘草　槟榔　紫苏各等分　水煎服。

诗曰：如来断臂少人知，华池枯竭好孤凄。麒麟掣断黄金锁，狮子冲开白玉梯。

傅元虚抱顶诀

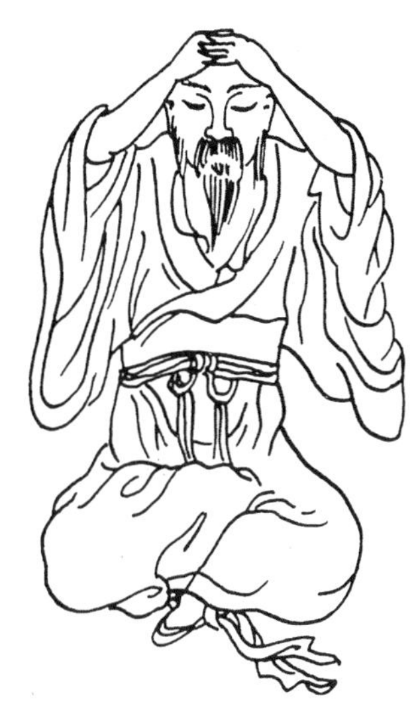

治头昏，端坐，将两手搓热，按抱顶门，闭目凝神，吹呵鼓气，升腾顶上，复行功，运气十七口。

大黄汤：用锦纹大黄酒蒸七次，为末，茶调三钱，服之立效。

诗曰：水云游玩到西方，认得真身坚固刚。炼就金丹吞入腹，五明宫内礼虚皇。

李弘济玩月势

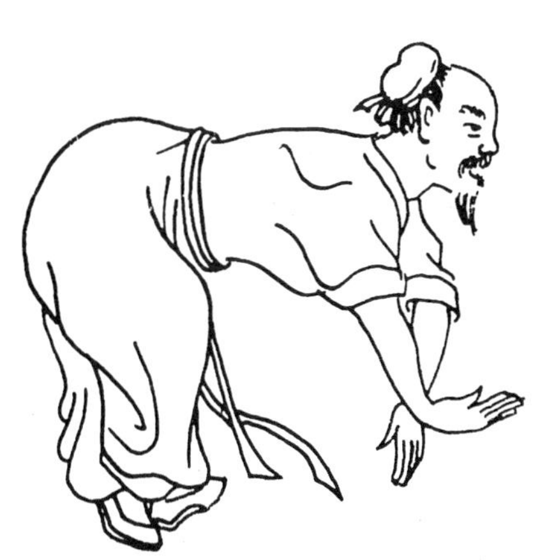

治和气血，顺气不攻。将身曲下，如拜恭势，手足俱要交叉伏地，左右行功，各

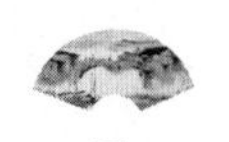

运气十二口。

和气养血汤：紫苏茎叶一钱　羌活一钱　半夏八分　青皮八分　陈皮八分　桑白皮八分　大腹皮七分　木通八分　赤芍一钱　甘草五分　当归一钱　肉桂三分　赤茯苓八分　水煎服。

诗曰：一回进火一回阳，龙虎盘旋时降光。阴魄和铅随日转，阳魂与汞遂时昌。

铁拐李靠拐势

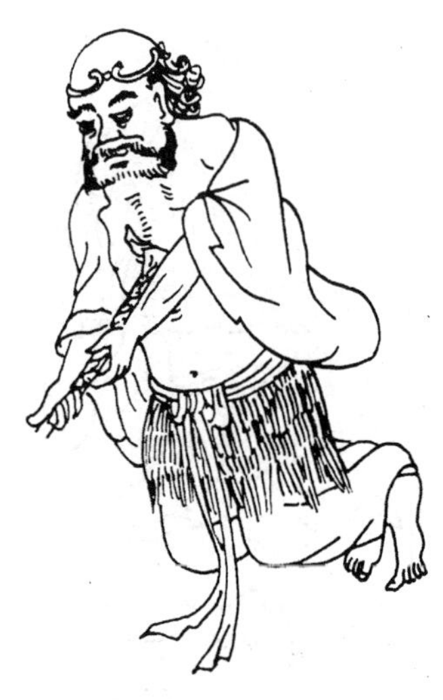

治腰背疼痛，背手立住，以拐顶腰，左边靠之，运气一百八口，分三咽，后用膝跪下扫地，摆进数次，右同法。

当归治痛法：羌活　甘草（炙）　黄芩（酒浸）　茵陈（酒炒）各五钱　人参　升麻　苦参（酒洗）　葛根　苍术各二钱　防风　归身　知母（酒洗）　茯苓　泽泻　猪苓各三钱　每服八钱，水煎，不拘时服。

诗曰：芦芽穿膝两边分，后女戴帽辨前程。立雪绝倒腰脐上，梁柱根折尾儿倾。

玉真山人和肾膛法

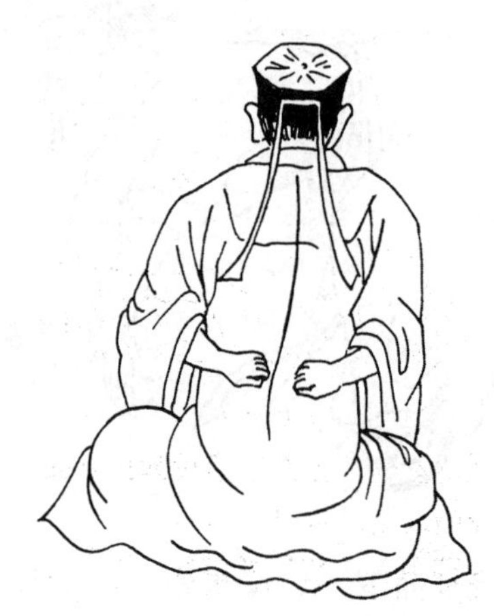

治腿痛，端坐，将两手作拳搓热，向后精门摩之数次，以多为妙，每次运气二十四口。海桐皮饮：海桐皮　五加皮　川独活　枳壳　防风　杜仲（炒）牛膝（酒浸）薏苡仁（炒）各一两半　用好酒入药煮，去火毒，空心午前各一服。

诗曰：两乳汁流最可悲，这般消息少人识。淮汉河海皆枯竭，钓公台下上来时。

蓝采和乌龙摆角势

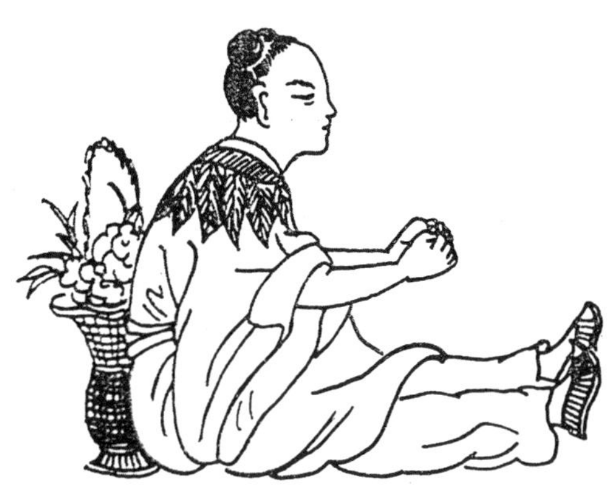

治遍身疼痛，端坐，舒两脚，两手握拳，连身向前，运气二十四口，以脚合定，低头，两手扳两脉尖，运气二十四口。

香砂苓皮饮：茯苓皮　大腹皮　五加皮　生姜皮　桑白皮　枳壳　砂仁　白术　木香　萝卜子（炒）木通　泽泻　猪苓　上剂各等分，水煎，食远服。

诗曰：龙虎炼成九转功，能驱日月走西东。若能火候抽添法，金液还丹满顶红。

刘希古猛虎施威势

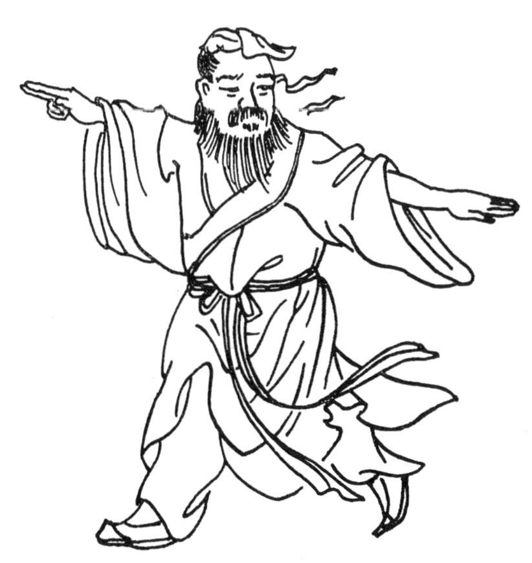

治赤白痢症，以两手前后如探马拍花，脚亦前后左右进步行功。白痢向左，行气

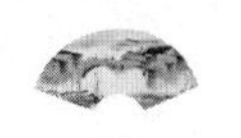

九口；赤痢向右，运气九口。

白芍药汤：白芍　当归各一钱　大黄二钱　木香五分　黄连一钱　黄柏　槟榔各八分　甘草七分　上判一剂，水煎服。

诗曰：释迦寂灭非真死，达摩西来亦是仙。但愿世人明此理，同超彼岸不须船。

孙不二姑摇旗形

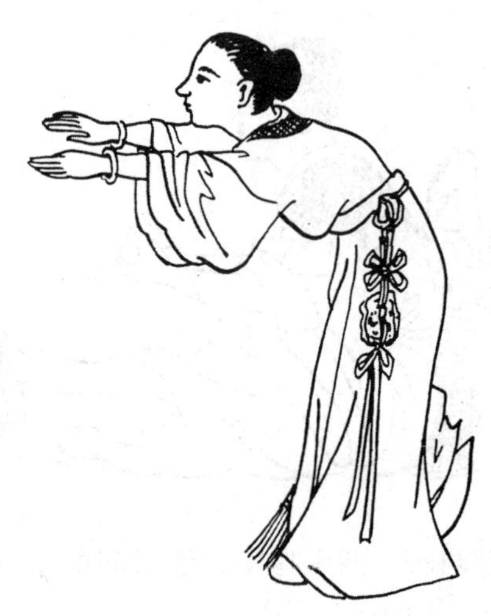

治同前，以身向前，双手直舒如取物状，再将右脚翘起，向后屈伸数次，运气二十四口，左右同。

真人养脏汤：当归一钱　茯苓一钱　白芍一钱　人参三分　木香三分　白术一钱　肉豆蔻六分　诃子六分　肉桂三分　上剂水煎服。

诗曰：竖起玄天皂纛旗，消除赤白痢灾危。功满自然居物外，人间寒暑任轮回。

常天阳童子拜观音

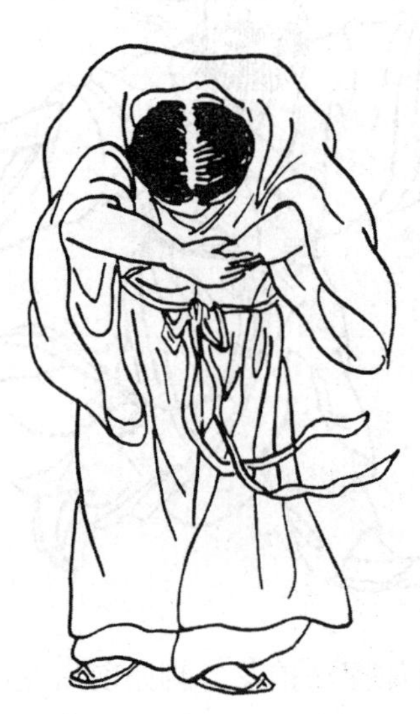

治前后心痛，以身八字立定，低头至胸前，将手叉定腹上，运气一十九口。

枳实二陈汤：半夏　陈皮　枳实　砂仁　香附　木香　厚朴　茴香　玄胡　草豆蔻　紫苏茎叶各等分　上一剂，加姜三片，水煎服。

诗曰：行持心月澄万物，住处绅珠照十方。静坐常礼真自在，眠时休想眼前花。

东方朔捉拇法

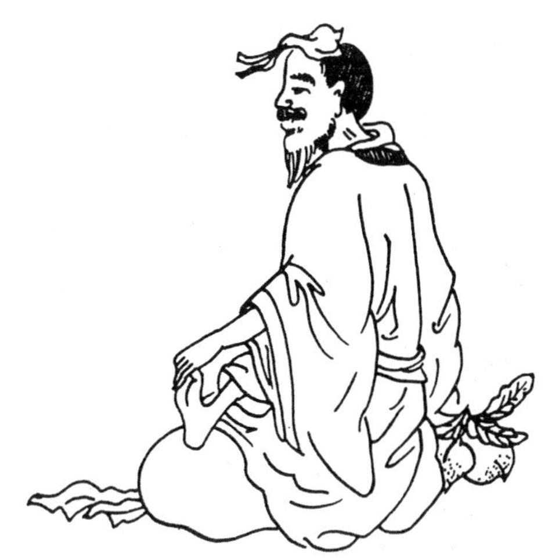

治疝气，以两手扳两脚大拇指，挽五息，引腹中炁遍行身体。又法，十指遍挽，行之尤妙。

茴香丸：茯苓　白术　山楂各一两　枳实八钱　大茴香（炒）一两　吴茱萸（炒）一两　橘核仁（炒）二两　荔枝核一两　共研细末，炼蜜为丸，每丸重一钱五分，空心细嚼，姜汤送下。

诗曰：白鹤飞来下九天，数声嘹亮出辉烟。日月不催人自老，不如访道学神仙。

彭祖明目法

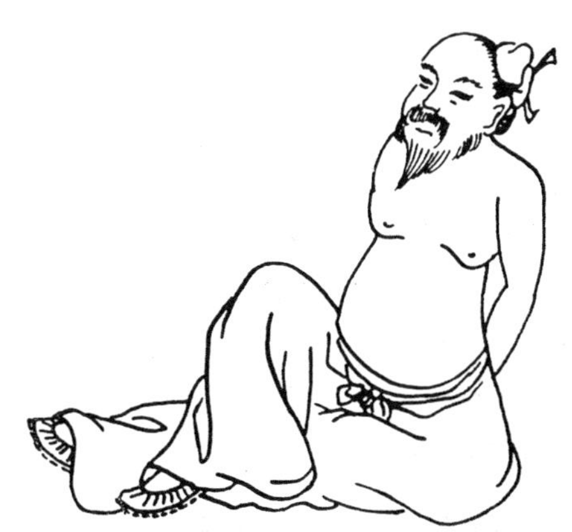

接地坐定，以手反背，伸左胫，屈右膝，压左腿上。行五息，引肺去风，久为之，

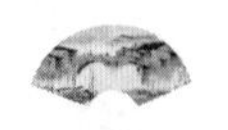

夜视法如昼。又法，鸡鸣时，以两手擦热熨两目，行三次，以指拭左右目，有神光。

明目地黄丸：生地（酒洗） 熟地各四两 知母（盐水炒） 黄柏（酒炒）各二两 菟丝子（酒制） 独活二两 甘枸杞 川牛膝（酒洗）三两 沙苑蒺藜 上为末，蜜丸，梧子大，每服八十丸，夏月淡盐汤下，余月酒下。

诗曰：长生不在说多言，便向坎离采汞铅。炼就大丹三十两，玉皇天诏定来宣。

陈希夷左侧睡功图

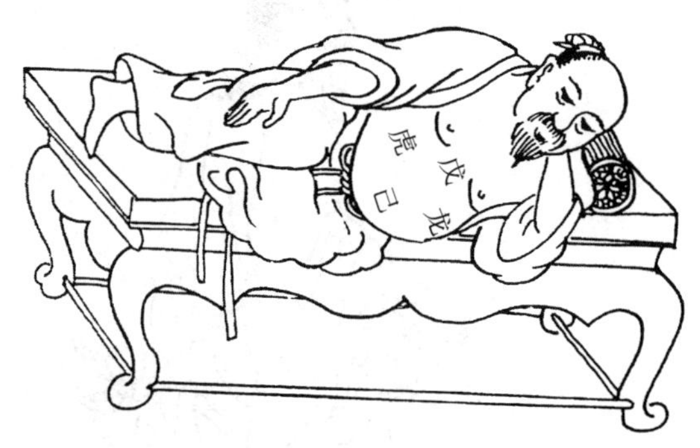

调和真气正朝元，心息相依念不偏。二物长居于戊己，虎龙盘结大丹圆。

陈希夷右侧睡功图

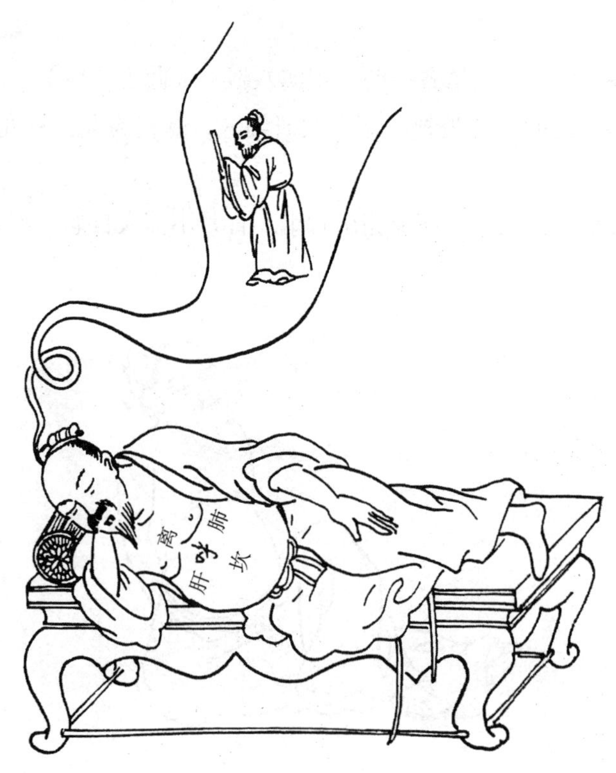

肺气长居于坎位，肝气却向到离宫。运气呼来中位合，五气朝元入太空。

四季调摄摘录

春令修养肝脏法

以春三月朔旦，东面平坐，叩齿三通，闭气九息，吸震宫清气入口，九吞之，以补肝虚受损，以享青龙之气。

六气治肝法

秘诀曰：嘘以治肝，要两目睁开，为之口吐鼻取，不使耳闻。

治肝脏用嘘法，以鼻渐渐引长气，以口嘘之。肝病用大嘘三十遍，以目睁起，以出肝邪气，去肝家邪热，亦去四肢壮热、眼昏、胬肉、赤红、风痒等症。数嘘之，绵绵相次，不绝为妙。疾平即止，病止又恐肝虚，当以嘘字作吸气之声以补之，使肝不虚，而他脏之邪不得以入也。大凡六字之诀，不可太重，恐损真气。人能常令心志内守，不为怒动而生喜悦，则肝病不生。故春三月木旺，天地气生，万物荣茂，欲安其神者，当止杀伤，则合乎太清，以顺天地发生之气，夜卧早起，以合养生之道。

肝脏导引法

治肝，以两手相重按肩上，徐徐缓捩身左右各三遍。又可正坐，两手相叉，翻覆向胸三五遍，此能去肝家积聚风邪毒气，不令病作，一春早暮，须念念为之，不可懈惰，方有成效。

春季摄生论

春三月，此谓发陈，天地俱生，万物以荣，夜卧早起，广步于庭，披发缓行，以使志生，生而勿杀，与而勿夺，赏而勿罚，此养气之主，养生之道也，逆之则伤肝。肝木味酸，木能胜土，土属脾，主甘，当春之时，食味宜减酸益甘，以养脾气。春阳初升，万物发萌，正二月间，乍寒乍热，高年之人，多有宿疾，春气所攻，则精神昏倦，宿疾发动，又兼去冬以来拥炉熏衣， 炙炊爊成积，至春因而发泄，致体热、头昏、壅隔、涎嗽、四肢倦怠、腰脚无力，皆冬所蓄之疾，常当体候，若稍觉发动，不

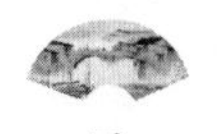

可便引疏别之药，恐伤脏腑，别生余疾，唯用消风和气、凉膈化痰之剂，或选食治方，中性稍凉，利饮食，调停以治，自然通畅。若无疾状，不可吃药。春日融和，当眺园林亭阁虚敞之处，用摅滞怀以畅生气，不可兀坐，以生他郁。饮酒不可过多，人家自造米面团饼，多伤脾胃，最难消化。老人切不可以饥腹多食，以快一时之口，致生不测。天气寒暖不一，不可顿去棉衣，老人气弱骨疏体怯，风冷易伤腠理，时备夹衣，遇暖，易之一重，渐减一重，不可暴去。

刘处士云：春来之病，多自冬至。后夜半一阳生，阳气吐，阴气纳，心肠风热与阳气相冲，两虎相逢，狭道必斗矣。至于春夏之交，遂使伤寒虚热时行之患，良由冬月焙火食炙，心膈宿痰流入四肢之故也。当服祛痰之药以导之，使不为疾。不可令背寒，寒即伤肺，令鼻塞咳嗽，身觉热曹，少去上衣，稍冷莫强忍，即便加服。肺俞，五脏之表；胃俞，经络之长，二处不可失寒热之节。谚云：避风如避箭；避色如避乱。加减逐时衣，少餐申后饭是也。

《内丹秘要》曰：阳出于地，喻身中三阳上升，当急驾河车，搬入鼎内。

灵剑子曰：导引，春孟月一势，以两手掩口，取热气津润，摩面上下三五十遍，令极热，食后为之，令人华彩光泽不皱，行之三年，色如少艾，兼明目，散诸故疾。从肝脏中肩背行后，须引吸震方生气以补肝脏，行入下元。凡行导引之法，皆闭气为之，勿得开口，以招外邪入于肝脏。

《内丹秘要》曰：仲春之月，阴佐阳气，聚物而出，喻身中阳火方半，气候匀停。

灵剑子二月坐功一势。正坐，两手相叉，争力为之。治肝中风，以叉手掩项后，使面仰视，使项与手争力，去热毒、肩痛、目视不明、积风不散、元和心气，焚之令出，散调冲和之气补肝，下气海添内珠尔。

季春之月，万物发陈，天地俱生，阳炽阴伏，宜卧早起早，以养脏气。时肝脏气伏，心当向旺，宜益肝补肾，以顺其时。卦值央央者，阳决阴也，决而能和之意生气。在寅坐卧，宜向东北方。

孙真人曰：肾气以息，心气渐临，木气正旺，宜减甘增辛，补精益气，慎避西风，宜懒散形骸，便宜安泰，以顺天时。

灵剑子曰：补脾坐功一势。左右作开弓势，去胸胁膈积聚风气，脾脏诸气，去来用力为之，凡一十四遍，闭口，使心随气到以散之。

胆腑（附肝总论）

胆者，金之精，水之气，其色青，附肝短叶下。胆者，敢也，言人果敢。重三两三铢，为肝之腑。若据胆，当不在五脏之数，归于六腑，因胆亦受水气，与坎同道，又不可同六腑，故别立胆脏。人之勇敢，发于胆也，合于膀胱，亦主毛发。《黄庭经》云：主诸气，力摄虎兵，外应眼瞳鼻柱间，脑发相扶与俱鲜。故胆部与五脏相类也。且胆寄于坎宫，使人慕善知邪，绝奸止佞，敢行直道。胆主于金，金主杀，故多动杀之气，然而见杀则悲，故人悲者，金生于水，是以目有泪也。心主火，胆主水，火得水而灭，故胆大者，心不惊，水盛火煎；故胆小者，心常惧，阴阳交争，水胜于火，目有泪也。泪出于胆，发于肝，胆水主目瞳，受肝木之精二合，男子五十目暗，肾气衰，胆水少耳，可补肾，长于肝，欲安其神，当息忿争，行仁义道德，以全其生也。胆合于膀胱，主于毛发，发枯者，胆竭也；爪干者，胆亏也；发燥毛焦者，有风也；好食苦味者，胆不足也；颜色光白兼青色者，胆无病也。

修养胆脏法

当以冬三月，端居静思，北吸玄宫之黑气，入口三吞之，以补嘻之损，用益胆之津。

胆脏导引法

可正坐，合两脚掌，昂头，以两手挽脚腕起，摇动为之三五度；亦可大坐，以两手拓地，举身努力腰脊三五度。能去胆家风毒邪气。

治胆腑吐纳用嘻法

胆病以嘻出以吸补之法。当侧卧，以鼻渐引长气嘻之，即以嘻字作微声，同气出之也。去胆病，除阴脏一切阴干、盗汗、面无颜色、小肠膨胀、脐下冷痛、口干舌涩，数嘻之，乃愈。

夏季修养心脏法

当以四五月弦朔清旦，面南端坐，叩齿九通，漱玉泉三次，静思注想，吸离宫赤气，入口三吞之，闭气三十息，以补呵气之损。

六气治心法

治心脏用呵，以鼻渐长引气，以口呵之，皆调气如上，勿令自耳闻之。若心有病，

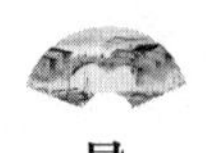

大呵三遍，呵时以手交叉，乘起顶上为之，至心家劳热一切烦闷，疾愈即止，过度即损。亦须以呼字吸旺气以补之。

心脏导引法

可正坐，两手作拳，用力左右互筑各五六度；又以一手向上托空，如擎石米之重，左右更手行之；又以两手交叉，以脚踏手中各五六度，闭气为之，去心胸风邪诸疾，行之良久，闭目三咽津，叩齿三通而止。

夏季摄生法

夏三月属火，主于长养，心气火旺，味属苦，火能克金，金属肺，肺主辛，当夏饮食之味，宜减苦增辛以养肺，心气当呵以疏之，嘘以顺之。三伏内腹中常冷，特忌下利，恐泄阴气，故不宜针灸，唯宜发汗。夏至后，夜半一阴生，宜服热物，兼服补肾汤药。夏季心旺肾衰，虽大热，不宜吃冷淘、冰雪蜜水、凉粉冷粥，饱腹受寒，必起霍乱，莫食瓜茄生菜，原腹中方受阴气，食此凝滞之物，多为癥块。若患冷气痰火之人，切宜忌之。老人尤当慎护平居，檐下、过廊、弄堂、破窗，皆不可纳凉，此等所在虽凉，贼风中人最暴，唯宜虚堂净室，水亭木阴，洁净空敞之所，自然清凉，更宜调息净心，常如冰雪在心，炎热亦于吾心少减，不可以热为热，更生热矣。每日宜进温补平顺丸散，饮食温暖，不令太饱，常常进之，宜桂汤、豆蔻、熟水，其于肥腻当戒。不得于星月下露卧兼便睡着，使人扇风取凉，一时虽快，风入腠理，其患最深。贪凉兼汗身当风而卧，多风痹，手足不仁，语言謇涩，四肢瘫痪，虽不人人如此，亦有当时中者，亦有不便中者，其说何也？逢年岁方壮，遇月之满，得时之和，即幸而免，至后还发；若或年力衰迈，值月之空，失时之和，无不中者。头为诸阳之总，尤不可风，卧处宜密防小隙微孔，以伤其脑户。夏三月，每日梳头一二百下，不得梳着头皮，当在无风处梳之，自然去风明目矣。

《养生论》曰：夏为蕃秀，天地气交，万物华实，夜卧早起，无厌于日，使志无怒，使华成实，使气得泄，此夏气之应，长养之道也，逆之则伤心，秋发痎疟，奉收者少，冬至病重。

又曰：夏气热，宜食菽以寒之，不可一于热也，禁饮温汤，禁食过饱，禁湿地卧，并穿湿衣。

太上肘后玉经八方

☴巽卦东南龟台王母四童散方

辰砂（本方原用伏火丹砂六两，一时虽得，且未当轻用）四两　胡麻（净九蒸九晒，炒微黄）四两　天门冬（去心）四两　茯苓六两　白术四两　黄精六两　桃仁（去皮）四两　上七味合为末，炼蜜为丸，捣万余下，夏月丸服，余月散服。丸如桐子大，每二十丸，能服八年，颜如婴童，肌如凝脂，不可漫传，以护天谴。

☲离卦正南彭君麋角粉方

每用麋角（注曰：麋鹿之大者，角丫叉不齐，白如象牙，出水泽中，非山兽大者，二十斤一副，生海边），取用一两，俱解为寸段，去心中黑血色恶物，用米泔浸之，夏三日，冬十日一换，泔浸约一月以上，似欲软，即取出，入甑中蒸之，覆以桑白皮，候烂如蒸芋，晒干粉之，入伏火硫黄一两，以酒调三钱一服。此方彭祖服之得寿成仙，有人于鹊鸣山石洞中得石刻方，与此同也。

孟夏之月，天地始交，万物并秀，宜夜卧早起，以受清明之气，勿大怒大泄。夏者火也，位南方，其声呼，其液汗，故怒与泄为伤元气也。卦值乾，乾者健也，阳之性，天之象也。君子以自强不息生气，在卯坐卧行功，宜向正东方。

灵剑子曰：补心脏坐功之法有二：一势，正坐斜身，用力偏，敌如排山势，极力为之，能去腰脊风冷，宣通五脏六腑，散脚气，补心益气，左右以此一势行之；二势，以一手按臂，一手向上极力如托石，闭气行之，左右同行，去两胁间风毒，治心脏通和血脉。

《内丹秘要》曰：姤月为一阴始生之月也，阴气方生，喻身中阴符起缩之地，灵丹养成入口中，当驯致其道，遂归丹田，不可慌忙急速。

《保生心鉴》曰：五月属火，午火大旺，则金气受伤，古人于是时独宿淡味，兢兢业业保养生脏，正嫌火之旺耳。

《月令》曰：君子斋戒处必掩身毋躁，止声色毋进，御薄滋味毋违，和节嗜欲定心气。孙真人曰：是月肝脏已病，心脏渐壮，宜增酸减苦，以补肾助肝，调养胃气，勿受西北二方暴风，勿接阴以壮肾水，当静养以息心火，勿与淫接以定其神。

孙真人曰：五月肝脏气休，心正旺，宜减酸增苦，益肝补肾，固密精气，卧早起早，慎发泄五日，尤宜斋戒静养，以顺天时。

《保生心鉴》曰：午火旺则金衰，于时当独宿淡滋味，保养生脏。

灵剑子坐功法：常以两手合掌，向前筑去臂腕，如此七次，淘心脏风劳，散关节滞气。

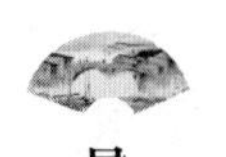

《养生纂》曰：此时静养毋躁，止声色毋违，天和毋幸，迁节嗜欲定心气，可居高明，可远眺望，可入山林以避炎暑，可坐台榭空敞之处。

《内丹秘诀》曰：建未之月，二阴之卦，是阴气渐长，喻身中阴符离去，午位收敛而下降也。

灵剑子坐功法：端身正坐，舒手指直上反拘，三举前屈，前后同行。至六月半后，用之去腰脊脚膝痹风，散膀胱邪气。

季夏之月发生重浊，主养四时，万物生荣，增咸减甘，以资肾脏，是月肾脏气微，脾脏独旺，宜减肥浓之物，益固筋骨。卦值遯遯者避也，二阴浸长阳当避也。君子庄矜自守，生气在己，坐卧宜向南方。

孙真人曰：是月也，肝气微弱、脾旺，宜节约饮食，远声色。此时阴气内伏，暑毒外蒸，纵意当风，任性食冷，故人多暴泄之患，切须饮食温软，不令大饱，时饮粟米、温汤、豆蔻、熟水最好。

脾脏四季旺论

脾脏属中央土，旺于四季，坤之气，土之精也。脾者裨也，脾助胃气，居心下三寸，脾为心子，为肺母，外通眉关能制谋意辩皆脾也。口为之宫，其神多嫉，脾无定形，主土阴也；妒亦无准，妇人多妒，乃受阴气也。食熟软热物，全身之道也。故脾为五谷之枢，开窍于口，在形为颊，脾脉出于隐白，乃肉之本意处也。谷气入于脾，于液为涎，肾邪入脾多涎。六腑胃为脾之府，合为五谷之腑也。口为脾之官，气通则口知五味，脾病则口不知味。脾合于肉，其荣唇也，肌肉消瘦者，脾先死也。脾为中央，其声宫、其色黄、其味甘、其嗅香。心邪入脾则恶香也。脾为消谷之腑，如转磨，然化其生而入于熟也。脾不转则食不消也，所以脾神好乐，乐能使脾动荡也。故诸脏不调则伤脾，脾脏不调则伤质，质神俱伤则人之病速也。不行食者，脾中有不化食也；贪食者，脾实也；无宿食而不喜食者，脾虚也；多惑者，脾不安也；色悴者，脾受伤也；好食甜者，脾不足也；肌肉鲜白滑腻者，是脾无病征也。肺邪入脾则多歌，故脾有疾，当用呼，呼以抽其脾之疾也；中热亦宜呼以出之。当四季月后十八日，少思屏虑、屈己济人、不为利争、不为阴贼、不与物竞、不以自强、恬和清虚、顺坤之德而后全其生也，逆之则脾肾受邪，土木相克则病矣。

六气治脾法

治脾脏吐纳用呼法：以鼻渐引长气以呼之，病脾大呼三十遍，细呼十遍，呼时须撮口出之，不可开口，能去冷气，壮热霍乱、宿食不化、偏风麻痹、腹内结块，数数呼之，相次勿绝，疾退即止，过度即损，损则吸以补之法，具前。

秋季摄生论

秋三月，肺属西方金，肺者勃也，言其气勃郁也。六叶两耳，总计八叶。肺为脾子，为肾母，下有七魄，鼻为之宫。左庚右辛，在气为咳，在涕为嗽，在形为皮毛也。上通气至脑户，下通气至脾中，是以诸气属肺，故肺为呼吸之根源，为传送之宫殿也。久卧伤气，肾邪入肺则多涕。肺生于右，为喘咳。大肠为肺之腑，大肠与肺合，为传泻行导之府。鼻为肺之宫，肺气通则知香臭。肺合于脾，其荣毛也，皮枯而毛落者，肺先死也。肺纳金，金受气于寅，生于巳，旺于酉，病于亥，死于午，墓于丑。为秋日、为庚辛、为申酉。其声商，其色白，其味辛，其臭腥，心邪入肺则恶腥也。其性义，其情怒。肺风者，鼻即塞也；容色枯者、肺干者、鼻痒者、肺有虫也。多恐惧者，魄离于肺也；身体黧黑者，肺气微也；多怒气者，肺盛也；不耐寒暑，肺劳也，肺劳则多睡；好食辛辣者，肺不足也；肠鸣者，肺气壅也；肺邪自入者，则好吸。故人之颜色莹白者，则肺无病也，肺有疾则呬以抽之。秋三月金旺，主杀，万物枯损，故安其魄而存其形者，当含仁育物，施惠敛容，藏阳分形，万物收杀，雀卧鸡起，斩伐草木，以顺杀气，长肺之刚，则邪气不侵；逆之则五脏乖而百病作矣。

修养肺脏法

当以秋三月朔望旭旦，向西平坐，鸣天鼓七，饮王泉三（舌抵上腭，取津而咽），然后瞑目正心思，吸兑宫白气入口，七吞之，闭气七十息，此为调补神气、安息灵魄之要诀也。

六气治肺法

以鼻放长引气，以口呬之，勿令耳闻，先须调气令和，然后呬之。肺病甚，大呬三十遍，细呬三十遍，去肺家劳热、气壅咳嗽、皮肤痒癣、燥疥滋疮、四肢劳烦、鼻塞、胸背疼痛，依法呬之，病去即止。呬时用双手擎天为之，以导肺经。

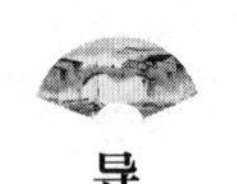

肺脏导引法

可正坐，以两手据地，缩身曲脊向上三举，去肺家风邪积劳；又当反拳捶背上，左右各三度，去胸臆闭气风毒，为之良久，闭目叩齿而起。

灵剑子导引法

以两手抱头项，宛转回旋俯仰，去胁肋胸背间风气，肺脏诸疾，宜通项脉，左右同。正月法，又法以两手相叉头上过去，左右伸拽三十遍，去关节中风气，治肺脏诸疾。

《孙真人摄养论》曰：是月心脏气微，肺金用事，宜减苦增辛，助筋补血，以养心肝脾胃，勿犯邪风，令人生疮以作疫痢。

灵剑子坐功法势：以两手拳脚胫下十余遍，闭气用力为之，此能开胸膊膈气，去胁中气，治肺脏诸病，行完，叩齿三十六通以应之。

《内丹秘要》曰：观者四阴之卦也，斗柄是月，戌时指酉，以月建酉也。时焉阴佐阳功以成万物，故物皆缩小，因时而成矣。喻身中阴符过半，降而入于丹田，吾人当固养保元，以筑丹基。

季秋之月，草木零落，众物伏蛰，气清风暴为朗，无犯朗风，节约生冷，以防疠病。二十八日阳气未伏，阴气既衰，宜进补养之剂以生气。卦剥剥落也，阴道将旺，阳道衰弱，当固精敛神。

孙真人曰：是月阳气已衰，阴气太盛，暴风时起，切忌贼邪之风以伤孔隙，勿冒风邪，无恣醉饱，宜减苦增甘，补肝益肾，助脾胃养元和。

灵剑子坐功势：九月十二日以后用补脾，以两手相叉于头上，与手争力，左右同法行之。治脾脏四肢，去胁下积滞风气，使人能食。

肾脏冬旺论

《内经》曰：肾属北方水，为黑帝生，对脐附腰脊，主分水气，灌注一身，如树之有根。左曰肾，右命门。生气之腑，死气之户，守之则存，用之则竭。为肝母，为肺子，耳为之官，天之生我，流气而变为之精，精气往来为之神，神者肾，藏其情智。左属壬，右属癸。在辰为子亥，在气为吹，在液为吐，在形为骨，久立伤骨，为损肾也。应在齿，齿痛者肾伤也。经于上焦，荣于中焦，卫于下焦，肾邪自入则多吐。膀胱为津液之府，荣其发也。《黄庭经》曰：肾部之宫，玄阙圆中有童子名上玄，主诸脏腑九液源，外应两耳，百液津，其声羽，其味咸，其臭腐，心邪入肾则恶腐。凡丈夫六十肾气衰，发变齿动；七十形体皆困，九十肾气焦枯，骨痿而不能起床者，肾先死也。肾病则耳聋骨痿。肾合于骨，其荣在髭，肾之外应北岳，上通辰星之精，冬三月，存辰星之黑气入肾中存之。人之骨疼者，肾虚也；人之齿多龃者，肾衰也；人之齿堕者，肾风也；人之耳痛者，肾气壅也；人之多欠者，肾邪也；人之腰不伸者，肾乏也；人之色黑者，肾衰也；人之容色紫而有光者，肾无病也；人之骨节鸣者，肾羸也。肺邪入肾则多伸，肾有疾，当吹以泻之，吸以补之。其气智，肾气沉滞，宜重吹则渐通也。肾虚则梦入暗处，见妇人、僧尼、龟鳖、驰马、旗枪、自身兵甲，或山行，或溪舟，故冬之三月乾坤闭气，万物伏藏，君子戒谨节嗜欲，止声色，以待阴阳之定，无竞阴阳以全其生，合乎太清。

修养肾脏法

当以冬三月，面北向平坐，鸣金梁七，饮玉泉三，更北吸玄宫之黑气，入口五吞之，以补吹之损。

六气治肾法

治肾脏吐纳用吹法，以鼻渐长引气，以口吹之，肾病用大吹三十遍，细吹十遍，能除肾家一切冷气、腰膝疼、沉重、久立不得、阳道衰弱、耳内虫鸣及口内生疮，更有烦热，悉能去之，数数吹去，相断勿绝，疾瘥则止，过多则损。

肾脏导引法（冬三月行之）

可正坐，以两手耸托，右引胁三五度，又将手返着膝挽肘，左右同。扭身三五度，以足于后踏，左右各数十度，能去腰肾风邪积聚。

冬季摄生论

冬三月，天地闭藏，水冰地坼，无扰乎阳，早卧晚起，以待日光。去寒就温，毋泄及肤，逆之肾伤。春为痿厥，奉生者少。斯时伏阳在内有疾，宜吐；心肠多热，所忌发汗，恐泄阳气故也，宜服酒浸补药，或山药酒一二杯，以迎阳气。寝卧之时，稍宜虚歇，宜寒极，方加棉衣，以渐加厚，不得一顿便多，唯无寒即已，不得频用大火

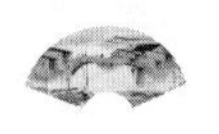

烘炙，尤甚损人手足应心，不可以火炙手，引火入心，使人烦躁；不可就火烘炙食物。冷药不治热极，热药不治冷极。水就湿肾，火就燥耳。饮食之味，宜减咸增苦，以养心气，冬月肾水味咸，恐水克火，心受病耳，故宜养心。宜居处密室，温暖衣衾，调其饮食，适其寒温，不可冒触寒风，老人尤甚恐寒邪感冒，多为嗽逆、麻痹、昏眩等疾。冬月阳气在内，阴气在外，老人多有上热下冷之患，不宜沐浴，阳气内蕴之时，若加汤火所通，必出大汗，高年骨肉疏薄，易于感动，多生外疾。不可早出，以犯霜威，早起服醇酒一杯以御寒，晚服消痰凉肠之药以平和心气，不令热气上涌，切忌房事。

《内丹秘要》曰：太阴之月，万物至此归根复命，喻我身中阴符穷极，寂然不动，反本复静。此时塞兑垂帘，以神光下照于坎宫，当夜气未央，凝神聚气，端坐片时，少焉神气归根，自然无中生有，积成一点金精。盖一阳不生于乾而生于坤，阴中生阳，实为产药根本。

灵剑子导引法势：以两手相叉，一脚踏之去腰脚，拘束肾气冷痹，膝中痛诸疾。

《保生心鉴》曰：子月火气潜伏，闭藏以养其本然之，真而为来春发生升动之本，此时若戕贼之，至春升之际，下无根本，阳气轻浮，必有温热之病。

灵剑子导引法势：以一手托膝，反折一手抱头，前后左右为之，凡三五度，去骨节间风，宣通血脉、膀胱、肾脏之疾。是月也，一阳来复，阳气始生，喻身中阳气初动，火力方微，要不纵不拘，温温柔柔播施于鼎中，当拨动顶门，微微挈之，须臾，火力炽盛，逼出真铅，气在箕斗东南之乡，火候造端之地。

内外功图说辑要

八段锦坐功图诀

其法于甲子日，半夜子时起，首行时，口中不得出气，唯鼻中微放清气。子后午前各行一次，或昼夜共行三次，久而自觉疾病蠲除，渐觉身轻力壮，能勤苦不怠，则仙道可以不远。此乃古圣相传，非比现行十二段锦旁门之术，练之稍一不慎，大病随之，学者勿以喜新而欲速，反害焉。

八段锦坐功八法（与前同，图全略）

第一曰：叩齿集神　第二曰：微摇天柱

第三曰：赤龙搅海　第四曰：摩运肾堂

第五曰：单关辘轳　第六曰：双关辘轳

第七曰：叉手按顶　第八曰：手足勾攀

以上名目八种，即八段锦之功夫，详细行法分列于八图之右，愿学者参观而行持之。

第一图叩齿集神坐功势

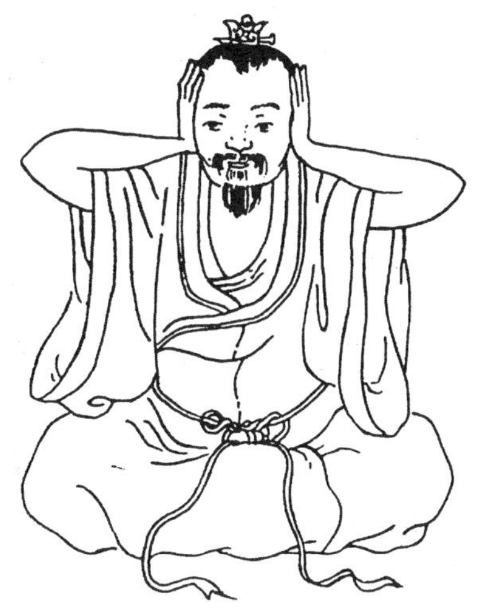

叩齿集神者乃垂目冥心，盘趺而坐，握固静思（握固二字，人多不明，岂特闭目见自己之目，冥心见自己之心已哉。实系于趺坐时，宜以右足后跟曲顶至茎根下动处，不令精窍漏泄之谓焉。但行功亦何必拘定子午，只须在一日之中，得有身闲心静之时，便是下手所在），然后叩齿三十六次以集神，次又叉两手抱昆仑（抱昆仑，乃以两手叉抱颈后枕骨之下处也），数九息，勿令耳闻，乃移手掩两耳，各以第二指压中指，上击弹脑后左右各二十四下，略静些时，接行微摇天柱法。

第二图微摇天柱坐功势

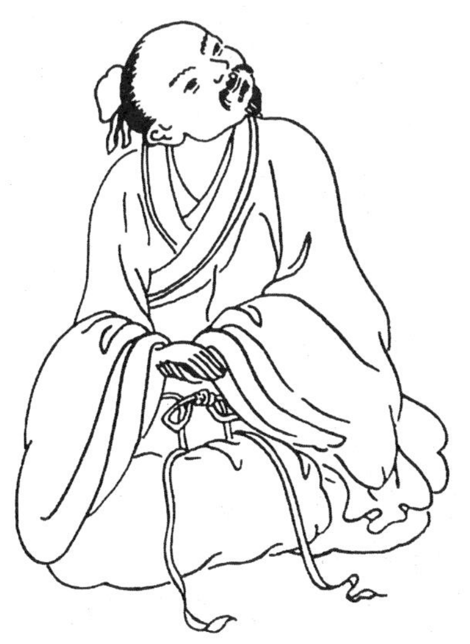

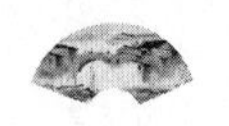

微摇天柱者，先须以右脚跟顶住肾茎，握固精关，然后两手心对握，右上左下，乃摇头左右两顾，肩膊随之转动二十四次。再以两手心掉转，左上右下，亦摇如上二十四次，仍略定些时，接行赤龙搅海法。

第三图赤龙搅海坐功势

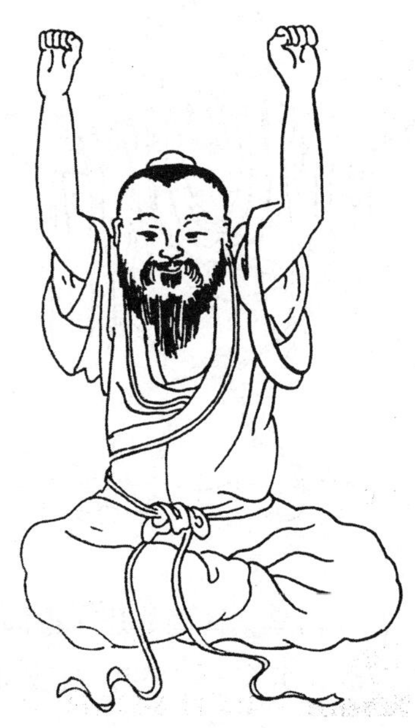

第三，赤龙搅海者，乃闭口，以舌搅上腭三十六次，鼓漱三十六，漱候生津满口，然后分作三口，汩汩咽之，方能行火，冥心些时，接行摩运肾堂法。

第四图摩运肾堂坐功势

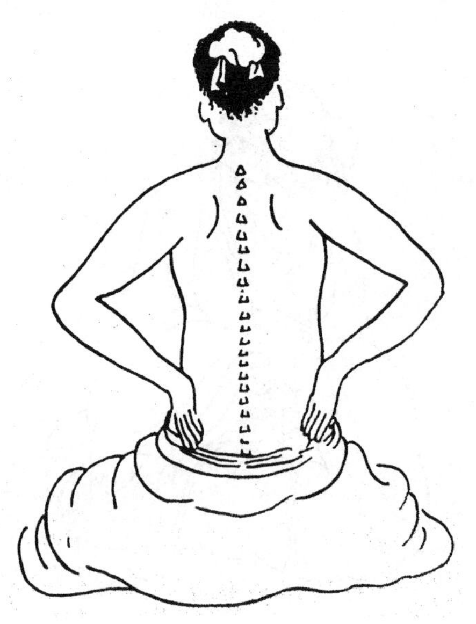

第四，摩运肾堂者，先以两手相搓，令手心热极，后即乘热以两手心摩运肾堂（即精门，乃腰后外肾是也），三十六转毕即收手，用足跟握固，再闭气，存想用心火下烧丹田，觉热极时，接行单关辘轳法。

第五图单关辘轳功势

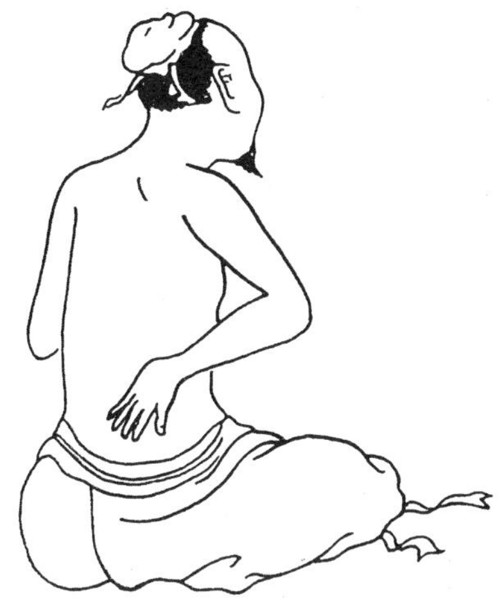

第五，单关辘轳者，先以左手叉于左腰肾间，即俯首摆撼左肩三十六次，换用右手叉于右腰肾间，亦俯首摆撼右肩三十六次，接行双关辘轳法。

第六图双关辘轳坐功势

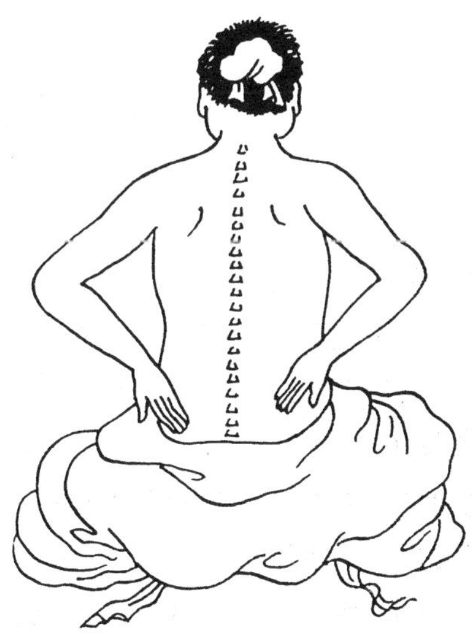

第六，双关辘轳者，以双手叉于左右两腰肾间，俯首将两肩齐摆撼至三十六数，存想火自丹田直透双关而入脑户，鼻窍引清气入而闭之，少闭些时即开之，即将两脚舒伸，接行叉手按顶法。

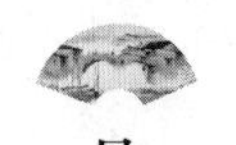

第七图叉手按顶坐功势

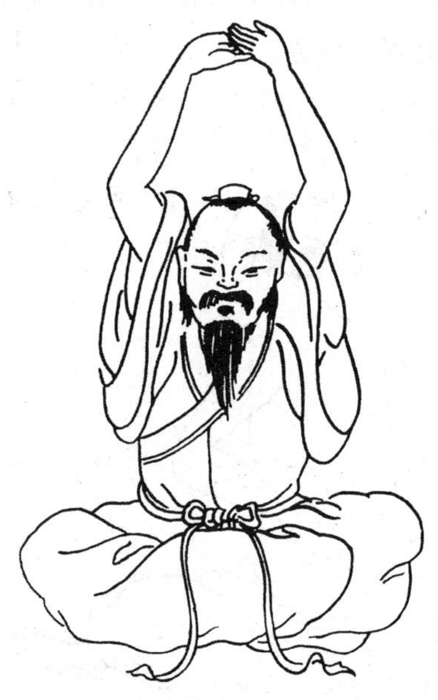

第七，叉手按顶者，先以两手相搓掌心，用口呵掌心五次，呵后反叉两手，高举而虚托之，回下按于顶门，如是者凡九次，或三次亦可，接行手足勾攀法。

第八图手足勾攀坐功势

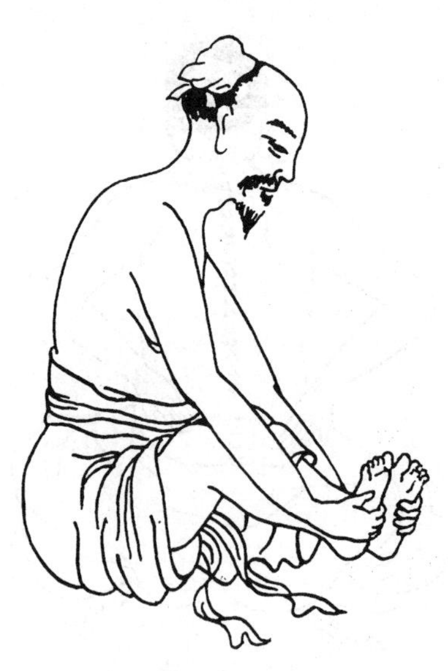

第八，手足勾攀者，以两手如钩，向前勾扳双足心，凡十二次，毕，收足端坐，以候口中津生，如津不至，可用舌搅上腭取之，每口分三次咽之，或三取、九取咽津皆可，然后再转辘轳。如前发火遍烧身体，则全功毕矣。

八段锦口诀

垂目冥心坐（冥心盘趺而坐），握固静思神。叩齿三十六，两手抱昆仑（叉两手向项后数九息，勿令耳闻，自此以后，出入息皆不可使耳闻）。左右鸣天鼓，二十四度闻（移两手掩两耳，先以第二指压中指，弹击脑后左右各二十四次），微摆撼天柱（摇头左右顾，肩膊转随动二十四次，先后握固关），赤龙搅水津（以舌搅口齿并左右颊，待津液生而咽）。漱津三十六（一云鼓津），神水满口匀。一口分三咽（漱津液分三口，汩汩声咽），龙行虎自奔（液为龙，气为虎）。闭气搓手热（以鼻引清气而闭之，少顷搓手至极热时，将鼻中所闭浊气徐徐放出），掌摩后精门（精门在腰后外肾之中，在是处肤上，以掌心摩运之，运毕，收手握固）。尽此一口气（再以鼻引清气而闭之），想火烧脐轮（闭口鼻之气，存想心火下烧丹田，候至热极）。单双辘轳转（乘丹田热极时，俯首行单手叉腰、双手叉腰法，并摆撼左右单肩、双肩等各三十六次。意想火自丹田直透双关而入脑户，鼻引清气，闭少顷，放出之），两脚舒放伸（放直两脚）。叉手双虚托（叉手相交，向上托空三次或九次），回手按头顶（行毕托空后，两手回下，少按头顶穴三次或九次）。低头攀足频（两手如钩形，向前攀两脚心十二次，仍收足端坐），以候逆水上（端坐，以候口中津液生，如未生，再用舌搅取液）。津来三口咽（每液满口，分三次咽），再漱再咽吞。如此三度毕，神水九还津（津漱三十六，如每口分三咽，为九也）。咽下汩汩响，百脉自通灵。河车搬运讫（摆肩并身二十四，及再转辘轳二十四），发火遍烧身（存想丹田火自下而上遍烧身体，想时口鼻皆闭气些时）。邪魔不敢近，梦寝不昏惊。寒暑不相入，灾病不能侵。子后午前作，造化合乾坤。循环次第转，八卦是良因。诚意修身子，一日不可间。

解　要

息：鼻气一出一入之谓息。

呼吸：气出谓之呼，一则动天干；气入谓之吸，一则动地支。

吐纳：吐从口出，纳从鼻入，吐惟细细，纳则绵绵。

按摩导引诀

仰和天真：天真是眉后小穴，常以两手按穴中二九，功能明目。

俯按山源：山源是鼻中隔孔之际，先反舌内向，咽津一二遍。以左手第二指、第三指捏鼻两孔人中之本，叩齿七遍，又以手掩鼻，功能遏除万邪。

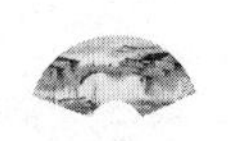

拭摩神庭：面者神之庭，常以两手摩拭之使热，时时有暇，时时摩拭。功能令面生光泽、去皱纹，久久行之，可若童颜。

营治城廓：耳边时须按抑及左右，摩不计数，时时行之，功能使人彻听。

下摩生门：生门者，脐也，闭内气，鼓小腹令满，然后以手摩运腹上脐周，每行以三百六十五转为周天一度。日日行之，功能顺气消积，却病延年。

正观代药：盘趺端坐，注心下视是也。久久行去，亦能到上乘之境。

六气歌诀（病瘥即止，过亦败气）：呵属心王主其舌，口中干涩身烦热。量疾深浅以呵之，焦腑疾病自消灭。呼为脾神主其土，烦热气胀腹如鼓。四肢壅闷气难呼，呼而理之腹如故。呬法最灵应须秘，外属鼻根内关肺。寒热劳闷及疮肤，以斯吐纳无不济。嘘为肝神主其目，赤翳昏昏泪如哭。都缘肝热气上冲，嘘而理病更神速。吹属肾藏主其耳，腰膝冷多阳道痿。微微纵气以吹之，不用外边求药饵。嘻属三焦有疾起，三焦所有不和气。不和之气损三焦，但使嘻嘻而自理。

闭气歌诀（自治疾苦法）：忽然身染疾，非理有损伤。敛意归闲室，脱身卧木床。仰眠兼握固，扣齿与焚香。三十六咽足，丹田气越常。随心连引到，损处最为良。汗出以为度，省求广利方。

布气歌诀（与他人治疾法）：修道久专精，身中胎息成。他人凡有疾，脏腑审知名。患儿向王气，澄心意不轻。传真气令咽，使纳数连并。作念令其损，顿能遣患情。思神首逃遁，病得解缠萦。

导引按蹻：踊身令起，平身正坐，两手叉项后仰视，举首左右招摇，使顶与手争，次以手扳脚，稍闭气取太冲之气（太冲穴，在大指本节后二寸骨罅间陷者）。左挽如引弓状，右挽亦如之，令人精和血通，风气不入，久能行之，无病延年。

捏目四眦：太上三关。经云：常以手按目近鼻之两眦，闭气为之，气通即止。周而复始常行之，眼能洞见。又云：导引毕，以手按目四眦三九遍，捏令见光明，是检眼神之道，久为之，得见灵通也。

摩手熨目：捏目四眦毕，即用两手侧立摩掌如火，开目熨睛数遍。

击探天鼓：天鼓者，目中声也。举两手紧掩耳门，以指击其脑户，引其声壮盛，相续不散，一日三探，有益。下丹田或声散不续，无壮盛者，即元气不集，宜整之。

上朝三元：《真诰》云：顺手摩发如理栉之状，使发不白。以手乘额上，谓之手朝三元，固脑坚发之道也。头四面以手乘顺就结，唯令多也。于是头血流散，风湿不凝。

栉发去风：《谷神诀》云：凡梳头勿向北梳，引得多多则去风。多过一千少不下，数百仍令人数之。《太极经》云：理发欲向王地栉之，取多而不使痛，亦可令待者栉也，至是血液不滞，发根常坚。

运动水土：《真诰》云：食勿过多，多则生病。饱忌便卧，卧则心荡，学道者当审之。《登真秘诀》云：食饱不可睡，睡则诸疾生。但食毕须勉强行步，以手摩两胁上下良久，又转手摩肾堂令热，此养生家谓之运动水土，水土即脾肾也。自然饮食消化，百脉流通，五脏安和。

《养生论》云：已饥方食，才饱即止。申未之间，时饮酒一杯，止饥代食，酒能淘荡阴渣。得道之人熟知之液皆所不废，酒能炼人真气。灵剑子《服气经》云：酒后行气易通，然不可多及，吐反有所损。

天竺按摩法

两手相捉，纽捩如洗手法。两手浅相叉，翻覆向胸。两手相捉共按臂，左右同。两手相重按臂，徐徐捩身，左右同。以手如挽五石弓，左右同。作拳向前筑，左右同。如托石法，左右同。作拳却顿，此是开胸，左右同。大坐斜身偏，欲如排山，左右同。两手抱头，宛转臂上，此是抽胁。两手据地，缩身曲脊向上三举。以手反推背上，左右同。大坐，伸两脚，即以一脚向前虚掣，左右同。两手据地回顾，此是虎视法，左右同。立地反拗，身身三举。两手急相叉，以脚踏手中，左右同。起立，以脚前后虚踏，左右同。大坐伸两脚，用相当手勾所伸脚，着膝中以手按之，左右同。

上十八势，但逐日能依此三遍者，一月后百病除。行及奔马，补益延年，能食、眼明、轻健，不复疲乏。

婆罗门导引十二法

第一，龙引：以两手上拓，兼以挽弓势，左右同，又叉手相捉头上过。

第二，龟引：峻坐，两足如八字，以手托膝行摇动，又左右顾，各三遍。

第三，麟盘：侧卧，屈手承头将近床，脚屈向上，傍髀展上脚向前拗。

第四，虎视：两手据床，拔身向背后视，左右同。

第五，鹤举：起立徐徐，返拗引颈，左右挽，各五遍。

第六，鸾趋：起立，以脚徐徐前踏，又握固，以手前后策，各三遍。

第七，鸳翔：以手向背上相捉，低身徐徐宛转，各五遍。

第八，熊迅：以两手相叉，翻处向胸臆，抱膝头上，宛转各三遍。

第九，寒松控雪：大坐，手据膝，渐低头，左右摇动，徐徐回转，各三遍。

第十，冬柏凌风：两手据床，或低或举，左右引，细拔回旋，各三遍。

第十一，仙人排天：大坐，斜身偏倚，两手据床如排天，左右同。

第十二，凤凰鼓翅：两手交捶膊并连臂，返捶背上连腰脚，各三数度为之，细拔回旋，但取使快，为上不得过度。

擦涌泉穴说：其穴在足心之上，湿气皆从此入。日夕之间，常以两足赤肉更次，

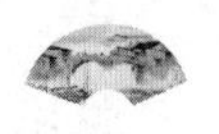

用一手握指，一手摩擦，数目多时觉足心热，即将脚指略略动转。倦则少歇，或令人擦之亦得，终不若自擦为佳。

擦肾俞穴说：张成之为司农丞，盖支同坐，时冬严寒，余一二刻间，两起便溺。问曰：何频数若此？答曰：天寒自应如此。张云：某不问冬夏，只早晚两次。余谂之曰：有导引之术乎？曰：然。余曰：旦夕当北面，因暇转往叩请，荷其口授。曰：某先为家婿妻弟，少年遇人有所得，遂教小诀，临卧时坐于床，垂足、解衣、闭气，舌抵上腭，目视顶，仍提缩谷道，以手摩擦两肾俞穴各一百二十次，以多为妙，毕即卧。如是三十年，极得力。归禀老人，行之旬日，云：真是奇妙。亦与亲旧中笃信者数人言之，皆得效验。

李真人长生十六字妙诀

一吸便提，气气归脐。一提便咽，水火相见。

上十六字，仙气名曰十六锭金，乃至简至易之妙诀，无分于在官，不妨政事，在俗，不妨家务，在士商，不妨本业，只于二六时中，略得空闲及行住坐卧，意一到处，便可行之。口中先须漱及三五次，舌搅上下腭，仍以舌抵上腭，满口津生，连津咽下，汩然有声。随于鼻中吸清气一口，以意会及心目寂地，直送至腹脐下一寸二分，丹田元海之中，略存一存，谓之一吸。随用下部轻轻如忍便状，以意力提起使归脐，连及夹脊、双关、肾门，一路提上，直至后顶玉枕关，透入泥丸顶内，其升而上之，亦不觉气之上出，谓之一呼。一呼一吸谓之一息，气既上升，随又似前，汩然有声咽下，鼻吸清气，送至丹田，稍存一存，又自下部如前轻轻提上，与脐相接而上，所谓气气归脐，寿与天齐矣。凡咽下，口中有液愈妙，无液亦要汩然有声咽之。如是一咽一提，或三五口，或七九、或十二、或二十四口，要行即行，要止即止。只要不忘作为，正事不使间断，方为精进。如有疯疾，见效尤速。久久行之，却病延年，形体变，百疾不作，自然不饥不渴，安健胜常，行之一年，永绝感冒痞积、逆滞不和、痈疽疮毒等疾，耳聪目明，心力强记，宿疾俱瘳，长生可望。如亲房事，欲泄未泄之时，亦能以此提呼咽吸，运而使之，归于元海，把牢春汛，不放龙飞，甚有益处。所谓造化吾手，宇宙吾心，妙莫能述。

《修真至要》曰：精根根而运转，气默默而徘徊，神混混而往来，心澄澄而不动。又曰：身外有身，未为奇特，虚空粉碎，方是全真。可为至言。

上录图说，不知何代仙真所传，原抄者未将姓氏列入，兹姑从阙，蕃（注：编辑之名）以只有内功，终嫌缺略，缘将解要三则及按摩导引二十一则并入其中，词句已一一辑正，望爱读者再事详参而匡教之，幸甚幸甚。

抱仁子锡蕃识

易筋经

易筋经十二图

韦驮献杵第一势：

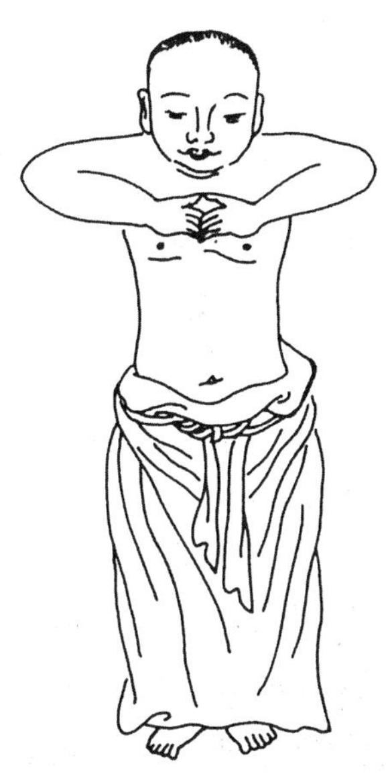

立身期正直，环拱平当胸，气定神皆敛，心澄貌亦恭。

韦驮献杵第二势：

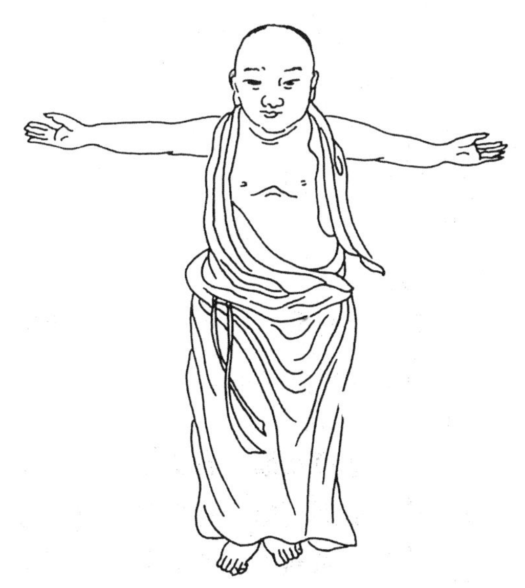

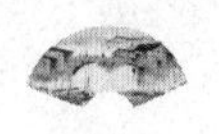

足指拄地，两手平开，心平气静，目瞪口呆。

韦驮献杵第三势：

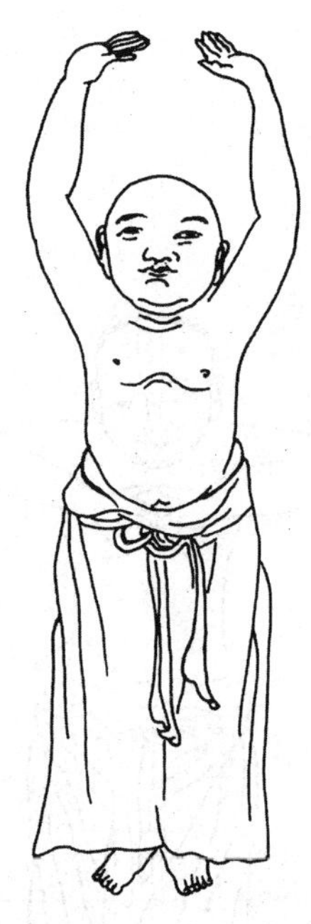

掌托天门目上观，足尖着地立身端。力周髋胁浑如植，咬紧牙关不放宽，舌可生津将腭抵，鼻能调息觉心安，两拳缓缓收回处，用力还将挟重看。

摘星换斗势：

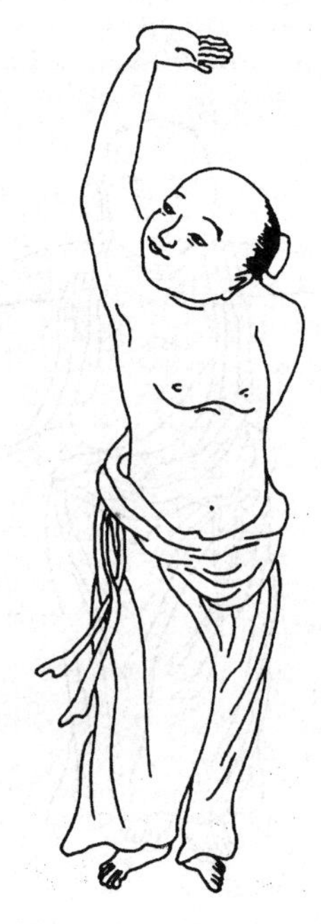

只手擎天掌覆头，更从掌内注双眸，鼻端吸气频调息，用力收回左右眸。

倒拽九牛尾势：

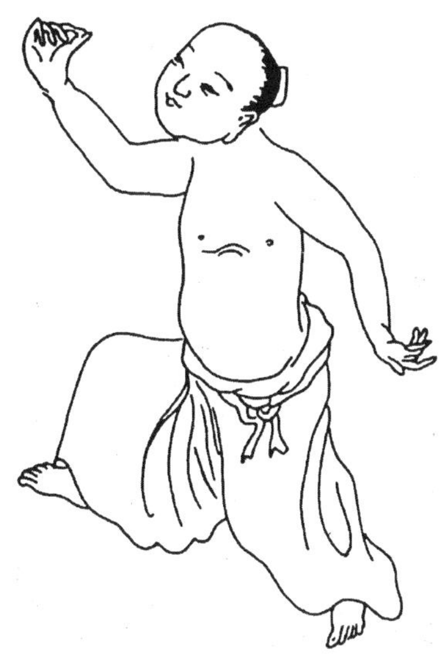

两髋后伸前屈，小腹运气空松，用力在于两膀，观拳须注双瞳。

出爪亮翅势：

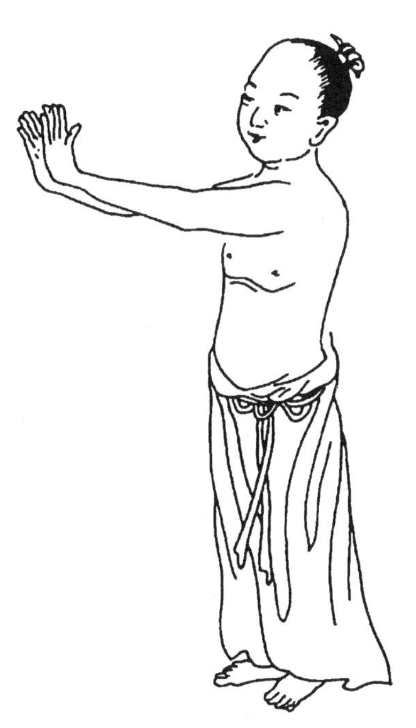

挺身兼怒目，推手向当前，用力收回处，功须七次全。

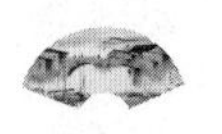

九鬼拔马刀势：

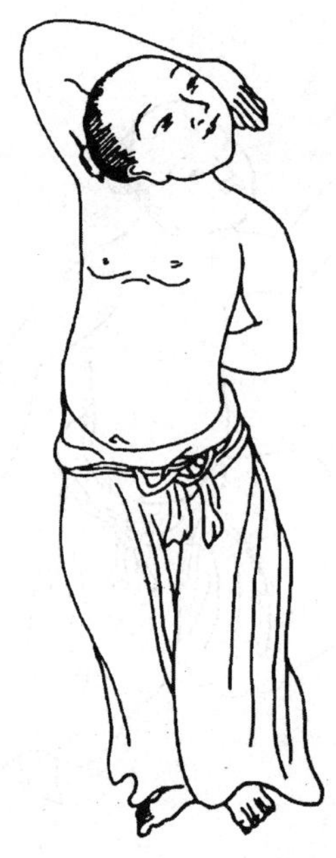

侧首弯肱，抱顶及颈，自头收回，弗嫌力猛，左右相轮，身直气静。

三盘落地势：

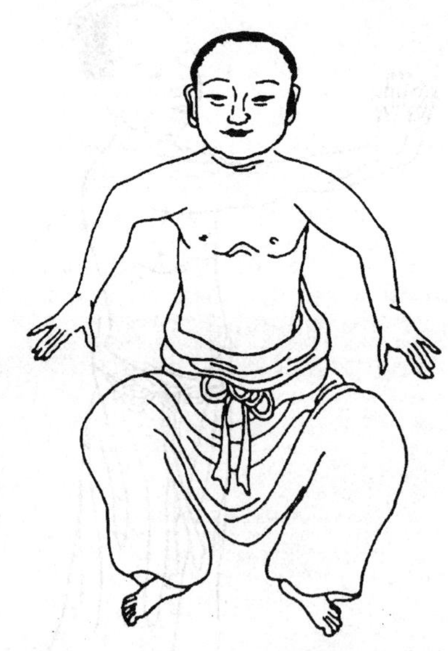

上腭坚撑舌，张眸意注牙，足开蹬似踞，手按猛如弩，两掌翻齐起，千斤重有加，瞪睛兼闭口，起立足无斜。

青龙探爪势：

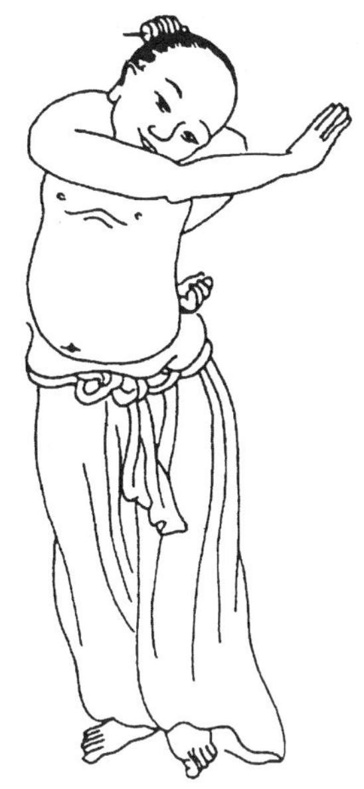

青龙探爪，左从右出，修士效之，掌平气实，力周肩背，围收过膝，两目注平，息调心谧。

卧虎扑食势：

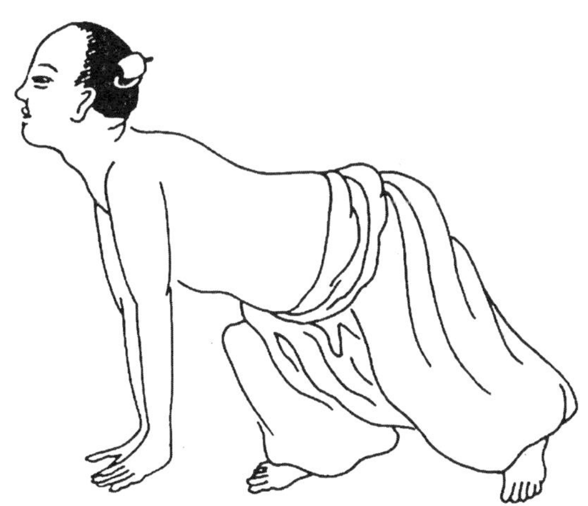

两足分蹬身似倾，屈伸左右髋相更，昂头胸作探前势，偃背腰还似砥平，鼻息调元均出入，指尖着地赖支持，降龙伏虎神仙事，学得真形也卫生。

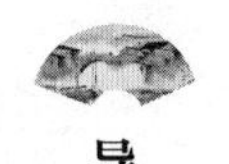

打躬势：

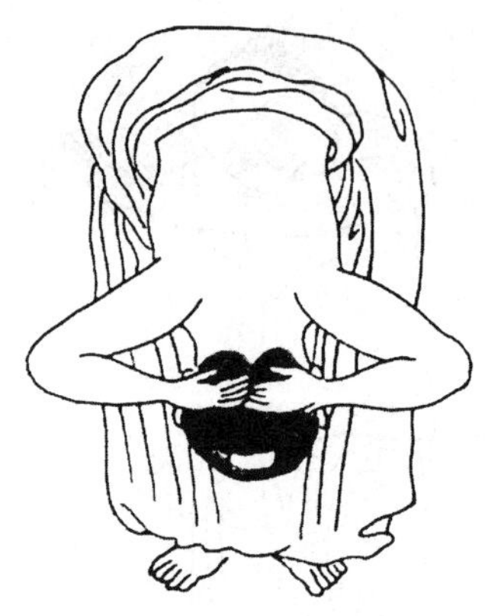

两手齐持脑，垂腰至膝前，头惟探胯下，口更齿牙关，舌尖还抵腭，力在肘双弯，掩耳聪教塞，调元气自闲。

掉尾势：

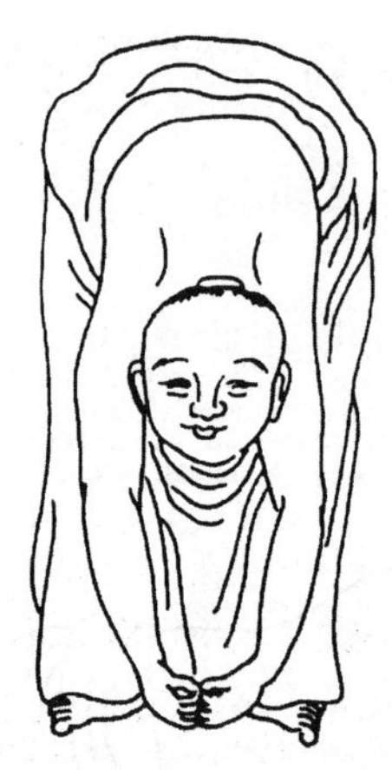

膝直膀伸，推手至地，瞪目昂头，凝神一志，起而顿足，二十一次，左右伸肱，以七为志，更作坐功，盘膝垂眦，口注于心，息调于鼻，定静乃起，厥功维备，总考其法，图成十二，谁实贻诸，五代之季，达摩西来，传少林寺，有宋岳候，更为鉴识，却病延年，功无与类。

外　功

踏地龙

两手牢拿两肘中，脚头着实脚跟舂。力行三八朝皆落，大地山河一泻空。

拿肘者，所以敛筋骨也，脚春者，所以降血气也，盖筋骨敛乃血气不妄行，气血降而不妄动。

摆尾龙

摆尾须令左右如，膝依两处莫令虚。力行三八舒筋骨，筋骨能舒动尾闾。

以腰扭向左而实其左膝，所以左之筋骨舒，扭向右而实其右膝，则右之筋骨舒也，左右力行之者，所以动尾闾之筋骨也。

旋风龙

左拳阳左右阴随，右亦如之左也回。俯首力行因其事，毋令偏体骨筋衰。

以左拳向左，而右拳随之，俯首力行，无非动一身之筋骨，使血气周流不衰也。

交足龙

两足当胸兀坐开，手叉抱膝膝撑弯。左来右去俱三八，夹脊双开透上关。

身坐虚则蟠其膝，撑于两肘，然后以左肩向前，右肩向后，左右如之，则夹脊双关可以透过矣。

撞关龙

叉手擎天着力齐，身躬气撞顶门回。力行三八泥丸透，透得泥丸笛可吹。

两手擎天而力撞，以一身就鞠而气冲，冲则泥丸透，透则笛可吹，自然有风生之妙矣。

闭气龙

闭息工夫不可无，不能闭息尽成诬。若行九九能纯熟，此是修行大丈夫。

取水龙

夹脊双关路已通，鼻中吹气水随龙，龙吞香水升腾后，效验馨香到口中。

龙降地而取水，水随龙而升天，全凭鼻吸之功，以致通玄之妙。馨香功到，始合铅汞效验。既通，方可下手。

降丹龙

既济泥丸顶上来，却将葱管鼻中栽。喉中吸涕频催坠，顷刻无为自降腮。

志刚曰：栽葱入鼻，开孔窍之不通，吸涕喉中，使灵丹之不脱。死为自降，恐吸重而伤丹，有作相吞，莫脏转而失取。先师此诗，但言无有降，不言有相吞者，自然孔窍中行故也。

拍火龙

巍然静坐意须存，两手更相拍顶门。一百数周安血气，遍身凉冷爽如神。

志刚曰：不静坐则意不存，不拍顶则火不降，故于身体勤动之后，气血甚盛之时，须默然存至更拍顶门，使火降而气血安，则无妄荮之患。

摩顶龙（定欲为本）

左手拿龙做什么，却将右手顶中摩。前轻后重无多少，但使心酸没奈何。

以左手水中拿龙之颈，以右手摩龙之顶，前轻无其畏也，后重使其顽也。无多少

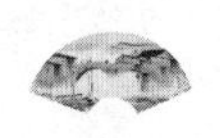

者，心酸方止，既止而复摩，使其魂劣无知，如数行之，永无梦遗之患。

跃山龙

立在南山跃北山，两山往复莫令闲。力行三八山门闭，好使青龙接虎颜。

志刚曰：人不跃山则山门不闭，龙不接虎而虎体不来也。欲开其门，必藉往来，则自然振动矣。

出洞虎

先把身如四足形，前伸后屈力而行，后伸前屈依前法，三八功夫各莫停。

志刚曰：以手为足，故曰先把身如四足形。前伸后屈者，此身坐定，伸手着地也。后伸前屈者，此身向前伸其足也。前后如之，如虎出洞之状，则筋骨舒畅，脏腑安然，脉血调也。

飞虹虎

直伸两手悉飞虹，转向西来东也同。左右可行三百数，自然舒畅美心胸。

志刚曰：以两手飞向左而转向右，飞如长虹之状，则筋骨安舒，心胸美畅，而疾病何由生哉。

舒筋虎

形体须令四足然，左前右后直如弦。右前左后仍如此，筋骨安舒疾病痊。

志刚曰：前左足后右足，后左足前右足，直舒如弓弦之状，数过二十四次，则筋骨安舒而疾病可除。

悬梁虎

把手悬梁着力伸，仍令左右各分明。一升一降同三八，疾病蠲除气血行。

志刚曰：两手悬梁，将身极力悬起，一力起梁左，一力起梁右，须以肩至梁，如是行之，则气血和畅，四肢舒泰，五脏安逸，而疾病蠲除矣。

独立虎

曲令一足在其腕，两手舒如举重难。左右力行三八就，自然遍体骨筋安。

志刚曰：以一足曲于股间，两手如提物，左右如之，遍身调畅，疾病除矣。

养静虎

陈抟睡功，寅卯时，仰面直卧，左手胸中连并脐轮，擦摩一百五十度，右手亦然，自然胸膈宽舒，五谷自消，积聚不滞，谓之宽中、和胃、利小水，能除水泻、痢疾等症。

反躬虎

反手巴肩务到家，力巴不着处偏巴。昂头蟠膝功当九，九九行持效可夸。

子丑时，蟠膝昂头，身先坐定，反手巴肩三百度，巴不着处愈加巴之，自然胸膈宽舒，血气调畅，起阴助阳，顺三焦，破积聚，消五谷，如数行之，方有功效。

桃花虎

挺身蟠膝手来呵，呵十呵兮搓十搓。面上力摩令火热，自然皱少与红多。

十呵十搓，欲待如何，晨昏摩面，皱少红多。

纳泉虎

心火那堪盛上升，一身气血妄流行。聚精咽纳惟三八，火降神安五脏宁。

劳身之后，气血妄行，心火上升。故先师作此诗，纳精咽之，引纳泉之妙者，降心火以安神也，神安火降，五脏定矣。

分行外功诀

心功

凡行功时，必先冥心，息思虑，绝情欲，以固守神气。

身功

盘足坐时，宜以一足跟抵住肾囊根下，令精气无漏。

垂足平坐，膝不可低，肾子不可著在所坐处（凡言平坐、高坐，皆坐于榻椅上）。

凡行功毕起身，宜缓缓舒放手足，不可急起。

凡坐，宜平直其身，竖起脊梁，不可东倚西靠。

首功

两手掩耳，即以第二指压中指上，用第二指弹脑后两骨作响声，谓之鸣天鼓（却风池邪气）。

两手扭项，左右反顾，肩髆随转二十四次（除脾胃积邪）。

两手相叉抱项后，面仰视，使手与项争力（去肩痛、目昏。争力者，手著向前，项即著力向后）。

面功

用两手相摩使热，随向面上高低处揩之，皆要周到。再以口中津唾于掌中，擦热揩面多次（凡用两手摩热时，宜闭口鼻气，摩之能令皱瘢不生，颜色光泽）。

耳功

耳宜按抑，左右多数，谓以两手按两耳轮，一上一下摩擦之（所谓营治城廓，使人听彻）。

平坐，伸一足，屈一足，横伸两手，直竖两掌，向前若推门状，扭头项，左右各顾七次（除耳鸣）。

目功

每睡醒且勿开目，用两大指背相合擦热，揩目十四次，仍闭住暗轮，转眼珠左右七次，紧闭少时，忽大睁开（能保练神光，永无目疾。一用大指背向掌心擦热亦可）。

用大指背曲骨，重按两眉旁小穴，三九二十七遍，又以手摩两目颧上，及旋转耳行三十遍，又以手逆乘额，从两眉间始，以入脑后发际中，二十七遍，仍须咽液无数（治耳目，能清明）。

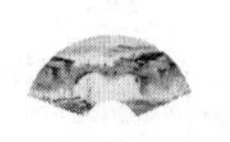

用手按目之近鼻两眦（即眼角），闭气按之，气通即止（常行之，能洞观）。

跪坐，以两手据地，回头用力视后面五次，谓之虎视（除胸臆风邪，亦去肾邪）。（注：地，一作床）

口功

凡行功时，必须闭口

凡口中焦干，口苦舌涩，咽下无津，或吞唾喉痛，不能进食，乃热也。宜大张口，呵气十数次，鸣天鼓九次，以舌搅口内咽津，复呵复咽，候口中清水生，即热退脏凉。又或口中津液冷淡无味，心中汪汪，乃冷也，宜吹气温之，候口有味，即冷退脏暖。

每早，口中微微呵出浊气，随以鼻吸清气咽之。

凡睡时宜闭口，使真元不出，邪气不入。

舌功

舌抵上腭，津液自生，再搅满口，鼓漱三十六次，作三口吞之，要汩汩有声在喉（谓之漱咽，灌溉五脏，可常行之）。

齿功

叩齿三十六遍，以集心神。

凡小便时，闭口紧咬牙齿（除齿痛）。

鼻功

两手大指背擦热，揩鼻三十六次（能润肺）。

视鼻端，默数出入息。

每晚覆身卧，暂去枕，从膝弯反竖两足向上，以鼻吸纳清气四次，又以鼻出气四次，气出极力后，令微气再入鼻中收纳。

手功

两手相叉，虚空托天，按顶二十四次（除胸膈邪）。

两手一直伸，向前一曲回，向后如挽五石弓状（除臂腋邪）。

两手相捉为拳，捶臂膊及腰腿，又反手捶背上，各三十六次（去四肢、胸臆邪）。

两手握固曲肘，顿掣七次，头随手向左右扭（治身上火丹疙瘩）。

两手作拳，用力左右虚筑七次（除心胸风邪）。

足功

正坐伸足，低头如礼拜状，以两手用力攀足心十二次（去心包络邪）。

高坐垂足，将两足跟相对扭向外，复将两足尖相对扭向内，各二十四遍（除两脚风气）。

盘坐，以一手捉脚指，以一手揩脚心涌泉穴（湿风皆从此出）至热止，后以脚指略动转数次（除湿健步）。

两手向后据床，跪坐一足，将一足用力伸缩各七次，左右交换（治股膝肿）。

徐行手握固，左足前踏，左手摆向前，右手摆向后；右足前踏，手右前左后（除两肩邪）。

肩功

两肩连手，左右轮转，为转辘轳，各二十四次（先左转，后右转，曰单辘轳，左右同转，曰双辘轳）。

调息神思，以左手擦脐十四遍，右手亦然，复以两手如数擦胁，连肩摆摇七次，咽气纳于丹田，握固两手，复屈足侧卧（能免梦遗）。

背功

两手据床，缩身曲背，拱脊向上十三举（除心肝邪）。

腹功

两手摩腹，移行百步（除食滞）。

闭息，存想丹田火自下而上，遍烧其体。

腰功

两手握固，拄两胁肋，摆摇两肩二十四次（除腰肋痛，并去风邪）。

两手擦热，以鼻吸清气，徐徐从鼻放出，用两热手擦精门（即背下腰软处）。

肾功

用手兜裹外肾两子，一手擦下丹田，左右换手，各八十一遍。诀云：一擦一兜，左右换手，九九之数，其阳不走。

临睡时，坐于床垂足，解衣闭息，舌抵上腭，目视顶门，提缩谷道，如忍大便状，两手摩擦两肾俞穴，各一百二十次（能生精固阳，除腰痛，稀小便）。

以上分列各条，随人何处有患，即择何条行之，或预防无患之先者，亦随人择取焉。大抵世人，以经营职业者，既不暇行，倚恃壮盛者，又不肯行，直至体气衰惫，终不及行，为可惜也。

前列按摩导引之法，既行之于外矣，血脉俱已流畅，肢体无不坚强，再能调和气息，运而使之降于气海，升于泥丸，则气和而神静。水火有既济之功，方是全修真养，其他玄门服气之术，非有真传口授，反无益而有损。今择其无损有益之调息及黄河逆流二诀，随时随地可行，以助内功，附录于下。

此为分行外功者，指出内功，知所选择，其实已备十二段中。每日于暇时，不必拘定子午，择一片刻之闲，使心静神闲，盘足坐定，宽解衣带，平直其身，两手握固，闭目合口，精专一念，两目内视，叩齿三十六声，以舌抵上腭，待津生时，鼓漱满口，汩汩咽下，以目内视，直送至脐下一寸一分丹田之中。

再以心想，目视丹田之中，仿佛如有热气，轻轻如忍大便之状，将热气运至尾闾，从尾闾升至肾关，从夹脊双关升至天柱，从玉枕升泥丸。少停，即以舌抵上腭，复从神庭降下鹊桥重楼、绛宫脐轮、气穴丹田。

按古仙有言曰：夹脊双关透顶门，修行径路此为尊。以其上通天谷，下达尾闾。要识得此为心肾来往之路，水火既济之乡。欲通此窍，先要存想山根，则呼吸之气，暂次

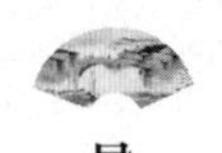

由泥丸通夹脊，透混元而直达于命门。盖谓常人呼吸皆从咽喉而下，至中脘而回。若至人呼吸，由明堂而上至夹脊，而流于命门。此与前说稍异，然咽津为自己之气，从中而出，故存想从尾闾升至泥丸。而古仙则吸天地之气，由山根而泥丸，直达命门也。

凡五脏受病之因，辨病之误，免病之诀，分类摘录，俾于未病之先，知所敬惧；方病之际，知所治疗。而脾胃为养生之本，当于饮食间加慎焉。

心脏（形如未开莲蕊，中有七孔三毛，位居背脊第五椎，各脏皆有系于心）：属火，旺于夏四五月，色主赤，苦味入心，外通窍于舌，出汁液为汗。在七情主忧乐，在身主血与脉。所藏者神，所恶者热，面赤色者，心热也。好食苦者，心不足也。怔忡善忘者，心虚也。心有病，舌焦苦，喉不知五味，无故烦躁，口生疮作臭，手心足心热。

肝脏（形如悬匏，有七叶，左三右四，位居背脊第九椎，乃背中间脊骨第九节也）：属木，旺于春正二月，色主青，酸味入肝，外通窍于目，出汁液为泪。在七情主怒，在身主筋与爪。所统者血，所藏者魂，所恶者风。肝有病，眼生蒙翳，两眼角赤痒，流冷泪，眼下青，转筋，昏睡，善恐，如人将捕之。面色青者，肝盛也。好食酸者，肝不足也。多怯者，肝虚也。多怒者，肝实也。

脾脏（形如镰刀，附于胃，运动磨消胃内之水谷）：属土，旺于四季月，色主黄，甘味入脾，外通窍于口，出汁液为涎。在七情主思虑，在身主肌肉。所藏者志，所恶者湿。面色黄者，脾弱也。好食甜者，脾不足也。脾有病，口淡不思食，多涎，肌肉消瘦。

肺脏（形如悬磬，六叶两耳共八叶，上有气管通至喉间，位居极上，附背脊第三椎，为五脏华盖）：属金，旺于秋七八月，色主白，辛味入肺，外通窍于鼻，出汁液为涕，在七情主喜，在身主皮毛。所统者气，所藏者魄，所恶者寒。面色淡白无血色者，肺枯也。右颊赤者，肺热也。气短者，肺虚也。背心畏寒者，肺有邪也。肺有病，咳嗽气逆，鼻塞不知香臭，多流清涕，皮肤燥痒。

肾脏（形如刀豆，有两枚，一左一右，中为命门，乃男子藏精、女子系胞处也，位居下背脊第十四椎，对脐附腰）：属水，旺于冬十、十一月。色主黑，咸味入肾，外通窍于耳，出汁液为津唾。在七情主欲，在身主骨与齿。所藏者精，所恶者燥。面色黑悴者肾竭也，齿动而痛者肾炎也，耳闭耳鸣者肾虚也，目睛内瞳子昏者肾亏也，阳事痿而不举者肾弱也。肾有病，腰中痛，膝冷脚痛，或痹，蹲起发昏，体重骨酸，脐下动风牵痛，腰低屈难伸。

神仙起居法

行住坐卧处，手摩胁与肚。心腹痛快时，两手腹下踞。踞之彻膀腰，背拳摩肾部。才觉力倦来，即使家人助。行之不厌频，昼夜无穷数。岁久积功成，渐入神仙路。